国家卫生和计划生育委员会"十三五"规划教材

全国高等学校教材

供生物医学工程专业（临床工程方向）用

U0292802

医疗器械技术前沿

主 编 李 斌 张 锦

副主编 金 东 蔡 葵 付海鸿 肖 灵

编 者（以姓氏笔画为序）

马新武 山东省医学影像学研究所

王爱杰 山东省卫生和计划生育委员会医疗管理服务指导中心

叶学松 浙江大学

史朴军 聊城市人民医院

付海鸿 北京协和医院

戎建荣 山西省临床检验中心

刘臣斌 福建省立医院

许纹健 上海市质子重离子医院

李 斌 上海交通大学附属第六人民医院

李春霞 机械工业仪器仪表综合技术经济研究所

李振新 新乡医学院

肖 灵 中国科学院声学研究所超声技术中心

吴 航 首都医科大学宣武医院

张 涛 电子科技大学生命科学与技术学院

张 锦 山西医学科学院山西大医院

张和华 第三军医大学大坪医院野战外科研究所

张海军 同济大学医学院介入血管研究所

金 东 《中国医疗设备》杂志社

金 伟 无锡市人民医院

周晋阳 长治医学院

赵 军 同济大学附属东方医院

赵 巍 皖南医学院弋矶山医院

姜瑞瑶 上海交通大学附属第六人民医院

徐子森 青岛大学附属医院

高 虹 江苏省人民医院临床医学工程处

高剑波 郑州大学第一附属医院

蒋友好 上海中医药大学附属普陀医院

喻洪流 上海理工大学

路 婧 中山大学附属第六医院

蔡 葵 北京医院

裴智军 内蒙古自治区人民医院

廖洪恩 清华大学医学院

学术秘书 毕 帆 上海交通大学附属第六人民医院

人民卫生出版社

图书在版编目（CIP）数据

医疗器械技术前沿 / 李斌，张锦主编. -- 北京：
人民卫生出版社，2017
全国高等学校生物医学工程专业（临床工程方向）第
一轮规划教材
ISBN 978-7-117-24513-5

Ⅰ.①医… Ⅱ.①李… ②张… Ⅲ.①医疗器械－高
等学校－教材 Ⅳ.①R197.39

中国版本图书馆 CIP 数据核字（2017）第 132464 号

人卫智网 www.ipmph.com	医学教育、学术、考试、健康，购书智慧智能综合服务平台	
人卫官网 www.pmph.com	人卫官方资讯发布平台	

医疗器械技术前沿

主　　编：李　斌　张　锦
出版发行：人民卫生出版社（中继线 010-59780011）
地　　址：北京市朝阳区潘家园南里 19 号
邮　　编：100021
E - mail：pmph @ pmph.com
购书热线：010-59787592　010-59787584　010-65264830
印　　刷：中国农业出版社印刷厂
经　　销：新华书店
开　　本：850×1168　1/16　　印张：31　　插页：10
字　　数：679 千字
版　　次：2017 年 8 月第 1 版　2017 年 8 月第 1 版第 1 次印刷
标准书号：ISBN 978-7-117-24513-5/R·24514
定　　价：80.00 元
打击盗版举报电话：010-59787491　E-mail：WQ @ pmph.com
（凡属印装质量问题请与本社市场营销中心联系退换）

全国高等学校生物医学工程专业（临床工程方向）

第一轮规划教材编写说明

生物医学工程专业自 20 世纪七八十年代开始创办，经过四十多年的不断发展与努力，逐渐形成了自己的专业特色与人才培养目标。生物医学工程是工程技术向生命科学渗透形成的交叉学科，尤其是临床工程方向亚学科的逐渐形成，使其与医疗卫生事业现代化水平和全民健康与生活质量的提高密切相关。它的理论和技术可直接用于医学各个学科，为医学诊断、治疗和科研提供先进的技术和检测手段，是加速医学现代化的前沿科学。生物医学工程已成为现代医学发展的重要支柱。我国现阶段的临床工程教育是生物医学工程教育的重要组成部分，并在教学与工作实践中逐步形成了中国临床工程教育的特点。现代临床工程教育强调"紧密结合临床"的教育理念，临床工程教材的建设与发展始终坚持和围绕这一理念。

2016 年 5 月 30 日，在全国科技创新大会上习近平总书记指出，我国很多重要专利药物市场绝大多数为国外公司占据，高端医疗装备主要依赖进口，成为看病贵的主要原因之一。先进医疗设备研发体现了多学科交叉融合与系统集成。

2014 年 8 月 16 日，国家卫生计生委、工业和信息化部联合召开推进国产医疗设备发展应用会议。会上国家卫生计生委李斌主任指出，推动国产医疗设备发展应用，是深化医药卫生体制改革，降低医疗成本的迫切要求，是促进健康服务业发展，支持医药实体经济的有力举措，也是实施创新驱动战略，实现产业跨越式发展的内在需求。并强调，国家卫生计生委要始终把推广应用国产设备、降低医疗成本作为重点工作来抓紧抓实。要加强研发与使用需求的对接，搭建产学研医深度协作的高起点平台，探索建立高水平医疗机构参与国产医疗设备研发、创新和应用机制。工业和信息化部苗圩部长指出，进一步推进国产医疗设备产业转型升级；发展医疗服务新模式；引导激励医疗卫生机构使用国产创新产品，解决不好用和不愿用的问题，提升国产医疗设备的市场比重和配套水平。努力改变产学研医脱节的情况。

综上所述，我国生物医学工程专业尤其是临床工程教育亟待规范与发展，为此 2016 年初，人民卫生出版社和中华医学会医学工程学分会共同组织召开了教材编写论证会议，将首次以专业规划教材建设为抓手和契机，推动本学科子专业的建设。会上，在充分调研论证的基础上，成立了第一届教材评审委员会，并决定启动首轮全国高等学校生物医学工程专业（临床工程方向）国家卫生和计划生育委员会"十三五"规划教材，同时确定了第一轮规划教材及配套教材的编写品种。

本套教材在坚持教材编写"三基、五性、三特定"的原则下紧密结合专业培养目标、高等医学教育教学改革的需要,借鉴国内外医学教育的经验和成果,努力实现将每一部教材打造成精品的追求,以达到为专业人才的培养贡献力量的目的。

本套教材的编写特点如下:

1. **明确培养目标** 生物医学工程专业(临床工程方向)以临床工程为专业特色,培养具备生命科学、电子技术、计算机技术及信息科学有关的基础理论知识以及医学与工程技术相结合的科学研究能力,能在医疗器械、医疗卫生等相关企事业单位从事研究、开发、教学、管理工作,培养具备较强的知识更新能力和创新能力的复合型高级专业人才。本套教材的编撰紧紧围绕培养目标,力图在各部教材中得以体现。

2. **促进医工协同** 医工协同是医学发展的动力,工程科学永恒的主题。本套教材创新性地引入临床视角,将医疗器械不单单看作一个产品,而是延伸到其临床有效性、安全性及合理使用,将临床视角作为临床工程的一个重要路径来审视医疗器械,从而希望进一步促进医工协同的发展。

3. **多学科的团队** 生物医学工程是多学科融合渗透形成的交叉学科,临床工程继承了这一特点。本套教材的编者来自医疗机构、研究机构、教学单位和企业技术专家,集聚了多个领域的知识和人才。本套教材试图运用多学科的理论和方法,从多学科角度阐述临床工程的理论、方法和实践工作。

4. **多元配套形式** 为了适应数字化和立体化教学的实际需求,本套规划教材全部配备大量的融合教材数字资源,还同步启动编写了与理论教材配套的《学习指导与习题集》,形成共10部20种教材及配套教材的完整体系,以更多样化的表现形式,帮助教师和学生更好地学习本专业知识。

本套规划教材将于2017年7月陆续出版发行。希望全国广大院校在使用过程中,能够多提供宝贵意见,反馈使用信息,为下一轮教材的修订工作建言献策。

全国高等学校生物医学工程专业（临床工程方向）

第一轮教材评审委员会

第一轮教材目录

理论教材目录

序号	书名	主编		副主编			
1	临床工程管理概论	高关心		许锋	蒋红兵	陈宏文	
2	医疗设备原理与临床应用	王成	钱英	刘景鑫	冯靖祎	胡兆燕	
3	医用材料概论	胡盛寿		奚廷斐	孔德领	王琳	欧阳晨曦
4	医疗器械技术评价	曹德森		陈真诚	徐金升	孙欣	
5	数字医学概论	张绍祥	刘军	王黎明	钱庆	方驰华	
6	医疗设备维护概论	王新		郑焜	王溪	钱国华	袁丹江
7	医疗设备质量检测与校准	杨昭鹏		何文胜	刘文丽	刘刚	郭永新
8	临床工程技术评估与评价	夏慧琳	赵国光	刘胜林	黄进	李春霞	杨海
9	医疗器械技术前沿	李斌	张锦	金东	蔡葵	付海鸿	肖灵
10	临床工程科研导论	张强		李迎新	张旭	魏建新	

学习指导与习题集目录

序号	书名	主编	
1	临床工程管理概论学习指导与习题集	乔灵爱	
2	医疗设备原理与临床应用学习指导与习题集	刘景鑫	
3	医用材料概论学习指导与习题集	欧阳晨曦	
4	医疗器械技术评价学习指导与习题集	陈真诚	
5	数字医学概论学习指导与习题集	钱庆	
6	医疗设备维护概论学习指导与习题集	王新	
7	医疗设备质量检测与校准学习指导与习题集	何文胜	
8	临床工程技术评估与评价学习指导与习题集	刘胜林	
9	医疗器械技术前沿学习指导与习题集	张锦	李斌
10	临床工程科研导论学习指导与习题集	郑敏	

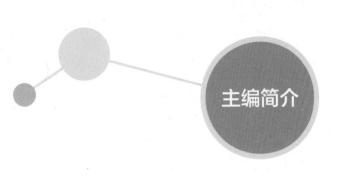

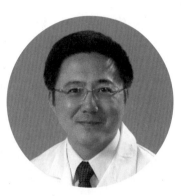

李斌

　　教授级高级工程师，硕士研究生导师，上海交通大学附属第六人民医院医院管理研究中心主任，上海市医疗设备器械管理质量控制中心主任。曾在美国、日本、新加坡进修 MRI、CT 技术，国内首批通过国际临床工程师 ACCE 认证。主要社会学术任职：中华医学会医学工程学会候任主任委员，上海市医学会临床医学工程学专业委员会前主任委员，中国医师协会临床工程师分会副会长，中国生物医学工程学会第九届委员会理事，国家药监总局医疗器械分类技术委员会专业组委员，国家卫生计生委医院管理研究所临床医学工程研究基地（上海）首席专家，上海医院协会医学装备管理专业委员会副主任委员，中国医学装备协会第五届理事会理事，《中国医疗设备》杂志常务副主任，《中国医疗器械杂志》编委，《生物医学工程学进展》杂志编委。

　　从事教学工作十余年，担任过上海交通大学医学院生物医学工程、上海职工医学院医学影像专业本科教学，担任副主编教材、著作 2 本，参加编著教材和著作 4 本，主持制定地区质控手册 2 本。科研方面，负责承担国家科技部 2016 年重点研发项目课题 1 项，负责上海市科委课题 3 项，参与上海市科委、经济与信息化委科研课题 2 项。发表专业学术论文 60 余篇。以第一完成人获 2011 年度"中国医院协会医院科技创新奖"三等奖一项。

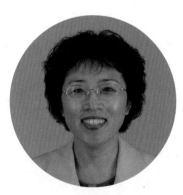

张锦

　　教授，硕士研究生导师，山西大医院副院长，中华医学会医学工程学分会副主任委员、中国医师协会临床工程师分会副会长、山西省医学会医学工程学专业委员会主任委员、山西省医师协会临床工程师分会名誉会长、中国医学装备协会理事、中国医学装备数字医疗技术分会常务委员、国家卫生计生委医院管理研究所山西临床工程研究基地首席专家、山西省学术技术带头人。山西省青年联合会第九届委员，山西省第九届、十届省政协委员，第十一届政协常委，山西省"巾帼建功标兵"，"三八"红旗手。

　　近年来主要从事医院管理与医疗器械物流等研究工作。在国内刊物及国内外会议上发表论文 46 篇，其中被 EI 收录 16 篇。主持科研项目 9 项。其中"医院器械物流管理平台的研究与开发"达到国际先进水平，获得山西省科技进步二等奖。主编著作 4 部，其中《医疗器械管理手册》荣获2009 年度山西省"百部（篇）工程"一等奖。获山西省科技进步二等奖三项，研究教学成果三等奖一项，计算机软件著作权一项，山西省第七次社会科学研究优秀成果二等奖一项。

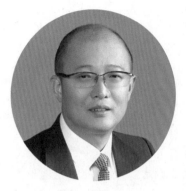

金东

《中国医疗设备》杂志社社长，中国非公立医疗机构协会临床工程分会会长，中国研究型医院学会临床工程分会副主任委员、中华医学会医学工程学分会委员、北京智慧医疗技术创新联盟秘书长、中国医疗产业发展研究院院长。

主要研究领域为医疗设备行业数据调查及医疗器械的创新，主办的品牌活动包括"华医纵横榜"、"中国医疗企业排行榜"、中国医疗产业发展大会、中国医疗产业发展与创新大奖、国际临床工程日庆祝大会、"中国好医工"评选、中国医疗健康产业投资并购大会、中国医疗设备行业数据发布大会、"国际临床工程日"全球庆典系列活动、中国医疗产业交流合作大会、国际医疗服务大会、中国医疗新产品新技术发布大会暨中国非公立医疗机构团购大会、美中医疗合作高峰论坛、美中医院院长交流会等。

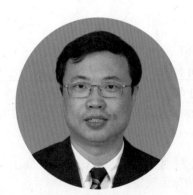

蔡葵

主任医师，硕士研究生导师，北京医院器材处处长，卫生和计划生育委员会大型医用设备管理咨询专家委员会委员，中华医学会医学工程学分会副主任委员，中国生物工程学会临床工分会副主任委员，中国医学装备协会管理专业委员会副主任委员，北京医学会医学工程学分会副主任委员。

参与北京大学医学部八年制临床教学工作，2010年完成医管司《医疗器械临床使用安全管理规范（试行）》的撰写和释义工作。2012年配合原北京市卫生局完成《北京市医疗机构医疗器械管理制度（试行）》的撰写工作，同时进行宣传和教育。2014年参与完成《医疗器械监管条例》（国务院令第650号）的编写宣贯工作，2015年参与完成《医疗器械使用质量监督管理办法》（国家食品药品监督管理总局令第8号）。主编《医疗器械维修指南》一书。

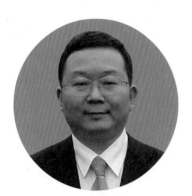

付海鸿

教授，中国医学科学院北京协和医院放射科高级工程师，泰山医学院兼职教授，泰山医学院硕士研究生指导教师。1997年至今在北京协和医学院（清华大学医学部）继续教育学院担任讲师并承担医学影像信息学教学任务。现任中华医学会影像技术分会候任主任委员，北京医学会放射技术分会主任委员，北京医师协会医疗信息化专业委员会副主任委员。中华医学会医学工程学分会委员，北京医学会医学工程学分会委员，北京医学会理事。中国医学装备协会磁共振装备与技术专业委员会常务理事。国家卫生计生委人才交流服务中心全国卫生人才评价专家，全国卫生专业技术资格考试专家委员会委员，全国医用设备使用人员业务能力考评命审题专家。

从事教学工作至今19年。2001年获得教育部中国国家留学基金管理委员会中国国家留学基金。主编、副主编、编写影像技术专业教材和专著9部。负责中国卫生经济学会课题1项，并获得中国卫生经济学会优秀课题奖。参加国家卫生计生委重大项目1项、国家自然科学基金2项、北京市自然科学基金1项。担任《中华放射学杂志》审定稿专家、《中国医疗设备》杂志编委。

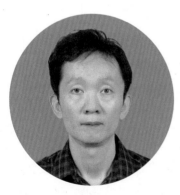

肖灵

研究员，博士生导师，中国科学院声学研究所超声技术中心副主任，中国声学学会理事，中国声学学会生物医学超声工程分会副主任委员。

先后从事海洋声学、医用声学和声学信号处理方面的科研工作。近年来，在超声相控阵探伤、相控阵高强度聚焦超声、便携式彩超、数字助听器、人工耳蜗等方面取得高水平的研究成果。主导产业化成功的项目包括先进数字助听器、超声波微创碎石设备、高强度聚焦超声减脂塑形设备等。在国内外学术刊物和学术会议上发表多篇论文，拥有多项授权发明专利，曾获汪德昭青年科技一等奖，培养博士硕士研究生十余名。

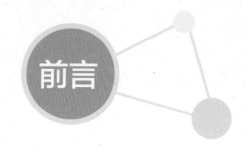

前言

　　生物医学工程学是一个开放的多学科大跨度交叉融合的学科，它汇聚了医学、生物学、物理学等多学科，以及生物技术、信息技术、纳米技术和穿戴技术等多技术领域。而医疗器械作为生物医学工程发展的成果与载体，已成为重要的医疗卫生技术之一，为各级医疗机构提供预防、诊断、治疗、护理和康复等医疗服务提供支撑。临床工程作为生物医学工程学的重要分支，需要临床工程技术人员了解并掌握最新的生物医学工程技术，作为反映了当代生物医学工程学科最新发展成果的医疗器械前沿技术也就成为重要的学习内容。

　　《医疗器械技术前沿》编写中注重学生的素质教育和能力培养，体现思想性、科学性、先进性、启发性和适用性，使学生掌握基本理论、基本知识和基本技能。本教材遵循生物医学工程专业（临床工程方向）的培养目标，培养具有生物医学、基础医学、临床工程学的基本理论知识及能力，能在医疗卫生机构从事临床医学工程技术与管理等方面的生物医学工程专门人才。本书共分为十二章：第一章介绍医疗器械行业的历史与发展等内容；第二章至第十二章分别介绍医用X线设备与X线计算机断层扫描系统、医用磁共振成像设备、核医学设备、医用超声设备、新型离体诊断技术和检验设备、新型诊疗设备、新型外科手术技术与设备、新型放射治疗技术与设备、新型有源植入式装置、健康监测技术与数字化产品和医用机器人。

　　本次教材的编撰还得到了很多专家的帮助，包括方祖祥教授、刘斌博士、戴鹰先生、连文森先生、李泰虎先生在内的多位专家学者都对本教材的编撰出版做出了贡献，在此一并表示感谢。本教材的编写参考了国内外相关教科书和文献资料，并结合作者的教学和经验，力求做到准确、严谨和规范。尽管我们做了最大努力，但由于编者水平和时间所限，加之篇幅限制及本学科的迅速发展，难免有不足之处，恳请读者批评指正，在此表示衷心感谢。

李斌　张锦

2016 年 12 月

目录

第四章　核医学设备

第五章　医用超声设备

第六章　新型离体诊断技术和检验设备

第七章　新型诊疗设备

第八章　新型外科手术技术与设备

第九章　新型放射治疗技术与设备

第十章　新型有源植入式装置

第十一章　健康监测技术与数字化产品

第十二章　医用机器人

第一章

医疗器械行业的
历史与发展

本章从全世界医疗器械发展历程及中国医疗器械产业发展、医疗器械的研发投入以及创新发展趋势三方面展开介绍医疗器械行业的历史与发展。医疗器械作为人类健康与医疗服务的一个重要产品，也是医学与多种学科相结合的高新技术产物。伴随着每一次技术革命，每一个成功开发的医疗器械，都会给整个医疗器械产业带来新的活力和生机，为人类健康与医疗服务带来福祉。医疗器械产业的发展历史就是一部不断进行技术革命、产品创新的历史。当前全球医疗器械行业研发投入不断加大，2020年全球的研发投入将达到近30亿美元。近十余年来全球市场一直保持着很高的市场增长率，2014—2020年间的复合年均增长率为4.1%，被誉为朝阳产业，预计到2020年全球医疗器械市场将达到4775亿美元。

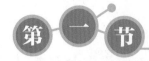

第一节 医疗器械产业发展历程

一、医疗器械发展简史

按照 2014 年国务院颁布的《医疗器械监督管理条例》中的定义，医疗器械为单独或者组合使用于人体的仪器、设备、器具、材料或者其他物品，包括所需要的软件；其用于人体体表及体内的作用不是用药理学、免疫学或者代谢的手段获得，但是可能有这些手段参与并起一定的辅助作用；其使用旨在达到下列预期目的：对疾病的预防、诊断、治疗、监护、缓解；对损伤或者残疾的诊断、治疗、监护、缓解、补偿；对解剖或者生理过程的研究、替代、调节；妊娠控制。美国食品药品监督管理局（Food and Drug Administration，FDA）对于医疗器械的定义为动物或人类疾病，或其他身体状况的诊断，或用于疾病的治愈、减缓与治疗；预期影响动物或人体身体功能或结构，但不经由新陈代谢来达到其主要目的的仪器、装置、工具、机械、器具、插入管、体外试剂及其他相关物品，包括组件、零件或附件。

在远古条件下，人类的生存环境条件十分恶劣，经常面临猛兽和自然灾害的侵袭，并受到各种疾病的困扰。我国近代考古学家发现，早在新石器时代，已经出现医用石器，包括热敷、按摩、叩击体表、放血等不同的石器工具，其中刺入人体组织的石器叫"砭骨"，它是一种锐利的石块，用石为针，这应该是我国古代针术的萌芽。更有精心制作的医疗器械，就是 2500 年前《黄帝内经》中所说的"九针"；我国古代以石为针，以经络学为指导的针灸术成为中国医药学这个伟大宝库中重要的治疗手段。

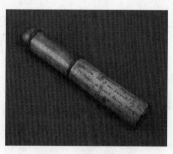

图 1-1　听诊器原型

1816 年在巴黎的雷内克医生在给一个贵族小姐看病时，想要听患者的心跳，但却不便用耳朵贴近直接听，于是他找来一张纸将它紧紧卷成一个圆筒状，将纸卷的一头贴近患者胸部，另一头贴在自己的耳朵上，发现可以清楚地听到患者的心跳，甚至比直接贴在胸部听得还清楚。之后他根据卷纸筒听诊的实验原理，制作出一个空心的木头听诊器原型。这就是人类历史上的第一个听诊器，它将医学向前推进了一大步，这个听诊器形状很像一个笛子，又被称作"医生之笛"，如图 1-1 所示。

它被命名为听诊器（stethoscope），在当时可是高科技产品，大大方便了医生进行医疗诊断，很快传遍了欧洲，还传到了美国。1819 年被写进了《间接听诊法》一书，逐渐形成了现代的双耳听诊器。

1895 年德国伦琴教授（1845 – 1923 年），发现 X 线可穿透千页书、2 ~ 3cm 厚的木板和硬橡皮等，但是它无法穿透 1.5mm 的铅板。他还发现 X 线可以穿透肌肉照出手骨轮廓，于是他请他的夫人把手放在用黑纸包严的照相底片上，用 X 线对准照射 15 分钟，显影后，底片上清晰地呈现出他夫人的手骨像，手指上的结婚戒指也很清楚。这是一张具有历史意义的照片（图 1-2），成为 20 世纪物理学发展的一个里程碑式的标志，伦琴也由此获得了世界上第一次诺贝尔奖。1896 年，德国西门子

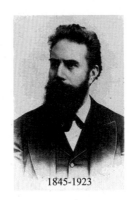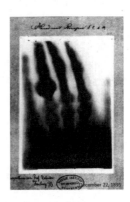

1845-1923

图 1-2　伦琴和第一幅 X 线片

研制出世界上第一支 X 线球管。X 线的发现推动了 X 线机（X-ray machine）的诞生，从此医疗诊断进入了一个崭新的医学影像检测时代。

以 X 线成像设备为例，20 世纪 10～20 年代，出现了一批常规 X 线机；到了 30 年代，增感屏、旋转阳极球管技术与产品相继出现；50 年代，影像增强器、X 线摄影开始由暗室操作向明室操作过渡，这在医学上对某些手术具有重要的技术意义；60 年代初，X 线电视出现；60 年代中末期，形成了较为完整的放射诊断学。进入 20 世纪 70 年代，逆变技术、集成电路的出现，推动了数字 X 线摄影系统的诞生。进入 20 世纪 80 年代，数字减影血管造影技术产品出现。20 世纪 90 年代，出现了数字 X 线检测器和直接数字 X 线摄影（direct digital radiography，DDR）设备，从而不断完善并形成了一系列的 X 线成像设备。

1903 年第一台采用弦线式电流计做记录的心电图仪（electrocardiography，ECG）诞生。1915 年呼吸机（ventilator）诞生。1929 年由美国工程师德林克发明了铁肺。1932 年美国心脏病专家海曼研制出了临床用第一台有效的心脏起搏器（cardiac pacemaker）。1964 年病人监护仪（patient monitor）诞生，1969 年英国工程师汉斯菲尔德制作了一架简单装置，用加强的 X 线为放射源，对人的头部进行实验性扫描测量，得到了脑内断层分布图像，1971 年安装了第一个原型设备，开始了头部临床试验研究，宣告了 X 线计算机断层成像系统诞生。1946 年核磁共振现象被发现，1973 年英国学者劳特布尔在主磁场内附加一个不均匀的磁场，并逐点地诱发磁共振无线电波，然后对这些一维投影值进行组合，从而获得了一幅二维的磁共振图像。1978 年 5 月 28 日第一幅人体头部的磁共振图像诞生。在核素成像领域，1951 年出现了最早的同位素扫描仪，之后是伽马照相机，20 世纪 70 年代出现了单光子发射断层显像系统，1991 年出现了 SPECT 和 CT 的组合，之后发展成为正电子发射断层成像仪。直到 20 世纪末，现代生物医学工程技术和微电子技术的发展都使得现代医疗器械发展取得了一系列的经典成就。具体各类医疗器械的发展史见表 1-1。

表 1-1　医疗器械的发展史

日期	医疗器械名称	发明者（发明地）
公元前 500 年	针灸	中国
1595 年	显微镜	荷兰 Janssen 父子
1758 年	血压计	英国 Stephen Hales
1800 年前后	开腹外科器具	
1816 年	听诊器 - 竹筒	法国医生 Laennec
1851 年	肌电图仪	法国科学家 Dubois-Reymond
1895 年	X 线	德国物理学家伦琴
1903 年	心电图仪	荷兰生理学家 Willem Einthoven
1915 年	呼吸机	哥本哈根 Mol-gaard & Lund
1922 年	超声治疗仪	德国
1924 年	脑电图仪	法国学者 Berger
1940 年	间歇正压通气麻醉机	
1958 年	医用伽马照相机	H.0.Anger
1960 - 1969 年	植入人体的心脏起搏器	
1964 年	病人监护仪	
1972 年	CT	英国工程师 G.N.Hounsfield
1973 年	MRI	美国科学家 P.C.Lauterbur & 英国科学家 P.Mansfield
1973 年	PET	Phelps & Hoffiman

二、世界医疗器械产业发展

（一）全球医疗器械产业发展

医疗器械产业发展水平代表了一个国家的科学技术发展水平和综合实力。医疗器械产品通常涉及医药、机械、电子、化工、材料等众多学科，生物材料、传感器、计算机、物联网等新兴技术及行业的崛起正在为医疗器械产业注入新鲜活力。作为健康服务业的基础支撑产业，医疗健康产业已经初步形成专业门类齐全、产业基础稳固、产业链条完善的产业体系，展现出巨大的发展潜力和市场空间。

20 世纪 70 年代以后，世界医疗器械产业发展迅速。随着超声、CT 装置、MRI 装置、直线加速器、正电子断层扫描机、超声定位体外震波碎石机、伽马照相机等一批尖端精密医疗仪器设备的广泛应用，医疗器械产业增幅惊人。

在全球产业布局中，高新技术医疗设备市场（如影像诊断设备、临床监护设备、治疗设备、检验与生化仪器和激光仪器等）主要被美国、日本、德国等少数国家的跨国公司所垄断。随着全球老龄化速度的加快，对医疗器械设备的需求不断增加，全球医疗器械市场规模快速扩大。根据 EvaluateMedTech 的统计，2011－2015 年全球医疗器械销售规模稳步增长，复合增长率为 1.90%，2015 年全球医疗器械销售规模为 3903 亿美元。预计该市场规模在 2020 年将增长至 4775 亿美元，2015－2020 年期间将呈现 4.1% 的年均复合增长率，如图 1-3 所示。

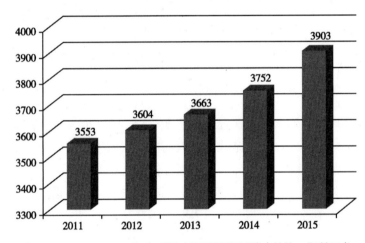

图 1-3　2011-2015 年全球医疗器械销售规模（单位：亿美元）

（二）美国医疗器械产业发展

欧盟医疗器械委员会统计数据显示，美国、欧盟、日本共占据全球医疗器械市场 80% 以上的份额。其中，美国是全球最大的医疗器械生产国和消费国，消费量占全球的 40% 以上。在美国，医疗器械行业拥有强大的研发实力，很多医疗器械，如植入性电子医疗器械（心脏起搏器、心房除颤器、人工耳蜗等）、植入性血管支架、大型影像诊断设备（CT、PET、MRI 等）、远程诊断设备和手术机器人等的技术水平居世界领先。

医疗器械行业在推动美国经济中起着至关重要的作用，占美国 2.7% 左右的 GDP，提供近 2 万个就业机会，由此美国医疗技术产业产生了 54 亿美元的贸易顺差。近年来年均增长率大约 6%，远高于经济的增长水平。仅 2014 年美国医疗器械行业全球销售额达到 1962 亿美元，占全球总量的 39.1%，如图 1-4 所示。

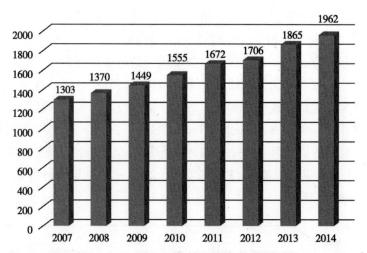

图 1-4　美国 2007－2014 年医疗器械行业全球销售额（单位：亿美元）

（三）欧洲医疗器械产业发展

德国拥有全球仅次于美国的医疗器械产业规模，有 170 多家医疗器械生产商，其中绝大部分为中小规模公司。德国是欧洲最大的医疗器械生产国和出口国，也是世界上排名前列的医疗器械出口国。2011 年，德国医疗器械进出口贸易 433.56 亿美元，同比增长 11.73%。据国外媒体报道，德国医疗器械公司在过去 6 年里申请的医疗器械发明与实用新型专利数量在欧洲各国中独占鳌头，表明德国在开发新型医疗器械产品上拥有强大的实力。

法国是仅次于德国的欧洲第二大医疗器械生产国，也是欧洲主要医疗器械出口国。法国进口医疗器械产品与出口医疗器械产品价值相当。进口产品主要集中在 MRI、PET、螺旋 CT 等先进影像设备以及植入式医疗器械产品。

英国堪称是欧洲也是世界上最大进口医疗器械国家。2011 年英国医疗器械进出口贸易 149.77 亿美元，同比增长 5.89%，2013 年英国进口医疗器械产品总值高达 118 亿美元。

（四）日本医疗器械产业发展

日本是全球平均寿命最长的国家，也是全球老龄人口比例最高的国家，人民生活富裕，健康意识强烈，使得日本健康医疗产业十分发达，医疗器械市场规模极为庞大。根据日本厚生劳动省公布的"药事工业生产动态统计年报"资料显示，早在 2001 年日本医疗器械（仪器及医疗用具）市场规模就达 1.96 兆日元，2002 年日本国内医疗器械市场规模为 2.286 兆日元。

日本医疗器械（包括用具和一部分器材）产业，是从 20 世纪 60 年代开始快速发展的，到 70 年代初产值已达上千亿日元。20 世纪 70 年代是日本医疗器械产业高速增长的时期，10 年中，6 年的年增长率超过 20%，3 年超过 10%，只有 1 年在 10% 以下，年均增幅为 20%，产值由 1970 年的 1188 亿日元猛增到 1980 年的 7202 亿日元。进入 20 世纪

80 年代以后，产值增长速度有所降低。到了 1998 年为 15 214 亿日元。经过 30 年的发展，日本医疗器械产业在世界上已经处于领先地位，产值仅次于美国，是全球第二大医疗器械生产国。

三、中国医疗器械产业发展

（一）中国医疗器械行业发展历程

中国医疗器械工业是在 1949 年后逐步发展起来的，经历了一个从无到有、从小到大的发展过程。我国医疗器械总产值占 GDP 比重很小，1978 年医疗器械年总产值 7.3 亿元，只占国民生产总值的 0.2%，而且生产厂家大多数是小企业，产品比较简单。随着世界医疗器械制造技术的进步，以及中国医疗机构对医疗仪器设备技术更新换代的迫切需求，我国医疗器械制造业开始兴起与国外企业合作或引进的热潮。

1952 年 9 月国内第一台 200mA 医用 X 线机"国庆号"由上海精密医疗器械厂研制成功，1953 年开始批量生产。1974 年开发出 XG500 型 500mA/125kV 大型 X 线机。此后，北京医用射线厂和西南医用设备厂也相继研制生产了 500mA 的医用 X 线机。1980 年北京医用射线厂研制成功 1250mA 心血管造影 X 线机。1984 年，上海医疗器械厂从南斯拉夫 EI 公司引进旋转阳极 X 线管生产技术。1985 年，从美国瓦里昂联合公司引进影像增强管生产线。1987 年，上海医疗器械厂与交通大学合作，试制成 800mA X 线机。

1982 年上海医疗器械研究所研制出首台颅脑 CT 样机，1987 年，上海医疗器械厂与联邦德国西门子公司合作组装索玛通全身 CT，均获得成功。1990 年首台全身 CT 样机由上海医疗器械厂研发成功，1997 年东软医疗系统有限公司研发出首台可商用的全身 CT，安科于 1998 年和 1999 年研发出首台螺旋 CT 和移动 CT。2004 年东软研发出首台双层螺旋 CT，2009 年东软研发出首台 16 层螺旋 CT。在 2012 年东软研发出首台 64 层螺旋 CT，在 2015 年东软研发出 128 层螺旋 CT，同年上海联影医疗科技有限公司也推出双模态 128 层 CT。

1989 年深圳安科高技术有限公司研制成功了中国第一台永磁磁共振成像系统 ASP-015，1992 年安科研制成功了中国第一台超导磁共振（0.7T）系统，1998 年安科公司研制出中国第一台开放式永磁磁共振，开启了中国磁共振的发展之路，形成了第一代产品和一定的生产能力。2007 年中国第一台自主知识产权的 1.5T 超导磁共振由成都奥泰医疗系统有限公司研制成功，2008 年鑫高益医疗设备股份有限公司研发出世界首台商用 0.5T 永磁磁共振，2010 年深圳迈瑞公司研发了中国第一台双模磁共振，2014 年联影研制了第一台中国具有自主知识产权的 3.0T 的磁体；次年联影研制出中国第一台动态多极 3.0T 的磁共振。

1984 年开始，上海医疗器械厂分别为美国 ADR 公司、日本阿洛卡公司组装 B 型超声诊断仪、单道和 3 道心电图机、心脏去颤器共 190 台，吸取了国外的产品长处，加快这类产品的整机国产化进程。1986 年 10 月，上海医用核子仪器厂与联邦德国西门子公司合作组装 MEVARON MD 医用电子直线加速器；1990 年 2 月，与日本光电株式会社合资开办上海光电医用电子仪器有限公司，生产心电图机等医用电子仪器。

1980 年上海医用分析仪器厂成功研制 SF-1 型生化分析仪，1987 年 GF-234 型生化超微量自动分析仪由山东高密分析仪器厂和解放军第 234 医院共同研制。1991 年国产半自动生化分析仪 ZS-1 型面市，由中国科学院生物物理研究所第四研究室和北京中生生物工程高技术公司研制。2004 年迈瑞公司研制了国产第一台全自动生化分析仪。

1998 年迈瑞研制出第一台准全自动三分群血液细胞分析仪，2001 年迈瑞研制出国产第一台全自动三分群血液细胞分析仪；2006 年迈瑞研制了国产第一台全自动五分类血液细胞分析仪。2011 迈瑞研制出国产第一台高端血液细胞分析仪，2014 年迈瑞研制出了国产第一台血液分析流水线。

近 20 年，国家科技部门先后在广州、成都、北京、沈阳、深圳建立了五个国家级专业医疗器械领域的工程技术研究中心（医疗保健器具、生物医学材料、医用加速器、数字化医学影像设备、医学诊断仪器）。此外，一些高等院校、科学院所继续不断投身医疗器械科研开发领域，科学院所、高等院校建立的医疗器械科研机构已达 60 多个。随着我国现代科学技术和现代医学发展进程加快，医疗器械创新的客观条件不断成熟，医疗器械产业领域的自主创新不断涌现，像高强度聚焦超声肿瘤治疗系统（high intensity focused ultrasound，HIFU）、主观式人眼像差仪，曾分别获得国家技术发明奖或技术进步奖。高强度聚焦超声治疗已成为一个全新的治疗产品门类，如聚焦超声妇科治疗系统、聚焦超声鼻炎治疗系统等产品。

（二）中国医疗器械行业发展现状

1. 产业规模　纵观我国医疗器械市场发展的三十多年历程，从 2001 年至 2015 年，15 年来我国医疗器械产业总规模由 179 亿美元增长到 3080 亿美元（图 1-5），医疗器械产业平均年增幅保持在 12%～15% 的增长速度，2010－2015 年医疗器械市场规模复合增长率为 17.01%，国内医疗器械市场规模大大高于全球增速。近年来，中国医疗器械产业发展和投资较为活跃，国家战略型新兴产业政策导向和国内医疗卫生机构装备的更新换代需求，将使未来医疗器械消费市场持续增长。

2. 生产与经营企业　我国已初步建成了专业门类完备、产业链条完整、产业基础完善的医疗器械产业体系，并拥有了一批具有知识产权的新型数字化医疗设备和专利核心技术，同时多种中低端医疗器械产品（如卫生材料、一次性医院耗材、输液器、B 超、呼吸机、普通手术器械和激光类手术器械等），产量均居世界第一。根据国家食品药品监督管理总局统计，截至 2015 年底医疗器械生产企业 14 151 家（一类 5080 家，二类 9517 家，三类 2614 家），经营企业 186 269 家。2015 年我国医疗器械市场规模约为 3080 亿元，按照 14 151 家平均每家 2169 万元，相比 2014 年平均每家 1588 万元，平均每家增长 581 万元（表 1-2）。

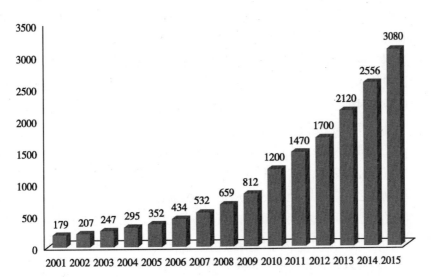

图1-5　中国2001－2015年医疗器械行业市场规模（单位：亿美元）

表1-2　2007－2015年中国医疗器械生产经营企业数量变化（数据来源：CFDA）

年度	生产企业				经营企业
	Ⅰ类	Ⅱ类	Ⅲ类	总数	
2007	3245	7233	2123	12 601	160 952
2008	3368	7533	2240	13 141	157 364
2009	3696	7869	2311	13 876	155 765
2010	4015	7906	2416	14 337	165 203
2011	4051	8174	2405	14 630	168 596
2012	4095	8247	2586	14 928	177 788
2013	4218	8804	2676	15 698	183 809
2014	3966	9355	2848	16 169	189 833
2015	5080	9517	2614	14 151	186 269

3. 区域分布　从区域发展来看，我国已经形成了珠江三角洲、长江三角洲、环渤海地区三大医疗器械产业集聚区，占据了大部分的生产产值和销售额，其中长江三角洲和环渤海地区以引进国外的大型企业为主，珠江三角洲以自主研发为主。从产品来看，占据最大的市场份额的是影像诊断设备，其次是各类耗材、骨科和植入性医疗器械以及牙科和其他类器械。

据不完全统计，三大区域医疗器械总产值之和及销售额之和均占全国总量的80%以上。由于各聚集区所具有的条件不同，这三大产业聚集区又呈现出明显的地域特点。

（1）珠江三角洲产业带：珠江三角洲地区研发生产综合性高科技医疗器械产品的主

要产品有监护设备、超声诊断、MRI 等医学影像设备和伽马刀、X 刀等大型立体定向放疗设备、肿瘤热疗设备等，代表着现代医疗器械的新技术。

以深圳为例，深圳在电子、计算机、通信、机电一体化等领域占全国优势地位，由于现代医疗器械技术发展正是综合了这些领域的高新技术成果，从而产生集约化优势。另外深圳医疗器械对外出口发展很快，区域生产总产值以超过 30% 的速度递增。再加上优惠政策、机制、市场等因素的激励和培植，使医疗器械产业在深圳得以蓬勃发展。

（2）长江三角洲产业带：上海具有深厚的工业基础，无论是技术还是产品，上海都是我国医疗器械行业的领头羊，以上海为中心的长江三角洲地区（含江、浙）是我国医疗器械三大产业群之一。这一地区的特点是产业发展迅速、中小企业活跃、地区特色明显，其一次性医疗器械和耗材要占到国内市场一半以上。除此之外，上海的影像设备和综合实力、苏州的眼科设备、无锡的医用超声、南京的微波和射频肿瘤热疗、宁波的MRI 以及绍兴的影像设备，相对而言都是比较突出的。

（3）京津环渤海湾产业带：近年来，华北地区也不甘示弱。以北京为中心的环渤海湾地区（含天津、辽宁、山东）医疗器械发展势头迅猛，一个包括 DR、MRI、数字超声、加速器、计算机导航定位医用设备、呼吸麻醉机、骨科器材和心血管器材的生产企业群正在形成。一批中小企业迅速崛起，这些企业成立时间不长，但产值已经接近甚至超过亿元。他们借助政府的关注与支持以及本身所具有的科技能力，更聚焦于数字化医疗设备这一领域，虽然在市场中表现出的力量目前还不十分突出和强大，但势头强劲，潜力巨大。

此外，以重庆为中心的成渝地区和以武汉为中心的华中地区，也是新兴的、以生物医学材料和植入器械及组织工程为特色的地区。

4. 市场集中度分析　国内的医疗器械市场不管在生产还是在销售领域，集中度相对都比较低。2014 年，20 家上市公司全年销售收入预估为 372 亿元，占到行业总销售的14.55%，而在医疗器械零售市场上，目前还没有一家上市企业。

未来，医疗影像诊断设备将沿着小型化、专门化、高分辨率和快速化方向发展。

5. 器械与医药消费比分析　全球医药和医疗器械的消费比例约为 1∶0.7，而欧美日等发达国家已达到 1∶1.02，全球医疗器械市场规模已占据国际医药市场总规模的 42%，并有扩大之势。我国医疗器械市场总规模 2014 年约为 2556 亿元，医药市场总规模预计为 13 326 亿元，医药和医疗消费比为 1∶0.19，比 2013 年的 1∶0.2 还略低一点。可以判断，医疗器械仍然还有较广阔的成长空间。

同时，与全球医疗器械产业相比，我国医疗器械产业与发达国家仍存在较大差距，我国医疗器械工业销售额在世界医疗销售额中占的比例仅为 2%。在我国医药市场总规模中仅占 15%，这与国外 42% 的比重还有一定的差距。我国医疗器械与药品市场规模对比，发展非常滞后（图 1-6）。

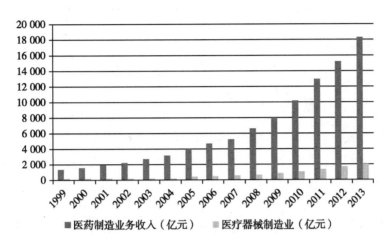

图 1-6 我国医药制造业务收入与医疗器械制造业对比（单位：亿元）

（李斌 姜瑞瑶）

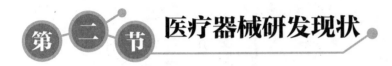

一、研发现状

医疗器械产业是关系到人类生命健康的新兴产业，其产品聚焦和融入了大量现代科学技术的最新成就，许多新产品是医学与多种学科相结合的高新技术产物。世界发达国家的医疗器械产业近十余年来一直保持着很高的增长率，被誉为朝阳工业，是 21 世纪十分活跃的新经济增长点，其发展水平代表了一个国家的综合经济技术实力与水平。

据统计，强生、雅培、西门子、美敦力、GE、飞利浦、波科、BD 等企业是全球研发预算投入最大的几家医疗器械公司。而正是研发投入的持久强大力度，促使这些企业在国际上长期占据霸主地位。据报道，国外的研发投入占比平均水平为 15%。

国内医疗器械企业长时间处于"中低端化"，重要原因之一为研发投入低，研发能力低下。据公开数据显示，目前我国整体医疗器械行业研发投入占销售收入的比重为 3%，研发投入金额从千万到亿元不等。但从研发投入占比来看，都在 10% 以内，这一方面取决于企业的战略，另一方面反映出当前国内医疗器械企业研发创新的"热度"。

研发投入不足的主要原因是我国医疗器械产业企业个体规模过小。我国的医疗器械研发主要分为三个阶段：仿制阶段、合资引进技术阶段和创新阶段。仿制阶段主要是从建国初期到 20 世纪 80 年代初期；合资引进技术阶段主要是从 20 世纪 80 年代到 90 年代中期；创新阶段主要是从 20 世纪 90 年代中期开始到现在，从自主设计到自主创新。当下国内医疗器械企业也越来越重视产品创新，加大研发力度，这也成为国产医疗器械逐步崛起的一个标志。

二、研发投入

（一）国际医疗器械产业研发投入

根据 MedTech 报告预测，全球医疗器械研发投入和研发增长如图 1-7 所示。从图 1-7 中可以看出，全球医疗器械行业研发投入不断加大，但增长趋于平缓。在 2020 年全球的研发投入将达到近 30 亿美元。

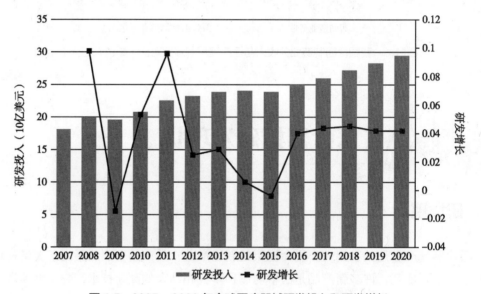

图 1-7　2007－2020 年全球医疗器械研发投入和研发增长

（二）国内医疗器械产业研发投入

作为资本密集型的产业，医疗器械行业很大程度上受到研发经费投入的影响。加大科技支持和研发经费投入对于医疗器械产业的发展具有十分重要的意义。我国 2002－2010 年医疗器械产业研发费用投入情况如图 1-8 所示。

由此可见近年来我国医疗器械领域研发费用持续增加，除 2003 年增长率为负以外，其他年份都保持了高速增长。但从总的投入量来看，与西方发达国家仍有较大差距。例如我国 2002－2010 年的研发费用总和约为 59.03 亿元，远远低于强生公司一年的研发费用 75 亿美元。在美国医疗器械投入的科研费用占比曾达到 10%，并且呈现出不断上升的趋势。研发资本投入上的巨大差距，使得我国医疗器械企业在高端设备领域无法开展真正意义上的前沿研究。此外，医疗器械产业的上游产业，通常也存在技术落后的问题，需要填补的技术空白还有很多。

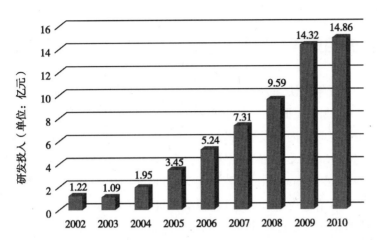

图 1-8　我国 2002－2010 年医疗器械产业研发投入情况（单位：亿元）

（三）建议与对策

与西方发达国家和国际平均水平相比，我国医疗器械的研发能力还有所欠缺，从而导致高端市场竞争力不足、产品附加值不高、缺少行业标准话语权等问题。要扭转上述局面需要做到以下几点：

1. 加强产业整体规划和引导　在产业布局方面，了解产业发展动态，掌握市场与企业信息，根据各地特点，构建自主创新产业集群，完善上下游产业链，支持中小型企业与优势企业的合作与协作，推动产业升级重组，鼓励区域产业群发挥自身优势，形成自身特色。对于医疗器械制造业所需的关键技术组织相关"产学研医"进行攻关，提升产品附加值和市场占有率，形成品牌效应，发挥区域优势，为医疗器械产业群发展群保驾护航。

2. 加大对医疗器械制造业研发的扶持　针对创新、研发能力不足的问题，我国应加大对医疗器械制造业的扶持力度，保持研发活动领域的资金投入，鼓励企业进军高端医疗产品，鼓励自主创新。研发活动影响产业竞争力，同时产业的健康发展有助于提升研发能力，积极推动"产学研医"相结合的发展模式，注重在校学生、从业人员的知识技术培养，提升研发能力。

3. 发挥医疗器械企业作为产业发展的主体和核心作用　生产企业需要通过加大自身投入，以争取更大的发展空间。应当立足长远，不满足生产中低端产品，而将更多资金投入到高端医疗器械的研发活动之中。鼓励自主创新，逐渐疏离技术引进，培养核心竞争力。同时加强管理，学习并了解高技术产业的发展规律，合理引进人才、培养人才，完善产品开发流程，努力掌握核心技术。保持和政府部门的积极沟通和配合，了解政策导向，及时向政府部门反映行业内部动态，共同推动我国医疗器械制造业的健康发展。

4. 推动技术标准与知识产权保护　政府部门应当充分发挥监督职能，对于医疗器械生产过程中存在的质量问题追查到底。完善医疗器械研发、生产的各项规范和制度，推动该领域的国家技术标准，提升自身的业务素质水平。切实保护好知识产权，保护自主创新企业、个人的权益和积极性。

三、医疗器械相关科研文献分析

医疗器械产业近年来快速发展，为了更加有效地了解该领域的发展现状，本书采用可视化分析软件 CiteSpace Ⅲ 来进行文献分析。该软件可以直观的可视化形式显示一个学科或知识领域在一定时期内的发展趋势与动向，形成研究前沿领域的演进历程。文献的数据来源为 Web of Science 的核心合集，检索表达式为 TS=medical device OR medical equipment OR medical instrument，检索年份为 2006 - 2015 年的数据，筛选条件为文献类型为 "article"，文献语种为 "English"，检索时间为 2016 年 8 月，共检索到 24 438 条文献记录数据，将数据导入分析软件可获得如下相关信息。

（一）医疗器械产业研究领域文献的时空分布分析

2006 - 2015 年国际的医疗器械产业领域发表的论文数量呈现明显增长的趋势，从2006 年的 1524 篇增长到 2015 年的 3654 篇（图 1-9），论文数量翻了一倍多。文献数量的大幅增长说明医疗器械产业领域研究不断深入，且科研投入不断加大，科技成果不断显现。从文献发表年份与发文量对应来看，医疗器械产业领域的年发文量逐渐增加，且增长速度不断加快。表明医疗器械产业研究领域呈现越来越热的趋势，充分反映了科研人员对该领域的重视，科研力量不断加大，医疗器械产业已成为国际上研究热点领域之一。

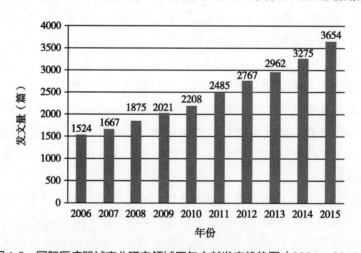

图 1-9　国际医疗器械产业研究领域历年文献发表趋势图（2006 - 2015）

在发表论文的国家分布上看，近 10 年来美国（10 070 篇）在国际医疗器械行业领域发表的 SCI 论文数量最多，达到总占比的 41.21%；其次为英国（1689 篇）、德国（1673篇）和加拿大（1370 篇），分别占总数的 6.91%、6.85% 和 5.61%。2006 - 2015 年中国在医疗器械行业领域发表的 SCI 论文数为 1126 篇，占总数的 4.61%。美国的研究力量是所有国家中最强大的，发表的 SCI 论文数接近总数的一半，这与美国强大的经济实力和科研投入相关，也表明了美国在医疗器械产业研究领域实力的强大。以英国和德国为代表的欧洲发达国家虽然发表论文数不及美国，但仍然具有较强实力，占到总数的 6% 左右。我国以 1126 篇排名第 6，占比 4.61%，表明我国在医疗器械产业领域研究与发达国家相比，仍然具有较大差距（图 1-10 / 文末彩图 1-10）。

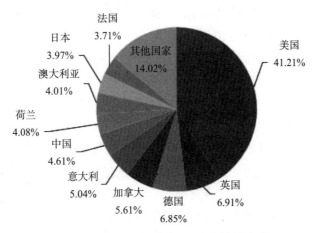

图 1-10　国际医疗器械产业研究领域国家文献发表饼图（2006－2015）

（二）医疗器械产业研究领域文献的研究方向分布分析

对 2006－2015 年发表的有关医疗器械的文献进行研究方向的分析，由 CiteSpace 软件分析处理后绘制出由 70 个节点和 131 条连线组成的医疗器械研究领域方向分布情况的可视化知识图谱（图 1-11 / 文末彩图 1-11）。图中的每一个节点代表一个研究方向，节点之间的连线代表之间的相互关系。从图中可以看出：涉及医疗器械领域的研究方向非常多，高达 70 个研究方向，且各研究方向之间的联系非常广泛，各节点之间均有连线，表明研究方向之间相互渗透。医疗器械领域涉及声、光、电、机械、医学等多领域，故相关的研究方向分布也十分广泛。

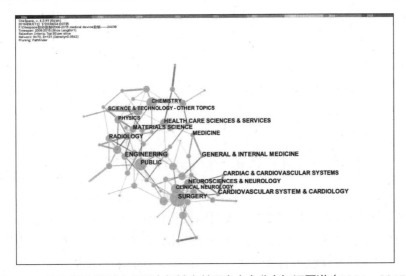

图 1-11　国际医疗器械产业研究领域文献研究方向分布知识图谱（2006－2015）

从医疗器械研究文献的各方向发表的文献数量统计结果可得（表1-3），在医疗器械领域研究文献中，工程学（engineering）的相关研究文献发表量达3084篇，占总数的12.62%，处于核心位置，也反映了生物医学工程学在医疗器械发展中的重要作用。其次分别为外科学（surgery）、内科学（general & internal medicine）和心脏病学（cardiovascular system & cardiology）。从研究文献的研究方向来看，医疗器械领域分布最广的为工程学，其余均围绕着医疗器械的临床应用展开，如内科、外科学、心脏病学和放射学等方面。这说明在医疗器械未来的发展过程中，应用领域和研究领域较为广泛，与各研究方向间的交互性较强。

研究方向也涉及材料学等方面的研究，这表明医疗器械产业发展离不开基础学科的发展，近年来生物材料、高分子材料、纳米材料等的技术创新，推动了医疗器械相关领域的快速发展。同时研究方向分布也涉及公共卫生、健康科学等领域，表明当前当代医学正由以疾病诊疗为中心的医疗服务逐渐转向以人类健康为中心的健康管理形势下，与可穿戴式技术、移动互联网技术、生物传感技术等融合，使医疗器械的应用领域将更为广泛，为家庭保健、公共卫生、健康服务提供强有力支持。

表1-3　医疗器械产业研究领域文献研究方向分布

排名	研究方向	发文量	占比
1	engineering 工程学	3084	12.62%
2	surgery 外科学	2077	8.50%
3	general & internal medicine 内科学	1894	7.75%
4	cardiovascular system & cardiology 心脏病学	1820	7.45%
5	health care sciences & services 健康科学	1790	7.32%
6	medicine 医学	1764	7.22%
7	materials science 材料学	1721	7.04%
8	public 公共卫生	1550	6.34%
9	neurosciences & neurology 神经科学	1178	4.82%
10	radiology 放射学	1114	4.56%

（三）医疗器械产业研究领域文献的研究热点分析

随着时间推进和研究深入，有关医疗器械产业领域研究的热点必然在不断发生变化。通过分析文献的关键词推进变化情况可间接得知该领域研究热点的变化。关键词的共现频率越高，该方向的研究热度就越高，反映出该关键词所代表的领域为研究热点。因此在对医疗器械产业领域进行研究热点分析时，采用关键词分析法来对研究热点进行分析。

对 2006 – 2015 发表的有关医疗器械的文献进行研究热点的分析，由 CiteSpace 软件分析处理后绘制出由 75 个节点和 269 条连线组成的医疗器械研究领域关键词可视化知识图谱（图 1-12 / 文末彩图 1-12）。图中的每一个节点代表一个关键词，节点之间的连线代表关键词之间的相互关系。

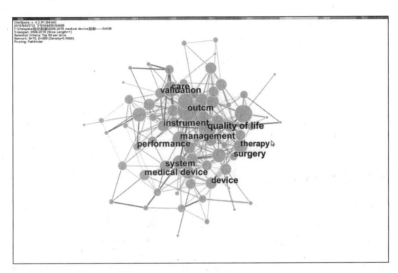

图 1-12　国际医疗器械产业研究领域文献关键词共现知识图谱（2006 – 2015）

表 1-4 展示了国际医疗器械产业研究领域关键词表。在这些热点研究中，关于医疗器械的质量生命周期占绝大多数，说明研究者对医疗器械的临床使用的应用质量比较关注。医疗器械作为间接或直接作用于人体，关注其质量生命周期在研究中的重要地位是不言而喻的。医疗器械产业研究的热点之一为其器械本身，医疗器械作为医生诊疗活动中不可或缺的一部分，在疾病的预防、诊断和治疗中发挥的作用不言而喻。

同时，研究者也对医疗器械的管理等方面也进行了较多研究。最后，在医疗器械的应用过程、应用结果、性能评价等方面也是研究的热点，这都为医疗器械的临床安全和有效使用奠定了坚实的基础，因此医疗器械应用的效果成为关注点之一。

表 1-4　国际医疗器械产业研究领域关键词表

排名	关键词	频次
1	quality of life 质量生命周期	1097
2	management 管理	1070
3	system 系统	1068
4	device 器械	1019
5	care 护理	932
6	surgery 手术	800
7	outcome 结果	797

17

续表

排名	关键词	频次
8	instrument 设备或器具	763
9	performance 性能	702
10	medical device 医疗器械	686

（李斌）

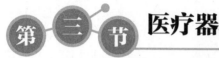

第三节 医疗器械创新发展趋势

一、世界医疗器械市场趋势分析

EvaluateMedTech 公司对全球 300 家顶尖医疗器械生产商的公开数据进行了研究，发布了《2015－2020 全球医疗器械市场》报告，2014 年全球医疗器械市场为 3752 亿美元，其预测 2020 年全球医疗器械市场将达到 4775 亿美元，2014－2020 年间的复合年均增长率为 4.1%。

从医疗器械分类来看，主要包括体外诊断、骨科器械、心血管器械、诊断影像、眼

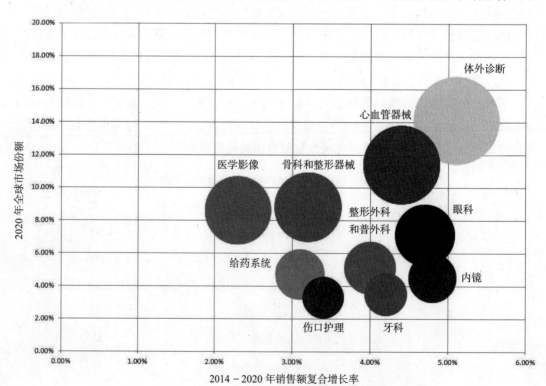

图 1-13　2020 年 10 大医疗器械领域、市场份额和复合增长率

科器械、整形外科与普外科器械和内镜等板块，其中 IVD（体外诊断）类将是最大的一个子行业，预测到 2020 年，IVD（体外诊断）销售额约为 673 亿美元，在全球医疗器械销售额中占比 14.1%，体外诊断产品（IVD）将是占比最高的子行业。2015－2020 年间的复合年均增长率达 5.1%，高于同期医疗器械行业整体 4.1% 的增速，如图 1-13／文末彩图 1-13 所示。

其次是心血管器械子行业，预测到 2020 年，心血管器械销售额约为 542 亿美元，在全球医疗器械销售额中占比 11.4%，2015－2020 年间的复合年均增长率达 4.4%。其后是骨科器械子行业，预测到 2020 年，骨科器械销售额约为 420 亿美元，在全球医疗器械销售额中占比 8.8%，2015－2020 年间的复合年均增长率达 3.2%。第四位的是诊断影像设备子行业，预测到 2020 年，诊断影像设备销售额约为 409 亿美元，在全球医疗器械销售额中占比 8.6%，2015－2020 年间的复合年均增长率达 2.3%。第五位的是眼科器械子行业，预测到 2020 年，眼科器械销售额约为 337 亿美元，在全球医疗器械销售额中占比 7.1%，2015－2020 年间的复合年均增长率达 4.7%。在各类子行业中增长速度最快的将是神经内科产品市场，此类别将以 6.9% 的复合年均增长率增长，到 2020 年达到 95 亿美元的市场规模。

二、世界医疗器械分类市场发展趋势分析

（一）体外诊断产品市场分析

体外诊断（in vitro diagnosis，IVD）技术，是指在人体之外，通过对机体包括血液、体液及组织等样本进行检测而获取相关的临床诊断信息，从而帮助判断疾病或机体功能的产品和服务。

近年来体外诊断技术迅猛发展，从基因水平的基因测序、SNP 筛查、点突变基因诊断，到蛋白水平的各种生物标志物（biomarker）检测，到细胞水平的循环肿瘤细胞检测（CTC）、薄层液基细胞学检测（TCT），再到组织水平上的 PET/CT 等。体外诊断总体上向更简便、更快捷、非侵入性、多信息化的方向发展。近年来，各种新技术、新方法的兴起和融合，促进了体外诊断仪器、试剂的开发应用和更新换代。

在 20 世纪 80 年代纳米技术革命中，微流控芯片开始起步，在 90 年代末芯片衬底的材料科学和微通道的流体移动技术发展后，微流控技术终于在体外诊断运用方面找到突破口，微流控芯片能把化学和生物等领域中所涉及的样品制备、反应、分离、检测等一系列基本操作单元整合到一个微米尺寸的芯片上，同时，微通道形成的网络，能够贯穿整个系统，具有便携、低能耗、易于制作、易于掌握等优点，可以满足生命科学对生物样品进行低剂量、更高效、高灵敏、快速分离分析的需求，最终成功实现商业化。微流控芯片技术正在引领一个新潮流。

中国体外诊断市场快速发展，预计将在未来的 10～15 年内超过美国，成为世界上最

大的体外诊断市场。而根据工信部发布的 2015 国内体外诊断产业现状蓝皮书数据，2014 年 IVD 市场占到国内医疗器械市场的 16%（440 亿元），IVD 行业已成为整个医械市场的重要增长极，中国医药工业信息中心更预测 2019 年 IVD 市场规模将达到 723 亿元。整个体外诊断市场增长率将达到 5.1%，2020 年市场销售额预计将达到 673 亿美元。在全球十大 IVD 巨头企业中欧美占九席之多，而美国独占六席；德国一家；法国一家；瑞士一家；日本一家。基本都是在经济和制造业强大的国家。

（二）心血管器械市场分析

全球心血管器械市场从 2014 年至 2020 年总体将以 4.4% 的年复合增长率发展，有望在 2020 年达到 542 亿销售额。

心血管医疗器械从大类来分，可以分为心血管诊断和心血管器械两大类，其中心血管诊断包括动态血压检测设备、心血管超声检查设备、运动复合试验设备以及心肌标志物检测设备等。而心血管器械包括介入器械、植入性器械和外部器械。主要有支架、导管、导丝和栓塞。而介入治疗是在数字减影血管造影机、CT、超声或磁共振等影像设备的引导和监视下，利用穿刺针、导管及其他介入器材，通过人体自然孔道或微小创口将特定的器械导入人体病变部位进行微创治疗的一系列技术。介入心血管介入器械主要包括：支架、导管、导丝和栓塞。其中血管支架是指在管腔球囊扩张成形的基础上，在病变段置入内支架以达到支撑狭窄闭塞段血管，减少血管弹性回缩及再塑形，保持管腔血流通畅的目的。部分支架还具有预防再狭窄的作用。血管支架根据作用位置主要分为：冠脉支架、脑血管支架、肾动脉支架、大动脉支架、外周支架、静脉支架等产品。

依照血管支架的发展特征，目前血管支架已经历了四代的发展历程：从早期第一代支架为球囊式支架（1977 年全世界首例冠脉介入治疗，PTCA 治疗就是采用血管球囊扩张来开展的），发展到 1986 年第一个金属裸支架诞生，再到 2002 年药物涂层支架诞生（又被称为覆膜支架），发展到最新第四代的可降解支架（2006 年全世界第一例可降解药物支架诞生，这种可降解支架也是目前最为先进的）。未来支架的发展趋势表现在通过筛选生物相容性和组织相容性更好的材料来作为支架材料；选择径向支撑力更强的材料，或者降解速度更加可控的新型可降解材料；或者改进支架本身的设计，优化药物的释放；还有一点值得关注，支架生产的技术革新，比如 3D 打印技术的引进和干细胞组织工程技术的结合，促进内皮靶向修复。

（三）骨科和整形器械市场分析

骨科医疗器械行业的产生是以治疗骨外科疾病为目的的，它是医疗器械行业的一个重要子行业，占医疗器械市场规模的 9.0%，且仍处于快速增长中。骨科和整形外科市场总体上来看，2015－2020 年每年将以 3.2% 的复合增长率发展，有望在 2020 年达到 420 亿。

由于发达国家增速放缓等因素，骨科器械企业间竞争加剧，并购成为保持公司竞争力的重要手段，近年来骨科子行业集中度不断提高，在部分细分领域甚至出现寡头垄断。

骨科医疗器械的市场主要划分为四个领域：创伤、关节、脊柱和骨科手术器械等其他骨科医疗器械。其中前三个领域的主流产品均是骨科植入器械，它们是指借助骨科手术植入人体，并在手术结束后长期留在体内，用于支持、维持生命。骨科植入医疗器械是目前治疗骨科疾病最有效的手段之一，其在医疗器械分类中属三类，是植入人体的高风险医疗器械，其安全性、有效性必须严格控制并要求得到充分的保障。

创伤主要指因意外、损伤或撞击引致突发身体损伤所造成的受伤或休克。创伤类产品主要是提供可将各类骨折损伤进行复位、固定并维持其稳定的接骨板，接骨螺钉及外固定支架等，以期在不太长的时间段内促进骨折部位愈合。创伤产品主要分为内固定系统和外固定支架，内固定系统又分锁定钢板系统、普通钢板系统和髓内钉系统。在内固定系统和外固定支架中，内固定系统使用量占到95%左右，占绝对主导地位。外固定支架用得越来越少。

关节是指两个或以上骨头接合以便身体部位移动的地方。关节炎及对关节的直接创伤是关节损坏的主要原因。人造关节置换损坏关节是治疗关节病变的主要手术方法。关节置换主要分髋关节置换、膝关节置换和一些小关节如肩关节置换。用于关节置换和重建的人工关节产品需要尽可能模拟恢复人体生理关节运动状态和功能，并长期稳定植入在骨床中从而保持15年以上的使用寿命。

脊柱由椎骨的小骨头、椎间盘、韧带、肌肉及关节突关节组成，是人体最重要的骨骼系统之一。脊柱疾病主要包括畸形脊柱疾病、若干类型肿瘤、骨折、退化或椎体与椎间盘脱位。骨质疏松、骨关节炎等较易导致脊柱疾病。脊柱病变手术治疗大体分为融合手术或非融合手术，其中融合手术一般采用脊柱前路或后路钉棒系统，颈椎前路钢板系统和融合器系统。非融合手术一般植入人工椎间盘和动态稳定系统。人工椎间盘分为颈椎和腰椎人工椎间盘，动态稳定系统分为椎弓根钉动态稳定系统（严格讲是一种融合系统）和棘突间动态稳定系统，颈椎人工椎间盘在所有非融合手术中是接受程度最高的。而作为一种疗法，融合手术和非融合手术如果采用微创入路的方式也可以归为微创脊柱手术。

骨科医疗器械领域在骨科新技术和新产品研发方面的发展趋势如下：

（1）脊柱类产品的一个发展方向是微创。借助于导航系统和适用于微小空间的植入物和工具，积极推动手术技术的精确性和微创化。

（2）另一个发展方向是个性化制造。通过智能制造技术如3D打印技术，对某些复杂骨科产品的设计和制造带来变革，促进骨科产品向更个性化更有效性发展。

（3）还有一个发展方向是实现骨科植入物和工具的智能化。借助于新型传感器技术和信息网络技术来进一步提高植入骨科产品的治疗效果和质量。

（4）促进与传统的融合术相比具有更好的治疗效果和更有针对性治疗产品的推广应用，如脊柱骨科领域内非融合、动态固定大和运动假体等。

（5）针对老年病人更具功能性治疗的产品，更有效治疗慢性骨科疾病、减少疼痛和提高生命质量的产品。

（6）高性能生物材料和载药物器械产品，提高手术治疗的效率。

由于关节和脊柱类器械的要求比较高，在原材料、生产设备和工艺、资金人才等方面国产和进口仍存在一定差距，导致高端市场大部分被进口品牌占据，而创伤类产品已有国产器械。中国骨科植入器械生产企业主要集中在北京、天津、上海、江苏等地。规模较大的关节假体生产公司主要有春立正达、蒙太因、爱康、百慕航材、北京普鲁斯等；脊柱植入器械生产公司主要有威高、创生、康辉、苏州欣荣等。

（四）医学影像产品市场分析

医学影像设备在现代医学诊断中扮演了重要作用，该领域从 2014 年到 2020 年预计将以 2.4% 的复合增长率增长，到 2020 年将达到 406 亿美元。

医学影像技术主要有数字 X 线摄影、计算机断层扫描、磁共振成像、数字减影血管造影以及超声影像技术的临床应用等，数字化与信息化建设已成为医学影像发展的新趋势，医学影像设备无论是以 X 线成像为基础的 CR/DR、数字减影血管造影成像系统和多排螺旋 CT，以磁共振原理为基础的磁共振成像（MRI），还是以正电子放射性核素合成的显像剂显像为原理的正电子发射断层（PET）显像等多种影像技术都已经在临床中广泛应用。超声诊断是将超声检测技术应用于人体，通过测量了解生理或组织结构的数据和形态，发现疾病，是一种无创、无痛、方便、直观的有效检查手段。X 线、CT、磁共振成像和超声成像这四种技术并称四大医学影像技术，在医疗诊断中发挥着越来越重要的作用。

根据临床需求的变化，医学影像设备技术的发展趋势主要有以下几个：

1. **由组织器官影像向分子影像发展**　其发展将由最开始的形态学分析发展到携带有人体生理功能的综合分析。通过发展新的工具、试剂及方法，探查疾病发展过程中细胞和分子水平之异常，可以用来探索疾病的发生、发展和转归，评价药物的疗效以及分子水平治疗。由于造影剂是影像诊断检查和介入治疗时所必需的药品，未来针对特定基因表达、特定代谢过程、特殊生理功能的多种新型造影剂也将逐步问世。

2. **向更快的成像速度方向发展**　即采样、快速传输、快速出图像。更精确的空间分辨率，即进一步提高图像分辨率就是追求"超分辨率"；更清晰的对比分辨率，即进一步提高感兴趣区域与对照区域的图像对比度的分辨能力。

3. **向更安全的辐射剂量方向发展**　即通过降低辐射剂量，增加扫描安全性、实现造影剂成像效果等目的。有研究表明，医学放射影像学检查会给大量患者带来不同程度的电离辐射，对于某些患者，其遭受的辐射剂量很大，有可能会提高其罹患癌症的风险。因放射影像低剂量技术也是发展趋势之一，各厂家通过采取更宽探测器、更高灵敏度探测器、迭代重建算法的优化等技术来进一步降低放射影像设备的剂量。

4. **向多态融合技术使诊断、治疗一体化方向发展**　医学图像所提供的信息可分为解剖结构图像（如 CT、MRI、B 超等）和功能图像（如 SPECT、PET 等）。由于成像原理不同所造成图像信息的局限性，使得单独使用某一类图像的效果并不理想。因此，通过研制新的图像融合设备和新的影像处理方法，以形成更加集成的诊断方式，即将两种甚至多种医学影像技术融合成一个有机结合的整体，实现最终利用一个设备更完整获取生物体细胞分子水平、功能代谢水平和解剖结构水平等生理病理信息的研究目标，使多种疾病的诊断更及时、准确，治疗效果更佳，同时也将成为计算机手术仿真或治疗计划中的重要方向。

5. 向小型化、专门化方向发展　新技术的发展使医学影像设备向床边诊断转变，小型、简便的床边化仪器将越来越多地投入应用，这将对重症监护、家庭医疗、预防保健等提供快速、准确、可靠的信息，提高医生对病人诊断的及时性和针对性。

6. 向网络化、影像云方向发展　也将加快成像过程、缩短诊断时间，有利于图像的保存和传输。通过影像网络化实现现代医学影像学的基本理念，从 PACS 系统到远程诊断，从医学影像中心再到医学影像数据云，为医疗健康产业提供一个更加便捷、高效的医学装备。

（五）其他新兴技术市场

机器人技术已经成为决定未来经济的颠覆性技术之一，医用机器人是集成了智能制造、高新技术和材料及信息技术等的高科技产品，成为国家科技创新和制造业水平的重要标志。医用机器人技术是集医学、生物力学、机械学、机械力学、材料学、计算机图形学、计算机视觉、数学分析、机器人等诸多学科为一体的新兴交叉研究领域。

医疗机器人也是一个未来非常有希望的医疗器械市场。它一般可分为康复机器人、手术机器人、护理机器人、医用教学机器人、移送病人机器人、运送药品机器人等。下一代医用机器人与现在外科手术机器人所不同的是，除了机器人辅助微创外科系统，系统功能将更加分明，更多地将是细分化手术应用领域的专科或专项机器人。医疗机器人能够在狭小的空间中进行高精度、高强度、长时间的医疗服务，临床适应性强，可有效降低手术难度和术后损耗，极具市场竞争力。2014 年全球医疗机器人的销量为 1224 台，至 2020 年，全球医疗机器人规模有望达到 114 亿美金。其中，手术机器人占 60% 左右市场份额。

未来医用机器人的发展主要趋势如下：

1. 多模图像信息的综合、配准的提升　针对术前图像（如来自 CT 和 MRI 等）和术中信息（如定位器数据、X 线投影和超声图像等）的匹配问题，以及术前图像自身的匹配，不同图像及信号与手术系统的匹配等。

2. 高精度定位系统的提高　针对机械手定位、手术中比较笨拙、机械手压力可使数据发生变化、固定装置和制动器位移易产生误差等问题的不断完善。目前超声定位受温度、空气位移、空气非均匀性等的影响比较大。电磁定位受金属植入的影响较大。而激光定位虽然精度高、处理灵活方便，但价格昂贵，且受周围光和金属物体镜面反射的影响比较大。

3. 虚拟现实技术的运用　将虚拟现实技术应用于机器人手术教学中，可以帮助初学操作的手术医生仿佛置身其中，可以提高培训效率，缩短外科医生对手术机器人的学习时间。

4. 通过图像获取、通信技术与计算机辅助外科相结合，实现远程外科手术 运用远程的数字诊疗设备进行图像信息的采集，结合实时网络通信技术的基础，实现跨地区的远程外科手术。

5. 医用机器人的安全性的不断提高 针对医用机器人在临床实践中发现的硬件和软件的安全问题，采取硬件和软件的设计提高系统的安全性，并结合人体工程学理论，提高系统的可用性，缩短手术医生的学习周期。

三、中国医疗器械行业发展趋势

（一）中国医疗器械产业发展的需求

现代医学正在向精准医学转型发展，向早期发现、精确定量诊断、微无创治疗、个体化诊疗、智能化服务等方向发展，对医疗器械领域不断提出新的创新发展需求。在以疾病为中心向以健康为中心的医学模式转变过程中，面向基层、家庭和个人的健康状态辨识和调控、疾病预警、健康管理、康复保健等方向正在成为新的研究热点。医学影像设备的数字化和信息化借助互联网技术为远程医疗诊断和治疗提供了可靠的帮助，提高了边远落后地区的医疗诊治水平，同时也可借助手术机器人实施远程操作，或通过现代通信方式指导前方术者操作，实现即时手术方案，以提高当地无法解决或因空间距离无法亲临现场而实现的高水准医疗技术。近年来健康产业需求迅速发展，精准医疗的崛起尤其对高性能医疗器械产品存在巨大的需求，高性能医疗器械泛指在同类医疗器械中能够在功能和性能上满足临床更高要求的医疗器械，其发展对满足临床需求，带动整个医疗器械产业发展具有战略意义。2014 年，我国医疗器械市场总值约为 3000 亿元，年增长率 15% 以上，而在高性能医疗器械领域中，90% 以上产品为国外品牌，这是造成我国看病贵的原因之一，反映出国内医疗器械产业的现状与此极度不相适应。

中国医疗市场规模在 2015 年已经超过日本，成为全球第二大市场。目前中国的器械和药物的占比只有 1∶5，而美国等国际上成熟的国家的比例基本上是 1∶1，由此推断中国医疗器械市场成长的空间是非常巨大的。

目前高性能医疗器械及前沿技术等多由发达国家所掌握，他们依靠技术资金和市场渠道优势等比较容易进入新兴市场，并拥有相当大的话语权。医疗器械行业在我国还是一个朝阳产业，企业如能从未来的医学发展方向、国际市场环境、国内市场政策及自身发展战略三者联动过程中抢占先机，必将成为行业的佼佼者。预计在未来十年，中国医疗器械产业与世界医疗器械市场的关联度将越加紧密，对中国的医疗器械制造工艺、新材料应用、研发水平、营销网络势必产生巨大影响，促使中国医疗器械产品从中低端向高附加值的高端产品提升。重点产品如高端医学影像、基因诊断、免疫、疫苗、生化、高端植介入材料、微创治疗、高端放疗、先进治疗设备及家庭医疗器械等，研发与投入将突破其关键技术与部件。

（二）《中国制造 2025》发展战略

1.《中国制造 2025》背景　经过多年的发展，我国的制造业取得了长足的进步，建立了较为完备的制造业体系，由简单制造向复杂和精密的制造转型，传统制造业占据了全球市场较大份额，高端装备制造呈现出良好的发展势头。但是我国医疗器械制造业还面临着整体情况大而不强，随着全球经济发展趋缓原材料成本上升、人力资源优势不再等诸多困难，加上其他国家和地区逐渐发力制造业，使得我国的制造业面临严峻挑战。其中中国医疗器械的发展越来越受到重视，"十二五"国家将把医疗器械纳入战略发展内，2015 年 5 月 8 日，国务院正式印发了《中国制造 2025》，为中国从制造大国跨向制造强国绘制了蓝图，是中国实施制造强国战略第一个 10 年的行动纲领。《中国制造 2025》方案明确指出要使用一切先进技术改造和升级制造业，还不仅仅局限于制造本身的改造和升级，而在于许多与制造业相关的行业的改造和升级；未来的产出也不局限于产品，还包括相关的服务，该方案的实施将有力地推动我国的制造业转型和升级。

2. 医疗器械相关重点　《中国制造 2025》将生物医药及高性能医疗器械和新一代信息技术、高端装备、新材料等一起列为 10 大重点发展产业领域。医疗器械制造业是制造

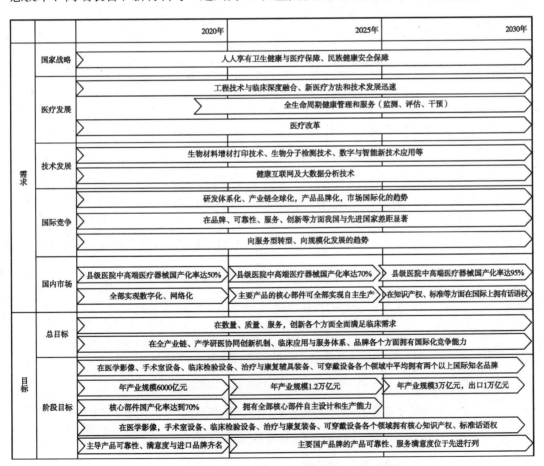

图 1-14　《中国制造 2025》之高性能医疗器械发展战略

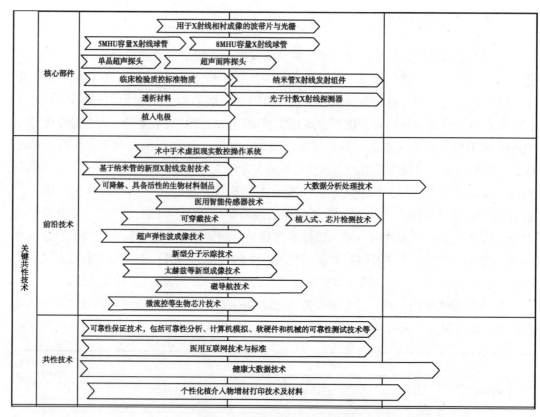

图 1-15 《中国制造 2025》之高性能医疗器械发展关键共性技术

业的一个重要领域，它集成了生物医药、新材料和先进制造等高新技术，具有很好的市场前景（图 1-14、图 1-15）。《中国制造 2025》指出，要提高医疗器械的创新能力和产业化水平，重点发展影像设备、医用机器人等高性能诊疗设备，全降解血管支架等高值医用耗材，可穿戴、远程诊疗等移动医疗产品。实现生物 3D 打印、诱导多能干细胞等新技术的突破和应用。

（1）针对医疗对医疗服务的需求，拟开发的高性能医疗器械重点产品见表 1-5。

表 1-5 拟开发的高性能医疗器械重点产品

医学影像设备	3T 及以上超导磁共振系统（MRI）
	开放式超导系统
	128 排 X 线电子计算机断层扫描装置（CT 机）
	正电子发射断层显像／X 线计算机体层成像仪（PET-CT 机）
	正电子发射型断层显像／磁共振成像系统（一体化 PET-MRI）
	彩色多普勒超声诊断设备（128 及以上物理通道）
	微型超声诊断设备

续表

医学影像设备	数字减影血管成像系统（DSA）
	X线相衬成像
	电阻抗成像设备
	脑磁图设备等新型影像设备
临床检验设备	高通量临床检验设备
	快速床旁检验
	集成式及全实验室自动化流水线检验分析系统
	分子诊断设备
	微生物自动化检测系统
	高分辨显微光学成像系统
先进治疗设备	大型重离子/质子肿瘤治疗设备
	图像引导放疗设备
	高清电子内镜
	高分辨共聚焦内镜
	数字化微创及植介入手术系统
	手术机器人
	麻醉机工作站
	自适应模式呼吸机
	电外科器械
	术中影像设备
	脑起搏器与迷走神经刺激器等神经调控系列产品
	数字一体化手术室
	可降解血管支架
	骨科及口腔材料植入物
	可折叠人工晶状体
健康监测、远程医疗和康复设备	智能型康复辅具
	计算机辅助康复治疗设备
	重大疾病与常见病和慢性病筛查设备
	健康监测产品（包括可穿戴）
	健康大数据与健康物联网
	远程医疗及相关标准

（2）需要重点突破的国产医疗设备的关键零部件：中国医疗器械产业不仅要生产出高性能医疗器械产品，还需要重点突破一系列高性能医疗装备的关键零部件，其中包括3T以上高场强超导磁体、MRI用多通道谱仪（64通道以上）、CT探测器、PET探测器（基于硅光电倍增管）、新型X线光子探测器、大热容量X线管（8MHU以上）、超声诊断单晶探头、面阵探头（2000阵元以上）、微型高频超声探头（血管或内镜检测）、可降解血管支架材料、透析材料、医用级高分子材料、植入电极、临床检验质控用标准物质等核心部件。以上核心部件的掌握不仅能提高自主生产的能力，降低产品的成本，更重要的是真正实现产品的创新和提升，实现从制造向创造转型。

（3）需要重点突破的国产医疗设备的关键共性技术：针对国产医疗设备制造面临的原材料、工业生产、临床应用、信息数据的关键共性技术方面的需求，《中国制造2025》提出要开展系列的共性技术的研究与突破，以进一步提升中国制造的水平。

1）可靠性保证技术：包括可靠性分析、计算机模拟、软硬件和机械的可靠性测试技术、电磁相容相关技术等。

2）健康互联网技术与标准：研究健康互联网标准体系，分层次、分步骤建立相关标准，建立必要的测试与测试方法的技术条件。

3）健康大数据技术：健康数据库的建立与管理，基于大数据技术的分析技术及健康管理行为指导标准。

4）医用增材制造技术（3D打印技术）：适于3D打印技术的可植入材料及修饰技术、碳纳米与石墨烯医用材料技术、用于个性化制造的全面解决方案，包括检测、计算机辅助设计与制造技术等。

（三）"十三五"医疗器械发展重点

1. "十三五"医疗器械国家科技计划 按照《国家中长期科技发展规划纲要（2006－2020）》和《中国制造2025》的要求，国家将在"十三五"期间对医疗器械产业领域加大科技投入，重点为：数字化诊疗设备、组织修复与可再生材料、分子诊断仪器及试剂、人工器官与生命支持设备，健康监测装备等五个方面。其中"数字诊疗装备"和"生物医用材料研发与组织器官修复替代"作为国家科技部"十三五"重大研发专项已于2015年底起陆续启动。

数字诊疗装备专项以早期诊断、精确诊断、微创治疗、精准治疗为方向，以多模态分子成像、新型磁共振成像系统、新型计算机断层成像、低剂量X线成像、新一代超声成像、复合内镜、新型显微成像、大型放疗设备、手术机器人、医用有源植入式装置等十个重大战略性产品为重点，系统加强核心部件和关键技术攻关，重点突破一批引领性前沿技术，协同推进检测技术提升、标准体系建设、应用解决方案、示范应用评价研究等工作。按照全链条部署、一体化实施的原则，设置了前沿和共性技术创新、重大装备研发、应用解决方案研究、应用示范和评价研究4项任务。2016年度重点研发指南部署了其中的9个重点方向。2017年拟部署38个重点方向，在前沿和共性技术方面，加强先进治疗技术、诊疗一体化技术，可靠性与工程化技术，生物学效应评估技术等部署；在重大装备研发方面，加强新型磁共振成像系统，低剂量X线成像系统，新一代超声成像动态实时系统，手术机器人等部署；在应用解决方案研究方面，将在新型诊疗技术解决方案、新型服务模式解决方案等进行部署；在应用示范和评价研究方面，加强创新诊疗装备产品评价研究。

可再生组织修复的材料和可吸收植介入材料专项以新型生物医用材料和植入器械、高值医用耗材为重点，构建我国新一代生物医用材料产业体系，引领生物医用材料产业技术进步，科技部重点专项按照多学科结合、全链条部署、一体化实施的原则，部署前沿科学及基础创新、关键核心技术、产品开发、典型示范四大研究开发任务。而2017年项目拟进一步强化科学基础，深入研究细胞微环境的形成、表征及其与材料相互作用机制的认识；突破纳米生物材料制备及软纳米技术等一批关键核心技术；以介入治疗人工晶状体、功能性辅料为重点，研发一批新型介（植）入器械以及医用高端耗材；研究新一代生物材料生产技术对原材料的特殊要求，制定量大面广的医用级基础原材料的产品标准；加强新一代生物材料与植入器械的临床及临床转化研究；培育一体化全创新链的专项实施示范典型或示范性产业集群或基地等，以引领生物材料行业的发展。拟部署6项重点任务中的"影响细胞、组织再生的三维微环境"、"纳米生物材料制备技术"、"医用高分子高值材"、"医用级原材料的研发与标准研究及产业化"、"新一代生物材料与植入器械的临床及临床转化研究"、"典型示范工程"等17个重点方向。

"十三五"期间国家对前沿技术和医疗器械产业强有力的科技投入与引领，将促进医疗器械相关多学科交叉融合，带动科技创新和制造水平发展，对培育我国战略新兴产业，转变经济发展方式，实现科技惠及民生具有重要战略意义。

2. "十三五"医疗器械产业重点推进 2016年11月国家工信部在发布的《医药产业发展规划指南》提出把握产业技术进步方向，瞄准市场重大需求，在医疗器械产业领域重点推进以下五类医疗器械产品。

（1）医学影像设备：重点发展高场强超导磁共振和专科超导磁共振成像系统，高端CT设备，多模态融合分子影像设备PET-CT和PET-MRI，高端彩色多普勒超声和血管内超声，血管数字减影X线机（DSA），高清电子内镜等。提高核心部件生产水平，重点包括CT球管，磁共振超导磁体和射频线圈，PET晶体探测器，超声单晶探头、二维面阵探头等新型探头，X线平板探测器，内镜三晶片摄像系统等。

（2）体外诊断产品：重点发展高通量生化分析仪、免疫分析仪、血液细胞分析仪、全实验室自动化检验分析流水线（TLA）及相关试剂，单分子基因测序仪及其他分子诊断仪器，新型即时检测设备（POCT）。加强体外诊断设备、检测试剂、信息化管理软件和数据分析系统的整合创新，加快检测试剂标准建立、溯源用标准物质研制和新试剂开发。

（3）治疗设备：重点发展高能直线加速器及影像引导放射治疗装置，骨科和腹腔镜手术机器人，血液透析设备及耗材，人工肝血液净化设备及耗材，眼科激光治疗系统，高端治疗呼吸机，移动 ICU 急救系统，除颤仪，中医治疗设备等。

（4）植入介入产品和医用材料：重点发展全降解冠脉支架，心脏瓣膜，可降解封堵器，可重复使用介入治疗用器械导管，人工关节和脊柱，3D 打印骨科植入物，组织器官诱导再生和修复材料，心脏起搏器，植入式左心室辅助装置，脑起搏器，人工耳蜗，牙种植体，眼科人工晶状体，功能性敷料，可降解快速止血材料和医用黏接剂等。

（5）移动医疗产品：开发应用健康医疗大数据，重点发展远程医疗系统，可穿戴生理信息监测设备，具备云服务和人工智能功能的家用、养老、康复设备，可提供健康咨询、网上预约分诊、病例随访、检验结果查询等应用的健康管理信息系统。开发可穿戴医疗器械使用的新型电生理传感器、柔性显示器件、高性能电池等核心通用部件。

《中国制造 2025》和《医药产业发展规划指南》均指出医药工业是关系国计民生的重要产业，是中国制造 2025 和战略性新兴产业的重点领域，提出将信息化、智能化嫁接到医疗器械产品生产，它将全面提升生产质量，中国医疗器械产业将从目前的中低端向高端迈进，最终形成自主生产高端医疗器械的能力。特别是在影像设备、医用机器人等高性能诊疗设备，全降解血管支架等高值医用耗材，可穿戴、远程诊疗等移动医疗技术领域要形成具体的产品；在生物 3D 打印、诱导多能干细胞等新技术领域要实现突破和应用。把高性能医疗器械列为重点发展的领域以及相关产业扶持政策和措施的落地，将加快促使我国由医疗器械制造转为医疗器械创造。中国医疗器械产业也将发生重大的转变，由简单的重视数量和产量逐步向提升质量和打造品牌迈进，整个产业的制造工艺、新技术和新材料的应用、研发能力、市场开拓能力都会得到明显改善，医疗器械产业即将进入黄金发展期。

（李斌　裴智军　赵巍）

第二章

医用 X 线设备与 X 线计算机断层扫描系统

本章介绍医用 X 线和计算机断层技术的基本概况和最新进展，从设备的球管、探测器、机架和后处理先进的软件逐一进行描述。在科技发展迅速的今天，设备的更新伴随了一系列硬件的更新，同时软件的快速发展也使得设备本身具备了更多的临床使用价值，并使得影像科室在临床日常工作中占据了越来越重要的地位。通过这些新技术的发明和应用，如何发现和探索用新的方法和技巧解决临床实际问题已经成为工作中不可或缺的能力。我们应该不断地学习和掌握这些新技术，深入探讨它带给我们新常态的思维模式和诊断方法，这样才能让它更好、更广泛地应用于临床。

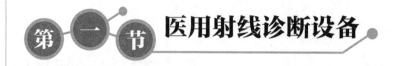

第一节 医用射线诊断设备

一、医用X线诊断设备的历史与发展

（一）医用X线诊断设备的历史

1. X线的发现 1895年11月8日，德国物理学家伦琴在做真空高压放电实验时，发现了一种肉眼不可见，但具有强穿透性，能使某些物质发出荧光和使胶片感光的新的射线，因当时不了解其性能所以采用表示未知数的X来命名，称为X射线，简称X线。伦琴利用X线为其夫人的手掌拍摄了一张X线照片，是世界上第一张X线照片。因此，伦琴于1901年12月10日荣获首次诺贝尔物理学奖。为纪念他的不朽功绩，故又将X线称为伦琴射线或伦琴线。

2. 医用X线诊断设备的历史

（1）常规X线机：X线发现初期即应用于医学研究。由于人体各组织的密度、厚度不同，所以对X线的吸收程度不同，透过人体被检部位后的X线辐射强度就有差别。根据X线的荧光和感光效应，荧光屏或胶片接收到辐射强度不同的X线就会形成黑白对比不同的影像。开始阶段，X线检查仅应用于密度差别较大的骨折和体内异物的诊断，以后才逐步应用于人体各部位的检查。与此同时，各种X线设备相继出现。1986年，研制出了第一支X线管，20世纪初出现了常规X线机。

（2）X线机的研制历程：从出现X线机到现在100多年的历史中，常规X线技术发展十分迅速，大体上可分为以下4个时代：

1）气体X线管和感应圈时代（1895－1916年）：这个时代的X线机主要是由气体X线管和感应圈组成，或由静电起电机组成。伦琴使用的X线机的管电压只有40～50kV，管电流强度电流仅有1mA，当时拍摄一张手的X线照片要用30分钟到1小时。

2）热电子X线管、变压器式高压发生器的实用化时代（1910－1925年）：这个时期由于考林杰发明了热电子X线管，纳斯科开发了变压器式高压发生装置，从而奠定了现代X线设备的基础。

3）防电击、防散射X线设备的实用化时代（1925－1945年）：在这个时代的前半个时期，防电击、防散射型X线机，三相高压发生器，电容充放电X线装置，旋转阳极X线管相继出现，可以说是诊断X线机的成熟时代。在1935年，单相全波、65kV、400mA、85KV、300mA的X线机问世；同年制成了三相六峰60kV、100mA的X线机等产品。

4）高条件、大容量、控制技术现代化时代（1945年至今）：大功率旋转阳极X线管的问世是X线机大功率化的前提，并使X线像质有了明显提高，使某些活动器官的诊断和细微结构的放大摄影成为可能。在这个时期各种辅助装置相继出现，也使 X 线机本身及有关 X 线诊断技术得到进一步的改进和提高，如断层、记波和光学缩影等。这时 X 线成像设备已成为基础研究和临床各科诊疗工作中不可缺少的常规设备。20 世纪 50 年代初，X 线影像增强器的出现，使诊断 X 线机的性能和应用范围有了新的发展。最引人注目的是 X 线电视、录像和间接动态摄影技术的出现，它们在一定程度上解决了动态检查、影像再现等问题，简化了操作，机械运动更灵活、安全，X 线防护措施更完善，为现代医疗技术发展提供了日益完善的诊断手段。

（3）数字 X 线摄影设备：20 世纪 80 年代初数字透视的出现推动了数字化医用 X 线诊断设备的发展。数字 X 线设备是指将 X 线透射图像数字化并进行图像处理，再转换成模拟图像显示的一种 X 线设备。根据成像原理不同，数字 X 线设备可分为计算机 X 线摄影（computed radiography，CR）、数字 X 线摄影（digital radiography，DR）、数字减影血管造影（digital subtraction angiography，DSA）。

1972 年 CT 问世后，出现了图像数字化浪潮。1979 年出现了飞点扫描的数字 X 线摄影（DR）系统，1980 年在北美放射学会（Radiological Society of North America，RSNA）的产品展览会上，DR 展品引起了全世界的关注。此后，DSA 得到了高速发展，1982 年又研制出了 CR。20 世纪 80 年代中期，各国厂商竞相开发 DR 和 CR，90 年代又大力研制 DR 的探测器，推出了一些实用的 DR 设备。

CR 是用 IP 记录 X 线图像，通过激光扫描，使存储信号转换成光信号，此光信号经光电倍增管转换成电信号，再经 A/D 转换后，输入计算机处理，形成高质量的数字图像。数字 X 线摄影是采用 X 线探测器将 X 线图像变成电信号，再转换为数字图像；亦可通过 X-TV 或 X 线照片获得模拟图像，再转换成数字图像。

DR 研究始于 20 世纪 70 年代，在 I.I-TV 系统的基础上，利用 A/D 转换器将模拟视频信号数字化，进行计算机图像处理，随着微电子、光电子和计算机技术的发展，X 线摄影平板探测器快速发展，1997 年 11 月推出了早期机型。DR 设备的特点是：①辐射剂量低，X 线量子检测效率（detective quantum efficiency，DQE）高；②空间分辨率可以达到 3.6Lp/mm；③工作效率高，省去了屏 - 胶系统更换胶片的烦琐程序；④利用 DR 系统的后处理功能，可以获得优异的图像质量。DR 系统的不足是兼容性和价格方面较 CR 差。

DSA 是 20 世纪 80 年代兴起的一种医学影像新技术，是计算机与常规 X 线血管造影相结合的一种新的检查方法。减影技术的基本内容是把人体同一部位的两帧图像相减，从而得出它们的差值部分，不含对比剂的图像称为掩模图像或蒙片，注入对比剂后得到的图像称为造影图像或充盈像。

（二）医用 X 线诊断设备的发展趋势

1. 智能化　DR 可以简化工作流程，提高工作效率，取消了以往的暗盒照片和暗室洗片工序，大大缩短了工作流程。DR 机为多功能摄片系统，床台移动范围大，可以方便地摄取立卧位平片，无须过多地搬动患者。由于采用直接数字化 DR 摄片，仅需数秒钟就可把数据传至 PACS 服务器保存，供影像科医生书写诊断报告，同时可供临床医生在线调阅，医生可立即获取患者影像信息，这对于急诊患者至关重要，缩短了影像检查和出报告的时间。实现操作简单、方便、快捷，更好地为临床病患服务。

DR 摄影实现先观察图像后照片，检查方便快捷，智能化程度高。避免了受不同设备、技术员检查水平、冲洗药水等因素影响胶片质量，实现零废片率。另外工作站系统有强大的图像后处理功能，应用交响乐图像增强软件，可以使得曝光条件不当的图像完全能满足诊断要求，图像质量提高。

数字化 X 线机成像所需的 X 线计量要少，延长了 X 线管及探测器的寿命；同时也使患者减少了受 X 线辐射的危害，使工作人员身体得到有效防护，实现人性化摄影。

摄影体位图示、摄影时增设语音播放器等 X 线检查辅助设备的发展和进步使原本较为复杂的摄影技术简单化、多样化、人性化，灵活应用投照技术可在保证影像质量的前提下，大量简化拍片常规操作流程，降低工作强度，提高工作效率，向人性化发展；并可改变技术员一成不变的工作方式，让技术员在日常工作中有新鲜感的同时更能因人、因条件差异而多动脑筋想办法，创新使用特殊实用的投照新技术。

2. 功能多样化

（1）双能量减影技术：是一种较为先进的 X 线检查方法，最早应用于数字减影血管造影检查中，也是可用于普通胸腹部摄影的一种新的检查技术。经过一次采集，两次曝光，即可得出三幅不同的"骨肉分离"图像，标准影像、软组织像、骨骼像，其优势在于能发现细微结节、钙化等病变，对于肺内结节性病变及气道病变等定性定位，腹部检查去除重叠的肠气及内容物干扰，从而提高病变检出率，是一种方便、快捷且很有临床应用价值的新的 X 线检查方法。

（2）全脊柱及全长骨成像技术：全脊柱及全长骨的数字化 X 线检查是测量人体负重生物力线、生理角度、术前评估、术后评价等方面的重要检查方法。AXIOMLuminosdRF 成像系统具备了全脊柱及下肢全长数字化 X 线成像拼接摄影技术这一功能。它能够为髋关节、膝关节置换以及下肢、脊柱侧弯畸形矫正患者的术前术后检查、评估提供可靠依据。同时弥补了传统 X 线检查无法进行全脊柱及下肢全长摄影的不足。通过下肢全长的影像，既可以全面观察骨与关节的形态、密度的改变，又可对生理角度（如踝 - 髋角、胫股机械轴夹角、平台 - 踝角等）、应力线等各种角度、径线进行测量，负重轴线的改变以及关节负荷分配线发生的变化。此外，还可以为下肢畸形矫正、植骨术，尤其是膝关节矫形术或关节置换术前术后提供有力的测量依据。全长脊柱的影像可以全面观察全部椎体的形态、密度、椎间隙及其生理曲度的变化。负重直立位真实再现了人体生理功能、形态的位置，Cobb 角的测量对脊柱侧弯的诊断、治疗、手术方案的制订有着重要的参考价值，尤其对脊柱侧弯的负重骨骼矫形、椎体旋转和发育程度可进行正确的评价。

传统的 X 线检查（CR、DR）系统只能完成肢体局部摄影，临床医师无法得到一幅完整的全脊柱、全长骨的 X 线照片，如果应用多层螺旋 CT 检查，由于全脊柱、全长骨扫描范围过大，必然造成患者过多接受不必要的 X 线照射，尚需图像重建，既费时又费力。而现有的多功能 DR 全脊柱及下肢全长数字化 X 线成像拼接摄影技术在曝光后数秒就能完整的显示出被照体影像。目前该项"无缝拼接"摄影成像技术已成为国内外公认的全脊柱及全长骨的影像学检查和测量的常规方法。

（3）断层融合技术：早在 1938 年 Ziedses des plantes 就提出用多角度投影图像重建任意深度的断层融合摄影原理，1971 年 Miller 等将这一原理最早应用于临床。1980 年以后，基于 I.I 的数字化成像，开展了断层融合处理方法的研究，2000 年以后出现了基于平板探测器的断层融合技术。最早主要应用于小尺寸的乳腺摄影，逐步发展到大尺寸如胸部等部位的摄影。

断层融合在管和平板探测器同步反向运动进行曝光、断层机的运动方式和数据采集同传统方法一样。但断层融合为一次扫描获得容积数据后，可进行任意层面图像重建，曝光剂量固定较低，断层不受立位、卧位体位的影响。

临床上使用断层融合技术主要还在自然对比较好的器官，如对肺部病灶中结节、肿块、空洞、气管和左右支气管等一些病变显示较好；对于骨关节病变如平片难以确定的骨折、金属植入物后的摄片检查有很大的优越性，通过增加人工对比剂的方法联合断层融合技术应用于静脉肾盂造影、口服胆囊造影、T 管造影等前后重叠引起的不确定影像有很好的排除和肯定作用。随着断层融合技术的不断改进，临床应用会更加广泛。

3. 小型化　移动医用 X 线摄影设备的发展。为更好地满足临床诊断需求，移动 X 线机体型小，可方便地移动到病房对患者进行床边 X 线摄影，又称床旁 X 线摄影。其特点是：①移动性强；②对电源要求不高。为适应移动性强的要求，此类 X 线机全部安装在可移动车架上，车架上装有控制台和高压发生器。车架上多设有电机驱动装置，由电瓶供电。移动 X 线机可以对胸部、腹部、头颅和四肢各部位进行摄影。可通过以下三种方式降低对电源要求：①电瓶蓄电逆变式：适用于无电源的情况；②电容充放电方式：适用于有电源的情况；③普通移动 X 线机采用低 mA、小功率、长时间的摄影方式，可降低对电源的要求。

手术专用 X 线机、牙科 X 线机、口腔全景摄影 X 线机、乳腺摄影 X 线机等专用化的 X 线摄影装备在临床中的应用逐渐广泛，是未来发展趋势之一。

二、医用 X 线诊断设备的硬件技术前沿

（一）X 线管技术进展

1. 管靶面技术　固定阳极 X 线管的阳极头由靶面和阳极头组成。靶面承受电子轰击，工作温度很高，靶面材料应选用高熔点、蒸发率低且 X 线发射率较高的物质，一般用钨制成，称为钨靶。钨的熔点高（3370℃）、原子序数大、蒸发率低。但钨的导热率小，可通过真空熔焊的方法把钨焊接在无氧铜体上，以便具有良好的散热能力。旋转阳极 X 线管靶面中心固定在钼杆（转轴）上，钼杆另一端与转子相连。靶面倾斜在 6°～

17.5°之间，多采用铼钨合金（含铼10%~20%）做靶面，钼或石墨做靶基，构成复合靶。

2. 碳纳米管技术　碳纳米管X线源是近几年发展起来的，被认为是具有革命性的新型X线源。碳纳米管X线源创新性地用碳纳米管场发射阴极取代热阴极，从而使该X线源具有可控发射、高时间分辨、低功耗且易于集成等诸多优势。相比传统热阴极X线源而言，碳纳米管X线源具有结构紧凑、高时间分辨率、可编程式发射等优势，因此可以采用电子式的扫描方式取代传统扫描方式，提高采集图像的时间分辨率，减少运动伪影，降低辐射剂量。

（二）X线探测器技术进展

1. X线摄影用平板探测器

（1）CCD平面传感器：电荷耦合器件（charge coupled device，CCD）由一系列金属氧化物半导体电容组成，于1969年由贝尔实验室发明。CCD图像传感器能实现信息的获取、转换和视觉功能的扩展，能给出直观、真实、多层次的内容丰富的可视图像信息，具有集成度高、功耗小、结构简单、寿命长、性能稳定等优点。

CCD主要由三个部分组成，即信号输入部分、信号电荷转移部分和信号输出部分。X线CCD对X线的敏感度比X线胶片高200~1000倍，即使很弱的X线图像也可以拍摄到。目前X线CCD器件有两类，一类是直接用CCD相机拍摄X线图像，另一类是用转换材料。转换材料就是在每个光敏原件上装置有带隔离层的碘化铯晶体，碘化铯晶体是一种能把X线转化成可见光的高效转换材料，几乎能把照射的X线全部吸收，由于这种结构的存在，X线不会直接照射到光敏元阵列上，因而可以延长器件使用寿命，同时光隔离技术减少了光干扰，提高了信噪比和系统分辨率。

CCD在数字X线摄影方面一个最显著的特性是物理尺寸小，比标准的投射X线面积要小很多。因此CCD数字X线摄影必须包括一个光耦合系统（光导或透镜），把大的X线视野缩小到和CCD一样的尺寸，使图像信息传递到CCD的表面。尽管CCD系统非常敏感，但是光学耦合系统会降低到达CCD的光子数，从而增加系统的噪声，出现图像几何失真、光的散射和降低图像的空间分辨率。另外，由于必须使用光学耦合系统，基于CCD的X线探测器最大的不便在于所需的探测器系统的厚度难以降低，因而该技术难以成为数字化X线摄影技术的主流。

（2）CMOS平面探测器：20世纪90年代末出现的平板探测器技术从根本上改变了X线的成像方式。互补型金属氧化物半导体（complementary metal oxide semiconductor，CMOS）探测器的成像原理为：当X线穿过被照体时，形成强弱不同的X线束，该X线束入射到探测器荧光层，产生与入射X线束相对应的荧光。由光学系统将这些荧光耦合到CMOS芯片上。再由CMOS芯片光信号转换成电信号，并将这些电信号储存起来，从而捕获到所需要的图像信息。所捕获到的图像信息经放大与读出电路读出并送到图像处理系统进行处理。

CMOS平板探测器集成化的半导体工艺，可以获得更小的像素尺寸，提高空间分辨率；CMOS 技术探测器的功耗很小，避免探测器温度升高；CMOS 平板的动态图像比非晶硅的动态图像清晰度有明显的提高。CMOS 探测器图像数据的传输更快。

（3）非晶硅平板探测器：是一种间接转换平板探测器成像技术，X 线先经荧光介质材料转换成可见光，再由光敏元件将可见光信号转换成电信号，最后将模拟电信号经 A/D 转换成数字信号。非晶体硅平板探测器有两种类型，一种是以碘化铯晶体材料作为 X 线转换介质的探测器，另一种是以硫氧化钆作为 X 线转换介质的探测器。

目前临床使用的碘化铯晶体探测器为 X 线摄影系统核心组件中，以 Trixell 4600/4700/4800 命名。其中 Trixell 4600 有效成像面积为 43cm×43cm，像素尺寸 143μm，像素矩阵为 3001×3002，能适合人体各部位的 X 线摄影检查，是目前应用最多的平板探测器。

目前仅有的间接成像 X 线探测器采用硫氧化钆作为 X 线能量转换介质。硫氧化钆有两种类型，一种是固定于摄影床／台面的 CXD1-40G 探测器，另一种为便携式 CXD1-50G 探测器，这两种探测器主要技术参数相同，仅在用途上有所差别。硫氧化钆探测器是目前世界上唯一能实现移动的 X 线摄影探测器。

非晶硅平板探测器有转换效率高、动态范围广、空间分辨率高、在低分辨率区 X 线吸收率高、环境适应性强等优点，但非晶硅平板探测器可探测量子效率（DQE）不如非晶硒型，锐利度相对略低于非晶硒型。另外，因有荧光转换层故存在轻微散射效应。

（4）非晶硒平板探测器：是一种直接转换探测器成像技术，光导半导体直接将接收的 X 线光子转换成电荷，再由薄膜晶体管阵列将电信号读出并数字化。非晶硒膜的制造是关键技术，现在研制的全新硒同位素异晶 PN 型双层结构的感光膜，可以代替原有的单层非晶硒膜。这种新型感光膜结构合理，制膜成功率高，是一种高质量、高稳定性、高重复性、高电位、高灵敏度等物理参数平板探测器。

直接转换探测器以非晶硒平板探测器为代表，非晶硒平板探测器具有转换效率高、动态范围广、空间分辨率高、锐利度好等优点，但其对 X 线吸收率低，所以对 X 线系统要求过高，硒层对温度、湿度敏感，使用条件受限，环境适应性差。

2. X 线动态平板探测器　超薄平板成像器是一种 X 线直接转换技术，利用影像板作为 X 线检测器，成像环节相对 DR 较多。X 线动态平板探测器主要用于动态成像，即数字化体层融合 X 线摄影和数字化胃肠检查及心血管造影检查。

动态平板多功能透视系统 Sonialvision Safire 型，采用 43cm×43cm 非晶硒 FPD 采集系统，能够进行对人体各部位的 X 线摄影、消化道造影、融合断层检查以及 DSA 检查等。其生产的多功能心血管成像系统 Heart Speed Safire 型，采用 23cm×23cm 非晶硒 FPD 采集系统，可以进行实时的心脏大血管和外周血管的 DSA 检查。

3. X 线光子探测器　常规探测器中光电二极管与模数转换器设计在芯片的不同区域，探测器闪烁层物质将 X 线转换为可见光，然后经光电二极管、多及放大器、积分器、电容器及模数转换器等多个步骤，最终将可见光转换为数字信号，在光电转换和传递过程中发生弱化并产生电子噪声。光子探测器为集成回路探测器，采用专用的集成电路光子芯片，将模数转换全部过程整合于单个芯片中，明显缩短路径、减少信号耗损和散热，从而减小噪声以提高信噪比。目前 Stellar 光子探测已应用于高端 CT，在心血管精细成像、广域能量成像、降低剂量与提高图像质量方面具有领先优势。

（三）高压发生器

1. 逆变技术 直流逆变电路技术的应用将 X 线高压发生器的工作电源由工作频率（50Hz 或 60Hz）提高到 400Hz ~ 20kHz 甚至高频（30 ~ 100kHz）。中高频 X 线发生器采用直流逆变控制电路，经过整流、平滑后变为直流高压，再经过逆变后变为中频或高频电压，经变压（升压）、整流及滤波过程，输出近似于直流的、脉动率低的稳定电源供 X 线管使用。使 X 线机的性能更高，安全性更好，操作更方便。

2. 高压电缆 大中型 X 线机的高压发生器和 X 线管需要特制的高压电缆，将高压发生器产生的直流高压输送到 X 线管两端，同时把灯丝加压电压输送到 X 线管的阴极。高压电缆除了能一定耐压强度外，还要尽可能减小截面积，使其轻便和柔软，以适应 X 线管经常移动和电缆弯曲的需要。X 线机所用的高压电缆，按芯线分布位置有两种形式，即同轴高压电缆和非同轴高压电缆。目前多用非同轴高压电缆，其结构由里而外分为导电芯线层、高压绝缘层、半导体层、金属屏蔽层和保护层。

三、高级临床应用与技术前沿

（一）相位衬度成像技术

如今基于传统 X 线的吸收成像在临床影像诊断中发挥着重要作用，但由于该技术利用被照组织吸收 X 线的差异进行成像，组织密度差异细微的实性器官内部解剖结构无法显示，从而不能观察这些解剖结构的早期病理变化。在 20 世纪 90 年代，出现了一种新兴的成像技术——相位衬度（相位对比）成像技术。相位衬度成像的概念最早是在 1935 年由德国科学家泽尼克提出的。他将相位衬度引入光学显微镜，发展了光学相衬显微镜的理论和方法，为生物学家研究弱吸收的透明组织提供了有效的观察方法。

相位衬度成像是近年发展起来的一种新的成像技术，它利用光线穿过物体后的相位信息变化，记录 X 线穿过不同折射系数的组织产生的相位改变幅度，获得具有微米量级空间分辨率图像，其分辨率较吸收成像高 1000 倍以上，可以观察物体的内部细微结构。对于软组织而言，和传统的基于吸收的 X 线成像相比，图像衬度提高近千倍，在医学、生物学、材料学等研究领域，具有独特的优势。相位衬度成像的一大优势为在不使用对比剂的条件下将血管显影，摆脱了对比剂过敏、血管损伤等风险。但相位衬度成像的研究目前基本尚处于探索阶段，成为一项专门的诊断工具还有很大的距离。

（二）乳腺 X 线成像新技术

1. 能谱对比增强成像技术 能谱对比增强成像（contrast enhancement spectral

mammography，CESM）功能采用优异的硬件及软件平台，根据肿瘤组织及其周围新生血管的异常血液供应及代谢情况，对乳腺肿瘤进行定位及定性诊断，提高诊断的敏感性及特异性。CESM 利用碘对比剂在 33keV 水平的衰减呈明显的不连续性（K 缘效应），及 CESM 平板探测器，高压发生器、管等硬件及软件平台，上肢静脉注入对比剂后，2 分钟后连续进行双侧乳腺 CC 位，MLO 位置的低能（28～32kV）和高能（45～49kV）的连续摄影，经过图像减影、图像重建和图像融合后，获得不同的能量曲线下乳腺肿瘤组织代谢的图像，因此称能谱增强。

CESM 能谱成像技术，适用于 X 线或 US 发现异常后的进一步检查，对于高危人群及致密型乳腺检查、明确病灶、判断数量、范围、指导穿刺活检以及术后评估、判断残留或复发有一定价值，适用于肿瘤医院，综合医院，乳腺病中心等。

2. 数字乳腺断层摄影技术　数字乳腺断层摄影（digital breast tomosynthesis，DBT）是一种基于平板探测器的高级应用技术，是在传统体层摄影的几何原理基础上结合数字影像处理技术开发的新型体层成像技术。通过一系列不同角度对乳腺进行快速图像采集，基于不同的图像重建算法，包括计算机基于平移 - 叠加的重建算法、基于傅里叶变换的重建算法和基于迭代的重建算法，可回顾性地重建出与探测器平面平行的任意深度层面乳腺影像，并获得任意层面影像，进一步处理显示三维信息。DBT 图像于 1997 年由 Niklason 等首次报道，DBT 重建的 3D 断层图像能够在不增加乳腺的射线剂量的前提下，一定程度上减轻或消除正常乳腺腺体对病灶显示的影响，提高乳腺病灶的清晰度，增加病灶与周围腺体组织的对比，更容易发现病灶，更好地显示病灶的形态、边缘等，从而提高乳腺癌的检出率和诊断正确率。

（三）计算机辅助探测技术

1. 断层容积成像技术　X 线容积成像技术是在传统体层摄影技术基础上发展起来的，又不同于体层摄影技术。它结合数字化 X 线摄影，一次低剂量连续曝光采集，系统可重建一系列与探测器平行的图像。这些层面更精细、清晰地显示不同深度的解剖结构。对一些组织结构复杂、重叠较多部位及无明显移位的骨折显示尤为清晰，如脊柱、颅面骨、四肢骨关节骨折等。

容积成像技术是 DR 的高级临床应用，属于新的体层融合技术，其克服了普通平片二维成像的局限性，成像介质是非晶硒平板探测器，可以使 X 线信号直接转变为电信号，降低了采集信息的丢失，是在传统断层成像基础上结合数字平板探测器及现代计算机图像处理技术开发的一种 X 线成像新技术。X 线管在 ±20°角内连续脉冲低剂量曝光采集，一次采集获得某个解剖结构的多角度投影数据，充分利用每个角度投照的数据，通过像素位移、叠加等特定的重建算法可以得到多个层面的数字图像，消除了邻近解剖结构的重叠及肠腔气体的影响，显著提高了组织结构的细节显示，降低了微小病变的漏诊率。

临床应用方面，容积成像技术是由传统的 X 线体层摄影的改进，以分层显示组织结构的冠状面影像为主,可替代 CT 的部分检查,并能够显示其他不规则骨的解剖结构、隐匿性骨折、骨折石膏固定后复位情况的判断、人工关节的应用,对于肺内小结节、空洞、气管和左右支气管等一些病变的显示亦有很大的临床价值。

与 X 线平片及 CT 相比,容积成像技术有一定的优势:①操作步骤简单易行,无须复杂摆位,成像时间短,减少了患者痛苦;②可进行冠状位、矢状位及任意斜位的数据采集,一次检查可得到诊断需要的不同层面体层图像的多次重建,所得图像较 X 线平片能显示更多的细节信息;③患者的受照射剂量及检查费用低于 CT,尤其是低于薄层扫描三维重建;④容积成像的重建矩阵为 1024×1024,图像空间分辨率优于 CT,较 CT 三维重建更直观,且受金属伪影干扰较小,后处理亦更简单。但容积成像技术也有一定的局限性,如:仅能得到平行于探测器的图像、密度分辨力低于 CT、设备的普及程度不高等。

2. 双能成像技术 双能量减影(dual energy substraction,DES)早在 DR 出现前就有学者从事过这方面的研究。DES 的理论基础是当 X 线穿透人体后存在 X 线的吸收和康普顿效应,原子序数大的组织如骨组织由于吸入了大部分的 X 线光子,使透过的 X 线明显衰减,而康普顿效应则受软组织影响较大。经两次不同能量曝光后所得到的两组数据,经计算机处理就可以得到减影图像,即能够得到去除软组织的单纯骨像和去除骨组织的单纯软组织图像。由于 DR 系统的 DES 可以同时得到三帧不同的图像,即标准图像、骨像和软组织图像。所以在观察患者胸部疾病时,可以标准片为基础,重点观察肋骨病变和(或)肺内、纵隔内的病变,有可能提高病变的早期检出,早期诊断的能力。

减掉软组织后的单纯骨像:与普通屏(片)相比,DES 的优势在于减掉胸廓内外的软组织成分,只显示肋骨和肺内的钙化成分。DES 可以发现较小的钙化或密度较低的小片状钙化灶的存在,与金标准 CT 相比 DES 以其较高的敏感性、特异性及简便、经济、射线剂量小等优点弥补了 CT 的不足。此外,DES 的骨像可以更确切地显示肋骨病变及胸膜钙化。

减掉骨组织的单纯软组织图像:普通平片是胸部所有组织结构的复合投影,由于肋骨、胸骨、胸椎及心脏大血管的影响,使大部分肺组织被重叠在里面。较大的病灶或密度差较大的病变不难显示,有经验的医师可透过肋骨辨认重叠部位的肺内病变,以及病变的形态特征,细微复合影则难辨。DES 的软组织像基本解决了这一难题。由于去掉了肋骨的遮挡,使病灶完全暴露在视野之下,特别是减掉胸骨和胸椎后,有利于纵隔内和肺门旁病变的显示。

3. 全脊柱拼接成像技术 在常规 DR 摄影位置中,全脊柱及下肢全长无法在同一张 DR 平片中显示。应用多功能数字化透视摄影系统(SONIALVISION satire Ⅱ)的数字断层融合和全景拼接摄影技术能解弥补常规 DR 摄影的上述不足。全景拼接摄影(panoramic mosaic photography)是通过连续的曝光采集所有图像进行数字拼接,能有效地去除拼接伪影,使全脊柱及下肢全长能在一张图像上完整、无缝地呈现,更有利于脊柱侧弯角度及下肢长度及测量。SONIALVISION satire Ⅱ的临床应用为 DR 摄影技术的发展提供另一高效的平台。与传统的胃肠机比较,其在数字胃肠检查中有明显的优势:图像质量提高，可以动态观察脏器的生理运动及改变，还可以对一些常规造影中重叠的影像进行数字削减，更有利于受检器官的观察，极大地拓宽了普放数字化在临床应用的领域。

Slot scan 是通过一序列部分重叠的窄束 X 线曝光，经工作站上的拼接软件对采集到的影像无缝拼接，得到完整的全景影像的新型全景 X 线摄影技术。slot scan 技术使用的窄束（HQ 模式下 4cm，HS 模式下 6cm）X 线束接近平行，投影失真率小，图像拼接后更加真实。临床常用于全脊柱和全下肢摄影，为术前测量、定位提供更精确、更直观的影像。

数字 X 线摄影全下肢全景成像的主要目的是测量双下肢的力线，用于双下肢不等长、全髋关节成形术、膝关节及踝关节置换手术前下肢力线的测量和术后评估，在骨性关节炎、风湿性关节炎及双下肢畸形等疾病的诊断治疗中具有重要的临床应用价值。负重立位的全下肢 X 线全景成像是下肢全髋、全膝、全踝的人工置换术首选的检查方法，此方法更能真实地反映膝关节病变严重程度。

数字 X 线脊柱全景成像主要用于脊柱畸形矫正治疗手术前测量 Cobb 角、矢状面平衡及腰骶角，以便分析病情、确定治疗方案及术后疗效的评估，是脊柱畸形评估的金标准。X 线摄影脊柱全景成像常用的摄影体位有正位、侧位及左或右 bending 位。由于脊柱侧弯患者在整个检查治疗过程中需要进行大约 25 次 X 线摄影检查，而脊柱侧弯患者大多为青少年，所以尽量降低 X 线辐射是很重要的。

4. EOS X 线全身影像采集技术　1968 年夏帕克教授在欧洲核子研究中心工作期间发明了多丝正比室，该多丝正比室是粒子探测器发展史上的一个里程碑，因此夏帕克教授获得了 1992 年诺贝尔物理学奖。由此研制出的 X 线全身影像采集系统正是基于粒子探测器的基础上，结合正侧位两套成像球管和探测器组成的成像系统，由粒子探测器和线性扫描技术组成，辐射剂量比传统 X 线扫描低，在保证图像质量的同时获得全身正面和侧面的扫描图像，用时短，即使针对复杂脊柱和全身检查，整个检查循环时间低于 4 分钟。

EOS 成像系统（图 2-1）适用于一般放射检查，可获得标准放射底片或数字片。EOS 可通过一次扫描来获得全身或指定人体结构区域的图像，可同时获得两张正交线图像（正面／背面或侧面），由此可建立 3D 模型。EOS 是一个双源 X 线系统，具有两大创新特点：①在垂直站立位下，与传统放射成像和 X 线断层模式相比，EOS 的放射

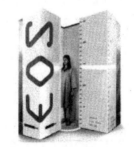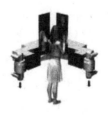

图 2-1　EOS 成像系统

剂量大幅降低，并能获得高质量的图像；②通过双源 X 线成像可以在半自动情况下建立骨骼结构 3D 可视模型。

（四）图像处理技术

数字化影像设备自 20 世纪 70 年代以来相继问世，逐步实现了医学影像的全面数字化，90 年代后期随着直接平板 X 线摄影探测器的研制成功，促进了 DR 系统的产生。与

普通照片图像相比较，数字化图像有许多优点，如：通过调节窗宽，窗位使图像对比度达到最佳效果；通过锐化作用可以使病灶边缘信息增强，提高病变的显示能力。调节矩阵可显示肋骨及胸骨、椎体的细微结构，利用黑白翻转技术可使肺野得到不同影像的对比。这些技术的合理运用均有利于病变的早期发现、肺内肿块性质的鉴别以及辨别病变与纵隔大血管的关系。此外，DR 系统还有一些更高级的图像后处理功能，如：能量减影，时间减影，图像均衡处理，骨密度测量，平板断层（三维重建）以及其他辅助功能等，使疾病的诊断提升了一个台阶。

时间减影技术是将第一幅胸片影像从第二幅胸片中减去，使得时间间隔改变得以增强。这一技术的目的是提示诊断医生在某一特定区域可能存在非正常组织，以帮助医生作出最终诊断。

双能量减影是 DR 高级后处理技术，主要应用于胸部摄影，对胸部外伤肋骨骨折、肺内早期结节病变、中央气道病变、胸廓骨质病变等具有较高的诊断价值，此外还可应用于咽喉部大气道病变的诊断。

（付海鸿　蒋友好）

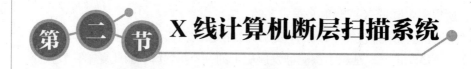

第二节　X 线计算机断层扫描系统

一、X 线计算机断层扫描系统的历史与发展

（一）X 线计算机断层扫描系统的历史

继 1895 年伦琴发现 X 线后，医学上就开始用它来探索人体疾病。值得一提的是，由于人体部分器官的 X 线吸收差别较小，前后重叠的组织疾病常难以显示。有鉴于此，美国与英国的科学家开始寻找弥补 X 线技术检查人体病变不足的检查方法。

1963 年，美国物理学家 Cormack 基于人体不同组织对 X 线的透过率不同，首次采用傅里叶转换计算法获得铝与木材组成模型的断层图像，被称为第一个正确应用图像重建数学的研究者，为 CT 技术的深入研究奠定了基础。

1967 年，英国电子工程师 Hounsfield 首先制作了一台能加强 X 线放射源的简单扫描装置，即后来的 CT，用于对人的头部进行实验性扫描测量。

1971 年，Hounsfield 与一位神经放射学家合作，成功制造了用于头部扫描的电子计算机 X 线体层装置并在英国放射学会学术会议上公诸于世，称 EMI 扫描仪。这项影像学检查技术是医学影像学的一项重大革新，促进了医学影像诊断学的发展。正是基于此，Hounsfield 和 Cormack 共同获取 1979 年诺贝尔生理学或医学奖。而今，CT 已广泛用于医疗诊断。

从 CT 的发展来看，基本分为以下几个阶段：

1. 第一代 CT 机 为旋转 - 平移扫描方式，多属于头颅专用机。X 线管是油冷固定阳极，扫描 X 线束为笔形束，探测器一般是两到三个。扫描时，机架环绕患者作旋转和同步直线平移运动，X 线管每次旋转 1°，同时沿旋转反方向作直线运动扫描。下一次扫描，再旋转 1°并重复前述扫描动作，直至完成 180°以内的 180 个平行投影采样。这种 CT 机结构的缺点是射线利用率很低，扫描时间长，一个断面需 3 ~ 5 分钟。

2. 第二代 CT 机 仍为旋转 - 平移扫描方式。扫描 X 线束改为 5° ~ 20°的小扇形束，探测器增加到 3 ~ 30 个，平移扫描后的旋转角度由 1°提高到扇形射线束夹角的度数，扫描的时间缩短到 20 ~ 90 秒。另外，第二代 CT 缩小了探测器的孔径、加大了矩阵和提高了采样的精确性，改善了图像质量。这种扫描方式的主要缺点是：由于探测器排列成直线，对于扇形的射线束而言，其中心和边缘部分的测量值不相等，需要作扫描后的校正，以避免出现伪影而影响图像质量。

3. 第三代 CT 机 改变了扫描方式，为旋转 - 旋转方式。X 线束是 30° ~ 45°宽扇形束，探测器数目增加到 300 ~ 800 个，扫描时间缩短到 2 ~ 9 秒或更短。探测器阵列排列成彼此无空隙的弧形，数据的采集以 X 线管为焦点，随着 X 线管的旋转得到不同方位的投影，由于排列方式使扇形束的中心和边缘与探测器的距离相等，无须作距离测量差的校正。该扫描方式的缺点是：扫描时需要对每一个相邻探测器的灵敏度差异进行校正，否则会由于同步旋转的扫描运动而产生环形伪影。

4. 第四代 CT 机 扫描方式只有 X 线管环绕机架的旋转。X 线束的扇形角达 50° ~ 90°，因此也减少了 X 线管的负载，使扫描速度可达 1 ~ 5 秒。探测器更多达 600 ~ 1500 个，全部分布在机架 360°的圆周上。扫描时，没有探测器运动，只有 X 线管围绕患者作 360°的旋转。与第三代 CT 机扫描不同，在第四代的扫描方式中，对于每一个探测器来说所得的投影值，相当于以该探测器为焦点，由 X 线管旋转扫描一个扇形面而获得，故此种扫描方式也被称为反扇束扫描。

5. 第五代 CT 机 又称电子束 CT，它的结构明显不同于前几代 CT 机。它由一个电子束 X 线管、一组由 864 个固定探测器阵列和一个采样、整理、数据显示的计算机系统构成。最大的差别是 X 线发射部分，它包括一个电子枪、偏转线圈和处于真空中的半圆形钨靶。扫描时，电子束沿 X 线管轴向加速，电磁线圈将电子束聚焦，并利用磁场使电子束瞬时偏转，分别轰击四个钨靶。扫描时间为 30 毫秒、50 毫秒和 100 毫秒。由于探测器是排成两排 216°的环形，一次扫描可得到两层图像；还由于一次扫描分别轰击四个靶面，故总计一次扫描可得八个层面。

（二）X 线计算机断层扫描系统的发展趋势

1. 硬件的发展趋势

（1）多排多层：20 世纪 70 年代初发明了 CT 并应用于临床，这是影像医学的一次革命。随着硬件和计算机软件的不断发展，1989 年开发了螺旋 CT，1991 年开发了双螺旋扫描，1998 年开发了半秒和多层面扫描，到 2002 年推出商品化 16 排等多层螺旋 CT，使扫描速度和重建速度大大提高，极大地拓展了 CT 在临床的应用范围。

多层螺旋 CT 的管 - 探测器系统围绕人体旋转一周，能同时获得多幅横断面原始图像，故称为多层螺旋 CT（multi-slice spiral CT，MSCT）。由于 MSCT 探测器在 z 轴上的数目由单层 CT 的一排增加到几十排至几百排，故又称为多排 CT（multi-row detector CT，MDCT）。MDCT 目前临床普及机型为 16 层，16 层以上的有 64 层、128 层、256 层、320 层及 640 层等。

MDCT 与单层螺旋 CT 相比，X 线束由扇形改为锥形，线束宽度在 z 轴方向从 1cm 增加到几厘米。探测器在 z 轴方向从单层 CT 的一排增加到几排至几百排。探测器排列有两种类型，一种是 z 轴方向上所有探测器的宽度一致，即探测器宽度均等分配的等宽型（对称型）。另一种是探测器宽度不均等分配的非等宽型（非对称型）。探测器的绝对宽度决定多层螺旋 CT 容积覆盖范围，探测器单元的大小决定图像的层厚。探测器单元越小，获得的图像分辨率越高。16 层以上 CT 的采集单元可达 0.625mm，实现了"各向同性"的数据采集。各向同性是指 z 轴分辨率与 x、y 轴的分辨率一致或相近，体素为一正方体，任意重建平面（冠、矢状位）的图像质量保持高度一致。

MDCT 主要是采用多排探测器和多个数据采集系统，探测器排数通常大于图像层数。如 4 层螺旋 CT 探测器排数最少为 8 排，最多可达 32 排。DAS 的数目决定采集获得的图像数目，探测器的组合通过电子开关得以实现，目前 DAS 系统有 4 组、16 组、64 组、128 组、256 组、320 组和 640 组，选择合适的层厚可获得与 DAS 对应的图像数。

64 层 CT 采用的 Z-Sharp 技术又称 z 轴双倍采样技术，管周围的偏转线圈无极调控偏转电子束，灵活改变 X 线焦点大小和在 z 轴方向上的位置；每一个焦点投影可读出 2×32 层图像数据；每两个 32 层投影融合得到一个在 z 轴采样距离 0.3mm 的 64 层投影；每 150° 旋转应用 AMPR 方法可重建 64 层图像。Z-Sharp 技术的特点在于 z 轴飞焦点使到达每一个探测器单元的 X 线投影数加倍，两次相互重叠的投影导致 z 轴方向上的重叠采样，即 z 轴双倍采样。共轭采集技术是根据系统设置最佳螺距，在插值求解某重建标准层面上不同投影角位置的数据时，自动根据当前的扫描数据结果，动态采集所需的插值数据点。

（2）双发射源双探测器：双源 CT（dual-source CT，DSCT）采用双管和双探测器系统，扫描速度为 0.28 秒，时间分辨率可达到 75 毫秒，使心脏 CT 成像质量显著提高；两个管的管电压设置不同时，可做功能性 CT 检查。

双源 CT 是在 64 层或 128 层 MSCT 的基础上，扫描架内安装两套零兆金属 X 线管、高压发生器、探测器，两支 X 线管、两组探测器成 90°角排列，两只 X 线管分别为主、辅 X 线管，其对侧分别为主、辅探测器（图 2-2），两组成 90°排列的相互独立的数据获取

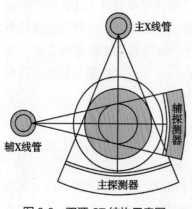

图 2-2 双源 CT 结构示意图

系统（管 - 探测器系统），只需同时旋转 90°，就可以获得平行于射线投影平面的整个 180°图像数据，这 180°的图像数据由两个四分之一的扫描扇区数据组成。由于机架只需旋转四分之一的扫描扇区，扫描时间仅为机架旋转时间的四分之一，即获得半圈扫描数据的时间分辨率只有机架旋转时间的四分之一；而机架的旋转时间是 0.28 秒，那么数据采集的时间分辨率就是 75 毫秒，在一次心跳周期内就可以完成单扇区数据的采集。

双源 CT 在进行常规 CT 检查时，可以只运行一套 X 线系统，对于特殊临床检查，如心脏扫描、心电门控血管成像，全身大范围全速扫描，以及双能量减影成像等，则需要使用两套射线 / 探测器系统的双源组合。两套 X 线系统由管和一体化高压发生器组成，可以分别调节相应的管电压和管电流。由于每个管的管电压都可独立设置为 80kV、100kV、120kV 和 140kV，当两个管的管电压不一致时，如一个管设置为 80kV、另一个管设置为 140kV，双源 CT 可以实现双能量扫描，从而获得双能量的扫描数据。

双源 CT 的主要临床应用优势：①时间分辨率高、冠状动脉造影成像效果好。由于采用了双源的结构设计，使得单扇区采集的时间分辨率达到了 83 毫秒或 66 毫秒，对于心动过速、期前收缩、心律不齐及仅能短时间屏气的受检者，能够在几秒内完成 CT 冠状动脉造影的检查并得到较高质量的图像；②双能量成像：如果两个 X 线管采用不同的管电压同时扫描，可获得两种能量的数据，即可得到同一种组织在两种不同能量射线下的衰减特性，从而进行组织结构的辨别、定性、分离，如心血管混合性斑块定性、肾结石成分定性分析、去除骨骼遮盖、去除血管斑块等。另外，机体的软骨、肌腱及韧带结构由于其 X 线衰减系数差异较小，在常规 CT 检查中无法加以区别显示，这些结构的成分中，胶原分子侧链中有密实的羟（基）赖氨酸和羟脯氨酸，它们对不同能量的 X 线有较明显的衰减差异，因此，双能量成像可以将其与周围结构区别显示，扩展了 CT 检查的应用范围。

（3）高速旋转机架：既往单层 SCT 和 4 排 SCT 的扫描架中的 X 线管的旋转方式均为钢带驱动。为了适应 MSCT 管亚秒的旋转速度，目前有公司研制的 MSCT 旋转驱动方式已经由原来的钢带驱动转变为磁悬浮方式，使 X 线管旋转速度最快可达 0.3 秒 / 周。其原理是转子机架直接安装在固定的定子上，旋转时由电磁直接驱动（磁悬浮驱动），主要优点是驱动速度快，启动和制动平稳；运行速度快，最快达到 0.25 秒 / 周；系统运行稳定，速度均衡；运行时（扫描时）噪声低；故障率低，使用寿命长。

后 64 层 CT 不同厂家的高端螺旋 CT 具有不同的机架旋转速度：双源 CT 机架旋转时间是 0.28 秒，时间分辨率可达到 66 毫秒，使心脏 CT 成像质量明显提高。Aquiline One 320 排容积 CT，其重建模式与前代 CT 一致，管旋转时间达到 0.35 秒，可利用飞焦点技术使用双层重建模式产生 640 层图像，其独有的 coneXact 锥形束重建算法突破了大范围成像的瓶颈，保证了图像质量。而 Brilliance iCT，也被称为极速 CT，突破性地将气垫技术应用到机架的旋转中，造就了业内最快的球管旋转速度 0.27 秒 / 周，并使用新型球面探测器解决了 CT 成像的辐射剂量高的问题，探测器排数也增加到 128 排，z 轴覆盖宽度增加到 8cm，在心脏检查、动态成像和高分辨扫描方面均得到突破性进展。

2. CT-X 线管　与普通 X 线机的 X 线管一样，分固定阳极和旋转阳极两种。安装固定阳极管，其长轴与探测器平行，安装旋转阳极管其长轴与探测器垂直。固定阳极管主要用于第一和第二代 CT 机，扫描时间长、产热多，采用油冷或水冷强制冷却，目前已淘汰。第三和第四代 CT 机多采用旋转阳极管，因扫描时间短，要求管电流较大，一般为 100～600mA，采用油冷方式。旋转阳极管焦点小，要求热容量大，可达 3～6M 个热单位，X 线管寿命一般可达 2 万次扫描以上。

X 线管为了提高热容量，采用了所谓的"飞焦点"设计，即 X 线管阴极发出的电子束，曝光时交替使用，其变换速率约 1.0 毫秒，利用锯齿形电压波形的偏转，导致电子束的瞬时偏转，使电压发生时电子的撞击分别落在不同的阳极靶面上，从而提高了阳极的使用效率，并提高了空间分辨力。

近期推出的 CT 用 X 线管称为电子束控管，即所谓的"零兆 X 线管"，英文名称写作"straton tube"。该 X 线管的最主要改进是将阳极靶面从真空管中分离出来，使阳极靶的背面完全浸在循环散热的冷却油中，改变以往阳极靶面的间接散热为直接散热，显著地提高了 X 线管的散热效率（与普通 CT 的 X 线管相比，散热率提高了 5～10 倍，为 5MHU/min），满足了螺旋扫描长时间、连续工作的要求。由于散热效率的提高，阳极靶面的直径也可减小，电子束控管阳极靶的直径为 120mm，普通 CT X 线管阳极靶的直径通常为 200～300mm，阳极靶直径的减小同时使 X 线管的体积减小和分量减轻。第二个改进是旋转轴的改进，即以前所有的 X 线管只有阳极旋转，阴极部分是固定的。而"零兆 X 线管"的阴极部分也增加了一个轴承，与阳极靶面一起在真空管中同时旋转，这个改进也避免了 X 线管机械设计上的弱点，使阳极的机械旋转性能更稳定，并更有利于阳极旋转速度的提高。电子束控管的阴极结构有点类似于电子束 CT 的 X 线管，它产生的电子束须由偏转线圈聚焦和偏转一定的角度射向阳极靶面产生 X 线。

零兆 straton 管拥有体积小、重量轻的特点。其大小仅为常规管的 1/3～1/4，为提高机架转速与时间分辨率提供先决条件；其次零兆 straton 管将电子轰击靶面的焦点控制到 0.7mm×0.7mm，最大限度减少散射线对成像过程的影响。同时，结合 Z-Sharp 成像技术，在不改变辐射剂量的前提下，每圈投射数得到了成倍的增加，达到 4608 次／圈，实现了微细结构的高清晰质量图像，图像空间分辨率达到了经模体验证的 0.33mm×0.33mm×0.33mm 各向同性高清晰分辨率。零兆管具有更广泛的管电压以及管电流选择范围，管电压有 70kV、80kV、100kV、120kV、140kV 各种选择，管电流的范围为 20～800mA。并且具备自动 kV 调节功能，依据患者体型与扫描部位的不同，自动选择最佳 kV 扫描，实现辐射剂量降低而图像对比度成倍提高，并可减少对比剂用量。

能谱 CT 采用的是动态变焦管，通过三对偏转磁场可以动态改变管的焦点，在能谱扫描时，可以做到保持稳定的 X 线焦点大小，并且使用耐用的灯丝材料，寿命更长。

极速 CT 使用了 iMRC 的 X 线管，应用了全新的动态四焦点技术，在双焦点技术的基础上，CT 原始采集数据再增加 1 倍，获得了更为高清的图像。配合业内最高的 X 线发生器，最大电流可达到 1000mA，可适应目前所有扫描，尤其在特体肥胖患者的扫描中得到优质图像。

3. 软件的发展趋势　迭代重建（iterative reconstruction，IR）是 CT 图像重建的一种基本方法。迭代算法由于可以更好地处理电子噪声和其他物理因素所导致的图像伪影，并且保证图像质量的同时降低检查剂量，从而成为临床的首选。随着数十年来计算机处理能力的大幅提高，不但拥有高速的计算机处理器，还拥有了针对图像处理而专门设计的图像处理器，使这种高级迭代重建算法已经可以应用于临床。

CT 图像重建的基本算法有以下几种：

1）投影法：又称总和法，是将众多的投影近似地复制成二维分布的方法。基本原理是把与各向投影强度成正比的量沿投影反方向投影回矩阵里，并将它们累加起来，组成该物体的层面图像。

2）迭代法：又称近似法，是将近似重建所得图像的投影同实测的层面进行比较，再将比较得到的差值反投影到图像上，每次反投影之后可得到一幅新的近似图像。通过对所有的投影方向都进行上述处理，一次迭代便可完成；再将上一次迭代的结果作为下一次迭代的初始值，继续进行迭代。迭代重建技术有三种方法：联立迭代重建法（simultaneous iterative reconstruction technique，SIRT）、代数重建法（algebraic reconstruction technique，ART）和迭代最小二乘法（iterative least squares，ILST）。

近年来随计算机技术的迅速发展，以及多层螺旋 CT 应用辐射剂量较高的原因，CT 生产厂商纷纷推出了经过改良的迭代重建算法。迭代重建的最大优点是，通过反复多次的迭代可降低辐射剂量并可相应减少伪影，一般可降低辐射剂量 30%～70%。迭代算法已经在临床上逐步取代了传统的 FBP 算法，与传统的 FBP 算法比较，迭代算法在图像校正过程中，除了采用建立系统光学模型，还采用了系统统计模型，该模型分析每一个独立光子的统计波动特征，并与正确的统计分布进行比较，通过重复容积迭代重建循环有效地降低了统计波动引起的图像噪声，并在低剂量的情况下通过多次迭代和校正更能够重建出高质量和低噪声的图像。

正弦图确定迭代重建技术（sinogram affirmed iterative reconstruction，SAFIRE）是图像空间迭代重建（iterative reconstruction in image space，IRIS）技术的改进，对投影数据空间和图像数据空间均进行 IR 算法，最大程度保留图像细节信息，并去除噪声，得到校正图像，对此图像投影至原始数据域，用于下次迭代计算，如此进行多次 IR 算法。与第一代 IRIS 迭代算法的不同之处在于 SAFIRE 算法对图像数据的处理上有了进一步的优化。第一代 IRIS 算法是对单一图形数据的重建，而 SAFIRE 算法的重建则是直接对原始数据进行处理和修正，使获得的图像更加清晰和真实，从而提高了图像的质量。在第一代迭代重建技术（IRIS）的基础上，SAFIRE 在图像重建过程中引入两套迭代循环。其一是图像域的迭代，这一过程去除了噪声，但不牺牲图像的对比。其二是把图像域迭代得到的结果变换到原始数据域。两套迭代循环运算 1～5 次，即可获得诊断图像。SAFIRE 算法更大限度地利用了原始数据所包含的信息，重建的图像更为真实，提高了图像质量。SAFIRE 软件有"Strength 1～5"共 5 个不同的等级，代表 5 个不同程度的滤波强度。

级数越高，滤波强度越大，噪声越小，图像显示越清晰。胡秀华等发现，在相同的扫描条件下等级"3"获得的图像空间分辨率和密度分辨率与 FBP 图像均一致，而噪声则显著降低。

3）解析法：是目前 CT 图像重建技术中应用最广泛的一种方法，它利用傅里叶转换投影定理。主要有三种方法：二维傅里叶转换重建法、空间滤波反投影法和滤波反投影法。其中褶积反投影法目前应用最多，其无须进行傅里叶转换，速度快，转换简单，图像质量好。解析法的特点是速度快，精度高。

滤波反投影不能完全分辨采集数据的基本成分，将采集数据理想化，忽略了采集过程中量子噪声和电子噪声对投影数据的污染，并将噪声带到重建图像中，有时甚至会放大噪声，影响图像质量，从而可能掩盖病变和有价值的诊断信息。

4）自适应多平面重建：是将螺旋扫描数据中两倍的斜面图像数据分割成几个部分。重建时，各自适配螺旋的轨迹并采用 240° 螺旋扫描数据。经过上述的预处理后，最终图像重建的完成还需要在倾斜的、不完整的图像数据之间采用适当的内插计算。

三维自适应迭代剂量降低重建技术（adaptive iterative dose reduction 3-dimensional，AIDR 3D）可以有效地降低图像噪声，改善图像质量，在保证同样图像质量和相似重建速度的前提下，剂量可以明显降低。

自适应性统计迭代重建（adaptive statistical iterative reconstruction，ASiR）是近年来开发的一种全新的 CT 图像重建算法，能够有效地降低图像噪声。不同于传统的 FBP 技术，它考虑到数据的统计噪声性质，并利用迭代的方法在原始数据空间加以抑制，在不损害空间分辨力的前提下极大地降低了图像噪声，获得更清晰的图像。ASiR 值的高低代表重建算法中 ASiR 的权重，可以在 0～100%（间隔 10%）的范围内自由选择。由于 ASiR 权重相差 10% 的重建图像，肉眼难以区分其差异，可采用 ASiR 权重间隔 20% 进行重建，而并非将所有的 ASiR 可选设置都进行重建。

4. 功能的发展趋势

（1）冠状动脉 CT 血管造影（CT angiography，CTA）：对于心脏和大血管病变，传统 CT 和一般螺旋 CT 因扫描速度慢，受心脏搏动的影响较易产生运动性伪影，随着 MSCT、双源 CT 的应用，心脏 CT 检查的应用日益广泛，该检查可提供详尽的心脏大血管的解剖信息，评估左、右心室功能，是先天性心脏病和心脏瓣膜疾病的检测手段之一。同时，它还可显示心包腔积液或钙化，并进行冠状动脉重组、冠状动脉钙化积分分析、心功能分析等。

心脏 CT 检查常规行横断面平扫结合 CTA 检查，平扫常用步进式扫描方式，CTA 采用螺旋容积扫描方式，利用容积数据进行三维重组，还可行心肌灌注成像。血管疾病的诊断一般需行 CTA 检查。

冠状动脉 CTA 检查必须使用心电门控技术。心电门控技术分为前瞻性 ECG 触发和回顾性 ECG 门控两种，前者是根据连续测定受检者心电图 R-R 间期后预先设定一个期相曝光扫描，心脏容积数据的采集应用序列扫描的"步进曝光"技术，此方法可以显著减少 X 线辐射剂量，但不能进行心脏功能测定；后者则在连续曝光采集心脏容积数据的同时记录受检者心电图，扫描完成后结合心电图进行回顾性重建，此方法可以同时进行心脏功能测定，但 X 线辐射剂量较大。

后 64 排 CT 最大的优势就是可以采用低管电压技术联合迭代重建进行低辐射剂量的研究，包括 CT 能谱成像和双能量成像中的单能量成像不仅可提高血管密度，还可降低噪声，提高密度分辨力；实现了冠脉钙化斑块的有效去除、心肌血供的定量测量和斑块的精确定性。

（2）灌注成像：CT 灌注成像（CT perfusion imaging，CTPI）是静脉快速团注对比剂的同时，对选定的感兴趣层面进行连续快速扫描，得到一组动态图像，然后在工作站上利用 CTPI 软件分析每个像素对应的密度变化，获得每一像素的时间 - 密度曲线，根据该曲线计算出反映组织血流灌注状态的多个参数（如血流量、血容量、峰值时间、平均通过时间等），最终得到灰度或伪彩色显示的灌注图像。CTPI 可分析脏器局部血流量的动态变化情况并以图像的形式显示，能反映组织的血管化程度及血流灌注情况，提供常规 CT 增强扫描不能获得的血流动力学信息及生理功能变化，属于功能成像的范畴。

灌注组织的强化程度与其血管化程度、血管壁的通透性和细胞外液量有关，组织的血管化程度与早期强化相关，而血管壁的通透性和细胞外液量则与后期强化相关。

（3）能量成像：比较有代表性的是双能量成像技术（dual energy，DE）和能谱成像技术。另外一种是"三明治"探测器，通过两种不同的探测器重叠安装，使用一个管同时照射，从而产生不同的两组数据，进而进行组织分辨。能量成像的实现方式从技术层面上分为实验室类型和临床类型两大类。前者的代表即光子计算系统，后者临床类型即双 kVp 成像，包括瞬时双 kVp 技术与双管技术。采用双管模式的能量成像中，由于能量时间分辨率不足可引起运动伪影。这种伪影不仅可出现在心血管系统中心脏的收缩与舒张，也可出现在消化系统中胃肠的蠕动，以及呼吸系统中双肺的呼吸运动。减影使这种运动伪影更加明显。采用双管模式实现图像空间双能减影中的另一个问题是硬化效应。由于减影图像是由低电压与高电压的图像组合而成，而低电压的图像往往带有较严重的硬化效应，这样使得组合的减影图像也存在硬化效应。

5. 血管成像、三维重建、与多学科相结合

（1）血管成像：CT 血管成像是指静脉内注入对比剂后，在靶血管内的对比剂浓度快速达到峰值时，进行螺旋扫描，经工作站后处理，重组出靶血管的多维图像。如何确定靶血管内的对比剂达到峰值的时间至关重要，通常经静脉内注射对比剂后，影响靶血管对比剂达到峰值时间的因素包括以下几个方面：对比剂循环时间、扫描延迟时间、对比剂注射速率、对比剂注射总量、扫描时间、患者年龄及体重。

CTA 技术已经很成熟，可以显示血管腔内、管壁和腔外病变。不仅可以对大范围解剖血管成像，而且可以对小范围小血管高分辨精细显像，甚至可以用于研究运动器官的血管。此外，对于一些带有金属支架不宜行 MRA 检查的大血管病变患者也可以行 CTA 检查。目前，CTA 几乎可以应用于全身各部位血管成像。包括头颈部、心胸部、腹部及

四肢等部位。常见如颅脑部的血管畸形、颅内动脉瘤、颈动脉和椎动脉狭窄等，心胸部的冠心病、主动脉夹层、大动脉炎、主动脉缩窄、肺栓塞、肺动脉高压、支气管动脉栓塞等，周围血管病变如腹腔干、肾动脉、肠系膜动脉狭窄或闭塞，四肢的下肢动脉栓塞或狭窄等。

（2）三维重建

1）多平面重建（multi planar reconstruction，MPR）：是将一组横断面图像通过后处理使体素重新排列，获得同一组织器官的冠状、矢状、横断面级任意斜面的二维图像处理方法。其获得诊断所需要任意剖面的二维断面图像，对横断面图像的诊断做了有效的补充。MPR 适用于全身各个系统组织器官的形态学显示，特别有利于显示颅底、颈部、肺门、纵隔、腹部、盆腔、动静脉血管等解剖结构复杂部位和器官，对判断病变性质、侵犯范围、毗邻关系、细小骨折、动脉夹层破口以及胆管、输尿管结石的定位诊断等方面具有优势。

2）曲面重组（curved planar reconstruction，CPR）：属于 MPR 的一种特殊形式，是在一个指定参照平面上，由操作者沿器官走行方向画出一条曲线，即可将曲线所经过的层面的体素数据重组成一幅拉直展开的图像。曲面重组用于展示人体曲面结构（如下颌骨、走行迂曲的动静脉血管、支气管等）全貌，该方法可使曲面结构拉直、展开，使某个器官的全貌显示在一个平面上，利于观察和诊断。但曲面重组对于所画曲线的准确与否依赖性很大，有时会造成人为的假象。另外曲面重组图像在显示空间位置关系方面不如 MPR。

3）表面遮盖显示法（shaded surface display，SSD）：又称为表面遮盖法，是通过计算机使被扫描物体表面大于某个确定阈值的所有相关像素连接起来的一个表面数学模式成像。它要求预先设定一个阈值（最低数值），计算机将邻近像素的 CT 值与这个阈值进行比较，凡是高于这个阈值的像素确定为白色、作等密度处理，低于这个阈值的像素则定为黑色，作舍弃处理，并用阴影技术进行处理，从而得到可以从任意角度投影成像的三维表面轮廓影像。也就是说，在确定了密度值的上下限即阈值极值（最低与最高阈值）后，凡在该阈值范围内的体素都被作为实体处理，计算机将其塑形为三维物体，在假想的光照模型基础上展示物体表面阴影的效果。

由于 SSD 是通过计算被扫描物体表面所有相关像素数学模型，而产生的非白色影像即黑色影像的二进制图像，因此具有良好的人机交互操作特点，立体感、真实感很强，完整展现解剖结构的三维形态与相邻空间位置关系极佳，尤其适合显示复杂区域解剖结构的关系，而且对重组三维软组织影响效果也非常好。但是 SSD 图像受阈值影响极大，阈值选择不当会掩盖或丢失大量组织结构的解剖信息，从而造成假象和伪影，而且无法准确区分钙化、金属支架、对比剂等。对同一组织结构，宜采用不同阈值水平作 SSD 重建成像，以帮助医生综合考虑其医学意义。

SSD 技术在骨骼系统（颅面骨、骨盆、脊柱等）、空气结构（支气管、血管、胆囊等）、腹腔脏器（肝脏、肾脏等）等方面的应用具有较高的临床价值。

4）最大密度投影法（maximum intensity projection，MIP）：是将径线所通过的容积组织或物体中每个像素的最大密度值进行投影，该技术普遍应用于 CTA 中。最大密度代表最大 CT 值，故一般称为最大密度投影。MIP 的投影方向是任意选中的，最常应用的有前后位、上下位、侧位以及与上下位垂直的其他角度。MIP 是采用视线路径上最大投影值作为三维图像的像素值。它的基本原理被称为"视线跟踪技术"，即自操作者观察物体的方向作一投影线，并将沿着该线的像素作最大密度投影示。MIP 的血管像在三维图像中似乎有某些阴影的感觉，这主要是由于造影增强血管的边缘受周围软组织部分容积效应的影响，其 CT 值有所降低，结果血管横断面中心部分是一个高值，边缘部分是一个低值，中心部分的亮度高于边缘部分，产生了阴影的立体感觉。

MIP 是取每个像素的最大 CT 值进行投影，反映组织的密度差异，故对比度很高，临床上广泛应用于具有相对高密度的组织和结构，如显影的血管、骨骼、肺部肿块以及明显强化的软组织占位病灶等。区分血管壁钙化与充盈对比剂的血管腔是 MIP 的特点，优于 MR，也优于常规血管造影。同时这也是 MIP 技术的缺点，因为位于血管前方或后方的骨骼如脊柱，以及与血管腔成非切线位的管壁钙化尤其是环形钙化势必掩盖血管腔的显示。因此，为了消除骨骼和其他高亮度的结构影响，往往还需要做一些容积数据处理。

5）容积再现（volume rendering，VR）：又称容积漫游，将每个层面容积资料中的所有体积元加以利用，而 MIP 只利用约 10% 的容积数据。VR 将各层面不同密度的体素分类，指定不同的颜色和阻光度，并计算梯度场来度量不同物质间存在的边界。三维体素阵列被视为半透明，设想投影光线以任意给定的观察方向穿过空间，受到半透明体素的衰减和边界的作用，最终投影在观察平面上得到图像。常用梯形曲线调节体素的阻光率，梯形的斜边代替阈值，使参数调节有较大的宽容度。VR 图像能同时显示空间结构和密度信息，对肿瘤组织与血管空间关系显示良好。

6）最小密度投影法（minimum intensity projection，MinIP）：是在某一平面方向上对所选取的三维组织层块中的最小密度进行投影，即仅计算穿过所选取层块每条射线上最低密度像素而投影产生的图像。主要用于气道的显示，偶尔也用于肝脏增强后肝内扩张胆管的显示。这里，层块大小的选择很重要，层块过小，不利于气道内小的软组织影显示；如层块过大，则气道周围的软组织影与之重叠。一般原则为层块厚度应与要显示的气道内径大小相接近。如要显示周围气道，层块宜小。气道周围为肺组织，缺乏软组织对照，MinIP 方法受到一定限制。目前主要应用于大气道成像、肺部疾病的检查及胰胆管成像检查，对含气量增加肺部疾病敏感，如肺气肿、肺大疱。

（3）与多学科相结合：多学科协作诊治（multidisciplinary team，MDT）是指由两个以上的学科针对某一疾病进行跨学科的讨论分析，提出最终诊疗意见。MDT 模式有助于加强各专科医师之间的交流与合作，分享相关领域的专业知识，使传统的个体经验性医疗模式转变为多学科协作的诊疗模式，将医疗资源整合利用，不断提高疑难疾病的诊治水平，改善患者的预后，推动多学科交叉发展。

随着临床规范化诊疗的发展，多学科诊疗模式逐渐成为趋势。这种模式对影像专业带来的冲击在于，要求影像医师改变传统的后台诊断模式，走出阅片室，直接面对各科室提出的与临床诊疗密切相关、涵盖从分期到评效的各种问题。如何回答这些问题，对于影像科临床工作的各个环节，包括影像医生的诊断理念和思路、技师的扫描规范和质控以及护士前处置的精细程度等，均提出了新的挑战。

二、X 线计算机断层扫描系统的硬件技术前沿

（一）CT 球管技术

CT 球管是 CT 机 X 线的产生装置。在 CT 机对患者扫描工作时，CT 球管根据扫描参数（电压、电流、时间）要求产生高质量的 X 线，X 线穿透人体（或物体）后由探测器接收，再经过后端图像重建模块和图像处理模块最终形成高质量诊断图像，因此，CT球管是 CT 机的关键器件之一。

1. CT 的组成及原理

（1）CT 的组成：主要有 X 线发生系统、信号接收系统（探测器）、电子计算机处理系统（信号处理和图像重建）及辅助设备（监视器、照相机等），其核心装置是 CT 球管，也是其成本最高的耗材。CT 球管由管芯、管套、高压电路、循环冷却系统等几部分组成。

（2）CT 球管的工作原理：CT 球管实际上是一个大的高真空的阴极射线二极管，是产生 X 线的系统，由 12V 电流供于阴极灯丝加热，并产生自由电子云集，这时向阴阳两极加 40~150kV 高压电时，电势差陡增，在高压强电场驱动下，处于活跃状态的自由电子束，由阴极高速撞击阳极钼基钨靶，并发生能量转换，约 1% 的电能形成了 X 线，由窗口发射，99% 则转换为热能，由散热系统散发。由于 99% 的能量转换为了热能，所以 CT 管的散热系统对于 CT 机的正常工作而言显得尤为重要。

2. CT 球管技术分析

CT 球管主要参数有结构参数和电参数，结构参数由阳极倾角、灯丝尺寸、焦点大小、外形尺寸和重量、冷却和绝缘方式、旋转阳极的转速和最高工作温度等。电参数主要有热容量、最高管电压、最大管电流、最长曝光时间、最大允许功率等。其中主要的性能参数有热容量，焦点大小，工作电压、功率和寿命。根据各部件对管的影响，其技术难点有阴极、旋转靶和老炼测试。

3. 0M CT 球管

CT 的球管是产生 X 线的硬件系统，X 线管的热容量决定了一个 X 线管的工作能力，目前 X 线管标称最大的热容量为 8MHU 左右，CT 的球管其发展体现在增加管的热容量，增加总散热率，改变设计以延长管的使用时间和提高图像的质量。

CT 的球管有两种发展趋势：①以"V8"大力神管为代表的大功率高毫安输出 X 线管，"V8"大力神 X 线管对峰值毫安的设计要求较高，具有 800mA 高峰值毫安输出；②以"0M"为代表的高散热率 X 线管。X 线管被做成了一个真空的容器，阳极的一面做

成外壳的一部分，将整个容器置于绝缘油中，极大地提高了散热率，号称"0M"球管。"0M" X 线管散热率可达 5M/min 是其最大特点，可以保证长时间的扫描而无须 X 线管冷却等待，其实际的热容量大约在 30MHU。

有的 X 线管还运用了电子束滤过技术，可滤过无效的低能量电子束，不仅减少了无效电子对阳极靶面的冲击，减少了靶面的产热量，延长 X 线管的寿命，而且降低了 X 线散射，减少了患者的受线量，进一步提高了影像质量。

4. 瞬切双能 X 线管 能谱 CT 的 X 线管设计为动态变焦管，通过三对偏转磁场的聚焦，可获得所需的焦点，保证了不同高压条件下焦点的稳定性。同时能动态改变管的焦点，系统可以根据不同条件自动选择匹配的焦点来进一步提高图像的质量。宝石能谱 CT 是通过使用单一管中的高低双能（80kVp 和 140kVp）的瞬时切换（0.5 毫秒的能量时间分辨率）产生时空上完全匹配的双能数据，实现了数字空间能谱解析。其他的厂家使用传统的管通常是大小两个焦点，与临床需求的多样性有所不适。

高压发生器是 CT 系统关键的部件之一，其为管产生 X 线提供稳定的高压，性能的好坏直接影响 X 线的质量，从而影响到 CT 系统的精度和扫描图像的质量。宝石能谱 CT 设计的高压发生器能在 0.5 毫秒内瞬时完成 140～80kVp 高低能量间的切换，高压发生器能维持输出电压波的稳定，维持了 X 线能量特征的一致性，从而保证了能量分析的准确性。其他厂家的高压发生器输出的能量较为单一，无法做到瞬时的能量切换。

（二）探测器

X 线探测器是 CT 扫描机的核心技术，在过去 30 年里 CT 探测器技术经历了重大的改进，每一次的变革都会在随后若干年中为临床诊治带来突破性的进展。现代 CT 探测器具有很好的技术特性、很好的穿射速度及极低的余晖效应，可以保证在超快速的能量切换的基础上进行能谱分析，能谱分析可以得到单能谱的图像，为临床应用鉴别诸如冠状动脉斑块性质、胸水性质、结石成分、肿块定性分析等开拓广阔的潜在价值，也可以减除由于金属、对比剂而造成的硬化伪影等。

在探测器技术特性方面比较重要的有如下指标：

（1）初级速度：是指探测器对一恒定 X 线输入信号产生的输出信号的上升时间，是探测器材料和掺杂剂的内在特性，对于亚秒扫描中保证高分辨率非常重要，必须足够快以防对比投射角度变化造成的模糊。

（2）余晖效应：是指 X 线信号停止后，输出信号指数衰减的第 2 个时间成分。余晖效应会在低密度区域和高密度区域之间产生弧形伪影，也会降低 x-y 平面的空间分辨率。可以通过一定的算法来校正余晖效应，但是非常复杂且可能产生不可预料的伪影。余晖效应也能通过晶体掺杂来改善。

（3）透明性：透明材料允许光子在传输过程中只有很少的散射发生，大量光子在穿透过程中不需改变路径，这意味着光子从射线源到光电二极管经历更短更直接的路径，光子被吸收和相互作用的可能性就更小。在半透明材料中，光子从射线源到光电二极管要经历多次散射，更长的路径会导致更多的吸收和更低的信号输出，同时也会影响 z 轴均匀性。

（4）发射光谱：是指在特定波长条件下输出光信号的相对强度。除了光电二极管匹配最佳电信号输出，还能影响探测器系统的设计灵活性和长期稳定性。不同探测器材料的物理特性差异很大。

1. 光子探测器 在探测器方面，第一代双源 CT 使用的是普通的超高速稀土陶瓷探测器，而炫速双源 CT 采用的则是新一代的 Stellar 探测器。二者相比，前者属于常规探测器，其模数（A/D）转换电路是由传统的光电二极管与数模转换模块共同组成的复合电子电路，由复杂的电子连接线路连接了大量的电子元器件，集成化程度不高，因而图像采集时有明显的电子噪声，从而影响了图像的信噪比；而后者的 A/D 转换电路则是光电二极管与模数转换器一体化的高度集成电路，没有单独的模数转换模块，电子元器件很少，其优点就是在最大限度地降低了常规探测器的电子噪声的同时，显著提高了图像的信噪比。Stellar 探测器的使用解决了以前因电子噪声的干扰而使扫描层厚不能够太薄的弊端，并且使得炫速双源 CT 能够在获得更薄的层厚（最薄可达 0.33mm）的同时，拥有超高的空间分辨率（最高可达 0.30mm）。临床实践证明，Stellar 探测器能够增加肥胖患者在低剂量扫描以及类似双能量检查等诸如此类的低信号成像中的图像质量，而这些低信号成像也是炫速双源 CT 检查的优势所在。

FLASH 双源 CT（SOMATOM definition flash dual-source CT）通过数字精控摇篮床技术，使扫描床往返连续运动，可达 270 mm 的覆盖范围。常规探测器中光电二极管与模数转换器设计在芯片的不同区域，探测器闪烁层物质将 X 线转换为可见光，然后经由光电二极管、多级放大器、积分器、电容器以及模数转换器等多个步骤，最终将可见光转换为数字信号，在信号的光电转化和传递过程中发生弱化并产生电子噪声。Stellar 光子探测器为集成回路探测器，采用专用的集成电路光子芯片，将模数转换的全部过程整合于单个芯片中，明显缩短路径、减少信号损耗和散热，从而减小电子噪声并提高信噪比。因此理论上应用 Stellar 光子探测器可以在较低放射剂量检查中，减小图像噪声，保持图像质量。

光子探测器在降低辐射剂量、减少图像噪声、提高密度及空间分辨率方面均取得了极大成功。在此基础上为 Force CT 配备了第二代光子探测器（StellarInfinity 探测器）：①增加每排探测器的通道数（920 排），提高信息采集；配备 3D 后准直器，将辐射剂量减少 50%；3D 准直滤线栅全面消除 x、y、z 三个方向 60% 散射线提高组织分辨率；②结合 Stellar 光子探测器的新设计及 Vectron 管的最小焦点技术，将空间分辨率提升到前所未有的 32 线对／厘米，为冠脉斑块及支架结构等精细结构的显示提供硬件保障；③高度发展的第二代光子探测器，提高了能量分辨率、推动双能量成像技术的不断前进，利用第二代光子探测器，实现了特有的"0"噪双能量及骨髓双能量成像。

2. 能谱探测器 宝石 CT 使用宝石分子结构的探测器材料，并在此基础上加入相应的稀有元素，宝石探测器（gemstone detector）是 CT 行业继稀土陶瓷探测器发明近 20 年来最具革命性的突破，使得探测器性能有了很大的提高。由于探测器特有宝石材料结构，因此它具有快速、高效、稳定的特性，成为新一代 CT 探测器的标准。

同其他 CT 探测器相比，宝石探测器对 X 线的初始响应速度提高了 150 倍，余晖效应缩短了 10 倍。同时宝石探测器材料与光电二极管的响应曲线具有更好的一致性。宝石探测器，初级速度 3×10^{-8} 秒，余晖效应（40 毫秒）0.001%，优异而稳定的 z 轴均匀性，发射光谱峰值在 500～700nm，平均 585nm，适应范围宽，光电二极管匹配 >90%。这些性能远高于瞬时能量切换技术对探测器的要求。宝石探测器具有良好的稳定性和通透性，出色的化学和机械性更加保证了探测器稳定长久地工作。加上无缝切割技术，从而使图像质量明显提高。资料显示，其密度分辨率达到类 MR 软组织成像，空间分辨率可达 1mm 冠脉，7 级肝脏血管显示，探测器的 z 轴覆盖宽度为 40mm 范围。

宝石探测器的快速响应特性使 CT 的临床成像功能不断增强。这些新的临床成像包括瞬时能量切换以实现能谱栅成像和使用超高数据取样以获取高清晰图像。宝石材料结构还使得探测器的材料纯度高，对 X 线产生的光子的自吸收小，因而转换率较现有的 CT 探测器更高，这样就进一步提高了探测器的整体 X 线探测效率，从而提高图像质量，降低患者受照剂量。另外宝石材料结构的稳定性还进一步降低了探测器的辐射损伤，提高了图像的稳定性及探测器的使用寿命。

3. 低剂量成像　《新英格兰医学杂志》最近指出，CT 扫描造成的辐射已成人类遭受辐射的第一大来源，大量的成年人和儿童遭受了无谓的风险。尤其是将成人的放射剂量用于新生儿或幼儿时，剂量效应会上升 50% 以上。儿童对于放射线影响的灵敏度是中年人的 10 倍多。放射暴露癌症致死概率预计高出成人每剂量单位的 2～4 倍，儿童快速的细胞增殖和自身更长的平均寿命都会造成其后遗效应的风险增加；新型宝石探测器 CT 在实现高清晰、大范围扫描的同时还使全身平均扫描剂量下降 50%，心脏成像的剂量可以低至 0.11mSv，只相当于 5 张胸片的剂量，患者的安全性显著提高。随着人们对辐射防护意识的逐步提高，低剂量成像在体检医院与儿童和干部保健等领域越来越受关注，当不同体质量指数患者行心脏检查时，在同样体质量下，宝石探测器辐射剂量比传统探测器明显降低。

4. 双能探测器　Brilliance CT 已发展到 Brilliance iCT 256 层，128（排）×0.625mm 可实现 80mm 的覆盖范围。配备先进的 MRC X 线管、NanoPanel 三维球面探测器、ClearRay 立体准直器技术、Eclipse DoseRight 动态准直器、AirGlide 扫描架旋转和高速重建单元等先进技术和设计。该技术能够提供包括心脏、脑和其他全身脏器更为详细、清晰和完整的三维图像。

5. 超宽探测器　目前应用在临床的宽探测器 MDCT 主要有 320 排 CT，其采用 160mm 大面积量子探测器，z 轴的大范围覆盖和更快的旋转速度结合，机架只需旋转 1 圈，即可获取全心脏范围扫描数据，全心脏器官时间分辨率只需 0.35 秒。而螺旋扫描时只能用 64 层，故称 320 排 64 层螺旋 CT。

完成 CT 全器官灌注成像是宽体检测器技术一大优势，对心脏、脑、肝、肾、胰、脾和前列腺等器官，以往的 CT 检查只能完成局部器官的灌注成像，因为受到检测器宽度的限制，如长度为 38.4mm、40mm、80mm 等。而运用 320 排 16cm 宽体检测器，一次 CT 增强扫描可完成全器官的动脉成像、静脉成像和全器官的灌注成像，节省了对比剂的剂量，也相对减少了 X 线的辐射剂量。全器官 CT 的三维重建和多平面重建可以同时和（或）分别显示形态学和灌注成像。也可把灌注成像与血管成像相融合，更直观地显示血管变化和灌注的关系。

（三）机架

1. 线性马达驱动 机架驱动系统，主要有三种方式：

（1）皮钢带驱动：成本低，方便维护，但缺点明显，机械磨损，容易发热、打滑，噪声大，不适合长时间快速扫描，故障率高，图像质量不稳定，一般只应用于低端机（图 2-3）。

（2）磁悬浮驱动：没有机械摩擦，降低了噪声，安静，有利于缓解患者的恐慌，并且能有效地提高扫描速度，成为高档 CT 机的新宠（图 2-4）。

（3）气垫轴承驱动：2007 年 RSNA 上推出的新技术，对改善摩擦生热有一定的帮助；但稳定性比较差。

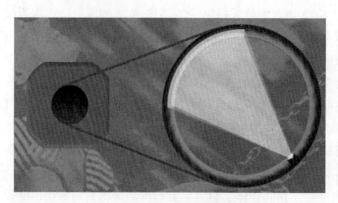
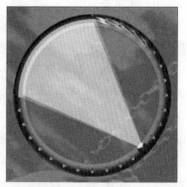

图 2-3　传统皮钢带驱动　　　　图 2-4　磁悬浮驱动

2. 气垫马达驱动 Airglide Gantry 气垫机架是一种没有接触的高科技系统，气流层把以往相关运动的两个摩擦表面分离开。气垫机架实现了将机架在空气中悬浮起来，稳定地高精度地旋转，机架将悬浮在 5μm 的高度做相对运动。悬浮是由滑环腔内导入的压力空气来实现的，保证转动轴的悬浮。气垫机架完全消除固体之间的摩擦及由此引起的摩擦热。该技术主要应用于精密、高速、航空、航天和影像技术领域。

采用 Airglide 气垫机架系统的前提是降低机架负荷，以保证机架快速运动，因此装置在机架上的管球系统、高压发生器系统、冷却系统、探测器系统等必须实现更加一体、紧凑和模块化设计。

Airglide 气垫机架系统性能已经超越快速转动的范畴，更重要的是消除传动滚珠式机架转动中产生无法避免的震动所致的影像质量衰减。"动中取静"——Airglide 气垫机架有效克服了这个"两难"困境（表 2-1）。

表 2-1　Airglide 气垫机架系统

	气垫机架	滚珠机架
速度	快，且可持续	有限
精度（z 轴）	偏差 5μm	偏差 1 ~ 3mm
噪声	低，56dB	高，120dB 以上
摩擦阻力	接近"0"	有，影响速度的主要因素
环境要求	低	高
震动	微小	大
维护	简单	复杂高昂

极速 CT 的首要创新是更快的旋转速度，运用高科技的气垫轴承取代以往的普通轴承，降低机架旋转的摩擦阻力。此外，气垫轴承在工作时没有与其接触的部分，使扫描时机架小震动，确保高质量的成像。iCT 的气垫轴承技术大幅度提高了机架旋转的稳定性，减少高速旋转中的机架晃动导致的图像伪影，独有的三维锥形束重建消除锥形束伪影。空间分辨率达到 24LP/cm，提供业内最高的 1024 重建矩阵分辨率，解析度提高 4 倍。

2001 年起，新一代平台——气垫轴承的研发思路的核心立足于减低机架轴承的摩擦力，从而在提高转速的同时保证轴承的寿命及震动精度。气垫轴承第一次真正实现了机架悬浮，应用该技术的 Brilliance iCT 以 0.27 秒 / 圈的转速实现了速度与轴承震动、精度同时提高。Brilliance iCT 采用气垫轴承，机架转速大幅提高，更重要的是使心脏冠状动脉 CTA 检查成为临床上常规、广泛使用的低剂量技术。

（四）滑环

螺旋扫描得以实现，关键之处是采用了滑环技术，滑环技术的关键是利用一个圆形宽带状封闭的铜条制成的一个同心环，环的一面与探测器、控制电路以及检测电路相连接，并且固定于机架的旋转部分；环的另一面则与一组固定的碳刷头紧密接触，这里每一个碳刷头对应着一个滑道。这样在工作时，滑环与机架一起作高速同步旋转，而数据则通过滑环与机架相连的一面即时地传递到滑环上。滑环另一面的各滑道也同步地获取各自负责传递的数据。这些数据再通过各个滑道间与之对应的碳刷头的紧密接触，即能准确地将数据传送给数据处理系统。这样一来，电源和数据的传递不是通过电缆而是通过封闭的滑环来连接的，故称之为滑环技术。由于采用了这种滑环技术，使得扫描系统可以单向的连续旋转，从而消除了普通 CT，机械扫描存在的加速、减速和回位的扫描过程，显著提高了扫描速度，并使扫描获得更加广泛的信息，从而使螺旋扫描 CT 机的实现成为可能。

1. 滑环的作用　滑环是螺旋 CT 机的重要部件之一。它起着连接扫描架固定部分和旋转部分的电源线和信号线的作用，从而取代常规 CT 旋转部分的连接电缆，使扫描可单向快速旋转，大大提高了扫描速度，同时为螺旋扫描提供基础。

2. 滑环的分类　根据传递产生 X 线的电压不同，滑环可分为低压滑环和高压滑环，低压滑环传递数百伏电压，高压滑环传递上万伏电压。采用低压滑环的机型要比高压滑环的机型多。CT 滑环部分均选用高强度绝缘材料为基质，根据扫描孔径的大小设计滑环的直径，滑环形状分为圆筒状和圆盘片状。如 Prospeed Ⅱ CT 采用低压圆盘片状滑环结构，滑环的每道槽内镶嵌有无缝的多种金属合成的磷铜环，每道槽与槽之间设有绝缘隔离条；圆盘片状滑环是在盘面上设置轨道槽，外侧环为信号环，内侧环为电源环。Brilliance 16 CT 机采用低压圆筒状滑环结构，在滑环外侧壁设置轨道槽，滑环外侧是信号环，内侧是电源环，根据电流大小设置电源环宽度，根据信号传递设置信号环和数量，信号环比电源环窄，滑环整体结构要求精度很高，其误差越小越好，以减少滑环磨损。

3. 滑环的结构　滑环位于扫描架旋转部分的背面，由 12 个同心的金属圆环组成，其中 6 个是宽环，作为电源的连接；6 个是细环，作为信号的连接。宽环在内，细环在外，滑环外周还装有射频发射天线，用于传送 DAS 数据信号。与滑环相接的电刷板位于扫描架的右后方中部。Hispeed CT 机的滑环有两种结构，一种为 SHDCD 滑环，另一种为 RF 滑环。这两种滑环电刷板结构上有区别，电刷的形状、材料和数量均不同。每个滑环均有数个电刷与之相接，这是为了确保接触良好和减少电压降。SHDCD 滑环由内往外，1～3 环为 480V 电源，每环有 9 个炭刷相接；4～5 环是 115V 电源，每环有 5 个炭刷相接；6 环是地线 GND，有 6 个炭刷相接；7～8 环是 DAS 触发信号，每环有 6 个炭刷相接；9～10 环是 TGP-OGPCom.Data 信号，每环有 6 个炭刷相接；11～12 环是 OGP-TGPCom.Data 信号，每环有 6 个炭刷相接，RF 滑环的金属环排列与 SHDCD 滑环相同，但电刷材料为金属，电刷数目亦较少（电源刷共 16，信号刷共 24 个）。

4. 低压动力滑环　在 CT 设备中利用滑环技术是效仿电力机车中的电力线及接触臂，采用优质材料制成的电源和数据滑环与 X 线管、检测系统结合在一起，组成旋转部件；它们在旋转中保持相对位置固定；机架上的静止部分则利用优质电刷和旋转的电源滑环紧密接触，实现内外两部分，动静两部分的连接，如此，可完全不用电缆连接。由于电源滑环是由外界将数百伏的交、直流电输入到机架内，电压较低，容易实现良好的绝缘，安全可靠，不会产生大的电弧，数据的传输性能也很稳定、良好。由此给 CT 设备的连续单方向的快速扫描的实现解决了技术难题。

目前在医学上使用的 CT 机大多采用旋转扫描工作方式，在旋转扫描中获取扫描断层的信息这一工作原理给 CT 系统的电源供应和数据通信带来了困难。一方面 X 线管的工作要求提供 X 线管高压，而 20 世纪 80 年代中期以前，X 线发生器一般都比较庞大，只能放在 CT 扫描机架之外，通过高压电缆向 X 线管输送高压，另一方面 CT 系统主计算机必须不断将指令参数传送给采样系统，同时不断进行状态监控和采样数据接收。此外，扫描机架旋转部分的电子系统也要从扫描机架外部来供电，因此，必须从机架外向机架旋转部分联结 X 线高压电缆、数据电缆、控制电缆及其他电源电缆，这样就限制了扫描机架（转盘）只能作正、反往复旋转，每次在正式旋转扫描之前须有起动加速稳定过程，之后，须有减速刹车过程。为了防止众多电缆在随机架旋转时不产生缠绕牵拉、脱落等故障，还必须在机架中增设电缆卷取机构。因此，就造成了扫描周期时间长，影响工作效率，结构复杂，旋转动态平衡及匀速较困难，旋转控制装置复杂化，长期使用电缆可能损坏等缺点。为了克服以上结构性的缺点，便开发了低压滑环传输技术。采用优质材料制成的电源和数据滑环与 X 线管检测器系统结合成一起，组成旋转部件，它们在旋转中保持相对位置固定。机架的静止部分利用优质的电刷和旋转的电源滑环及数据滑环紧密接触，实现两部分的连接通过电源滑环由外界将数百伏的交直流电源输入机架旋转部分。因为电压不高，绝缘可靠安全，不会产生电弧，数据传输安全可靠。由于科技的进步，使得高压 X 线发生器的体积大大缩小，可以装在机架转盘上，高压变压器也可集成入一体化 CT X 线管头内，电源滑环输入的低压电源经一起旋转的 X 线发生器逆变后直接送进一体化 X 线管头内，产生 X 线高压，并加到 X 线管上，同时通过数据滑环实现上述 CT 系统计算机与旋转的采样系统之间的各种数据通信。采用低压滑环传输技术后，完全省去了 X 线高压电缆等各种电缆，随之也省去了电缆卷取机构，整个系统变得结构紧凑，简单轻巧。机架可以毫无限制地单方向连续旋转，省去了以往起动加速及减速刹车所浪费的时间，缩短了旋转周期时间，增加了单位时间内的扫描层数，提高了工作效率，单方向连续旋转后动态平衡及匀速更容易实现，为提高采样精度提供了保证。另外，尤为突出的是为实现目前 CT 扫描的发展方向——螺旋 CT 连续扫描提供了前提条件之一。

正因为如此，目前大多数 CT 制造商都相继采用了低压滑环技术。凡由滑环技术对扫描机架中以低电压馈电的方式，称为"低压滑环"。

5. 高压动力滑环　高压滑环是利用滑环技术将高压电馈入机架内，以供 X 线管产生 X 线。高压滑环的高压由扫描架外的高压发生器产生后，经高压滑环进入 X 线管。旋转的高压滑环装在充满绝缘液体或惰性气体的密闭室内，高压发生器产生 120kV 或 140kV 电压，经滑环进入机座内旋转机架上。高压滑环的优点是可使高压发生器外置，一方面不增加旋转机架的重量，也不必担心滑环因触点电流而引起的温度升高问题，扫描速度更快；另一方面，由于高压发生器不受体积重量的限制，可使发生器功率做得很大。但因高压滑环容易引起机架之旋转部件及静止部件和接触臂、电刷之间的高压放电、绝缘较难处理，并由此而引发高压噪声，影响数据采集等，故多不采用，这里不再赘述。

6. 数据滑环　早期的螺旋 CT 多采用滑环来完成信号的传输。所谓滑环，实际上是一个圆形宽带状封闭的铜条制成的同心环。其一面与探测器、控制器、控制电路以及检测电路相连接并固定于机架的旋转部分。另一面则与一组固定的电刷头紧密接触，每个电刷头对应一个滑道，这样在扫描时，滑环与机架一起高速

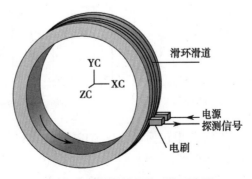

图 2-5　滑环传输系统工作示意图

同步旋转，数据则通过滑环与机架相连的一面及时传递到滑环。滑环另一面的各个滑道也就随即获取了各自所需负责传递的数据，如图 2-5 所示。这些数据再通过各个滑道以及与之紧密接触的电刷头，被准确无误地传送给数据处理系统。其工作原理很像电机的结构。X 线管和探测器相当于电机的转子，滑环系统中的电刷和集电环相当于电机的定子。

使用滑环技术处理扫描架中旋转部分和静止部分的馈电及信号传输，摆脱了电缆的缠绕限制，省去了以往扫描时启动、加速、匀速、减速、制动等过程所耗用时间，缩短了旋转周期，增加了单位时间内的扫描层数，使连续扫描得以实现滑环技术是螺旋 CT 实现的基础。滑环传输系统中的电刷常用导电性能良好的碳墨质材料或纤维制成。滑环在高速旋转运动的同时，电刷与滑环紧密接触，从而完成运动中探测信号的稳定持续传出。这样会导致电刷的磨损，产生粉尘颗粒，影响数据传输的准确性和电刷的寿命，还需要定期对电刷和滑环进行擦拭和维护保养，增加了额外的工作量及成本。用滑环作为探测信号的输出通道，需要在滑环上设计出多路信号滑道。这样会导致滑环的设计复杂化，成本大幅度提高，对信号传输的速度有所限制。随着螺旋 CT 技术的发展，特别是多层螺旋 CT 的出现，使得传输数据量越来越大，对数据传输的速度及精度有了更高的要求，使用传统滑环作为数据传输通道将很难满足传输需求。螺旋 CT 数据传输技术的发展趋势是采用光电或无线电传输的非接触式传输方法。

7. 射频数据传输　随着 CT 技术的发展，采集的数据量越来越大，扫描重建速度的要求也逐渐提高，仅仅依靠滑环作为数据传输的通道已经不能满足现有数据量的要求；射频无线数据传输技术采用射频载波将采集的数据发送到上位机，从而解决了大数据量传输的问题。采用射频无线数据传输技术，可以减少用滑环作为数据传输的通道，从而降低了滑环的复杂性、成本以及维护费用，并为 CT 向小型化发展奠定了基础。

各种 CT 通过 X 线产生的原始数据信号大致相同，即探测器各通道把通过被检测体的 X 线变成电流信号，再把电流信号变成电压信号，经过放大，采样，模／数转换，然后把各通道的串行信号变成并行信号，通过数学处理传送到计算机成像。型号不同的机器其结构不同，但基本原理一致，螺旋 CT 原始数据图像是通过滑环，经过无线电发射和接收传输的，具体功能流程如图 2-6 所示。

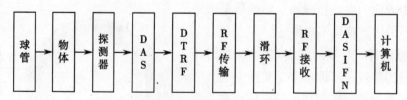

图 2-6　数据传输功能的流程图

DAS 里包括 CAM、CIF、DDP 板等。

各个部位主要执行以下功能：

1）X 线管：是发出射线的设备。

2）探测器：接收从管出来经过被检测物体的 X 线，变成电流信号。

3）CAM 板：把从探测器来的电流信号转变为电压信号；信号放大，采样；模/数转换；数字信号进行串/并转换。

4）DDP 板：发生定时采集信号；OFFSET 数据校正；产生测试模型。

5）CIF 板：转换从 OGP 过来的控制信号以及实时控制 DAS 获取信号。

6）DTRF 板：产生错误校正码（FEC）；数字信号进行串/并转换；原始数据打包；数字信号进行电/光转换。

7）RF 传输和 RF 接收：把从旋转滑环上的数字光电信号转换为电信号通过无线电射频发射输出到滑环上，再在固定机架上通过射频天线接收转换为光信号，然后通过光缆传送到计算机成像处理。

8）DASIFN：计算机 DAS 数据接口板。

无线电数据传输具有方向性要求低、穿透能力强、实现成本低等优点，在许多旋转部件数据传输场合得到广泛应用。无线电数据传输应用于螺旋 CT 系统的工作流程如图 2-7 所示。探测器和射线源以相对位置不变的形式固定在滑环上，且随其作高速旋转运动。探测器的输出信号通过无线发射模块以电磁波的形式发射出，在 CT 外部固定处通过无线接收模块接收该电磁波并转化为电信号传给图像重建计算机用于图像的重建。因此在该传输系统中运用无线传输方案，对传输距离的要求仅在 3m 左右，但需要在短距离范围内有着尽可能高的数据传输率。

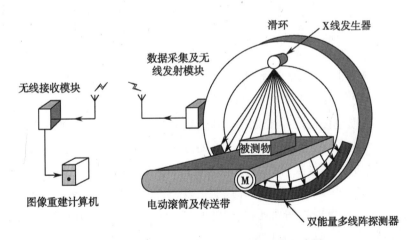

图 2-7　螺旋 CT 无线传输系统的工作示意图

螺旋 CT 的工作现场存在着较大的电磁干扰。因此，无线传输系统应需要具有很好的抗干扰性。探测数据的采集系统是位于螺旋 CT 内部的，而图像处理系统则位于其外部。因此需要把探测数据从螺旋 CT 内部传送至外部的图像重建系统。无线传输系统的无线传输距离约为 3m，并需要具有较好的穿透性。

由以上分析知，应用于本系统中的无线传输技术应满足以下条件：传输距离要求超过 3m，传输速度至少在 10Mbps 以上，且应具有较好的抗干扰性和穿透性。目前使用较广泛的近距离无线传输技术是蓝牙（bluetooth）、红外数据传输（IrDA），无线局域网802.11（Wi-Fi）以及超宽带（UWB）。

8. 光电数据传输 平台采用了激光滑环数据传输系统；在数据流的末端为信息开辟了一条信息高速公路；瞬间完成超大数据量传递，其每秒传输的数据量是传统技术的5倍；激光滑环保证海量数据传送效率，更有效克服传输过程中传统设计无法克服的噪声机制；宽余量的激光数据传输系统同样保证未来技术的采用和升级的需要。

光电传输的工作原理是用电光转换器件将需要传输的电信号以光的形式通过空气介质进行传播，在接收端再利用光电转换器件将电信号复原。光电传输具有功耗低，数据传输速率快，抗干扰能力强的特点。光电传输技术已广泛应用于旋转部件数据采集传输中，如光纤旋转接头（FORJ，也叫光纤滑环）。

光电传输技术运用于螺旋CT传输系统具有抗干扰能力强，可靠性好及数据传输速率高等优点，但是其实现成本高、技术较复杂。

三、高级临床应用与技术前沿

（一）高端CT冠脉血管成像技术的临床应用

冠心病又称为冠状动脉粥样硬化性心脏病，即缺血性心脏病。主要原因是由于冠状动脉发生严重的粥样硬化而造成了管腔狭窄或阻塞，并且在此基础上出现痉挛的症状，导致血栓形成，从而加重管腔的阻塞程度，进而引起营养心脏的冠状动脉供血不足，造成心肌缺血、缺氧，甚至发生梗死的一种心脏病。冠心病是冠状动脉粥样硬化导致的最常见器官病变类型，即是一种严重危害人类健康的常见病。

20世纪80年代，随着我国改革开放的不断深入和发展，人民群众的物质文化水平日益提高，饮食习惯也慢慢发生变化，高血压、高血糖和高血脂的患者也逐渐增多。因此，随着我国进入老龄化，心血管疾病也开始逐渐增多，冠心病作为心血管疾病家族的一个成员，它的进展一直呈上升的趋势，其发生率和死亡率无论在国内还是国外均占据着首要位置，其中超过一半的冠状动脉疾病突发事件发生在无症状人群，据调查显示，国内每年有70多万人患冠心病而死亡，1998－2008年十年期间国内男性和女性冠心病患者发病率分别增加了26.1%和19%。

世界卫生组织人员进行了大量的调查研究，结果显示脑卒中、心脏病及糖尿病等是导致人们过早死亡的最主要原因，这些使得发展中国家国内生产总值减少了约5%，如果不采取积极有效检测与预防措施预测这些疾病，将会有高达5580亿美元的巨额损失，由此可见冠心病的早期筛查至关重要。选择性冠状动脉造影（selective coronary angiography，SCA）自问世以来一直是冠状动脉成像的金标准，但其有创性、检查费用高且具有一定的致残率和致死率，临床应用受到限制，不宜作为冠心病常规的筛查手段，近年来，随着多排CT的不断发展，多排CT冠状动脉血管成像因其无创、简单、快捷，越来越多的检查应用于临床，已成为冠心病筛查最重要的影像学方法。

（二）灌注技术的临床应用

灌注技术早期主要用于脑的灌注，用来诊断常规扫描无法显示的超早期脑梗死以及脑肿瘤的鉴别诊断，近年来已应用于心、肝、肾和胰腺等器官，取得较好的效果。

1. 脑 CT 灌注成像最先应用于脑梗死的诊断，可在血管闭塞后 1～2 小时内发现缺血区域，为实施溶栓治疗赢得宝贵的时间。利用 CTPI 对缺血的严重程度进行量化评分，可用于评价梗死区和可复性的缺血半暗带，给临床治疗和判断预后提供指导。CTPI 还可用于评价颅内血管狭窄后脑血流储备和脑肿瘤的血供情况，为定性诊断提供依据。也可用于脑肿瘤放化疗疗效观察及探查存活的肿瘤成分。

2. 心肌 心肌灌注是指流经心肌组织内冠状动脉血管网的血流，即从小动脉流入，经毛细血管到小静脉流出的血流。团注碘对比剂后，快速同层扫描考察这三者动态强化关系，得到时间 - 密度曲线，从而定量评价组织灌注。采用横轴位，扫描时屏气 30～40秒，心电门控收缩末期采集，主要用于心肌梗死的早期诊断，定性和定量分析冠状动脉不同病理改变对心肌微循环功能的影响，以及心肌活性的评价。受成像方位的限制，螺旋 CT 无法采用短轴灌注成像。

3. 肝脏 肝脏为双重供血，因此其灌注计算较其他器官复杂，在注入对比剂后，肝脏 CT 增加值首先来自肝动脉血中的对比剂，然后是门静脉，此时还有肝动脉循环后的注入及进入血管外间隙的对比剂。肝脏灌注参数的计算方法常见的有斜率法和去卷积法，前者方法是迄今为止使用最广泛的一种数学模型，斜率法常用的肝脏灌注参数为肝动脉灌注量（hepatic arterial perfusion，HAP）、门静脉灌注量（portal venous perfusion，PVP）、总肝灌注量（total liver perfusion，TLP）、肝动脉灌注指数（hepatic perfusion index，HPI）、达峰时间（time to peak，TTP）。前三者的单位为 ml/（100ml·min）；HPT 的单位是百分率，表示肝动脉灌注量在总肝灌注量中所占的百分比，即 HPI = HAP/TLP；TTP 为秒，表示组织器官达到强化峰值所需要的时间。

肝脏 CTPI 能反映肝硬化时肝实质的血流动力学变化。评价血管活性药物及介入方法治疗门静脉高压时门静脉血流动力学变化、肝脏肿瘤的血流灌注、肝移植术后血流量变化及移植器官的存活情况。

4. 胰腺 是一个血供较丰富的脏器，其功能学的改变早于形态学改变，各种胰腺疾病均会影响胰腺实质的血流灌注。胰腺主要由胰十二指肠动脉和脾动脉供血，其 TDC 与腹主动脉一致。在胰腺 CT 灌注检查时，腹主动脉为输入动脉，以下腔静脉、门静脉或肠系膜上静脉为输出静脉。胰腺 CT 灌注成像首先进行胰腺常规扫描，确定灌注层面后，经静脉团注对比剂后延迟 5～10 秒对选定的层面区（应包括胰体和病灶层面）进行动态增强扫描，获得该区域的 TDC，并根据不同的数学模型得到胰腺的各灌注参数值。用于评价胰腺的血供及鉴别胰腺肿瘤的性质。

5. 肾脏 扫描方式及灌注参数值与胰腺基本相同。扫描层面区应包括肾门和病灶层面。用于分析肾脏肿瘤及肾动脉狭窄时的肾脏血流灌注及评价移植肾血流灌注情况。

（三）全身大血管联合成像的临床应用

1. 多部位"一站式"CT 检查与诊断要求　多部位"一站式"CT 检查指病变累及全身多个部位，或临床需要多个部位影像检查信息时，放射技师只采用一次静脉注射对比剂而完成的 CT 影像检查。它包括主动脉夹层及动脉瘤，胸痛三联征，头、颈、胸、全腹连扫，动静脉畸形等。多部位"一站式"检查，在满足临床诊断的基础上，减少了患者对比剂用量，减轻了患者经济负担，降低了对比剂对身体的损伤。

2. 心脑血管"一站式"CTA 检查技术　心脑血管疾病已成为威胁人类健康和生命的主要疾病，具有发病率高、病死率高、致残率高及复发率高的特点。脑血管疾病主要分为出血性脑血管病和缺血性脑血管病两大类。主要病因有动脉瘤、动静脉畸形、动脉狭窄及闭塞、静脉血栓等。颈动脉、椎动脉狭窄是短暂性脑缺血、脑卒中等疾病发生的重要原因。颈血管鞘内及周围的肿块常常被血管包绕，临床需要了解颈部动、静脉受压、移位，肿瘤供血血管等。MDCT 的时间分辨率和空间分辨率高，现已广泛用于心脑血管检查。

动脉粥样硬化是一种多发性血管硬化性疾病，具有慢性、进行性发展的特点，高血压、高血糖及高血脂患者动脉粥样硬化的发生率明显增高。冠状动脉粥样硬化引起狭窄与心绞痛、心肌梗死相关，颈动脉及脑动脉粥样硬化狭窄与脑梗死、脑卒中有关，一旦发病，严重影响患者生存质量，因此早期发现疾病并早期干预治疗对患者的生存质量有很大提高。冠状动脉粥样硬化狭窄患者行头颈血管造影，可早期发现冠心病患者是否伴有颈脑动脉狭窄；颈脑动脉狭窄患者行冠状动脉造影检查，可早期发现脑梗死患者是否伴有冠心病。

3. 胸痛三联征"一站式"CTA 检查技术　急性胸痛是临床常见的急诊症状，常常需要多种检查方法才能做出正确的诊断，但该病常发病急，危险性大，死亡率高。如果反复搬动患者，可能会加重患者病情，双源 CT 心胸联合造影检查不但能对肺动脉、主动脉等大血管疾病做出正确诊断，而且能同时发现冠状动脉疾病，因此双源 CT 是针对急性胸痛的一种无创、可靠的检查方法。

急性胸痛的原因很多，可危及生命的常见病变主要包括心肌梗死、主动脉夹层以及肺动脉栓塞，急诊医学上将其统称为胸痛三联征。螺旋 CT 尤其是 64 层螺旋 CT 已开始用于急性胸痛的诊断和鉴别诊断，虽然已取得一定成效，但因其扫描时的 Pitch 值固定，在门控下完成整个胸部扫描的时间较长，对冠脉成像效果不佳，同时应用的对比剂总量也较多。而 DSCT 在进行心脏门控扫描时，其螺距可随患者心率改变而做出自适应调整，心率快则螺距大，心率慢则螺距小，基于此技术，使得获取优质的冠脉图像受限于患者心率的状况得到大幅度改善。

（四）能量成像技术的临床应用

1. 双能量成像的临床应用　目前在临床上常用的功能有能谱曲线和单能谱图、双能指数，物质鉴别算法以及物质量化算法。

（1）单能谱图和能谱曲线（monoenergetic images and spectral curve）：单能谱图描述的是图像在不同的 keV 能量下的表现，即假设 CT 球管只能输出一个能量的 X 光子情况下，被扫描物体在不同单能量下的 CT 图像。能谱曲线是指某一感兴趣区域的衰减随光子能量的变化而发生改变的曲线。1986 年，就有研究者基于双能扫描数据生成了单能谱图和能谱曲线。常规使用的 CT 球管发出的是许多不同能量 X 光子，而衰减值较高的物质（如骨骼和金属等），会较多地吸收低能量的 X 光子，让能量较高的光子穿透过去。这种不等比例的吸收特性，造成线束硬化伪影和金属伪影，影响图像质量。所以如果 CT 的 X 线管只输出单一能量的 X 光子，则可以消除线束硬化伪影等图像伪影，获得更加准确的物质信息。通过双能扫描，可以虚拟计算出物质在各个单能量下的 CT 值，从而生成单能谱图和能谱曲线。

在医学 CT 成像所使用的 X 线能级范围内，人体物质对 X 线的衰减主要由两种效应组成：康普顿散射（Compton scattering）和光电效应（photoelectric effect）。一般而言，轻元素（如碳、氢、氧、氮等）对 X 线的衰减主要是康普顿散射，而重元素（如钙、碘等）较多的是光电效应。根据这种特性，可以将人体的组织假设为由两种基物质组成。如一种基物质只代表康普顿散射，另一种基物质只代表光电效应；或者一种基物质只代表轻元素，另一种基物质只代表重元素。这样人体内所有的组织都可看成是由不同比例的两种基物质组成的，这种假设也被称为两物质分离。

由于碘对比剂等高原子序数的物质对低能量的 X 光子的吸收能力强，所以在低能量的单能谱图中，对比剂增强的血管和病灶等组织拥有比普通单能扫描下更好的对比度，可以用来优化显示病灶；但是由于低能量的 X 光子穿透能力小，低能量单能谱图的图像噪声一般会比普通单能扫描要高；因此，使用单能谱强化病灶时，并不是 X 光子能量越低越好；而是需要根据病灶和发病部位的不同，选择合适的单光子能量（keV 值）来平衡对比度和噪声。而根据高能量 X 光子穿透能力强的特点，高能量单能谱图常被用来消除金属伪影。根据能谱曲线的曲线形态可以区分脂性物质和非脂性物质；能谱曲线的形态主要受到病灶内碘浓度的影响，所以能谱曲线能够在一定程度上反映病灶的增强状况。

（2）双能指数（dual energy index，DEI）：是一种较为直观的根据双能 CT 数据获取物质信息的方法。

双能指数目前可用于分析非增强状态下的物质，主要是在扫描时间内较为稳定的物质。当有对比剂存在时，组织的双能指数会增大，且与对比剂浓度成正比；但是由于对比剂在人体内随血液流动，不同器官不同时间的对比剂浓度会一直改变，所以无法依靠一个确定数值或者阈值来进行鉴别。由于肿瘤在延迟期内对比剂的变化较慢，因此双能指数可用于鉴别肿瘤活性。

（3）双能量 CT 物质鉴别算法：双能量 CT 技术的基本原理就是根据不同物质在高低能量下衰减变化的不同来鉴别物质。双源 CT 系统从一次扫描中可以获得组织的高低千伏图像，并依此生成一个 CT 值二维图。双能物质鉴别算法可以分离碘和骨、尿酸盐结石和非尿酸盐结石、肌腱和软骨等。要获得 CT 值二维图中不同分离物质的分割线的信息（即其斜率），可以事先通过离体实验和物理测定获得。例如为了区分尿酸盐结石和非尿酸盐结石，可以收集一定数量的人体结石，在已知其成分的前提下，通过双能量扫描确定它们在 CT 值二维图上的位置，此后通过统计计算获得最优的分割线斜率信息。当然，厂家在 CT 设备出厂前就已进行了这些测定工作，将各种分割线的信息以默认方式储存在工作站中。例如在 80/140kV 扫描下，分离碘和体部骨骼的分割线斜率为 1.68，而分离碘和头部骨骼的分割线斜率为 1.75。

（4）双能量 CT 三物质分离算法：使用 CT 值二维图，不仅可以定性鉴别物质，还可以准确地定量获得特定物质（对比剂）的浓度信息。普通单能量扫描增强状态下，得到的 CT 值是本底组织（非增强状态）和碘 CT 值之和。仅靠一次扫描无法将对比剂的信息单独提取出来。实际操作中需要进行两次扫描，即一次平扫和一次增强，将增强下的 CT 值减去平扫得到的本底组织 CT 值才能得到增强的信号。这种方法不仅需要使用几乎双倍的辐射剂量，还容易受到组织运动的影响。而双能量 CT 物质鉴别算法是在计算单能量图和能谱曲线时，组织被假设由碘基物质和水基物质组成，但是这种假设有一定的局限性。例如增强状态下的肝脏常含有脂肪、软组织和对比剂；对比剂的信号可以由碘基来代表，但是软组织和脂肪却无法仅用一种水基来准确代表。软组织的 CT 值通常比水高，脂肪组织的 CT 值比水低，那么当肝脏内的脂肪比例改变时，其 CT 值也会改变。因此，基于两种基物质的假设会严重影响双能量计算的准确性，特别是当对比剂信号不高的情况下。为了避免两个基物质假设的误差，双能量 CT 系统采用三物质分离算法来进行量化计算。所谓的三物质分离算法，就是假设组织由三种不同的物质组成，对于增强状态下的肝脏，假设其 CT 信号由软组织、脂肪和碘对比剂的信号组成；对于有肝铁沉积的肝脏，假设其平扫下的 CT 信号由软组织、脂肪和铁的信号组成；对于增强状态下的肺部，假设其 CT 信号由肺泡组织、空气和碘对比剂的信号组成。这样，三物质分离算法相对于两个基物质假设更加灵活，并且可以根据不同器官的实际情况来调整基物质的选择，提高计算的准确性。

当确定了物质组成的三种基物质后，就可应用 CT 值二维图来量化计算特定物质的含量。当扫描不同的器官时，需要根据器官的实际情况调节基物质的选择以及相应的 CT 值。比如对于肺双能灌注而言，肺实质内没有脂肪，所以三种基物质是空气、肺泡组织和碘。但是肺泡组织与肝脏组织的密度不同，因此其在 CT 值二维图中的位置也会有差异。针对其他的实质器官，如肾脏、胰腺等，也需要做类似的调整。

应用相同的算法，除了可以量化组织中的碘，还可以将其他的原子序数较大的物质作为对比剂进行量化或者去除。如有研究者在双源 definition CT 上，在 80/140kV 组合下，使用 1.45 的斜率作为钙的特征值，去除平扫下骨骼的钙信号，从而增强显示骨挫伤水肿。此外另有研究者在第二代双源上，在 80/Sn140kV 组合扫描下，使用 1.75 的斜率作为钙的特征值做类似的研究。使用三物质分离还可以强化显示乳房填充物中的硅元素，以及肺通气成像中的氙气。

2. 能谱成像的临床应用 能谱 CT 通过进行高能量与低能量两组数据的瞬时同时采样，能够完全冻结患者的运动；通过单源瞬时同向双能采集获得的双能数据实现数据空间能量解析，能够消除硬化伪影带来的 CT 值"漂移"；能够根据 X 线在物质中的衰减系数转变为相应的图像，有利于特异性的组织鉴别。高能和低能采集的剂量均在美国放射学会（American College of Radiology，ACR）推荐的剂量安全范围内，保证患者能够在最低的剂量下完成扫描。通过应用能谱成像的重建 / 后处理引擎与宝石能谱成像（gemstone spectral imaging，GSI）浏览器，能谱 CT 可以为用户提供多参数成像：常规的混合能量图像（polychromatic energy image）、基物质图像（material decomposition image）、单能量图像（monochromatic energy image）及有效原子序数图像。GSI 浏览器还能为临床医生提供许多可视化的分析工具，为进一步准确定性、快速诊断提供更多的信息。

（1）物质分离：经过高、低两组电压扫描的 X 线衰减的图像可以表达为 2 种基物质的密度图，这个过程就是物质分离（material decomposition）。任何结构或组织对 X 线的吸收都能通过 2 种基物质的吸收组合来表达。

物质分离可以应用于以下几个方面：

1）增强识别能力：由于常规 CT 是由一组 X 线光束所组成的混合能量成像，所产生的硬化伪影容易造成 CT 值的偏移或 CT 值的不准确，因此难以明确病灶是否真正强化。而能谱 CT 成像通过碘水物质分离可以产生碘基物质密度图像，通过增强期强化碘基图上的碘汇聚能力可以敏感地识别病灶的含碘对比剂的浓度变化，从而提供病灶有无强化的准确的诊断信息，同时也增大了病灶与周围组织间的对比度，有助于提高小病灶的检测能力。

2）虚拟平扫（virtual non contrast，VNC）：通过碘水分离后获得不含碘物质的水基图像，类似于常规平扫图像，可以用于判别病灶内是否有钙化，用于展示泌尿系的结石，这样就为扫描剂量的降低提供了可能。

3）碘钙分离：通过碘钙分离技术的应用可以将含碘的对比剂和钙化灶区分开来，可以用于泌尿系结石的判别，血管钙斑去除后狭窄程度的评估等。

4）组织灌注成像：在 CT 增强图像上，通过测量碘基物质图像上的碘浓度可以定量测定病灶的摄碘量，有效反映组织器官的血流动力学状态。如：肺动脉栓塞引起的肺灌注的改变，气胸压缩肺组织程度的评估等。

5）放疗与化疗疗效的评估：能谱 CT 成像不仅可以展示人体组织器官的形态学改变，还可以结合组织病理学研究，显示生物代谢的改变。通过碘水物质对中碘基物质密度图像上碘含量的测定，反映放疗与化疗前后血供的变化和治疗的疗效，如胃癌新辅助化疗前后的评估等。

除此之外，物质分离还可以用于肿瘤的鉴别、肺动脉栓子的筛查、支架伪影的去除等，作为能谱成像的一项技术，为临床疾病的诊治提供了一个更为宽广和多样化的平台。

（2）单能量图像：能谱 CT 成像能够进行高低瞬时切换的 X 线管和材料技术突破的探测器，通过一系列成像链的改进实现两者的组合，从而将传统 X 线的混合能量重建成为 40～140keV 连续不断的 101 个单能量，低 keV 水平可以提高图像的密度分辨率，增强显示碘的汇聚，优化了对病灶的显示，但是图像噪声也比较大；高 keV 水平可以增强 X 线的穿透能力，有助于金属伪影的去除，但是图像的对比度会降低。由于组织、器官的不同，病变的性质、类型的不同以及病变在人体内位置和患者大小的变化，所需要的单能量水平也会不同。通过最佳单能量水平的选择，可以获得比常规 CT 图像更高的图像质量、信噪比和对比噪声比。

单能量图像可以应用于以下几个方面：

1）优化解剖结构：能谱 CT 成像可以提供 40～140keV 共 101 种单能量图像，通过调节 keV 可以获取组织结构显示的最佳对比噪声比，有助于提高网膜解剖结构的分辨率和网膜病变的检出率；有助于显示胃肠壁的结构及厚度，以便于判断病变有无活动性；有助于更清晰、直观地显示胰管、胆管等细微结构的图像，为观察占位病变与周边组织毗邻关系，提供了准确的依据；还有助于提供小病灶与周围实质的对比度，增强病灶检查能力等。

2）去除伪影：能谱 CT 成像所产生的单能量图像消除了常规 CT 图像硬化伪影的弊端。能够在颅脑成像、颅内动脉瘤栓塞术后获得良好的成像效果，为临床提供有效信息。利用单能量图像结合金属伪影消除技术（metal artifact reduction system，MARs）能有效地减少 CT 成像中的金属伪影，提供准确的 CT 值，同时对植入物本身、植入物周围骨骼和软组织结构的显示更为清晰。

3）显示阴性结石：胆囊等或低密度结石由于与胆汁密度差别小，所以常规 CT 很难确诊。不同单能量水平下，胆囊阴性结石显示的密度不同。随着能量的水平的增大，结石的密度从低至高，这种密度变化方式有助于胆囊阴性结石的鉴别。

4）图像融合（image fusion）：通过图像融合技术，可以将不同水平的单能量图像进行整合，重组出兼具不同水平单能量图像优点的图像，可以用于病灶的检测和细微结构的显示等，同时也不损伤图像质量。

5）血管优化成像（vascular optimized imaging）：不同于常规 CT 只能提供单一 kVp 下的混合能量图像，能谱 CT 成像可以提供 101 种 keV 的单能量图像。通过选择显示血管的最佳单能量图像，可以提高血管显示的对比度，很好地显示常规 CT 条件下显影不佳甚至未见显影的血管，用于评估胃周动脉血管、门静脉血管及肿瘤与血管的关系等。单能量图像拥有常规 CT 图像所具备的形态学显示功能，还具备其所不具备的去除伪影、提高对比度等多项功能，使得单能量图像代替常规 CT 的诊断流程成为可能。

（3）能谱曲线：反映了物质的能量衰减特性，从物理学角度看，每一种物质都具有其特有的能谱曲线，所以从医学的角度可推断出不同的能谱曲线代表不同的结构和病理类型。能谱曲线可以用于组织成分的识别（图 2-8 ／ 文末彩图 2-8）。多数物质或组织的标准化能谱曲线都表现为衰减曲线，即随着能量逐渐增高而 CT 值逐渐降低，但是也有少数物质，如脂肪，其标准化能谱曲线表现为上升曲线，即随着能量逐渐增高，CT 值也逐渐升高。

能谱 CT 成像能获得不同 keV 水平的单能量图像，反映不同病变和人体组织对 X 线的特征性能谱曲线，因此可以用于肿瘤的定性和区分。而且在一个有限的疾病分型中，类似的能谱曲线提示同样或类似的结构和病理分型，可用于肿瘤来源的鉴别等。

能谱曲线这项技术拓展了单能量图像的应用范围，已有研究证明能谱曲线在病灶的鉴别方面展现出一定的价值，当然这项技术还有待大样本的病例来进一步挖掘和证实它的临床价值。

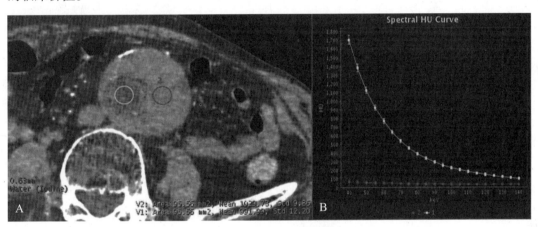

图 2-8　不同物质的能谱曲线

动脉期水基物质密度图像上，将感兴趣区分别置于腹主动脉管腔内（黄色）和附壁血肿内（红色），结果发现腹主动脉曲线随着单能量水平的增大呈现逐渐衰减趋势，而附壁血肿内曲线的几乎呈水平线，表明附壁血肿内未有对比剂渗出且含水量高，密度均匀。不同物质的能谱曲线走行不同，而不同的能谱曲线也可以反映不同物质的特点。

（4）有效原子序数（effective atomic number）：是从原子序数中引申发展而来的一个概念，如果某元素对 X 线的质量衰减系数与某化合物或混合物的质量衰减系数相同，该元素的原子序数就是某化合物或混合物的有效原子序数。人体组织的组织成分很复杂，既有 C、H、O、N 等原子序数较小的元素，也有 Ca、Fe、Mg 等金属元素，而且在医学影像检查中还需要经常使用高原子序数的含碘对比剂，可以说人体内组织的有效原子序数的跨度范围较大，各类化学元素的含量差异也极大，这就对要进行有效原子序数分析的医学影像设备提出了极高的技术要求。

（高剑波　马新武）

第三章

医用磁共振成像设备

磁共振成像（magnetic resonance imaging，MRI）是继 CT 后于 20 世纪 80 年代初出现的一项重要的无创性医学影像诊断技术。它没有 X 线辐射，对软组织病变特别敏感，可对人体任何部位进行任意层面的成像，成像参数多，分辨率高，能早期发现人体生理、生化及病理变化。经过三十多年的发展，随着磁共振成像设备的不断普及和更新，新技术、新方法层出不穷，磁共振成像技术的临床应用范围越来越广泛，对人体病变的检出率和诊断的准确率大大提高，已经成为现代医学影像诊断学中必不可少的检查手段。超高场磁共振及功能磁共振等最新成像设备和技术进一步使得磁共振成像突破了显示解剖和病理学改变的传统范畴，向着显示形态加功能、细胞学、分子水平以及基因水平的领域扩展，极大地拓宽了磁共振影像检查的应用范围和临床价值。

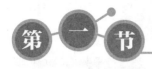

医用磁共振成像设备的历史与进展

组成原子核的质子和中子都具有自旋运动，由于质子带有正电荷，质子的自旋运动等效于一个环电流从而产生磁矩，称为原子核的自旋磁矩，简称核磁矩。当原子核处于均匀外磁场中，由于受到磁力矩的作用，质子在绕自身轴自旋的同时，又会以外磁场的方向为轴进行转动，称为拉莫尔进动。拉莫尔进动是核磁共振产生的主要物理基础。1946 年，美国斯坦福大学 Bloch 教授和哈佛大学 Purcell 教授几乎同时分别独立地发现，在外磁场的作用下，原子核会沿磁场方向呈正向或反向有序平行排列，在与主磁场垂直的方向上施加适当频率的射频波后，原子核会受到激励而自旋方向发生反转；当射频激励停止后，原子核又会恢复到激励前的状态并同时发射出与激励电磁波同频率的射频信号，这一现象被称为磁共振（nuclear magnetic resonance，NMR）。从量子物理的角度来说，磁共振本质上是物质原子的核磁矩在外加磁场作用下发生能级分裂，并在吸收外界射频磁场的能量条件下产生能级跃迁的过程。同年，Bloch 和 Purcell 分别用感应法和吸收法测得水和石蜡的磁共振现象。

磁共振这一发现最初被应用于波谱学，使人们在探索物质微观结构的许多重要规律（如核的性质、旋磁比、核自旋弛豫时间及固体中核之间的距离等）时增加了一项重要的研究技术，从而诞生了磁共振波谱学这一新兴学科。从 1950 年开始，人们进一步发现在恒定的外磁场中，同一种原子核由于所处化学环境不同，它们的共振频率略有差异，这吸引许多化学家用 NMR 技术研究化学物质的分子结构，提出了化学位移的理论，使 NMR 成为有机化学领域最有力的研究手段之一。从 20 世纪 50 年代到 70 年代，磁共振波谱学主要被化学家和物理学家用来研究物质的分子结构。与此同时，磁共振在基础理论和方法上也不断取得突破和创新，比如在分析和解释弛豫现象方面，Bloch 于 1953 年提出的著名的布洛赫方程（Bloch equations）。1965 年，Ernst 首次将傅里叶变换方法引入磁共振技术，相对于传统的光谱学方案，这一方法将物质结构测定的灵敏度提高了数十甚至数百倍。

1971 年，美国纽约州立大学教授 Damadian 利用磁共振谱仪对老鼠的正常组织与癌变组织样品的磁共振特性进行研究，发现正常组织与癌变组织中水质子的磁共振信号有明显的差别。Damadian 还观察到，受激组织的偏转磁矩在恢复至稳定状态的过程中会发出两种不同的信号，这就是磁共振成像理论中最重要的 T_1 和 T_2 弛豫时间。Damadian 的工作首次揭示了磁共振技术在医学领域应用的可能性和前景。1973 年，美国纽约州立大学的 Lauterbur 和英国诺丁汉大学的 Mansfield 分别独立提出使用线性梯度磁场进行空间编码来获取空间分辨率，从而为磁共振技术用于成像奠定了坚实的理论基础。同年，世界上第一幅二维磁共振图像产生。Lauterbur 和 Mansfield 的这一开创性工作迅速激发了磁共振医学影像理论和技术的确立和发展。1975年，Lauterbur第一次获得了活鼠的磁共振图像；1976年，Mansfield成功地获得了世界上第一幅人体活体（手指）的磁共振图像。1977年，Mansfield又提出了平面回波成像（echo planar imaging，EPI）的方法，大大缩短了成像时间。紧接着，1978年Lauterbur和Mansfield团队又先后取得了极具价值的人类头部断层成像和腹部成像。这时，磁共振的图像质量已经达到了CT的早期水平，并在医院开始人体临床试验，标志着磁共振成像作为一种新型成像技术正式开始临床医学应用。1980年，第一台商用磁共振成像设备诞生。到1986年，全世界医用磁共振成像设备的装机就迅速增长到近800台。美国放射协会于1993年正式建议将这一革命性的医学影像技术命名为磁共振成像。2003年，Lauterbur和Mansfield因为他们在医学诊断和研究领域内所使用的磁共振成像技术领域取得的突破性成就而被同时授予诺贝尔生理学或医学奖。

医用磁共振成像设备自20世纪80年代初进入临床使用以来，经过近40年的发展，在硬件和软件技术上不断改进和突破，新的成像序列及数据采集技术层出不穷，成像速度、图像分辨率、信噪比、图像质量等获得了飞速提升。同时，磁共振成像的临床应用也从单一的组织形态学检查发展到功能与形态结合、在细胞和分子水平显示组织代谢改变、组织功能定量测量、多模态成像、磁共振导航的介入治疗等更加广阔的领域。

随着磁共振物理、计算机技术、医学影像学等科学技术的发展，磁共振成像的技术和方法将进一步完善和提高。磁共振成像技术的总体发展方向是：从器官组织水平到细胞分子水平；从非特异性、生理性成像到特异性、功能性成像；从定性测量到定量测量等。作为现代医学影像诊断最重要的手段之一，相信磁共振成像技术必将帮助人类实现对疾病的遗传、分子、代谢、功能和形态的全方位认识，在疾病的早期发现、精确定位、定性定量测量、治疗、疗效监测和评估等各方面发挥更加突出的作用。

（张涛　蔡葵　史朴军）

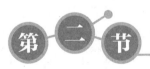

第二节　医用磁共振成像设备硬件技术前沿

一、超高场磁共振成像设备

随着磁共振技术的进步，临床用磁共振成像设备的主磁场强度逐步从最初的0.15T提高到1.5T和3.0T，并可以满足临床的大部分应用和需求。但出于对认知科学、神经科学、脑科学研究的需要以及为了获得更高分辨率的组织精细结构和更准确的功能成像，人们又提出了对超过3.0T场强的磁共振设备的需求，这就是所谓的超高场磁共振设备。

第一批超高场磁共振成像设备（4.0T）于20世纪80年代末在美国的阿拉巴马大学、明尼苏达大学和美国国立卫生研究院（National Institutes of Health，NIH）成功安装。其中，美国贝尔实验室学者 Ogawa 报告了在 4.0T 设备上利用血氧水平依赖（blood oxygen level dependent，BOLD）信号进行大脑功能成像的研究。此后，更高磁场强度的人体磁共振成像设备开始陆续得到使用：1997 年，4.0T 磁共振设备的装机已经超过 10 台；1998 年，美国俄亥俄州立大学安装了世界上首台 8.0T（800mm 磁体孔径）磁共振设备；1999 年，美国明尼苏达大学安装了 7.0T（900mm 磁体孔径）磁共振设备；2004 年，美国伊利诺伊大学芝加哥分校安装了世界上首台 9.4T（650mm 磁体孔径）磁共振设备。截至 2015 年，世界范围内已经安装了超过 60 台 7.0T 或 9.4T 供人体扫描试验使用的超高场磁共振设备。而法国 CEA Neuro Spins 实验室和美国 NIH 正在计划建造场强高达 11.7T 的全身型磁共振成像系统。超高场磁共振设备是当今医用磁共振领域最热门的研究方向之一。

（一）超高场磁共振的临床优势

磁共振成像的信噪比随磁场强度的增加而提高，因此超高场磁共振设备最直接的临床优势就是为成像带来更高的信噪比、更好的对比度、更快的速度和更高的分辨率。同时，随着场强的提高，人体组织的纵向弛豫时间 T_1 增加而横向弛豫时间和 T_2^* 减小，这些特性使得超高场磁共振设备在很多高级临床应用上也显示出明显的优势：

1. **心血管成像**　随着 T_1 的增长，使用时飞法磁共振血管成像时的背景组织可以更加容易被抑制，从而更加清晰地显示血管。同时，信噪比的增加使得更高分辨率的数据采集成为可能，可以更清晰地显示局部细小血管的分布。在更高场强下，并行成像加速技术可以更加灵活地平衡加速比和信噪比的关系，即在保障一定信噪比的情况下可以采用更高的加速比以提高扫描速度，实现超快速扫描。应用于磁共振心脏成像时，超快速扫描可以帮助克服心脏搏动的影响，更稳定地实现心脏的解剖结构成像、心脏电影成像、心肌灌注成像、冠脉成像等高级心脏影像检查。

2. **功能磁共振成像**（functional magnetic resonance imaging，fMRI）　是利用内源性血红蛋白作为对比剂，通过血氧饱和度的对比变化（BOLD 信号）用于研究大脑神经元活动和大脑功能的方法。在超高场下，T_2^* 的降低可以帮助获得更强的 BOLD 信号，同时可以采用更短的回波时间大幅降低 fMRI 的成像时间。在 1.5T 到 3.0T 下，BOLD 效应只有 2%～5%，而在 7.0T 下的 BOLD 效应可达到 7%～8%。由于信噪比的提高，超高场磁共振设备可以实现高分辨率（1mm×1mm×1mm 以上）脑功能成像，使得对大脑精细结构和功能的研究成为可能。

3. **磁共振波谱成像**（magnetic resonance spectroscopy，MRS）　是利用化学位移效应无创性地检测人体器官组织代谢和生化信息的分子变化的成像方法。超高场磁共振设备可以提供更高的信噪比和更准确的谱线解析，从而获得高清晰度的结构和功能图像。磁共振多体素波谱技术在超高场设备上更加容易实现，可以同时提供多个感兴趣区域的代谢信息，有效地提高对肿瘤等的早期检出率；同时，一次扫描就可以对整个病变部位进行全面的生化代谢分析，帮助对疾病的类型和边界做出更精确的诊断。另外，由于信噪比的提高，超高场磁共振设备也使得研究 ^{1}H 谱以外的其他原子核波谱成为可能，比如 ^{14}N、^{17}O、^{19}F、^{31}P 等。其中，^{31}P 谱可以反映活体器官的组织代谢、生化改变和细胞能量代谢情况，临床上已经开始应用于肝脏和心肌的功能代谢研究。

4. 弥散、灌注和磁敏感成像 在总采集时间不变的情况下，超高场磁共振设备可以在多达 256 个方向上分别施加弥散敏感梯度，从而获得精确度更高的全脑三维弥散张量图像。结合高分辨率的结构解剖像，超高场下的弥散张量成像在中枢神经肿瘤、阿尔茨海默症、癫痫、脑白质发育异常等疾病的早期诊断和鉴别等方面均具有巨大的临床应用前

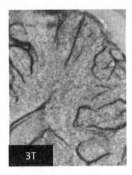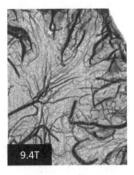

图 3-1　3.0T 磁共振与 9.4T 磁共振的 SWI 图像对比

景。在灌注成像方面，使用动脉自旋标记法进行灌注成像时，由于超高磁场下 T_1 的增加，灌注成像的整体信噪比可以获得较大的提高。另一方面，由于超高磁场下的磁化率效应更强，采用动态磁敏感增强灌注成像方法时可获得更高的信噪比。磁敏感加权成像也是利用磁化率效应的成像方法，因此在超高场设备上可以获得更高信噪比和更高分辨率的 SWI 图像。在 7.0T 设备上，利用 SWI 的相位图信息可以获得脑灰质和白质以及皮层各层结构等高分辨率的解剖结构，甚至可以直接清楚地显示脑白质纤维束。图 3-1 是一个 SWI 磁敏感加权成像的例子。可以看到 9.4T 的磁敏感加权成像相对于 3.0T 磁共振可以看到更细微的静脉血管分支，对于静脉血管病、肿瘤、神经退行性病变都有较大的诊断意义。

（二）超高场磁共振成像设备面临的挑战

虽然在结构和功能成像方面都具备明显的临床和科研优势，但是超高场磁共振设备也面临诸多的技术和应用方面的挑战。

1. 超导磁体 为提供更高的主磁场强度 B0，超高场磁共振设备用超导磁体的超导线用量和线圈的结构尺寸会相应地增加。同时，需要设计更可靠、更复杂的线圈骨架和机械结构用于克服随主磁场强度提高而快速增加的洛伦兹力。这使得超高场磁体的整体结构尺寸几乎是常规 1.5T 磁体的 2～3 倍（一台典型 7.0T 磁体的外径是 2.4m，长度达 3.4m。而 1.5T 磁体的外径一般小于 2m，长度约 1.5m）。另外，超高场磁体在工程设计、制造工艺、磁体失超保护等方面的难度也都成倍地增加。目前，世界上只有为数几家公司有能力稳定而可靠的生产 7.0T 及以上的超高场磁体。正是由于超高场磁体的制造难度大，最早的 7.0T 磁体并不具备主动屏蔽技术，通常需要几十吨的铁磁材料进行被动屏蔽以把杂散场（5 高斯线）限制在合理的范围内，因此对机房的面积和屏蔽工程要求非常高。随着超导磁体技术的进步，近几年推出的超高场磁体开始采用有源主动屏蔽技术，这大大降低了磁体的整体重量和对安装场地的要求。由于设计误差和制造工艺等因素，

随着主磁场强度的增加，超导磁体的磁场均匀性会变差。这对超高场磁体的匀场设计提出了更高的要求，一般需要采用多组超导匀场线圈或者与被动匀场相结合的方式进行匀场以满足磁共振成像的要求。

2. 梯度系统 超高场磁共振设备除了要求更高的主磁场强度外，一般也需要更高的梯度强度和更快的梯度切换率：一方面，这样可以保证在组织的 T_2^* 弛豫时间随主磁场强度的增加而缩短时的图像信噪比；另一方面，可以有效地减少超高场导致的化学位移伪影和磁化率伪影。为获得更高的梯度强度和更快的梯度切换率，就要求梯度线圈的性能和效率更高、制造工艺更复杂，同时要求梯度功放能够输出更大的功率（输出电压约 2000V，输出电流约 1000A）。人体不同组织间的磁化率的差异会引起局部磁场的不均匀，进而会导致图像的变形、模糊甚至磁共振信号的丢失，这种磁化率效应引起的图像伪影（磁化率伪影）会随着主磁场强度的增加而更加严重。磁化率伪影可以通过增加多组的动态、高阶匀场线圈消除。由于这些高阶匀场线圈需要动态地调整匀场电流的大小，一般是由常规的铜导线绕制而成并与梯度线圈做成一体，这又进一步增加了梯度线圈制作工艺的复杂度。超高场磁共振设备梯度线圈的震动和噪声是另外两个需要解决的技术问题。随着主磁场强度和梯度线圈内驱动电流的增加，梯度线圈所受洛伦兹力要比常规 1.5T 梯度线圈高 5～10 倍。特殊的机械减震设计和序列设计可以有效地减少梯度线圈的震动。降噪耳塞可以帮助把扫描时的噪声降到法规所要求的 99dB（A）以下。

3. 射频系统 超高场下，人体组织的介电效应（dielectric effect）会导致射频发射场 B1 的分布极不均匀，严重影响图像质量。为解决射频场不均匀的问题，目前比较成熟的技术方案是采用多通道并行发射线圈和与之相匹配的射频场匀场（RF shimming）算法。并行发射线圈通常包含 8 到 32 个不等的独立的射频发射单元，每个单元都配有相应的射频功放可独立地进行幅度、相位、脉冲波形的调制。射频场匀场算法首先是通过特定的序列和方法获得射频场在人体内的分布图（B1 map），然后再根据 B1 map 计算得出对应每个独立射频发射单元的幅度、相位和脉冲波形，从而消除介电效应的影响，得到相对均匀的 B1 场。另外需要指出的是，由于射频场的不均匀分布，设计用于全身射频激发的体线圈非常困难。基于同样原因，射频接收线圈通常采用接近人体的表面线圈设计。因此，目前的超高场磁共振设备普遍没有配备体线圈，而是采用收发一体的多通道阵列线圈，如 32 通道的头部线圈和 24 通道的膝部线圈等。

4. 射频能量吸收 根据磁共振原理，激发同样偏转角的射频脉冲所需射频能量随着主磁场强度的提高而增加。有试验数据表明，在 7.0T 下产生同样一个 90°脉冲所需射频能量是 3.0T 下的 3～3.5 倍。因此，超高场磁共振设备上的脉冲序列设计和使用需要更加仔细考虑射频场的致热效应，并对射频脉冲的个数、时长、幅度进行严格控制，避免超过人体安全所规定的特定吸收率（specified absorption rate，SAR）限值。在超高场下，受人体组织介电效应和射频产生的涡流等因素的影响，射频场的分布不完全符合在 1.5T 或 3.0T 下模拟计算的结果，因此 SAR 值的计算不能直接参考基于 1.5T 或 3.0T 的计算模型。对于超高场磁共振设备，必须采用基于时域有限差分（finite-difference time-domain，FDTD）的方法针对每个射频线圈单独模拟计算分析射频场在人体内的分布，以便最大限度地保证 SAR 值估算的准确性。即便如此，系统还必须配置多通道实时射频功率测量仪器，通过限制最大射频发射功率以进一步确保人体的安全。为有效降低超高场下的 SAR 值，可以采用以下几种方式：①特殊的射频脉冲设计如绝热脉冲和小翻转角激发脉冲等；②多通道并行发射；③并行成像技术。

在使用超高场磁共振成像设备时，另一个要考虑的问题是超高场的强磁场是否会对人体有害。目前 FDA 的安全指南是 8.0T 以下的磁场对人体没有明显的损害，有报道个别案例出现暂时的头晕、呕吐的感觉，但总体上是安全的。外周神经刺激（peripheral nerve stimulation，PNS）是磁共振成像设备必须要考虑的安全因素之一。PNS 主要取决于磁场随时间的变化率，与静态的主磁场强度无关。但在超高场下，磁体所产生的杂散场梯度也相应增加。为保证不引起人体的外周神经刺激，超高场磁共振设备通常会对病床的移动速度做严格的限制，特别是在进入磁体端部等杂散场梯度较大的区域时。

科学家们为解决超高场磁共振设备所存在的问题而发展的高阶匀场、多通道接收线圈、多通道并行发射等技术，反过来也极大地提升了 1.5T 和 3.0T 临床磁共振设备的性能和图像质量，促进了磁共振技术整体向前进步。经过二十多年的发展，超高场磁共振设备已经在神经、认知科学、脑科学和转化医学领域展现出巨大的潜力，所面临的技术挑战正在被逐步克服，各大设备厂家也在积极推动 7.0T 磁共振设备获得 FDA 的临床审批。超高场磁共振设备特别是 7.0T 设备未来有望会像 3.0T 一样得到普及，在临床诊断和科研中发挥更大的作用。

二、磁共振成像谱仪

（一）磁共振成像谱仪的组成

谱仪是磁共振成像设备的核心控制部件，其主要功能是控制和实现系统各个组件能够严格按照磁共振扫描序列所设计和规定的工作时序产生梯度脉冲及射频信号的发射、接收和处理等任务。在整个磁共振系统架构中，谱仪的前端一般与运行用户操作软件的主控计算机（工作站）相连，后端输出部分与射频功率放大器、梯度功率放大器等器件相连，另外还接收来自其他辅助控制部件的信号，包括心电门控、呼吸门控等。谱仪的主要功能模块包括：

1. 主控模块 一般采用嵌入式处理器，与主控计算机之间通过以太网，基于 TCP/IP 协议进行通信，接收用户下传的脉冲序列、扫描参数设置、数据文件和操作指令等，上传发送谱仪工作状态、中断请求等，并将接收到的磁共振信号数据回传给图像重建计算机进行图像重建。其中的序列解码和参数分发模块负责对成像序列及扫描参数进行解码，生成其他各功能模块所需的工作时序和配置参数。工作时序将用于产生精准控制全部硬件开关的触发信号，使得射频发生模块、梯度发生模块和射频信号接收模块能够严格按照扫描序列的时序要求同步工作。为满足磁共振成像的要求，谱仪主控模块要满足以下技术要求：①控制射频发生、梯度发生及射频接收各模块的触发信号应可以任意调节并保持相互独立；②MR成像的物理机制决定了其对射频发射和接收相位非常敏感，因此各模块的触发信号对同步和时间的精度要求非常高，误差通常需要控制在纳秒（ns）量级；③扫描序列执行过程中，产生的触发信号应始终保持较高的精度和稳定性，不因运行时间长和其他外部干扰（如环境温度的变化等）而产生不确定的误差。

2. 射频发生模块 主要包括频率合成、波形发生、正交调制、数模转换（DAC）、滤波放大等部件，能够产生特定频率、带宽、相位和幅度的射频脉冲信号，经射频功放后驱动射频发射线圈产生磁共振信号所需的射频磁场B1。

3. 梯度发生模块 包括梯度计算和控制部分、梯度波形生成、数模转换（DAC）及接口电路等，用于根据序列设计和扫描参数设置分别计算生成 x、y、z 三轴的梯度波形，梯度波形模拟信号经梯度功放后驱动 x、y、z 梯度线圈产生用于空间编码的梯度场。其中的梯度计算和控制部分是关键模块，需要具备高速和高精度运算的能力，并能实现扫描平面角度旋转变换、涡流补偿、梯度功放时延补偿、动态匀场等功能。随着电力电子技术发展，梯度功放目前已经可以做到全数字化控制，这使得梯度发生模块可以直接输出数字化梯度信号，不再需要DAC模块，可进一步简化梯度发生模块的设计。

4. 射频接收模块 用于接收多通道的磁共振射频信号，一般分为模拟信号处理和数字信号处理两部分。磁共振产生的原始射频信号一般具有高频、窄带、小信号等特点，首先需要经过低噪声前置功放的放大和模拟滤波再经过高速ADC（模拟数字转换）采样后生成数字信号，然后在数字域里经过一系列的数字信号处理，包括数字正交解调、数字下变频、多级数字信号抽取滤波、放大、解调，最后得到进行图像重建所需的数字化基带信号。

5. 模拟接口模块 一般是作为射频发生、梯度发生和射频接收模块的模拟前端，可以完成模拟信号的调制、放大、增益控制等功能。

6. 电源与时钟模块 提供谱仪运行所需的电源及时钟基准信号。

7. 机箱及背板 用于以上各功能模块的物理连接及相互通信。

8. 外围控制模块 一般包括心电门控、呼吸门控的输入控制及其他实时控制信号的通信。

早期的磁共振谱仪设计中，模拟电路占的比例比较大，这种架构的谱仪体积大、成本高、调试困难、编程灵活性差，并且很难满足高场（1.5T以上）和多通道射频接收的要求。比如说，射频脉冲信号的发生与射频信号的接收一般由模拟的正交调制和解调电路实现，不仅电路复杂、调制困难，而且由于模拟混频器的两路信号相位无法确保完全正交，会引起图像伪影；模拟器件的非线性漂移也会在图像中产生条纹伪影。梯度的涡流补偿采用模拟微分电路实现，其灵活性和准确性较差，并且电路复杂。

（二）磁共振成像谱仪的发展趋势与前沿技术

随着计算机、通信工程与微电子技术的发展，具有特定功能的数字信号处理器件与现场可编程逻辑门阵列（field programmable gate array，FPGA）等器件发展迅速，促进了磁共振谱仪进入全数字化时代。特别是数字合成与数字解调等数字化通信与信号处理技术的应用，大大提高了信号发射和接收电路的集成度，降低了设计与调试的难度。FPGA 的应用不仅提高了数字电路的集成度并且增加了谱仪设计上的灵活性。

近几年来，磁共振谱仪的发展趋势和前沿技术主要包括以下几个方面：

1. 数字化前端技术（全光纤技术）　将传统谱仪内部的模拟射频信号接收和处理模块前置到磁体屏蔽间里。MR 信号的采集、处理和 ADC 可以在这些前置单元（又称为数字化前端）中直接完成。处理后的数字信号可以通过光纤进行传输，从而减少干扰、降低信号在传输中的损耗，提高信噪比。

2. 多源发射　目前在一些超高场磁共振设备上，独立发射单元的数量可以多达 32 个。这些发射单元需要由谱仪的射频发生模块独立地控制输出的幅度、相位、波形等参数。

3. 更多接收通道数　随着相控阵接收线圈和一体化线圈等技术的普及，磁共振设备的接收通道和射频线圈单元数不断增加，一些高端 3.0T 磁共振设备的接收通道数已经达到 128 个。这对磁共振谱仪射频接收模块的信号接收、处理能力、电路集成度等提出了更高的要求。为增加信号特别是模拟信号的接收能力，通信载波技术中频分多路复用和时分多路复用技术已经开始得到应用。

4. 超高场磁共振谱仪　相对于 1.5T 和 3.0T 磁共振系统用谱仪，超高场磁共振谱仪一般需要满足以下要求：①射频发生模块可以提供更高频率（9.4T 下的磁共振频率是 400MHz）下的射频脉冲波形调制；②支持除质子成像外其他核素如 ^{14}N、^{17}O、^{19}F、^{31}P 等的磁共振成像：由于不同核素的磁共振频率有较大差异，这要求谱仪的射频发生模块和接收模块能够在 10MHz 到 400MHz 宽频范围内实现频率、相位、幅度等的快速可调；③同时具备多源发射和多通道接收的射频发射和接收单元。为满足超高场设备的成像要求，独立发射通道需要 4~16 个，并行接收的通道数为 32~128 个。

5. 高阶动态匀场　磁共振设备主磁场强度的提高、越来越多的功能成像和各种快速数据采集技术的应用需要对主磁场进行高阶动态匀场。这部分控制一般是在磁共振谱仪的梯度发生模块实现的。该模块需要提供多路匀场电流的输出，并且匀场电流的值可以满足在实际序列扫描过程中动态快速可调。

6. 实时动态序列扫描控制　一些磁共振高级扫描序列如磁共振心脏成像等要求在扫描过程中可以实时动态地调整序列扫描参数，即可以根据上一个 TR 扫描周期得到的数据和信息或者其他门控信号等实时调整下一个 TR 扫描所需的扫描参数。这要求谱仪的主控模块特别是序列解码和参数分发模块具备实时数据接收和处理的能力。

三、梯度系统

梯度系统在磁共振设备中用于选择成像区域并且进行空间编码和定位。通过在梯度线圈上施加电流，在 x、y、z 轴成像区域形成渐变梯度场，从而实现区域选择和编码。梯度系统最重要两个指标是最大梯度强度和最大梯度切换率。梯度强度是指单位长度内磁场强度的改变量，其常用单位为 mT/m。梯度切换率是指单位时间内在单位长度范围内的磁场强度改变量，其常用单位为 T/（m·s）。理想状态是梯度子系统的最大梯度强度和最大梯度切换率二者都高，但实际上必须受到工程上可以实现的梯度线圈的电流密度和电感量的限制。1983 年，最早的超导 0.35T 磁共振系统的最大梯度场强只有 3mT/m，最大梯度切换率为 3T/（m·s）；1993 年，梯度系统已经发展到最大梯度场强 25mT/m，最大梯度切换率 42T/（m·s）；2000 年初，主流 3.0T 磁共振设备的梯度发展到最大梯度场强 45mT/m，最大梯度切换率 200T/（m·s）左右。目前，3.0T 磁共振设备中性能最高的组学梯度，可以同时达到最高梯度场强 80mT/m 和最大梯度切换率 200T/（m·s）。

梯度系统对磁共振成像的空间分辨率和扫描时间有直接影响。通过增加梯度系统的性能，可以提升空间分辨率，缩短扫描时间，体现在图像上就是更高的信噪比，更少的变形，更高的平面内分辨率和更薄的层厚，即更好的图像质量。快速成像技术如平面回波（EPI）和快速自旋回波（FSE/TSE）的发展也是在一定程度上依赖于梯度性能的提高。梯度性能的提高对于弥散成像 DWI 大有益处，因为弥散加权的表观弥散系数（apparent diffusion coefficient，ADC）值与梯度场强的平方有直接关系。更高的梯度场强可以实现更高的信噪比，提高 DWI 成像质量。

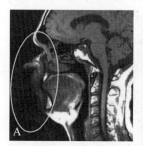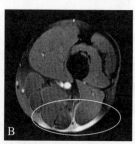

图 3-2　主磁场均匀度对图像质量的影响

A. 图像边缘的磁场不均匀导致图像的变形；B. 较差的磁场均匀度导致基于化学位移（即频率饱和法）的方法出现压脂不均匀

磁共振扫描时，梯度场改变了局部磁场均匀度，进而改变了质子自旋的拉莫（Lamor）频率。原始数据（K 空间数据）填充完成时，傅里叶变换将不同的频率信息映射到自旋的空间信息（不同的频率 = 不同的空间信息）。所以磁场不均匀会导致频率偏移，带来图像的变形，通过传统的后处理方法是无法解决这一问题的（图 3-2）。

匀场即去除磁场的不均匀性。由于磁体制造过程中的加工误差、装配公差包括周围环境都会影响磁场的均匀度，要获得理论上完全均匀的主磁场是不可能的。即使对于静态主磁场非常均匀的磁体，当有物体进入磁体时都会破坏并降低这个均匀度，需要进一步进行匀场，才能再次提高磁场的均匀度。磁场均匀度的降低会导致磁共振图像压脂效果的不均匀，而高级功能如弥撒加权成像和脑功能图像会有较大的变形。对于磁共振波谱成像，则会影响对病变的生化信息进行正确的评估。

匀场方式分为被动匀场和主动匀场。被动匀场是指通过在磁体上额外放置很多小的铁磁金属片来提高磁场的均匀度。主动匀场是指使用额外的匀场线圈（类似于梯度线圈的电路设计）进行匀场，通过调节匀场线圈上的电流来调整磁场均匀度，动态地实现高磁场均匀度。主动匀场过程中，通常使用 3D 梯度回波序列采集匀场区域的磁场分布信息，计算机程序分析采集的数据进而估计每个匀场线圈需要的电流来优化磁场均匀度。一般来说匀场线圈的组数越多匀场效果越好。目前，高端 1.5T 和常规 3.0T 磁共振设备都可以配置二阶匀场线圈，而 7.0T 以上的磁共振设备则需要更高阶的匀场包括三阶或四阶匀场。二阶匀场线圈可以提高 zy、zx、xy、z^2 和 x^2-y^2 方向上的磁场均匀度，可以有效解决成像区域内波谱成像所要求的复杂匀场问题，保证获得良好的波谱图像质量。

高阶匀场极大地提高了磁场均匀度，尤其是通过动态高阶匀场技术，常规的频率饱和法也可以获得均匀的压脂效果，而无须借助于扫描时间更长的水脂分离技术（图 3-3）。基于 EPI 平面回波序列的弥散加权、弥散张量、BOLD 成像等对 B0 场

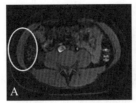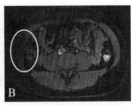

图 3-3 高阶匀场可以获得均匀的压脂效果
A. 带高阶匀场；B. 无高阶匀场

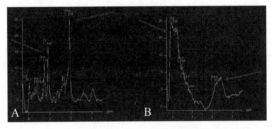

图 3-4 高阶匀场对磁共振波谱成像的影响
A. 有高阶匀场，谱线的半高全宽（FWHM）比较小，信噪比好，可以进行准确的定量分析；B. 没有高阶匀场，磁共振波谱基线不稳定，无法进行定量分析

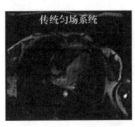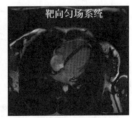

图 3-5 靶向匀场与传统匀场技术对比
使用传统匀场技术，True FISP 亮血序列的图像经常出现黑带伪影，靶向匀场使用心脏解剖聚焦匀场的模式，可以有效消除黑带伪影

的不均匀性非常敏感，没有动态高阶匀场会导致严重的图像变形。对于磁共振波谱成像，尤其是三维磁共振波谱成像，没有高阶匀场就无法获得均匀的动态磁场，无法进行精确的定量分析和研究（图 3-4 / 文末彩图 3-4）。

靶向匀场技术是通过增加额外的匀场通道和矩阵式主动匀场线圈，使用特殊的序列来对感兴趣区进行局部聚焦匀场，取得优于常规动态高阶匀场技术的匀场效果。其基本原理是采用迭代和交变梯度场来减少涡流的产生，并实时优化匀场电流，实现动态高磁场均匀度。针对不同的解剖部位和序列扫描，可使用不同的匀场模式，如在心脏扫描前采集动态主磁场变化图，消除黑带伪影（图 3-5）。同时，靶向匀场技术对偏中心部位扫描如肩关节、颈部等都能获得更均匀的压脂效果，并能进一步提升波谱、弥散加权等功能图像的稳定性和精准度。

四、数字化射频接收

并行采集技术是磁共振设备在射频接收技术领域的重大进展之一，随着并行采集技术的发展，要求的接收通道和射频线圈单元数不断增加，射频接收链路必须具有更多的采集通道数和更长的传输电缆。传统模拟信号传输采用笨重的线圈接口及复杂的电子元器件，使得整个系统对于噪声的引入更加敏感，严重影响图像质量。图 3-6 所示的是基于传统模拟接收技术的射频接收链路。可以看出，为了能够支持更多的线圈通道数，多路传输、复杂的逻辑转换控制、动态范围压缩以及精细的手动组件调整都是必需的。传统的模拟接收技术中，模拟信号传输线缆需要被捆绑在一起，对噪声非常敏感。另外，在线圈单元及模数转换器（ADC）之间需要用长距离的线缆来进行信号的传输，这必然会增加噪声，降低磁共振信号的信噪比。线圈的通道数越多，这种损失就越严重，造成更多的图像信噪比降低。

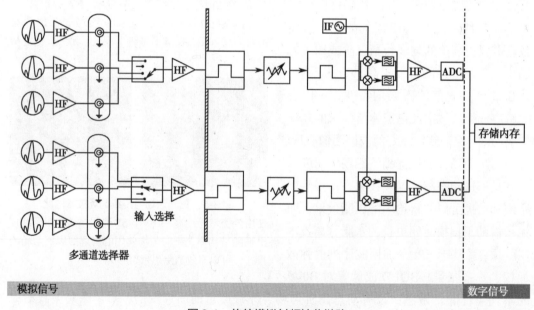

图 3-6　传统模拟射频接收链路

图 3-7 所示的是全数字射频接收链路技术。磁共振信号在射频接收线圈内即完成信号的数字化，然后通过光纤实现全程数字化传输。这一技术大大提高了系统对于噪声的抗干扰能力，可以获得更加精确的磁共振信号，带来更高的图像信噪比。与传统的模拟射频接收技术相比，可以满足临床应用所要求的尽可能多的单元／通道的采集，而不需要复杂的电路设计。采用全数字射频接收链路技术，结合根据接收信号在空间编码傅里叶空间位置而实施的可变增益调节，在获得卓越的图像质量的同时（图 3-8），可进一步简化扫描工作流程，提高患者流通量。

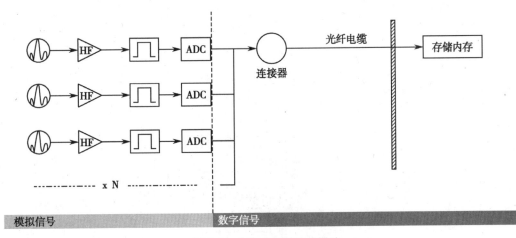

模拟信号　　　　数字信号

图 3-7　全数字射频接收链路

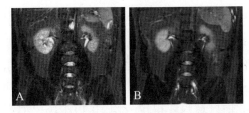

图 3-8　全数字接收技术和模拟接收成像对比
同一患者的体部成像，使用完全相同的扫描
参数：传统模拟接收技术（A）与全数字接收
技术（B）

五、多源发射

射频多通道接收和相控阵线圈技术结合了小线圈单元局部高信噪比的优势和大线圈覆盖范围大的优势，成为 20 世纪 90 年代磁共振成像领域的一大创新。随后，并行采集技术的出现使磁共振扫描时间大幅缩短，时间和空间分辨率大幅提升。随着射频接收链路进入并行和全数字化时代，近几年来射频发射链路也进入了并行和数字化时代。

如图 3-9 所示，射频系统分为发射部分和接收部分，传统的射频发射和接收组件均位于设备间，射频发射和接收均以模拟信号形式在设备间和磁体间传输。第二代分离射频技术即所谓的全数字化射频接收技术，是将射频接收通道（即 ADC）前置于磁体旁甚至接收线圈内，可有效减少模拟信号的传输距离，提高图像的信噪比。第三代射频技术采用全内置射频技术，在射频发射和射频接收端都实现了数字化，既能保证磁共振信号接收环节的高信噪比，又能保证射频发射信号的精准度。全内置射频技术还可实现射频的发射与接收系统之间、射频系统与梯度系统之间的实时回馈，动态调整射频场的稳定性和精确触发，实现对射频发射高精度的实时控制和精准激发，获得更高的 B1 场稳定性，有效减轻 B1 场不均匀引起的图像伪影。

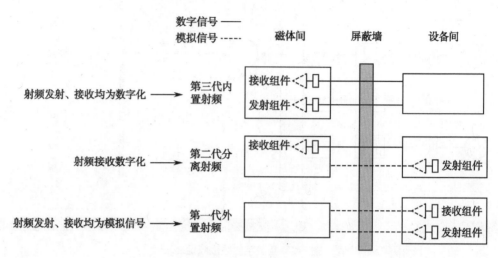

图 3-9　第一、二、三代射频系统对比

在磁共振成像中经常出现由于射频发射场不均匀所导致的射频源性暗区和电介质伪影，在体部成像中尤为明显。同时，3.0T 磁共振系统由于射频波长变短，射频场不均匀和由此带来对成像的影响较 1.5T 更明显。为解决高场和超高场射频激发不均匀的问题，人们提出了双源发射和多源发射技术。其基本原理是通过调节两个或者多个射频激发通道的幅度和相位差，在成像区域内获得较为均匀的 B1 场，主要用于提高乳腺、腹部、盆腔等大扫描视野（field of view，FOV）的图像质量，又称为适形射频匀场技术。适形射频匀场技术可针对不同的解剖部位调整不同射频激发通道的幅度和相位，获得适用于不同的个体及部位的、更均匀的射频场。该技术可根据不同解剖部位进行全自动化的调节，无须人工干预，从而可以进行更快的扫描，有着更好的临床适用性和便利性。

靶向射频激发技术是在并行发射技术的基础上，通过两个独立的并行发射射频脉冲调节，与 x、y、z 三组梯度线圈产生的任意梯度波形同步并相互配合，理论上可以实现任意形状 B1 目标场的激发。如图 3-10 所示，在正交方向上分别施加射频激发层面和重聚焦层面，两者共同作用的区域即为成像区域。由于成像范围可以被精准的选择和限制，可以有效避免卷褶伪影的出现；同时，由于非目标区域不再被采样，采样数据量明显减少，扫描时间更短。配合并行发射技术的使用，TE 时间亦可明显缩短，图像的几何变形和磁化率伪影可以被有效抑制，信噪比显著提高；对于大扫描视野，可以采用更少的回波链达到相同的空间分辨率，可有效减少图像变形和 T_2^* 模糊效应；由于视野外的区域如运动器官或者搏动血管不被激发，因此可以减少对信号的影响，减少伪影的发生；对于成像感兴趣区，只有部分视野需要进行相位编码，所以在相同时间内可以获得更高的空间分辨率。总体来说，靶向射频激发技术可获得更高的图像质量、更快的成像速度，具有广泛的临床应用前景（图 3-11）。

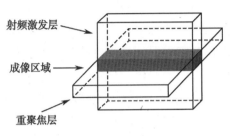

图 3-10　靶向射频激发技术

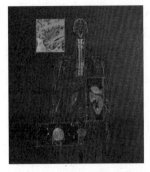

图 3-11　靶向射频激发技术
实现全身特定部位激发

六、一体化线圈

　　射频接收线圈是磁共振射频系统最重要的部件之一，其设计方案特别是线圈单元数目在很大程度上决定了磁共振图像的质量和成像速度。传统磁共振射频接收线圈可以分为三种类型：鸟笼线圈、单通道表面线圈、相控阵表面线圈。鸟笼（正交）线圈是磁共振最早应用的线圈之一，既可以发射又可以接收射频信号。但由于该线圈接收信号时信噪比低，而且又不能进行并行采集加速，无论是其成像质量还是速度都不能满足当今临床扫描的需求。因此，鸟笼线圈已经逐渐不再作为接收线圈使用。但作为发射线圈时，其射频场均匀度高，所以磁体内置的发射体线圈大多仍然采用这种设计。单通道表面线圈可以紧贴成像部位及脏器进行成像，其信噪比是鸟笼式线圈的 3～8 倍以上。但是，该线圈只能在其线圈大小的范围内成像，扫描视野严重受限。临床上使用时对线圈摆位要求高，需要精确摆放线圈，一旦摆放线圈位置有偏差，成像质量就变差。再加上其只有一个通道，无法进行并行采集加速，临床扫描速度也严重受限。为提高表面线圈的覆盖范围，可以把多个表面线圈拼接在一起，构成了一个大线圈，称为相控阵线圈。相控阵线圈既具备表面线圈的高信噪比，又扩大了表面线圈的覆盖范围。而且每个线圈单元都可以独立传递信号，支持多通道传输，成像时可以兼容并行采集技术，大大提高了临床的扫描速度和质量。根据扫描部位不同，相控阵线圈可以分为相控阵头线圈、脊柱线圈、体线圈等；根据其通道数不一样，可以分为 4、8、16、32 通道等。

　　不同相控阵线圈适用于不同部位扫描，在进行多个部位扫描时，需要来回搬动更换线圈，影响临床的扫描流程。为解决分离式相控阵线圈流程烦琐、病人流通量小的问题，一体化相控阵表面线圈技术应运而生。该技术的特点是，病床床板内部嵌入高密度线圈阵列，病人躺上后与线圈紧密贴合；支持多个独立的线圈同时进行扫描，不同成像

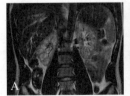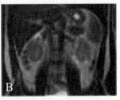

图 3-12　一体化线圈和
传统体线圈的全身成像对比

A. 采用一体化线圈技术的全身成像；B. 采用传统大体线圈的全身成像

部位的线圈可以自由组合、任意拼接，构成一个拥有超大 FOV 的全景成像矩阵，可涵盖全身任意解剖部位；病人进行不同部位的扫描时无须更换线圈，比常规分离式相控阵线圈的病人流通量大大提高。除了能够进行超大范围成像之外，一体化线圈最大的优势还在于能够在任何部位都采用高密度的表面线圈成像，保证真正意义上的全身高分辨成像（图 3-12）。

一体化线圈技术使用高密度表面线圈，可以实现超高倍数并行采集，最大加速因子可达 16 倍，较传统线圈提高 2 ~ 4 倍；另一方面，一体化体线圈技术支持一次性病人摆位即可完成全身成像。这两点相结合可以显著降低扫描时间，加快工作流程，实现快速全身成像。图 3-13 ／文末彩图 3-13 比较了一体化线圈和常规头部相控阵线圈在感兴趣成像区域的信噪比。可以看出，采用一体化线圈技术的图像中心信噪比提高 59%，图像周围信噪比提高 200%，平均信噪比提高接近一倍。

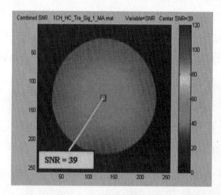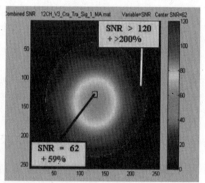

图 3-13　一体化线圈技术和常规头部相控阵线圈的信噪比比较

一体化线圈技术的发展促使射频接收线圈的单元数不断增加，这会导致不同线圈单元之间容易出现干扰。为降低干扰，可以采用通信载波技术中频分多路复用（frequency division multiplexing，FDM）的方法，将不同线圈单元的信号按照不同的载波频率进行调制后，通过一根信号线缆传输到射频接收组件。FDM 可以在提升信噪比的同时，显著改善信号受干扰的程度，还可以减少线缆数量，使线圈更加轻便和灵活。图 3-14 所示的是使用双频信号（8MHz 和 12MHz）进行 FDM 信号传输。利用 FDM 信号传输技术，接收线圈可以实现更多的线圈单元，一方面可以增加图像的信噪比，进行超高分辨率成像；另一方面，随着线圈密度的增加，可以在保证同样图像信噪比的情况下加快成像速度。

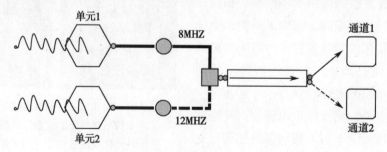

图 3-14　双频信号 FDM 信号传输（8MHz 和 12MHz）

随着临床、科研需求的提高，磁共振对扫描速度和图像质量的要求也越来越高，提高线圈单元密度同时降低线圈的重量和提高患者舒适度是未来射频线圈发展的大趋势。近几年来，射频线圈还有向和人体接触更为紧密和患者舒适度更高的可穿戴式设计方向发展的例子。

七、磁共振自动化和智能化扫描

一个完整的磁共振检查流程主要包括患者摆位及扫描定位、扫描参数调整、图像后处理三个主要环节：

1. 患者摆位及扫描定位是磁共振检查工作的开始，扫描方案包括精确设置扫描范围（扫描位置和扫描层数设置），精确选择扫描视野，选择合适的扫描线圈单元等。扫描定位环节中难度比较大的是自动切层对齐（auto-align）技术，即同一个患者在不同检查（可能相隔几天或几个月，比如术后复查）中，所得到的图像层面是完全一致的，这对医生做出正确的诊断和疗效评估有重要意义。

2. 磁共振成像参数是所有医学影像设备里面最多的，常用的就有 20 多个，而且参数之间互相关联，极其复杂。要做到手动逐个调整好一套参数，需要长时间的学习和经验积累，这对于临床医生经常是个挑战。

3. 磁共振由于其复杂的成像原理，导致其图像后处理工作也极为复杂，有些后处理单纯靠手工来进行是不可想象的。得益于计算机技术的飞速发展，磁共振后处理也方便了很多，可以进行实时在线自动化处理，甚至不需要独立工作站就能完成大部分常规后处理功能。

磁共振自动化扫描技术主要是从扫描参数设置环节提供更便捷、更快速的临床扫描。临床医生只需要一键选择扫描策略，比如选择扫描速度优先、扫描分辨率优先或者进行标准化扫描等，系统就会自动匹配出一套扫描参数来进行扫描。这极大地减少了医生的工作量，更重要的是避免了人为的失误。不仅让操作变得容易，同时也解决了图像的标准化问题，提高影像诊断的准确性。

磁共振智能化技术则是从定位、扫描到后处理等全部环节提供便捷高效的一站式工作流程。智能化的扫描卡可根据病人情况及检查要求提供多种检查方案，实现真正的个性化扫描，为每位检查者提供个性化的、满足个人诊断及扫描习惯的检查方案；临床医生只需把弥散、灌注后处理及图像优化等软件加入到扫描卡片当中，系统就会自动进行相应的后处理，无须人为操作；智能编辑功能可自动调节视野与扫描矩阵的关系，保证每次检查的一致性和准确性，简化计算和操作；智能参数设置提示可以保证稳定良好的成像质量（图 3-15；图 3-16 ~ 图 3-18 / 文末彩图 3-16 ~ 彩图 3-18）。

根据磁共振扫描自动化、智能化程度的不同，目前的医用磁共振设备大体可以划分为三类：

（1）手动扫描：基本不具备上述的自动化技术或者自动化技术非常少，操作起来复杂程度高，无法保证图像质量的标准化，一定程度上会影响诊断的精确性。

（2）半自动化扫描：具备一些自动化及智能化技术，但不全面，往往只能适用于部分部位或某些功能受限。

（3）全自动化扫描：可以实现全自动定位，包括扫描层面的自动设置、扫描视野的自动设定、扫描参数的自动优化，同时可提供标准化的成像方案和自动的在线实时后处理。除操作自动化外，标准化的扫描结果更有助于实现精确的诊断。

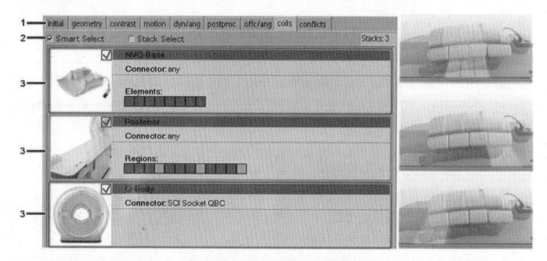

图 3-15　智能化线圈及单元选择

智能线圈及单元选择可以根据病人位置选择适合的线圈和线圈单元，获得高信噪比

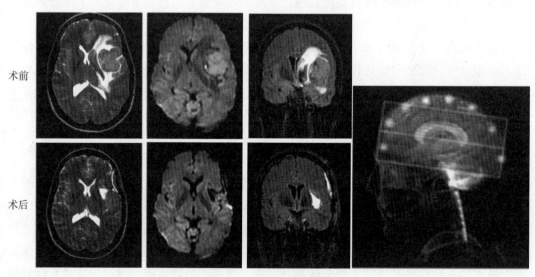

图 3-16　智能头部扫描

智能头部扫描保证同一病人不同时间扫描的一致性，使随访更具有对比性

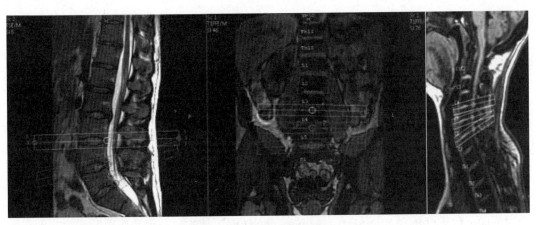

图 3-17　智能脊柱扫描

定位线智能识别椎体及椎间盘、自动精准定位和自动匹配捕获椎间隙角度

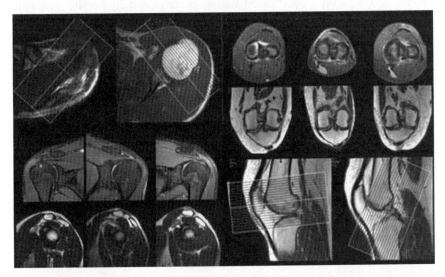

图 3-18　智能关节扫描

保证肩关节、膝关节检查具有优异的图像质量和高度的可重复性，避免患者不同解剖形态、扫描摆位及操作者个人习惯等因素的干扰

（张涛　蔡葵　史朴军）

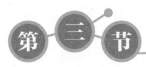　## 高级序列采集与临床应用技术前沿

一、并行采集技术

图像采集时间是临床磁共振成像中一个极为重要的因素。目前，多通道线圈技术、并行采集技术和相应的重建方法使得几乎所有临床应用的图像采集时间大大缩短、动态

扫描的时间分辨率提高，或者在保持采集时间不变的情况下提高图像质量。

并行采集技术一般包括两个技术领域：特定的 K 空间数据采集方案和相应的图像重建方法。

（1）并行采集方案是指如何通过减少必要的采样数据组成一幅图像。在笛卡尔坐标系中，一般是通过均匀的 K 空间"欠采样"来实现（例如相位编码方向上的间隔采样），这会不可避免地在图像域产生"卷褶"伪影。

（2）并行图像重建方法的核心是利用多通道相控阵接收线圈采集得到的空间敏感度信息来弥补空间编码信息的缺失并有效消除"卷褶"伪影。目前主流的重建算法有两大类，一类是在图像域把来自多个独立线圈通道的"欠采样"卷褶图像合成为一幅整体去卷褶图像，代表性的是 SENSE（sensitivity encoding）技术。一类是傅里叶变换之前在频率域把来自多个独立线圈通道的"欠采样"数据恢复到全采样的数据，然后再进行图像重建，代表性的是 GRAPPA（generalized autocalibrating partially parallel acquisition）技术（图 3-19）。

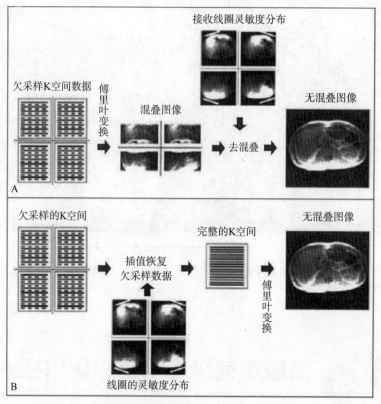

图 3-19　并行采集技术比较：SENSE（A）和 GRAPPA（B）

部分采集技术与全部数据采集技术相比会导致信噪比（signal-to-noise ratio，SNR）的降低，这是并行采集技术固有的缺点。理论上，SNR 降低的幅度大小由加速因子的平方根决定，同时与线圈结构的几何因子（g-factor）之间也存在相关性，几何因子取决于相控阵接收线圈的编码能力。

在传统的二维磁共振成像中，由于相位编码方向线圈敏感度变化信息的限制，并行采集技术在采集速度上会受到限制，即只能在一个方向上进行"欠采样"采集。在三维容积成像中，并行采集技术可以在两个相位编码方向上引入敏感度变化的信息，实现两个方向上同时进行并行加速，但前提是在两个编码方向均具有足够的相位敏感性变化信息，因此对于线圈几何结构决定的几何因子的空间分布具有较强的依赖性。SENSE 和 GRAPPA 两种重建方法中均提供其特有的对几何因子定量评估的方法，并作为重建中一个重要的定量指标。

鸡尾酒卷褶控制并行采集（controlled aliasing in parallel imaging results in higher acceleration，CAIPIRINHA）是一种特殊的并行加速数据采集技术，它克服了传统并行采集方法的要求和限制，在相同的加速因子下，与标准的采集技术相比该技术可以降低几何因子的等效空间分布。相控阵线圈的敏感度变化信息不仅取决于线圈的几何构型，也取决于图像的位置和方向、FOV 的大小和编码方向，同时还有受检者的位置、尺寸和形状等因素。因此，准确预测每一个相位编码方向的"欠采样"率是比较困难的。在很多临床应用中，由于操作者参数选择不当，重建的图像会出现严重的残余伪影或者噪声。CAIPIRINHA 技术可以很好地解决这个问题。在数据的采集过程中，CAIPIRINHA 通过优化射频激发和梯度编码方案可以更加充分地利用来自相控阵接收线圈的空间敏感度变化信息，从而更有效地消除卷褶伪影，提高图像质量，如图 3-20 / 文末彩图 3-20 所示。

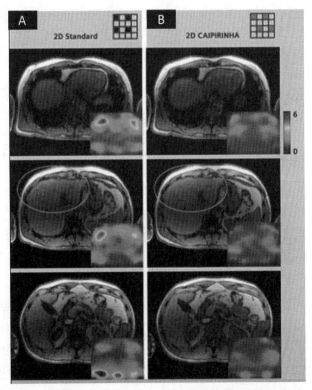

图 3-20　GRAPPA 与 CAIPIRINHA 应用于肝脏扫描之比较

A. 采用 GRAPPA 2×2 加速采集；B. 采用二维 CAIPIRINHA 2×2 加速采集

二、多层同时成像技术

多层同时成像技术是并行成像技术（parallel imaging，PI）领域的又一巨大进步。它的基本原理是同时对多个层面进行激发并且对采集到的信号用相同的方式同时进行空间编码（图 3-21）。传统并行采集技术中（基于图像域的 SENSE 技术和基于 K 空间的 GRAPPA 技术），相位编码方向采集的数据会被"欠采样"，而缺失的信息由射频接收线圈相控阵单元所接收到的空间相位敏感度信息补充得到。由于采样数量的下降，重建后的图像信噪比会降低，这一固有缺点限制了传统并行采集技术的应用范围。

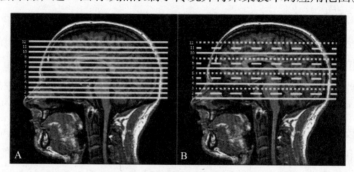

图 3-21　多层同时成像技术

A. 为单层采集模式，射频每激发一次采集一层图像；B. 为多层同时采集模式，每次激发多层图像，大大提高了采集速度。该例中同时激发的层数为 3

多层同时成像技术提供一种全新的缩短扫描时间的方法。理论上，该技术带来的扫描加速比就是可以同时采集的层数。由于没有提高采样的速度（即采样带宽），因此不会像传统并行采集技术那样造成信噪比的降低。必须指出的是，多层同时成像技术的实现依赖于高稳定的磁场均匀性和快速的梯度切换率，同时需要有高密度的发射和接收线圈等硬件上的支持。

为了重建出高质量的多层图像，多层同时成像技术需要解决如下几个问题：①如何避免同时采集到的不同层面图像间的干扰，最大限度地提高图像质量；②如何降低射频脉冲能量的特定吸收率 SAR，理论上，SAR 值与 RF 脉冲同时激发的层面数量的平方成正比；③如何消除层面间相互干扰所产生的伪影。临床中需要把相邻的层面进行明确的区分以避免来自不同层面的信号的干扰，特别是在检测 fMRI 等一些微小信号改变的时候。

多层同时成像技术不仅提高了成像速度，在相同的扫描时间内也使得重建后的图像质量更高。该技术已经越来越广泛地应用在全身各个部位的临床扫描。在弥散纤维束成像中，由于可以一次进行多个方向的成像，这会明显提高 DTI 图像的质量，在临床中也会有更大的应用空间。在功能成像 fMRI 领域，该技术可以大幅度提高时间采样效率即时间分辨率，得到更高质量的静息态 fMRI 连接图谱。多层同时成像技术还使得原来由于扫描时间过长而应用受限的技术具有了新的应用价值。一个比较好的例子就是高分辨率 DWI 成像：高分辨率 DWI 图像可以明显降低由于图像的畸变以及由于空间分辨率降低导致的图像模糊。但是该技术的扫描时间较长，当与多层同时扫描技术进行融合之后，扫描速度可大幅提高。

三、压缩感知技术

压缩感知（compressed sensing，CS）的基本原理是直接感知压缩之后的信号，通过有选择性地采集少量但重要的数据，采用有效的重构算法实现对原始信号的重构，从而大幅缩短信号采集所需时间，减少图像重建工作量，并在一定程度上保持原始信号的重建质量。

压缩感知的主要过程是先对信号进行域变换，使其成为稀疏的或可压缩的信号，再利用一个与变换基不相干的测量矩阵将变换所得的高维信号投影到一个低维空间上，并对所获取的少量测量值进行求解凸优化问题，从而实现对信号的精确重构。其中关键步骤是信号的稀疏性表示、测量矩阵的选取以及重构算法的设计。信号的稀疏性或可压缩性是描述信号复杂性的一种数学方法，合理地选择稀疏基可使信号稀疏化以满足可压缩的要求。磁共振图像一般采用离散傅里叶标准正交基到小波变换等方法进行稀疏变换。

根据压缩感知理论，信号的采样、压缩编码发生在同一个步骤。它以远低于通信理论中奈奎斯特（Nyquist）采样率的速率，对变换后得到的可压缩信号进行非自适应的测量编码。测量矩阵必须满足受限等距特性准则（restricted isometry property，RIP），才能从信号的不完备测量集中高概率重构原始信号。而重构算法的主要思想是寻找合适的算法从少量的数据中精确恢复原有信号。

磁共振成像所采集的不是直接的图像像素，而是由图像经过全局傅里叶变换将原始采集的时域图像转换得到的频域图像。每一个频域像素实际上是时域图像里所有像素值的线性组合，也就是说频域图像的每一个像素都包含原始图像的所有信息。因此，只保留部分重要的采集数据不会导致原始图像信息的永久缺失。运用压缩感知理论可以大大减少采样数据量，从而为后续数据传输、处理和存储减少工作量。压缩感知技术创新性地改变了磁共振信号的获取方式，与传统磁共振扫描方法相比，利用压缩感知理论可以大幅提高成像速度、缩短扫描时间，理论上可以将成像速度提高几千倍。压缩感知技术不仅具有显著的时间分辨率优势，同时具有令人满意的空间分辨率。虽然该技术还未获得广泛的临床应用，但一直是备受关注的磁共振成像前沿技术之一。

四、无对比剂血管成像

目前在临床上钆对比剂被广泛应用于磁共振血管成像（magnetic resonance angiography，MRA），对比剂增强的血管成像（contrast enhanced MRA，CE-MRA）具有扫描速度快、信噪比高等显著优点。但是近年来，随着钆对比剂在严重肾功能不全的患者身上诱发肾源性系统性纤维化的报道增多，出于安全的考虑，无对比剂血管成像技术（non-contrast enhanced MRA）受到了越来越多的关注。无对比剂血管成像技术具有无创性、操作可重复性和无须对比剂的优势，而许多新技术、新序列的开发和联合应用使得无对比剂血管成像的时间明显缩短，图像质量显著提升，应用范围已经从头颈扩展到全身各部位的血管成像。

从原理上讲，"空间差（TOF）""相位差（PC-MRA）"和"时间差（FBI）"是无对比剂血管成像的三大基本成像机制。

1. 时间飞跃法（time of flight，TOF） 采用小角度梯度回波，静态组织在短 TR 脉冲反复激励下，质子受到抑制、趋于饱和，如颅内的脑脊液、灰质及白质信号，图像显示为明显低信号；而快速流动的血液流入扫描层面，成像过程中经历的射频脉冲个数少而没被饱和，仍保持相对完整的自旋，能产生较强的信号，与静态的组织形成对比。经过最大信号强度投影处理后，可得到血管的图像。当使用 TOF 进行动脉成像时，需要在静脉血流入的方向施加静脉抑制技术，即在采集数据之前在静脉流入的方向施加一个饱和脉冲（图 3-22）。

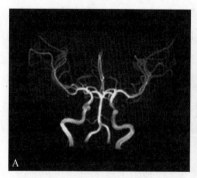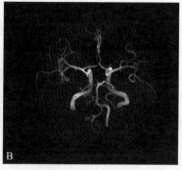

图 3-22 颅脑无对比剂动脉血管成像

2. 相位对比法（phase contrast，PC） 基于最基本的流动编码技术，成像时使用双极梯度进行至少 2 次扫描，得到流动质子相位图。利用质子流速和双极梯度大小和持续时间之间的关系，定量测量血流速度、方向和流量。PC 法不依靠血液流入，具有显示多个方向血流的优势，包括循环流动模式的血流，常用于对复杂血管的成像（图 3-23）。

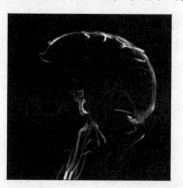

图 3-23 颅脑无对比剂静脉血管成像

3. 第一血流成像（fresh blood imaging，FBI）　通过改变心电门控同步下的延迟时间，分别采集位于心脏搏动的收缩期和舒张期的三维扫描图像数据，并通过在舒张期采集时使用流动补偿和在收缩期采集时使用流动扰流等方法，增大收缩期流速快的血流信号值与来自舒张期流速慢的血流信号值的相对信号差别，然后对两组信号进行差分计算，获得动静脉分离的磁共振血流图像。随后发展的 TIME-SLIP 方法，则是通过在FBI、稳态自由进动（steady-state free precession，SSFP）等的成像序列之前施加用来进行流入区域的血液的标注或识别的自旋标注脉冲作为前置脉冲来控制血流成像对比度的方法，成为使用多个自旋标注脉冲的一种特殊动脉自旋标注（arterial spin labeling，ASL）血管成像方法，成为后续使用 SSFP 和 SPACE 采集方法进行无对比剂血管成像的基础。

SSFP/TrueFISP 序列是一种能够产生亮血信号的梯度回波序列，它具有扫描速度快、信噪比高的特点。首先，使用一个区域选择反转脉冲将感兴趣区的所有磁化矢量反转180°至相反方向，然后等待一段时间（反转时间，TI）后，即当它们的磁化矢量的纵向分量接近 0 时，对感兴趣区进行数据采集。由于流入的新鲜动脉血没有受到反转脉冲的影响，在图像上呈现高信号，而背景组织和静脉的信号被抑制，呈现低信号。采集的图像经过 MIP 处理后，可清晰显示感兴趣区域的动脉血管。此外，该序列还可以与心电门控和呼吸门控技术配合使用，保证每次等待时间内经历心脏收缩大量射血的过程，成像区域内被反转的动脉血可以尽可能多地被新鲜血液置换，同时减少呼吸和搏动伪影对图像质量的影响（图 3-24）。

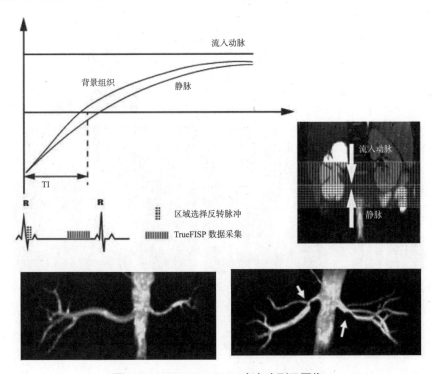

图 3-24　SSFP TrueFISP 亮血序列及图像

SPACE 是一种可变反转角的 3D 快速自旋回波（TSE/FSE）序列，对流动很敏感。它是利用心电触发的 SPACE 序列在心脏收缩期和舒张期动脉血流速度不同造成的信号差异来成像，即在一个心动周期内进行两次 SPACE 数据采集。由于动脉血在收缩期流速快，在 SPACE 序列图像上有明显的流空效应呈现低信号，而在舒张期动脉血流速减小，流空效应减弱，这时候采集所得的动脉信号相对增强。静脉血则在舒张期和收缩期的血液流速没有明显差异而在信号强度上无明显变化。将两次采集数据相减，静脉和背景组织的信号被减掉，而动脉信号则被保留，最后进行 MIP 处理后可显示扫描区域的动脉血管（图 3-25）。

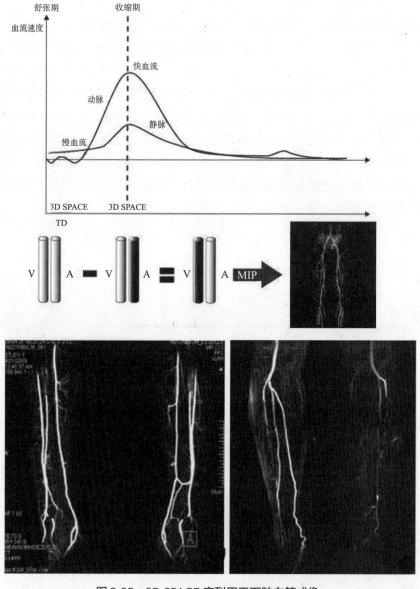

图 3-25　3D SPACE 序列用于下肢血管成像

五、磁敏感加权成像

磁敏感加权成像（susceptibility weighted imaging，SWI）的成像机制是不同组织的磁化率差异。组织的磁化率与其磁化矢量所处磁场相关，进而会影响到组织 T_2^* 弛豫时间及其相位值。T_2^* 梯度回波序列是一种简单而被最早使用的 SWI 序列，后来为增加信噪比又开始采用多回波梯度回波的方法。由于长回波时间可以强化组织间磁化率差异，通过采用长回波时间，高分辨率 3D T_2^* 梯度回波能够显示一些静脉血。然而以上两种方法对磁共振信号的相位信息都没有很好地利用。另外一种比较经典的方法是美国韦恩州立大学 E. Mark Haacke 教授发明的 SWI 序列，该序列采用相位加权的方法，可以强化静脉与周围组织的差异。其缺点是，为获得较高信噪比和分辨率，一般来说采集时间相对较长。

为同时获得较高信噪比和分辨率，对磁化率差异敏感的同时又实现临床上可接受的采集时间，产生了更加快速的 SWIp 技术。该技术基于 3D 高分辨率梯度回波序列，同时采用相位加权方法提高组织对比度，采用多回波采集方式获得与单回波采集方式相比更高的信噪比；结合并行采集技术，可进一步缩短成像时间，满足临床上兼顾扫描时间以及对图像高分辨率、高信噪比的要求。相比单回波采集技术，SWIp 方法在信噪比方面可提升 35% ~ 75%。在 3.0T 系统上采集一个 0.4mm × 0.6mm × 1.0mm 高分辨率的磁敏感加权图像仅需要 4 分钟左右。SWIp 方法兼具快速、高分辨率、高信噪比、磁化率差异敏感的优势，在临床科研中获得越来越多的应用。

SWI 可以强化磁化率不同的组织之间的对比度，例如含去氧血红蛋白的静脉血或矿物质沉积（如钙沉积）与周围组织的对比度，与其他临床信息结合，可以帮助影像科医生诊断不同类型的神经系统疾病。同时，该技术在创伤性脑损伤、脑卒中和出血、肿瘤、多发性硬化、血管性痴呆和脑淀粉样血管病、气颅等临床和科研方面都有广泛的应用。但 SWI 作为一种非定量的成像方法，并不能精确地给出不同组织的磁化率信息，而这些信息对于临床诊断又具有重要的意义。为应对这一临床需求，产生了一种新的基于 SWI 的成像方法——定量磁化率成像（quantitative susceptibility mapping，QSM）。QSM 是一种定量地反映组织磁化率本质特性的成像方法。由于每个体素的精确相位值取决于回波时间、组织的几何形状和磁化率的空间分布，为了获取好的 QSM 图像，必须首先解决相位错位的问题。目前采用的一些方法包括合并正则化技术、非线性正则化等实现磁化率的准确计算。QSM 能够很好地观察内源性磁敏感性化学物质的分布和变化：如利用铁的磁敏感性监测和诊断大脑铁沉积，而铁沉积通常被认为可反映脑神经病变；利用钙盐的磁敏感性观察骨质疏松和大脑钙化等病症。QSM 还可以对分子影像中的顺磁和超顺磁对比剂进行精确测量，在研究心脑血管功能上有着重大的临床应用价值。目前，QSM 正在成为磁共振成像领域研究的一个新热点（图 3-26）。

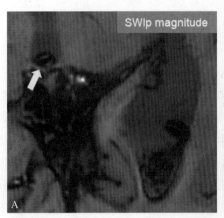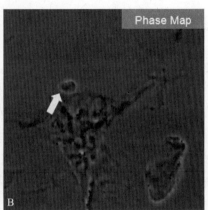

图 3-26　磁敏感加权成像

六、磁共振灌注成像

磁共振灌注成像（perfusion weighted imaging，PWI）反映的主要是组织中微观血流动力学信息。目前，PWI 的实现方法主要有两大类：①需要团注顺磁性钆对比剂的首次通过法；②利用动脉血液中的质子作为内源性对比剂，采用特殊脉冲序列对流入组织血液内的质子自旋进行标记、检测来反映组织的血流动力学信息的动脉自旋标记法。

（一）对比剂首次通过法灌注成像

目前临床上 PWI 多采用将离子型非特异性细胞外液钆对比剂（Gd-DTPA）经高压注射器快速注入周围静脉，采用时间分辨率足够高的快速 MR 成像序列对目标器官进行连续多时相扫描，检测带有对比剂的血液首次流经受检组织时引起组织的信号强度随时间的变化来反映组织的血流动力学信息。在一定的浓度范围内，血液 T_1 值和 T_2^* 值的变化率与血液中对比剂的浓度成线性关系。团注对比剂后，带有对比剂的血液首次流过组织时将引起组织 T_1 或 T_2^* 弛豫时间发生变化，因而引起组织信号强度的改变。检测对比剂首次流经组织时引起组织的信号强度变化，可计算出其 T_1 或 T_2^* 弛豫率变化；相反地，组织 T_1 或 T_2^* 弛豫率的变化代表组织中对比剂的浓度变化，而对比剂的浓度变化则反映血流动力学变化。进一步通过数学模型的计算还可得到组织血流灌注的半定量信息，如组织血流量、血容量和平均通过时间等。

由于作为疾病诊断基础的正常人灌注表现与数值尚无公认的指标，将对比剂首次通过法 PWI 作为临床和基础研究血流动力学的一种半定量研究手段更为客观与合适。在临床研究上相对较多的应用包括：①脑组织灌注，主要用于脑缺血性病变（脑梗死）的早期诊断、脑肿瘤的血供研究等；②心肌灌注，主要用于心肌缺血的研究，在静息状态和负荷状态下分别进行 PWI 可检测心肌灌注储备，有助于心肌缺血的早期发现；③肾脏血流灌注；④肝脏血流灌注等。

（二）动脉自旋标记（ASL）灌注成像

动脉自旋标记（ASL）是一种利用患者自身的水分子作为示踪剂，不需要注射钆造影剂或其他任何外源性对比剂测量灌注的磁共振成像方法。在 ASL 图像中显示的灌注信号理论上是由成对的"标记像"和"控制像"对比确定的。首先，采集感兴趣区域图像作为"控制像"；然后，"标记"脉冲施加于成像平面的动脉血流上游层面，使此层面中水分子的自旋方向反转。在接下来的几秒钟内，大部分血管中"磁标记"的分子会流向成像区域，这些标记的水分子会与静态组织中的水分子交换磁化强度，使后者的平衡磁化强度略有降低（1%～2%）。然后，感兴趣区域被重新成像，称为"标记像"，对"控制像"与"标记像"进行逐像素相减得到的图像就是灌注加权的图像。与钆造影剂相比，水是一种扩散性示踪剂，这意味着标记的水分子不会局限于血管外空间，而是在成像过程中可以自由地从毛细血管进入到组织细胞，这会影响定量灌注的数学建模和计算。除了测量灌注，ASL 方法也可应用于磁共振血管造影产生血管图像。ASL 还被越来越多地作为 BOLD 信号的替代方法在功能磁共振成像中用于记录大脑激活区域。

根据血流标记方法的不同，可以大致将 ASL 技术分为脉冲 ASL（pulsed ASL，pASL）和连续 ASL（continuous ASL，cASL）。cASL 的优势在于当生理噪声比较强时，它的信噪比较高，而 pASL 的优势在于它容易实现。pASL 同时翻转一个层块的血液，被标记血液进入成像区域的时刻不同，进入成像区域的实际翻转效率受限于 T_1 弛豫时间影响；此外脉冲式标记往往需要进行大层块的翻转（EPISTAR 方法）甚至全空间翻转（FAIR 方法），远离磁体中心区域的实际翻转效率受限于射频脉冲的有效范围，这在大孔径短磁体系统中更为严重。cASL 借助连续施加的射频与梯度实现流动血液的绝热翻转。这种标记方法能够即刻翻转即将流入成像区域的血液，保证流入血液的均匀高效标记，达到较 pASL 高约一倍的信噪比，同时标记层面靠近成像区域，射频与梯度的准确性能够得到最大限度的保证。但是，连续式标记需要射频放大器与梯度放大器以 100% 的占空比下开启工作长达 2～3 秒，这对系统硬件提出了极高的要求。目前只有少数高端 3.0T 磁共振设备支持这一工作模式。连续式标记的发展一方面受限于硬件的制约，一方面贴近标记附近区域的磁化传递（magnetization transfer，MT）效应掩盖了灌注信号，致使 CBF 的测量精度受到影响。

伪连续标记 ASL（pseudo-continuous arterial spin labeling，pCASL）是 2008 年提出的将 cASL 和 pASL 混合起来的新方法。伪连续式标记继承了连续式标记的优势，同时借由梯度与射频的等均值重构，消除了磁化传递效应在成像区域的影响，成为在头部的灌注成像中最广泛应用的技术。与 cASL 相似，pCASL 使用比较窄的标记平面，穿过此平面，就会发生动脉自旋流动相关的绝热反转，靠近成像部位标记会立刻进行，最大限度地减少由于标记血液延迟引起的信号损失。cASL 使用连续的射频辐射，pCASL 则是使用一连串非常短的射频脉冲，模仿单一的长 cASL 脉冲的作用，但是能量沉积小得多，对射频功放占空比的要求也小得多。与 pASL 相比，pCASL 有更高的信噪比，而且对标记后血流的分散更不敏感。与 cASL 相比，pCASL 有更高的标记效率，能够仅通过软件修改就能实现。但是 pCASL 的标记效率没有 pASL 高，而且对血流速度、血流角度、B0 和 B1 场的不均匀性非常敏感。

由于灌注信号的强度不到组织信号强度的 1%，而 ASL 作为一种功能剪影技术对患者的运动更为敏感，因此背景的有效抑制是提高 ASL 鲁棒性的关键。目前一致采用基于翻转恢复时间的背景抑制技术。通过双翻转（DIR）或三翻转（TIR）实现对灰质与白质的抑制。基于 IR 的背景抑制只能保证在特定的时刻实现理想的组织信号抑制，而 3D 容积成像可以最大限度地保证灌注信号在理想的时间点采集，同时确保标记后的延迟等待时间一致。另外，传统的 ASL 技术是基于 EPI 或类 EPI 的笛卡尔 K 空间填充，这样的采集方式会导致图像中存在难以去除的相位累积错误与变形。螺旋（Spiral）采集方式的 K 空间填充顺序可有效消除这一现象，与 FSE 信号读取相结合，可以实现 TE 短到 10 毫秒的质子像 3D 采集，最大限度地消除 T_2^* 模糊效应，确保对 CBF 的准确测量。

七、磁共振弥散加权成像

弥散加权成像（diffusion weighted imaging，DWI）是一种通过测量弥散敏感梯度施加前后组织信号强度的变化，在分子水平上无创地检测活体组织内水分子扩散运动的磁共振成像方法，其成像机理主要依赖于水分子的运动而非组织的质子密度、T_1 或 T_2 值。DWI 目前已经成为临床应用最普遍的磁共振成像技术，广泛应用于神经、体部、肌骨、肿瘤的临床诊断和科研。DWI 适用于活体细胞水平探测生物组织的微动态和微结构变化，在肿瘤的良恶性鉴别、疗效评估和预测等方面有着重要的作用。

DWI 序列由一系列梯度脉冲（弥散编码梯度）组成，分别施加在 180°射频重聚脉冲前后。第一个梯度脉冲使原本产生信号的进动质子失相位，第二个梯度脉冲使失相位的质子相位再次重聚。在理论条件下，对于静态水分子而言，质子相位会完全重聚，信号

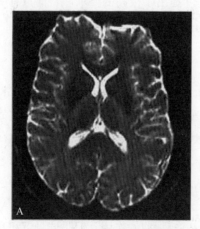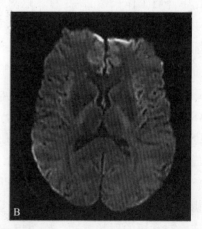

图 3-27　弥散加权成像

施加两种不同弥散梯度权重。A.b=0；B.b=1000

不会发生衰减。但是，如果在施加这对反向梯度脉冲的过程中水分子发生了运动，那么自旋质子将会出现统计上的群体失相位，信号将随着失相位的幅度增大而减小，这就是弥散加权成像。施加的弥散权重的幅值大小被称之为 b 值，它是由弥散编码梯度的持续时间、强度大小以及前后两次梯度脉冲的间隔时间（也称弥散时间）所决定的。通过对不同方向施加弥散梯度，可以评估水分子的扩散方向以及速率。在纯水中，水分子的扩散速度在所有方向上都是相等的，称为各向同性（isotropy）。相反地，在具有间质细胞结构的组织中，如脑白质或者肌肉，水分子的扩散将沿着纤维束的方向优先扩散，称为各向异性（anisotropy）。用 DWI 方式进行水分子随机扩散运动的测量，其大小用表观弥散系数（apparent diffusion coefficient，ADC）来描述，以 mm^2/s 为单位（图 3-27）。

（一）基于单次激发 EPI 的弥散加权成像

单次激发平面回波成像（SS-EPI）是一种超快速成像序列，可以在单个重复时间内（TR）获得整幅图像的全部信息。要做到这一点，空间编码梯度将沿着两个梯度轴（例如 X 和 Y 轴）快速切换，从而在射频激励脉冲后的一个"单次激发"下完成所有 K 空间原始数据点的采样。在施加激励脉冲之后直接使用 EPI 读出可以生成一幅基于梯度回波的 EPI 图像；或者在激励脉冲和 EPI 读出梯度之间加入 180°射频重聚脉冲，获得一幅基于自旋回波的 EPI 图像。基于自旋回波的 EPI 可以在一定程度上减少由磁化率效应导致的信号丢失和图像畸变。

EPI 序列速度快并且对运动导致的相位误差不敏感，所以特别适用于弥散加权成像。然而单次激发 EPI 序列对由磁化率效应引起的几何畸变特别敏感。通过更快速的 K 空间采样可以减少相位误差的积累从而降低磁化率伪影，而更快速的 K 空间采样可以通过减少回波间隔（施加两次相位编码梯度的时间间隔）来实现。减小回波间隔的方法包括：①增加读出带宽；②缩小 FOV 以减少相位编码数量；③对 K 空间进行多次分段采样，即多次激发。除了磁化率伪影，相对长的 K 空间采样时间会导致信号产生比较充分的 T_2^* 弛豫，造成 T_2^* 模糊效应（图 3-28A），T_2^* 模糊效应在 B0 场不均匀的区域尤为突出。另外，长时间采样也会相应地延长回波时间 TE（图 3-28B）。TE 对图像质量有着重要的影响，因为信噪比 $SNR \propto e^{-TE/T_2}$，即使 TE 增加几毫秒也会显著地降低图像的信噪比。

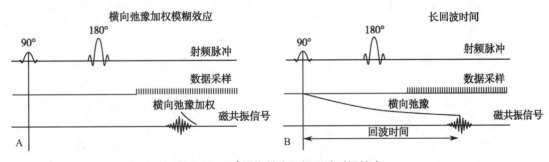

图 3-28 T_2^* 模糊效应和长回波时间效应

A.K 空间采样过程中的 T_2^* 失相位导致的 T_2^* 模糊效应；B. 较长的回波时间 TE 会导致图像信噪比降低

　　单次激发 EPI 的局限性随着主磁场强度的提高会变得更加严重，因为在更高场强下 T_2^* 弛豫时间缩短并且 B0 场的均匀性将更加难以保证，从而导致更加严重的磁化率伪影。图 3-29 显示了分别在 1.5T 和 7.0T 设备上使用标准的单次激发 EPI 序列扫描的图像，明显可以看出在高场下图像质量降低。

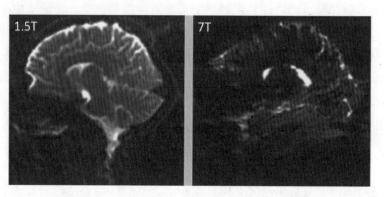

图 3-29　1.5T 和 7.0T 下单次激发 EPI 图像质量对比

　　综上所述，采用单次激发 EPI 的弥散加权成像主要有以下几个问题：①磁化率伪影，由读出过程中的相位误差累积所致，导致图像产生畸变；② T_2^* 模糊效应，由读出过程中较长的数据采样间隔所致，导致点扩散函数（point spread function，PSF）变宽以及重建后的图像模糊；③施加弥散梯度导致 TE 时间延长，导致图像 SNR 降低。

（二）基于多次激发 EPI 的高分辨率弥散加权成像

　　基于多次激发 EPI 序列的弥散加权成像是在单次激发 EPI 的基础上发展而来的，可以通过跳过 K 空间中相位编码方向的某些填充线来实现（也称隔行 EPI 扫描）。多次激发技术采用多个分段采样过程，然后将每段采集的数据相结合并最终重建出一套完整的 K 空间数据。图 3-30 描述的是使用两次激发的隔行 EPI 扫描：首先得到只填充偶数线的第一幅图，随后得到只填充奇数线的第二幅图，然后把分别采样的两组数据相结合就可以获得满足图像重建要求的全部 K 空间的数据。此技术的主要特点是每一组数据子集的采样时间比单次激发采样快一倍，因此可以使图像的畸变降低一半。然而，采用隔行 EPI 采样会花费比单次激发 EPI 更长的总采样时间（因为需要多个 TR 间隔才可以采样整

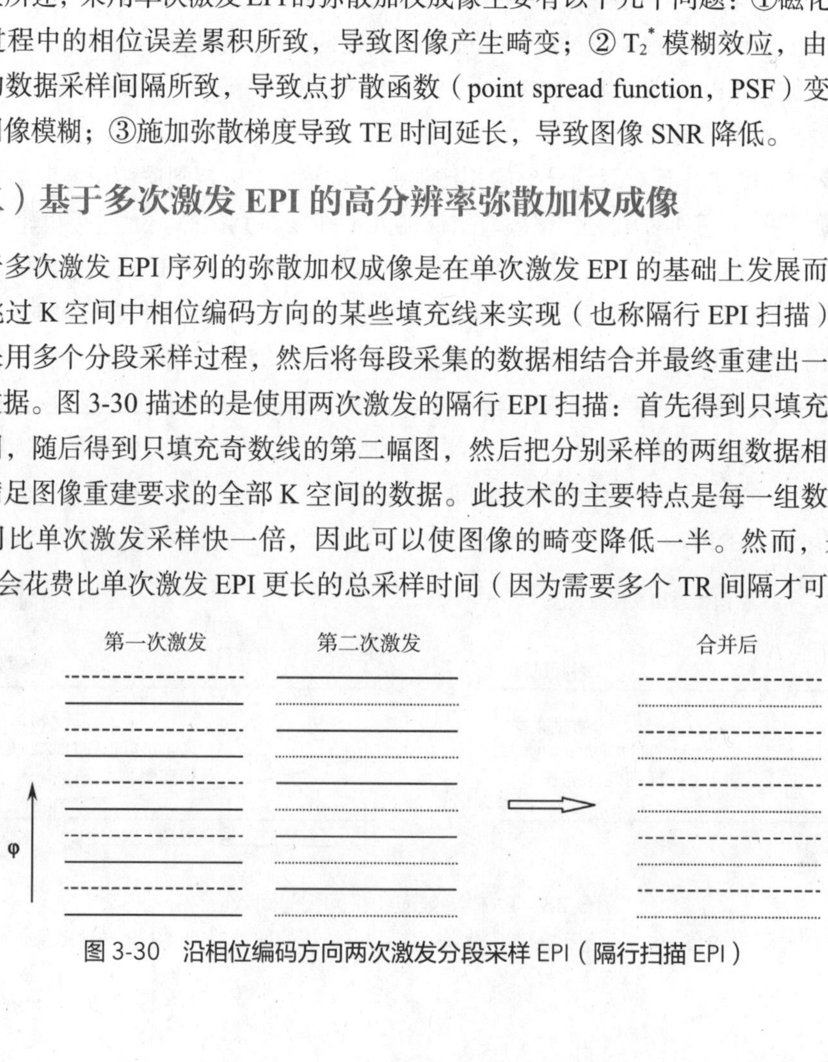

第一次激发　　　　　第二次激发　　　　　　　　　合并后

φ

图 3-30　沿相位编码方向两次激发分段采样 EPI（隔行扫描 EPI）

个 K 空间的数据）。另外，由于弥散加权过程中信号相位对运动非常敏感，患者的生理或身体运动导致的相位误差会在不同的间隔采样过程中随机发生，导致严重的伪影。

另外一种间隔扫描的方法是采用读出方向上的分段 EPI 扫描。这种方法在读出方向上使用数个串联的节段（图 3-31），采用更短的读出梯度脉冲，读出方向回波链长度和读出时间的减少可以有效地消除磁化率伪影。RESOLVE（readout segmentation of long variable echo-trains）序列就是基于读出方向上的多次激发 EPI 扫描，一个低分辨率的读出 EPI 同时作为 2D 导航回波被用于每一次激发时 K 空间中心区域的数据采集。该序列可结合并行采集技术，进一步降低读出时间和减少磁化率伪影。另外，通过校正采集、识别和重新计算错误的数据，可以解决不同数据截断配准误差和生理运动引起的误差。总体来讲，RESOLVE 序列可以大幅降低 DWI 图像变形，帮助实现高分辨率 DWI 成像。

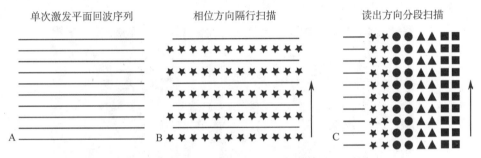

图 3-31　基于多次激发的平面回波扫描序列

A. 为常规单次激发 EPI 序列填充 K 空间的示意图；B. 为相位编码方向上 EPI 分段扫描序列或称隔行扫描；C. 为读出方向上分段扫描 EPI 序列

高分辨率 DWI 在临床应用中能够比单次激发 DWI 发现更多的小病灶，实现 DWI 和解剖像的精准配对（图 3-32）。高分辨率 DWI 技术可以获得类似常规解剖成像的弥散加权成像，有效减少磁化率伪影，特别是对常规弥散成像具有挑战的区域：如小脑及脑干（图 3-33）、视神经、脊柱、乳腺（图 3-34、图 3-35）、前列腺及女性盆腔（图 3-36）等。

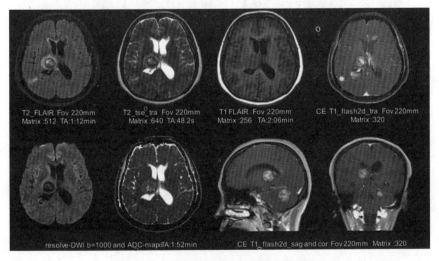

图 3-32　高分辨率 DWI 和解剖像配准

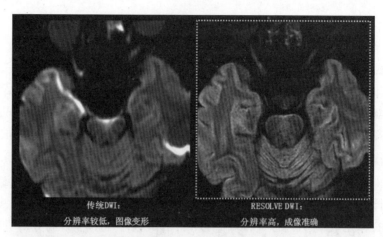

图 3-33　高分辨率颅脑 DWI 成像（扫描矩阵：512×512）

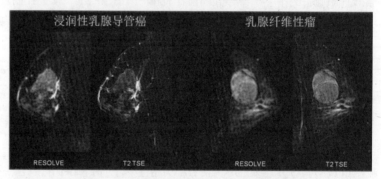

图 3-34　乳腺高分辨率 DWI 成像和解剖像

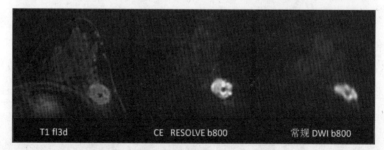

图 3-35　高分辨率 DWI 和常规 DWI 在乳腺成像中的比较

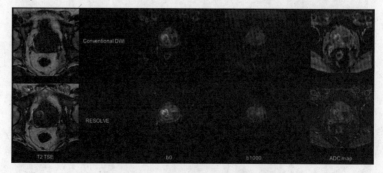

图 3-36　盆腔高分辨率 DWI 成像
可清晰揭示病变结构与周围界限，并提供准确 ADC 测量

八、弥散张量成像和弥散谱成像

弥散张量成像（diffusion tensor imaging，DTI）是一种在 DWI 成像基础上发展而来的用于描述水分子扩散方向特征的磁共振成像技术。通过采集一组弥散加权数据可以计算出一组参数模型来描绘每一个体素中的主要弥散方向，这类模型被称之为张量。DTI 还可以获得与弥散效应相关的其他度量值，包括各向异性分数（fractional anisotropy，FA），平均扩散率以及轴向和径向扩散率。这些度量值与脱髓鞘及轴索变性特征相关，可用于诊断多发硬化的脱髓鞘、脊髓损伤或者肌萎缩性脊髓侧索硬化症等。

有了弥散张量模型的数据，可进一步通过连接每个相邻体素间的近似本征向量（弥散张量的主轴）对全部的轴突路径进行重建，然后利用专门的软件建立扩散示踪图（diffusion tractography）来描述白质纤维束的走行形态，这个过程称为纤维束追踪或纤维束成像。值得注意的是，这些重建的纤维束只是反映了水分子的主要扩散轨迹，是一种间接的测量轴突走向的方法，并不代表真实的轴突路径。纤维束的交叉现象可能会导致 FA 值降低或者纤维束追踪中断，引起结果的假阴性。相反地，纤维束结构不同则有可能导致假阳性，例如：在瘢痕组织中水分子的扩散同样有各向异性的特点。

磁化率效应可以在相位编码方向导致严重的 DTI 图像畸变，图 3-37 / 文末彩图 3-37 显示了一位健康志愿者的纤维束成像在对磁化率伪影进行校正前后的对比。在对"原始数据"进行纤维束成像时，可以看到明显的纤维束中断。然而，对经过校正后的数据重新进行纤维束成像显示：明显的中断是由于磁化率畸变引起的。所以，临床上使用 DTI 需要选择正确的数据采样方式将磁敏感效应导致的图像畸变降到最低，否则容易造成误诊。

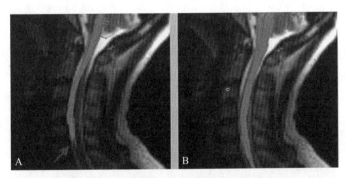

图 3-37　磁化率伪影对 DTI 成像的影响
将神经纤维束成像叠加于解剖像上。A. 纤维束成像的原始数据图像；B. 同一组纤维束成像数据经过校正后的图像

一般来说，DTI 的梯度敏感方向数越高，成像质量越高，纤维束追踪效果越好。目前，DTI 成像技术的梯度敏感方向数最高可达 256 个。弥散张量成像已广泛地应用于神经系统炎症、肿瘤等病变的诊断。另外，DTI 对于神经外科术前评估病灶对于脑白质纤维

束损伤情况及术后对于治疗效果的评估等也具有越来越重要的意义（图 3-38、图 3-39 / 文末彩图 3-38、彩图 3-39）。

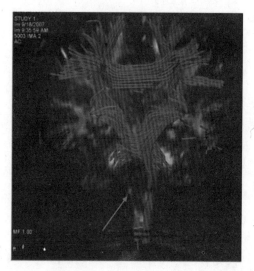

图 3-38　64 方向 DTI 成像

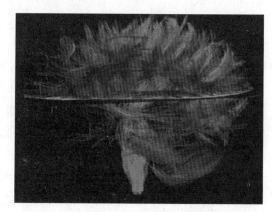

图 3-39　256 方向 DTI 成像

　　弥散谱成像（diffusion spectrum imaging，DSI）作为一种特殊的弥散成像，是不依赖于先验模型来获取纤维走行方向的方法。该方法利用概率密度函数（probability density function，PDF）来描述扩散运动完整的空间分布，可精确辨别出局部复杂交错的纤维走行。DTI 假设每个体素内只有一个高斯扩散小室，信号衰减符合单指数衰减模型，由于算法的不足和空间分辨率不足，部分容积效应突出。另外，由于单个纤维内有多种纤维或纤维交叉的可能性，会导致 DTI 无法精确追踪出脑白质内的交叉纤维。而 DSI 则有效地弥补了扩散张量算法的不足。通过在经典的 SE 序列中施加扩散敏感梯度后增加空间采样的维度，在频率空间记录 MR 信号的频率空间信息，同时在扩散空间（Q 空间）记录弥散梯度的信息，然后利用可视化技术提取扩散特征，可精确显示复杂交叉走行的纤维和精细的三维人脑白质结构。需要指出的是，DSI 为了获得足够精确的空间信息必须依赖于更高的梯度强度和相对较长的扫描时间（图 3-40 / 文末彩图 3-40）。

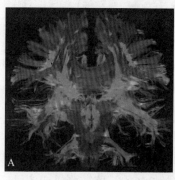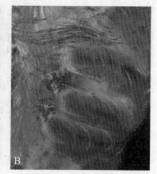

图 3-40　不同磁场强度下 DSI 图像

A.3.0T 系统下 DSI；B.7.0T 系统下 DSI

在神经科学领域，通过 DSI 白质纤维跟踪，可以得到数百万根神经纤维的网络地图，帮助科学家获得清晰完整的人类大脑皮层网络连接图谱。除了可以精细显示交叉纤维、更好地指导临床外科手术外，DSI 还可以显示小脑皮层、小脑深部和脑干的核团、丘脑间的神经环路模式，揭示小脑复杂的网络连接，在诊断小脑的解剖病变和监测治疗干预的疗效方面具有重要临床应用价值。利用 DSI 技术还可以对海马的纤维结构进行纵向随访，对癫痫病患者的疾病进展进行评估监测，为阐明颞叶癫痫的病理生理机制，定位癫痫病灶提供新的影像学依据。

与 DTI 相比，DSI 具有更加精确的空间分辨能力，基于 DSI 的纤维跟踪技术已经成为中等尺度结构解析的重要工具，在微观尺度和宏观尺度之间架起了桥梁，为进一步探知和整合细胞水平以及亚细胞水平的多尺度分析研究提供了可能。DSI 已经成为当前磁共振研究领域的一个热点。大量研究工作围绕着改善实验方法、缩短扫描时间、普及临床应用等问题展开。

九、磁共振肝脏定量测量技术

肝脏脂肪含量的定量化测量对于评估肝脏病变程度具有重要的临床意义。采用超声结合活体穿刺是目前肝脏脂肪定量测量的金标准，但这种方法对病人造成的有创伤害很大，手术易于引起感染、给病人造成痛苦；无创的影像学方法如 CT 及超声等对肝脏的相对脂肪含量进行定量估计又不够准确。磁共振成像作为一种反映组织内水分子和脂肪运动状况特性的方法，能够通过不同的序列实现对肝脏组织特性进行更为直观、准确的定量测量。

磁共振肝脏定量测量技术是一个包含扫描序列及图像后处理等的整体定量解决方案，可以智能化地一键式完成全肝的脂肪及铁沉积量的分析。它首先要求对患者依次进行不同的屏气呼吸扫描序列，然后对肝脏体积进行精准分割，在初步完成定性测量的基础上进一步定量并生成相关脂肪、铁含量参数来对肝脏疾病进行评估。其中，可以分别采用两点法 DIXON、多点法 DIXON 以及多回波受激回波波谱等定量方法对肝脏病变进行精准定量。

1. **两点法 DIXON** 常规 DIXON 是利用脂肪与水分子的化学位移差，设计由两个不同回波时间组成的 FSE/TSE 序列分别产生水、脂、同相位、反相位共四幅不同的相位信息图像。该方法具有一次屏气检查时间短、对 B0 及 B1 场均匀度不敏感、图像信噪比高等优点，也常用于一些特殊部位的压脂。基于该方法一次性获得的同反相位图像，就能够大体估算出肝脏的脂肪含量比值，并对肝脏体积进行准确的分割。

2. **多点法（multi-echo）DIXON** 该序列采用多个小角度翻转角采集最多可达 6 次回波的 DIXON 数据，通过使用阻尼式最小二乘法对每一次回波得到的数据挑选后拟合并计算相应的 $R2^*$ 值，可进一步消除脂肪与水的相位混叠所造成的影响，实现对 T_2^* 更为准确的估算。然后，再通过校正 T_2^* 效应的影响计算得到相比常规序列更为准确的 T_2 值。

3. **多回波受激回波波谱（HISTO）** 采用短 TE 的 STEAM 受激回波序列，使得波谱信号中水脂分离更为清晰。HISTO 序列在每一次 90°脉冲前施加损毁梯度以消除残余磁化矢量，可进一步缩短 TE 时间至常规 STEAM 的一半，从而得到 5 次 TR 时间下屏气的 STEAM 波谱。依据这 5 次不同 TE 值的波谱可以得到水与脂肪相应的衰减曲线。这种方法不仅可以拟合得到精确的 T_2 值，还可以计算出水脂信号比例，帮助进一步对脂肪含量在病变中的分布进行定量评估。

肝脏定量测量技术有望在未来广泛地应用到针对弥漫性肝脏病变的常规临床与科研诊断当中。除此之外，该技术在针对一些脑部以及肺部的铁沉积疾病、遗传性血色病、乳腺、肾脏纤维化、骨关节铁定量等方面也可做出相应的诊断评估。

十、磁共振心脏定量测量技术

心脏的影像学检查主要分为心脏超声检查、DSA 冠状动脉造影、CT 心脏检查、核医学心脏检查以及心脏磁共振检查。心脏超声检查无创、花费低，但是软组织分辨率低，具有操作者的依赖性；DSA 冠状动脉造影是心血管诊断的金标准，但是有放射性辐射并且是有创的；心脏 CT 检查具有成像速度快优点，但是软组织分辨率低，有放射性辐射；核医学心脏检查是无创的，但需要使用放射性核素；心脏磁共振成像具有无创性，无放射性辐射，拥有良好的软组织对比，可以一站式检查并获取心脏的形态学、心功能、血管、血流及组织特性图像。随着磁共振成像设备及技术的快速发展，心脏磁共振检查获得越来越多的临床应用。尤其是近几年发展出的磁共振心脏定量测量技术，进一步拓宽了心脏磁共振的检查范围，定量的心肌评价功能为心脏影像学检查提供了一种新型的无创性的心肌组织特性分析方法。

磁共振心脏定量测量包含 T_1 mapping、T_2 mapping 和 T_2^* mapping 等多个技术。T_1 和 T_2 弛豫时间是人体组织的固有属性，T_1 mapping、T_2 mapping 序列可以直接对组织的 T_1、T_2 值进行定量测量。与常规的 T_1、T_2 加权序列相比，可以减少传统定性评估的主观性，增加 MRI 评价的客观性和可重复性，并可纵向研究心脏病变的整个病理生理过程。

细胞外容积分数（extracellular volume fraction，ECVf，简称 ECV）是指细胞外间质容积占整个心肌组织容积的百分比，是基于 T_1 mapping 技术计算出的一种相对稳定的参数指标。ECV 的计算通过分别获得心肌及血液在对比剂注射前后的 T_1 值，并从血液标本中获得血细胞比容（hematocrit，HCT），当对比剂在血液和心肌细胞外间隙中的浓度达到平衡时，通过公式就可以计算心肌 ECV。

T_2 mapping 序列在一次屏气期间中，在舒张期末期，采用 T_2 准备的单次激发 SSFP 序列或者 GRE 序列进行数据采集。在不同的 T_2 准备时间，采集三幅 SSFP 图像。使用快速的变分非刚性配准算法，校正呼吸运动，配准不同 T_2 准备脉冲下采集的图像，最后通过单指数近似的延迟曲线拟合运动校正后的数据，得到每个像素点的 T_2 值。

T_2^* mapping 在评价铁沉积相关疾病有非常重要的应用。在施加黑血（black-blood）

准备脉冲激发后，在一次屏气期间进行多回波的采集，既保持了快速采集技术的优势，同时使用流动补偿技术降低 TE 时间。通过多次激发后采集到的不同回波时间的图像，可以得到 T_2^* mapping 图像。

心脏磁共振成像技术的主要优势是能够提供更多的心肌组织特性信息。传统心肌组织特性的分析主要采用 LGE 技术（对比剂延迟强化技术）。LGE 技术可以用于检测心肌梗死和非局部缺血的局灶性心肌瘢痕。LGE 是以 T_1 加权的反转恢复成像技术为基础的，但是需要目测比较病灶心肌信号强度和健康心肌信号强度。LGE 显示正常与病变心肌的差异较小，并且 LGE 不擅长对弥漫性纤维化的定量，而 ECV 能更早期显示纤维化，与预后的相关性也更大。因此，T_1 mapping 和 ECV 成像可以提高心肌炎诊断的敏感性和准确性。研究证实，心肌的本征 T_1 值可提供非常多的临床和科研信息：心肌炎、心肌梗死的水肿等均会导致本征 T_1 值的增高；T_1 值在心肌铁过载和糖酯类过载时会降低，例如 Anderson-Fabry 疾病时，T_1 值会降低。心肌 ECV 的正常值范围为 20% ~ 30%，心肌疾病会改变心肌 ECV 的大小。弥漫性心肌病、急性和慢性心肌梗死、心肌炎、肥厚型心肌病、扩张型心肌病和淀粉性病变都可导致 ECV 值的改变。ECV mapping 的一个优势是它测量的是绝对值，可以更加准确地诊断疾病对心肌的整体影响。

心肌 T_2 值改变主要与心肌水肿或炎症有关。急性心梗、心肌炎、结节病及心脏移植免疫排斥反应过程均可导致 T_2 值增大。急性心梗患者在心肌出现不可逆损伤之前即可出现心肌水肿，因此 T_2 值可作为急性心梗的早期标志。利用心脏磁共振诊断是否出现心肌水肿对于早期发现和早期治疗临床高度怀疑急性心梗的病人具有重要意义。传统的 T_2 加权图像虽然可以检测活体生物的心肌水肿，帮助鉴别急性心肌损伤和慢性心肌损伤，但较高的心率或心律失常都可能导致 T_2 加权图像信号损失。

定量和速度是心脏磁共振成像发展的两个主要方向。磁共振心脏定量测量技术可以对心脏疾病进行定量诊断，加强了心脏疾病治疗的可比性，有利于对治疗结果的跟踪评估。总体来说，磁共振心脏定量测量技术的临床意义在于：由心脏定量测量技术取代了人眼的限制性，使得心脏磁共振检查更加标准化；同时对心肌纤维化、心肌水肿等心脏疾病有很高的敏感性，为心脏疾病进一步病理研究提供了可能。

十一、磁共振指纹打印技术

磁共振成像可以获得丰富的组织定量信息，如 T_1、T_2、B0、弥散、灌注等。由于不同组织的特性不同，就具备了不同的组织特征值，将这些组织特征值如 T_1 弛豫时间，T_2 弛豫时间等定量化，就能帮助医生更好地区分正常组织和病变。传统的定量成像方式为分别采集 T_1 mapping、T_2 mapping 等来获得不同的组织特征值，这必然会导致扫描序列多，采集时间长。当病人有躁动或不配合时，较长较多的采集序列不利于医生进行临床检查，同时由于位置可能会发生移动，也不利于进行精准定量测量。

磁共振指纹打印技术（MR fingerprinting，MRF）的创新性在于可同时提供多参数成

像如 T_1、T_2、B0 偏共振频率等，即在同一个序列中实现多对比成像。MRF 完全颠覆了传统的磁共振定量成像技术，它依赖于伪随机模式的可变采集参数，通过使用广泛的组织参数组合的物理模型来模拟不同组织生成的独特的信号演变，这些组织参数组合数据集称之为"字典"。在采集之后，一种模式化的识别算法用以发现"字典"条目，进而还原每个体素采集的信号演变。

　　MRF 技术被称为磁共振成像技术的颠覆性变革，其重要意义是：序列设计不是为了采集图像，而是测量组织特征值。基于体素的"字典"式检索，能够精准地反映组织的真实特性，用于对疾病的诊断、预后、治疗等进行全面的定性及定量评估。同时，一次采集可实现多种组织对比，有效地消除组织运动引起的干扰和误差。未来 MRF 技术可能会应用到全身各个器官，从而真正实现一次采集图像同时获得多种组织对比（图 3-41 ／文末彩图 3-41）。

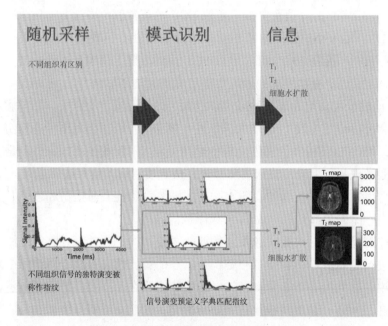

图 3-41　磁共振指纹打印技术的基本原理

十二、静音磁共振技术

　　磁共振设备普遍存在的一个问题就是在扫描过程中会产生高强度的噪声（90 ～ 110dB）。过强的噪声会引起病人的紧张和恐惧，尤其是儿童和老年人，如果受检者因为紧张而发生身体的运动，就会影响图像的质量。磁共振的噪声主要与梯度场的切换有关：梯度线圈位于主磁场内，由于线圈中通有大电流，线圈中的金属导线在洛伦兹力的作用下会产生震动，继而产生噪声。噪声的传播一般是通过空气和固态构件两种途径。传统针对磁共振扫描过程中的噪声有以下几种解决方案：

　　（1）从源头上去除：即通过优化梯度线圈的电磁设计以尽量平衡其受到的洛伦兹

力，从而减少振动引起的噪声。但这种方法往往会引起梯度线圈性能和效率的降低，对成像质量有一定影响。

（2）切断噪声传播途径：在屏蔽室的墙体和天花板等添加吸音材料，以有效减弱噪声在室内的传播途径。

（3）使用耳塞和耳机等被动降噪设备。

（4）通过改进扫描序列，降低梯度的爬升速度。这种方法可以降低部分噪声，但会延长扫描时间和牺牲梯度性能。

最新的静音磁共振技术能让全身扫描噪声大幅降低，部分扫描可达到完全静音，在提高患者舒适度的同时不延长扫描时间和不降低图像质量。该技术主要通过硬件和软件两方面共同配合降低噪声：

（1）硬件方面包括：①通过降低梯度杂散场，降低涡流；②采用刚性系数更高的环氧树脂作为支撑材料，增加内部阻尼，减少振动幅度；③采用特殊的悬浮体线圈设计，实现听觉上的去耦合效应。

（2）软件方面：使用超短回波时间序列与特殊的梯度切换模式配合降低噪声（图3-42）。主要技术特点是采用3D半放射状K空间填充方式，在射频脉冲激发前梯度就已经打开，梯度爬升很慢，采用恒定的梯度幅值进行放射状K空间采集，射频发射切换到射频接收的速度很快，可达到微秒级的回波时间，所以超短回波时间序列又称ZTE（zero TE）。ZTE技术的降噪效果比较好，甚至能达到完全静音的效果。

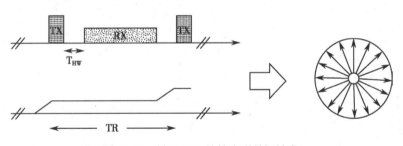

图 3-42　基于 ZTE 的静音磁共振技术

图3-43所示的是另外一种通过智能梯度工作优化来降低噪声的方法。其基本原理是：在保证梯度性能足够稳定的基础上，通过改变梯度脉冲波形，减小梯度爬升速率，降低噪声的同时不牺牲图像质量，不增加梯度脉冲时间。

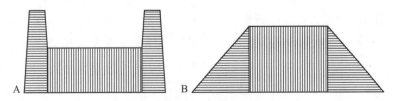

图 3-43　智能梯度优化降低噪声

A. 传统梯度爬升；B. 智能优化梯度。梯度总脉冲时间相同

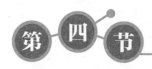

第四节 医用磁共振成像设备新产品进展

一、大孔径磁共振成像设备

医用磁共振成像设备的传统有效扫描孔径为 60cm，相对比较狭窄，部分受检者在进入封闭狭小的扫描腔进行扫描时，会产生焦虑感及恐惧感，即所谓的幽闭恐惧症。除此之外，传统孔径的磁共振成像设备在临床使用中还面临如下问题：①儿童、老年患者进行长时间扫描的耐受度；②越来越多的肥胖症患者；③无法平躺的患者和特殊体位的检查；④磁共振介入、术中导航、模拟放疗定位等跨学科的应用对孔径的要求提高。为应对这些问题，大孔径磁共振成像设备（一般指有效病人扫描孔径大于 70cm）先后在 1.5T 和 3.0T 磁共振设备上推出。

磁共振成像设备的扫描腔由外向内分别为磁体、梯度线圈、射频体线圈，这三个部件环环相套，其中最内层的射频体线圈的内径决定了有效病人扫描孔径。为获得更大的有效扫描孔径，可采取的方式主要有：扩大磁体内径、减小梯度线圈厚度、减小射频发射体线圈的厚度。

1. 磁体设计　如果扩大磁体内径，成像区距离磁体内超导线圈的距离更远，为了达到同样的磁场强度及均匀度，需要提高超导线内的电流或增加超导线的数量。相应地，超导线内传输的大电流所产生的相互间的作用力也会增加，这又对磁体内超导线圈支撑结构的机械强度、形变系数都要提高要求。另外，采用扩大磁体内径的方法需要更加严格地控制制造过程中的变量如制造公差、原材料的机械加工偏差等，对制造工艺的要求会更加严格，成本更高。

2. 梯度线圈设计　梯度线圈在有限的空间里集成了复杂的多层结构：主梯度线圈（产生梯度场），屏蔽梯度线圈（与主梯度线圈产生相反的场，限制梯度场的逸散），冷却系统（带走梯度线圈工作时产生的热量），匀场系统（无源匀场、有源高阶动态匀场等）。减少梯度线圈厚度对加工制造技术是极大的挑战：线圈层间距变窄；导线排布空间变小；需要效率更高的放大器和更加有效的散热设计。

3. 射频发射线圈设计　射频发射线圈用于激发人体内的质子使其发生共振，射频发射线圈的发射效率跟射频屏蔽层和线圈的距离成反比关系（射频屏蔽层一般是直接贴近梯度线圈）。为了尽可能地扩大体线圈的内径，射频发射线圈与梯度线圈的间距需要进一步缩减，这会导致射频发射体线圈的效率降低、SAR 值升高。因此，如何有效提高射频发射线圈效率是实现大孔径磁共振设备的关键技术之一。

大孔径磁共振成像设备的临床应用优势主要体现在以下几个方面：

1. 神经成像　70cm 大孔径可有效保证患者在扫描时能够放松，减少躁动引起的伪影，避免患者不配合导致的检查失败。更重要的是，在神经功能成像方面，大孔径系统会令受试者避免受到精神紧张等情绪刺激的影响，以真实反映人体功能在日常环境下的实际状态。同时，距离的增加还能够有效降低噪声水平，消除声音对人体大脑活动的干扰，获得更加准确的数据。

2. **脊柱成像**　对于脊柱侧突的患者，70cm 孔径能够容纳患者变形的身体。特别对于脊柱手术或脊柱外伤的患者，通常不能平卧，70cm 孔径允许患者以侧方摆位的方式进行扫描（图 3-44）。

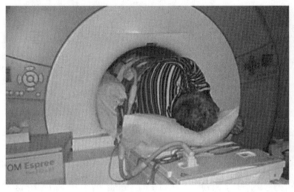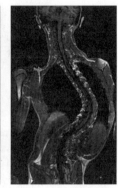

图 3-44　特殊体位的脊柱检查

3. **体部成像**　除了可以为超级肥胖的患者提供足够的检查空间外，70cm 大孔径还可以为这些患者提供侧方摆位，解决某些特殊病人平卧呼吸困难的问题（图 3-45）。

4. **盆腔成像**　对于妊娠的妇女，70cm 大孔径能够保证患者在髋关节屈曲的舒适体位上完成磁共振检查，不会对孕妇的心肺功能带来压力。另外，妇科疾病或男性生殖系统疾病通常导致患者盆腔疼痛，扫描时髋关节无法长时间伸展，

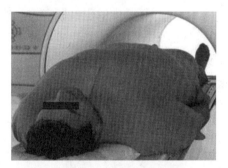

图 3-45　提升肥胖病人的检查舒适度

70cm 孔径允许患者在扫描过程中始终保持髋关节屈曲的状态，提升患者的舒适感和配合度（图 3-46）。

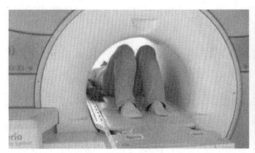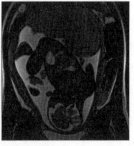

图 3-46　髋关节屈曲状态下的盆腔检查

5. 骨肌成像 以腕关节检查为例，可以通过患者的特殊摆位将腕关节置于体侧，在提高患者舒适度的同时避免偏中心扫描的影响，提升图像质量（图 3-47）。

6. 乳腺穿刺扫描 乳腺线圈本身具备一定的厚度，会在一定程度上占据患者的扫描空间，影响到定位、穿刺设备的正常操作。大孔径系统可提供充分的空间，允许进行灵活的乳腺穿刺活检等操作（图 3-48）。

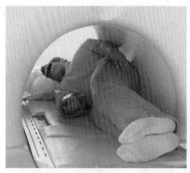 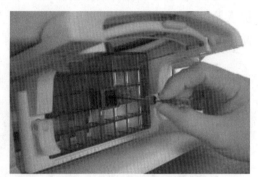

图 3-47　大孔径系统用于偏中心部位检查　　图 3-48　磁共振乳腺穿刺扫描

7. 介入治疗 磁共振成像越来越多地被联合用于相关的介入治疗方案，包括射频消融和聚焦回波超声等针对体部肿瘤的治疗方案。70cm 孔径基本上可以满足这些应用对扫描孔径的要求（图 3-49）。

8. 外科手术中的磁共振定位 磁共振成像作为神经系统检查的金标准，在神经外科手术过程中可以用于监控手术的方案和执行。使用 70cm 大孔径磁共振设备，除了在外科手术过程中提供准确定位和实时导航外，还可以通过功能成像序列更好地了解患者病变及周围组织的情况（图 3-50）。

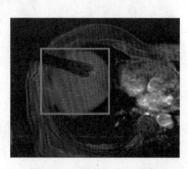 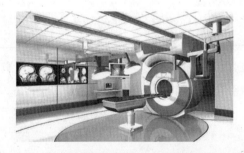

图 3-49　磁共振介入导航　　图 3-50　术中磁共振导航设备中使用的大孔径系统

磁场均匀度的下降是大孔径磁共振设备需要解决的一个技术问题。主磁场均匀度是磁共振成像最基本的条件，会直接影响磁共振成像的图像质量。为解决大孔径磁体均匀度较差的问题，适形匀场技术可通过磁体线圈和梯度线圈新的设计和空间排列方式，使得主磁场的均匀区范围从传统的椭球形优化为新的圆柱形均匀区。在消除射频场不均匀性的基础上，适形匀场技术还可以帮助消除图像边缘对比度低、图像信息丢失等现象，并提升脂肪抑制效果（图 3-51）。

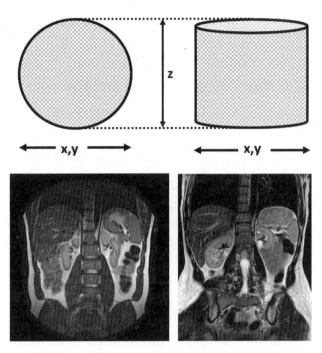

图 3-51　适形匀场技术可实现圆柱形的均匀场

二、磁共振导航及介入

（一）磁共振引导的肿瘤精准放疗

肿瘤的临床治疗中，手术、化疗和放疗是最常见的治疗方法。肿瘤放射治疗是利用放射线治疗肿瘤的一种局部治疗方法，约 70% 的恶性肿瘤患者在其治疗的某个阶段都需要接受放疗。放射治疗在肿瘤治疗中的作用和地位日益突出，已成为治疗恶性肿瘤的主要手段之一。放射治疗的目的是最大限度地将放射剂量集中到病变区（靶区）内，杀灭肿瘤细胞，同时减少对周围正常组织或器官不必要的照射，因此在常规放疗基础上通过精确的肿瘤定位、精确的放疗计划设计、剂量计算及在治疗机上精确执行的精确放疗变得尤为重要。磁共振在放疗定位中的潜在优势非常明显：磁共振成像可以提供极佳的软组织对比度，实现多种定位需要的对比度，可以对健康的器官和肿瘤的形态和功能进行精确的成像，有利于医生更好地使用放射束。相对 CT，磁共振在腹部特别是前列腺癌变区域的形态显示上更有优势，DWI 等功能性磁共振成像还可以进一步提高医生对于定位的信心。

放疗在对运动器官的定位时如肺、前列腺、肾脏等，一直面临由于呼吸运动带来的挑战。为了彻底地治疗肿瘤就必须增大照射范围，所以不少的邻近健康组织也难以避免地受到射线影响，同时放疗的剂量也会受到限制而影响治疗效果。为了在放疗过程中实现对肿瘤的精确定位，荷兰乌得勒支大学医学中心（UMC Utrecht）在 2014 年推出了第一台融合了直线加速器和1.5T磁共振系统的MR引导的放疗系统——MR-LINAC。磁共振系统提供了放疗过程中实时的软组织清晰的MR图像，使得医生可以观察到肿瘤和周围组织随呼吸运动或治疗进展而发生的位置或形状的变化，实时调整治疗方案，实现降低副作用和达到更好疗效的目的。例如在对肾脏肿瘤的放疗中，由于受呼吸运动的影响，肿瘤位置会发生变化，就必须增大照射范围确保肿瘤在照射区域内，导致健康肾脏组织受损，并累及肝脏和肠等其他器官。而MR-LINAC系统可以帮助医生实时追踪靶区，使射线跟踪肿瘤位移，进而减小射野，减少病人受到的副作用。

（二）磁共振导航介入治疗

子宫肌瘤的大小和肌层侵犯程度决定了其最佳治疗方法，肌瘤较小且仅仅局限于子宫内膜侵犯，通过子宫内膜刮除术即可治疗。当肌瘤较大且存在肌层侵犯时，妇产科医生往往采取子宫加双侧附件清除连同淋巴结的清扫，有时还需要进行放疗和化疗，传统的治疗方法时间长且风险比较大。

随着人们对于安全和微创治疗的需求越来越大，磁共振引导的高强度聚焦超声（MR-HIFU）作为一种无须手术的替代治疗方法获得了越来越多的临床应用。由于磁共振成像提供了更好的可视化能力（包括子宫和子宫肌瘤的三维图像），MR-HIFU带来了新的治疗选择。在治疗过程中，温度和组织的变化会实时进行显示。高强度超声波可精确地靶向针对每个病灶，高温的聚光点足以破坏肌瘤内的细胞以达到治疗的目的。MR获得的实时温度敏感图像，可用于对HIFU能量进行实时调节，从而补偿局部组织因为灌注、扩散、不均匀吸收导致的变化。直接的皮肤冷却系统可以保证病人皮肤的温度稳定。目前MR-HIFU方法在全世界范围内还被批准用于治疗骨转移瘤、前列腺癌和乳腺癌（图3-52／文末彩图3-52）。

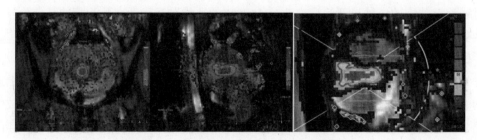

图3-52 MR-HIFU治疗过程中的温度曲线

（三）术中磁共振定位及导航

随着立体定向技术以及术中神经导航技术的发展，神经外科手术精确性得到了快速发展，通常，这些定位图像采集来源于术前，而在术中出现脑部移位以及脑脊液丢失和肿瘤切除造成的定位误差是不可避免的，术中定位能够提供实时的神经定位图像，从而有助于术中的精确定位及相关手术评估。相比于术中X线、CT以及超声定位，术中磁共振定位可以提供更加清晰精确的解剖结构图像。同时，采用不同磁共振成像技术，例如功能成像（fMRI）、弥散张量成像（DTI）、弥散加权成像（DWI）、磁共振波谱成像（MRS）及磁共振血管成像（MRA/MRV），可以综合评价术中病变组织，进一步实现肿瘤切除术的精确定位以及术中残余肿瘤的评估等。

目前，术中磁共振导航临床广泛应用在神经外科手术中，例如脑胶质瘤、垂体瘤、功能神经外科以及脑内定向穿刺活检手术等。在这些临床应用中，术中磁共振主要有以下优势：

（1）为神经外科手术提供实时高清图像，校正脑组织变形和脑移位误差，提高术中定位精度。

（2）提高肿瘤切除率及防止重要神经血管结构损伤。有数据显示，当神经外科医生视觉判断脑胶质瘤已全切时，仍有 33% ~ 67% 的病例有肿瘤残余。切除程度是胶质瘤最主要的预后相关因素之一。术中最大限度减少瘤负荷，不仅有利于后续规范化综合治疗，而且能延长肿瘤无进展期与生存时间。对于高级别或低级别脑胶质瘤，术中磁共振实时影像可定量手术切除范围，其远期临床疗效已得到肯定。

（3）为立体定向穿刺、活检和植入等手术提供实时引导和精确定位。术中磁共振可准确显示立体定向仪操作轨迹和植入刺激电极位置，所有刺激电极均可精确到达靶点。术中磁共振使得穿刺靶点从"看不见"变成"看得见"，由此提高脑部病变活检的成功率。

（4）术中帮助发现某些隐匿或早期并发症，如脑梗死及出血灶等（图 3-53 ／文末彩图 3-53，图 3-54）。

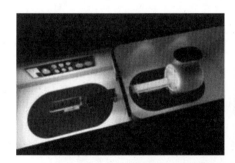
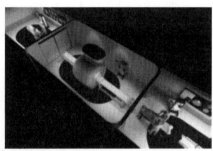

图 3-53　双室型术中磁共振系统示意图

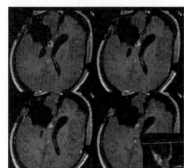
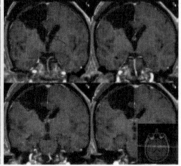

图 3-54　磁共振引导介入治疗示例

恶性胶质瘤患者多病灶复发术中磁共振图像显示在胼胝体水平较小的残余增强组织，在术中磁共振检查后进行了切除，增强后 T_1WI 图像没有显示增强病变区域存在。

（张涛　蔡葵　史朴军）

第四章

核医学设备

核医学设备是用于医学目的的探测和记录放射性核素放出射线的种类、数量、能量、时间变化和空间分布的仪器。根据使用目的不同，核医学设备可分为影像设备、体外分析测量仪器、功能测定仪器及辐射防护仪器、回旋加速器等，其中影像设备近些年发展最为迅速，以 SPECT/CT、PET/CT 和 PET/MR 为代表的多模式融合成像是分子影像学发展的方向，将核医学分子影像与 CT、MRI 解剖结构影像实现同机图像融合，已成为临床疾病的早期诊断、临床分期、治疗指导与疗效评价、预后判断、医学研究等的重要平台，为临床提供了灵敏、特异、简便、安全的动态定量评价手段，直接推动了现代医学的发展。本章将重点介绍核医学影像设备和体外分析测量设备。

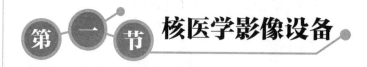

一、概述

（一）核医学影像设备的历史

1951 年，Cassen 研制出第一台扫描机，通过逐点打印获得器官的放射性分布图像，标志着核医学影像的诞生。1952 年，David Kuhl 设计了扫描机光点打印法，1959 年他又研制了双探头扫描机进行断层扫描，并首先提出了发射式断层重建技术，为日后发射式计算机断层显像仪（ECT）的研制奠定了基础。1957 年 Hal Oscar Anger 发明了 γ 照相机，20 世纪 60～70 年代广泛应用于临床，使核医学显像由静态逐点打印扫描进入快速动态成像，核医学进入现代化阶段，开启了核医学影像诊断的先河。1976 年首台单光子发射计算机断层成像（single photon emission computed tomography，SPECT）的问世，使核医学从平面显像步入断层显像的时代，提升了核医学影像诊断的灵敏度。SPECT/CT 一体机实现了通过一次检查可同时获得 SPECT 和 CT 断层图像以及二者的同机融合图像。SPECT/CT 一体机因所配备 CT 的性能不同，经历了初期的非诊断 CT 和诊断性 CT 两个历史阶段。首台商业化的 SPECT/CT 一体机是 1999 年由美国通用电气公司推出的 Hawkeye 系列产品。1975 年 MM Ter-Pogossian 等成功研制出第一台正电子发射计算机断层成像仪（positron emission computed tomography，PET），直到 20 世纪 90 年代 PET 全身显像技术的发展，PET 才在临床得以广泛应用，我国于 1995 年山东引进第一台 PET，1998 年北京、上海和广州分别引进 PET，建立 PET 中心，加速了 PET 技术在国内的推广和应用。1998 年 PET/CT 原型机研制成功并安装于美国匹茨堡大学，2000 年于北美放射学年会上推出 PET/CT 产品机，实现了 PET 功能影像与解剖影像的同机图像融合，我国于 2002 年引进 PET/CT。2010 年第一台 PET/MR 一体机问世，多模式分子影像进入了一个崭新的阶段，我国于 2012 年引进第一台 PET/MR 一体机并投入临床应用和科学研究。

（二）核医学影像设备的发展

近些年来，PET/CT 和 SPECT/CT 的迅速发展成为核医学乃至整个影像学发展的热点。目前引进的 SPECT 和 PET 大多配备了诊断级的 CT，由早期的单排 CT 发展到现在的 16、64、128 排，仪器的发展不仅改善了图像的质量，提高了对病灶的解剖定位能力，而且提高了显像的效率。SPECT 是核医学临床上应用最多、最普及的影像设备，SPECT/CT 的配备逐渐增多，2015 年统计全国 SPECT 有 370 台，SPECT/CT353 台。PET/CT 是重要的核医学显像设备之一，PET/CT 的增长十分迅速，几乎每年以 20～30

台的速度增长，除了进口产品以外，国产化PET/CT已开始投入临床应用，打破了核医学影像设备几乎全部依赖进口的局面。近几年我国也引进了世界上最先进的PET/MR。我国2015年全国PET/CT（含PET单机）233台，PET/MR 6台，生产正电子核素的回旋加速器101台。SPECT/CT、PET/CT和PET/MR等这些多模态成像仪器的应用最大程度地发挥不同显像方法的优势，克服各自的不足，实现了解剖结构影像与代谢、功能影像的同机图像融合，一次成像检查可同时获得图像的分子代谢信息和解剖结构信息，极大地促进了分子影像的发展，是医学影像技术发展新的里程碑。

二、SPECT/CT 技术前沿

（一）SPECT/CT 原理及结构

SPECT/CT将特异性的功能信息与精确的解剖结构影像结合在一起，为临床医生提供更加全面和准确的信息资料。一般SPECT探头和X线球管并排安装在系统的旋转机架上，X线球管在后方，SPECT探头在前方，扫描过程中，系统会自动移动检查床的位置，使检查部位位于X线球管下和SPECT探头下。下面首先介绍SPECT的结构与原理。SPECT由硬件系统及软件系统组成，硬件系统由探头、电子线路、机架、扫描床及计算机组成；软件系统由采集软件、校正软件、图像处理软件及显示软件等组成。CT包括高压发生器、X线球管、探测器以及各种控制和驱动电路。图4-1为目前SPECT/CT产品。

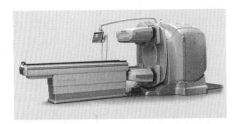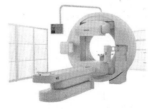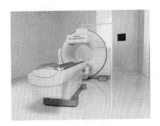

图 4-1　SPECT/CT 产品

1. SPECT 组成

（1）探头：是SPECT的核心部分，多为矩形或方形，SPECT通常配有两个或三个探头，其功能为探测从人体发出的γ射线，探头由准直器、晶体、光电倍增管（PMT）组成。

1）准直器：置于探测晶体前面，从体内发射的γ射线首先通过准直器再进入探测晶体。准直器的功能是限制进入晶体的γ射线的范围和方向，只允许一定入射方向及范围内的γ射线通过，阻挡其他入射方向和允许范围以外的γ射线，从而使人体内放射性核素按分布定位投影到探测晶体上。准直器阻挡了来自患者体内不在定位上的大多数γ光子，只允许在定位上的一小部分γ光子通过，这是造成SPECT及γ相机灵敏度低的主要原因。准直器由单孔或多孔的高原子序数的重金属合金制成，根据需要准直器被设计成不同的形状结构。不同种类的准直器对γ光子的限制程度不同，影响仪器的系统灵敏度及系统分辨率等性能，根据核素类型和不同检查目的选择适宜的准直器。

准直器分类：①平行孔型准直器：是临床中应用最广泛的准直器，适用于各种脏器显像。准直器的孔互相平行，并与探测晶体表面垂直，孔均为柱形。不同的孔径大小、孔间距及孔长度，有不同的灵敏度及空间分辨率，适用于不同能量的γ射线。平行孔准直器分为低能通用准直器、低能高分辨准直器、中能通用准直器、高能通用准直器、超高能准直器等。平行孔准直器越厚、孔径越小，分辨率越好，但灵敏度越差。不同结构的平行孔准直器适合于不同能量的γ射线，用于不同核素显像（表4-1）。显像脏器通过平行孔准直器投影在晶体上的分布及大小与脏器本身相同，准直器与显像脏器之间的距离对空间分辨率、视野和影像大小影响不大，但随着距离的增加，灵敏度下降。②针孔型准直器：孔只有一个，为圆锥筒形。针孔成像的图像倒置、灵敏度低。图像大小与源到准直器的距离有关，距离小于准直器长度时，图像放大，视野缩小；反之则图像缩小，视野放大。通常使用时，尽量使准直器表面与人体表面接近，由此得到放大图像。针孔型准直器只适合于小器官显像，例如甲状腺显像。

表 4-1　不同类型平行孔准直器的物理性能及用途

准直器类型	适用的能量范围	临床应用
低能高灵敏准直器 LEHS		
低能通用准直器 LEGP	75～170keV	^{99m}Tc 标记的放射性药物
低能高分辨准直器 LEHR		
中能通用准直器 MEGP	170～300keV	^{67}Ga 标记的放射性药物
高能通用准直器 HEGP	270～360keV	^{131}I 标记的放射性药物
超高能高分辨准直器 UHEHR	511keV	^{18}F-FDG

2）晶体：是探头的核心部件，其功能为能量转换，把高能的γ光子转换成光电倍增管能接收的低能可见光。通常称之为闪烁晶体，产生的低能可见光称为闪烁光或荧光。目前临床γ相机和SPECT用晶体均为NaI（Tl）晶体。NaI（Tl）晶体优点：密度大（$\rho = 3.67g/cm^3$），对射线的阻止本领高，即吸收率高；荧光转换效率高；荧光衰减时间短（0.25微秒），时间分辨率高（10^{-6}秒）；制备较为方便，大小和形状可满足临床要求；价格低廉。缺点是：易于潮解，使其透明度降低，性能变坏；大面积薄晶体制造困难；易潮、易碎，难以经受剧烈温度变化，使用时应特别小心，设备不用时一定要加准直器保护。

晶体的厚度影响着探头的性能，增加晶体厚度可增加γ射线被吸收的概率，提高探测灵敏度，但同时也增加了散射的概率，降低了空间分辨率。用于γ相机和SPECT探头的晶体一般在 6.4～25.4mm（1/4～1 英寸）。对 ^{99m}Tc（140keVγ射线）等低能射线，大部分相互作用发生在晶体前端 2～5mm 内，应该选择使用薄晶体。如果将晶体从 12.5mm

降到 6.5mm，空间分辨率可提高 70%，而相应的灵敏度仅损失 15%。SPECT 探头通常使用 9.525mm（3/8 英寸），对符合探测的多功能 SPECT（SPECT/PET），为了兼顾高能射线（511keVγ 射线）的探测，通常使用 15.875～25.4mm（5/8～1 英寸）的厚晶体。

3）光电倍增管：晶体发射的荧光进入光电倍增管，光电倍增管的作用是把晶体产生的微弱荧光信号转换成电信号并将之放大，放大倍数高达 10^6～10^9。光电倍增管主要由光阴极、电子聚焦系统、多级倍增极和阳极组成。

（2）电子线路：主要由放大电路、位置电路、能量电路、线性校正、能量校正及均匀性校正电路等组成。其中核心电路为位置电路和能量电路，其功能为确定探测到的 γ 光子的位置、确保不同能量的核素对相同脏器成像的尺度一致、甄别 γ 光子的能量，使之形成图像。一个 γ 光子在中产生多个闪烁光子，被多个光电倍增管接收，各个光电倍增管接收的闪烁光子数目随其离闪烁中心（γ 光子处）的距离增加而减少。由位置电路和能量电路根据不同位置的光电倍增管接收到的闪烁光的强度来确定 γ 光子的位置。经计算机处理，最终形成放射性核素的分布图像，将不同计数的分布转变为不同亮度或颜色的分布显示在计算机屏幕上，形成可视图像。

（3）机架：SPECT 机架提供使探头绕检查床旋转的功能。

（4）计算机：为 SPECT 的工作站，其功能为控制 SPECT 的采集、处理、存储及显示图像，因为 SPECT 断层图像信息量大，图像处理软件丰富，需要更大的存储空间和更高的运算速度，因此对计算机的配置要求更高。

2. SPECT 工作原理

将特定放射性药物注入患者体内，根据显像要求进行动态采集或静态采集（平面或断层）。从人体中发射出的 γ 光子首先到达准直器，准直器限制入射 γ 光子的方向，只允许与准直器孔方向相同的 γ 光子穿过，以保证 γ 光子发射点与入射点一一对应。到达晶体的 γ 光子与晶体相互作用，被晶体吸收并产生多个闪烁光子，闪烁光经过光导被各个光电倍增管接收，光电倍增管将闪烁光转变成电脉冲信号。该电脉冲信号经过特殊位置电路定位、能量电路甄别，成为一个计数脉冲。成像装置记录探测器视野内各个位置的脉冲计数，经过处理、校正，形成一幅人体放射性药物浓度分布图像。SPECT 断层采集时，探头围绕患者旋转，在旋转的过程中，探头表面总是与旋转轴平行，旋转轴与患者检查床平行。根据需要在预定时间内采集 360°或 180°范围内不同角度处的平面图像，即投影图像（projection image）。利用在不同角度处获得的多幅投影图像，通过数据处理、校正、图像重建获得三维断层图像，即 SPECT 断层图像。

3. SPECT 质控指标

（1）均匀性：为探测器在规定视野内对均匀泛源各点测量计数值之间的差异。均匀性质控旨在确认在一定限度内探测器对某均匀辐射的探测效果是均匀的。很多原因都可引起均匀性降低，因此可作为一项通用的性能测试和质量控制指标。检查均匀性的方法分为不使用准直器（固有均匀性检测）和使用准直器（系统均匀性检测）两种。固有均匀性检测不需要使用面源，操作相对简单，但该方法不能检出准直器本身所导致的不均一。为实现准确测量和非均匀性校正，应尽量降低由计数统计涨落造成的像素变异。若要实现像素变异系数 < 1%，则每个像素的计数应 > 10000。对于 64×64 的矩阵，总计数应达（3~4）×10^8；对于一个 128×128 的矩阵，则应达（1.2~1.6）×10^9。如微分均匀度 > 1%，积分均匀性 > 5%，应对其进行检查，通常需要进行一系列新的均匀性校正。

（2）空间分辨率：为仪器可以分辨的两点之间最小间隔的能力；固有分辨率指不加准直器的分辨率；系统分辨率指加上准直器后的分辨率。影响分辨率的主要因素有：能量分辨率变坏、均匀性变坏、能峰设置错误、准直器类型、探测距离的变化等。断层空间分辨率：无散射断层空间分辨率测定空气中点源重建图像的空间分辨率（FWHM），反映的是 SPECT 在无散射条件下做断层采集时，能得到的最佳分辨性能。均匀性、准直器、旋转中心漂移、探头振动、重建方式等都会影响断层空间分辨率。断层空间分辨率不能大于平面空间分辨率的 10%，各个方位的 FWHM 值不应该有明显的差异。有散射断层空间分辨率：测定在水中线源重建图像的空间分辨率（FWHM），反映的是 SPECT 在有散射条件下做断层采集时，能得到的最佳分辨性能。和无散射断层空间分辨率相比，有散射的分辨率稍差，如果差别太明显，则提示能窗设定可能有问题。另外各个方位的 FWHM 不应该有明显的差异。

（3）固有空间线性：线性描述图像的畸变程度。空间线性又可分为绝对线性和微分线性。所有影响均匀性与分辨率的因素都能影响空间线性。绝对线性由 x 及 y 方向的线性扩展函数峰值偏离最大距离的平均值表示。微分线性由 x 及 y 方向的线性扩展函数峰值偏离距离的标准差表示。绝对线性在 1mm 内，微分线性在 0.2mm 内，绝对线性和微分线性值越小，其线性越好。

（4）系统平面灵敏度：灵敏度是指仪器对已知强度的放射源的响应能力，用系统平面灵敏度表示。晶体的厚度与尺寸以及系统处理线路决定了仪器灵敏度。准直器的类型、能窗设置、放射源的种类及形状都能影响系统灵敏度。系统平面灵敏度描述单位是 cps/MBq。将所得到的系统平面灵敏度指标与厂家提供的指标进行比较，如果低于 10%，应该认真检查准直器及其他原因，必要时通知厂家解决。

（5）固有能量分辨率：为入射光子的脉冲能谱分布的半高宽与其能量之比，其反映的是仪器对 γ 射线能量的辨别能力。通常 ^{99m}Tc 的固有能量分辨率在 10% 左右。

（6）能峰：能峰的检查与设置的校正应按照固定的方式进行，并长期记录以发现漂移。如果能峰突然发生改变，SPECT 探头可能出现故障，应在临床使用前进行彻底检查和校正。若发现一种放射性核素的峰值发生了改变，需同时对其他核素的能窗设置也进行校正。

（7）计数率特征：当放射性活度较低时，随着活度的增加仪器的计数率也随之增加；当活度增加到一定值时，设备计数采集趋于饱和，计数率开始随活度的增加反而减少。计数率特征描述的是仪器计数率随活度的变化而呈现出的特征。计数率特征分为无散射（空气中）和有散射计数率特征。计数率特征主要测量两个参数：20% 窗宽时的最大计数率；输入计数率丢失 20% 时的观察计数率，这两个参数都受探测器死时间影响。

另外，计数率特征测试之前，应该先进行系统各项性能的校正，诸如能量、线性和均匀性等。

（8）旋转中心：是指探头的机械旋转中心，它应该与图像重建的电子矩阵中心相一致。如果两个中心不重合，称为旋转中心漂移。具体表现为点源图像变得模糊放大，或发散成环状伪影。通常要求旋转中心漂移值≤2mm。

（9）模型测试：Jaszczak 和脑 Hoffman 等模型测试是为了评估 SPECT 系统的整体性能。所包含的均一部分是为了探测环形伪影，不同大小的冷球是为了评估对比度，还包含冷和（或）热棒以分析其探测性能。通常，在模型中注入 400 ~ 600MBq 的 $^{99m}TcO_4^-$。为获取具有较高计数的图像，采集时间一般超过 30 分钟。这些模型测试在发现 SPECT 性能整体缓慢降低中尤为重要。要求在 SPECT 系统以最佳状态运作时（如验收测试期间）进行一次参照扫描。后续的模型扫描应在相同的条件下进行，并与参照扫描对比以发现 SPECT 性能的改变。

4. 多模式设备中 CT 的质量控制

（1）球管预热和空气校正：球管需要预热到正常的工作温度，才能保证射线质量从而呈现最佳工作状态，并以此确保恒定的高质量图像。球管预热是依照提前预设好的一组曝光条件来运行，球管预热不但能降低图像伪影的可能性，同时还有助于本身的使用寿命。球管预热的执行时间是每次开机后，或者开机状态超过 2 小时没有做任何扫描，下一次扫描之前进行。球管预热和空气扫描前要去掉扫描视野内的任何物体。由于断电而执行的球管预热，一定要等探测器温度恢复正常后进行。

（2）水的 CT 值校正：CT 值是根据物质对 X 线的吸收系数来定义的，其单位为 HU，范围一般在 − 1000 ~ + 1000 之间。空气的 CT 值为 − 1000，骨的 CT 值为 + 1000，水的 CT 值为 0。水的 CT 值校正通常用供应商提供的水模来测定，水模内一定不能有杂质和气泡，否则可能影响 CT 值测量的精度。

（3）CT 的图像噪声：在完成水的 CT 值测量后，利用相同的图像，测量较大范围水的 CT 值，用该范围内水的 CT 值的标准差表示该 CT 扫描仪的图像噪声。标准差越小，说明图像噪声越小。

（4）水的均匀性：即 CT 扫描视野中 CT 值的均匀性。通过测定、比较水模周边几个 ROI 与中心同样大小 ROI 的 CT 值的差异进行评价。

（5）CT 扫描剂量：扫描剂量测定需要专用的射线分析仪，检测时将剂量模型摆放好，并连接射线分析仪，用常规条件扫描模型，然后使用公式分别计算出中心剂量指数 CTDIc 和权重剂量指数 CTDIw。

（6）与 SPECT 的配准精度：图像配准是将 SPECT 与 CT 图像经过变换处理使它们的空间位置坐标相匹配。配准的精度要定期检测和校正，使符合要求。

（二）高级临床应用

SPECT/CT 实现了 SPECT 的功能显像与 CT 的解剖结构图像完美的结合，利用 SPECT 对病变的功能、代谢、血流、受体等信息进行评价，利用同机配备的高端 CT 进行精确的解剖结构定位，发挥二者结合的优势，对病灶的精确定位及对病灶与毗邻结构能够清晰显示，提高了诊断的灵敏度和特异性，其在骨骼、心脏等疾病的诊断中具有独特优势，另外 SPECT/CT 在缩小侵袭性手术范围等方面也有一定的价值，SPECT/CT 临床应用前景广阔，许多患者从技术进步中获益。SPECT/CT 目前主要应用于以下方面：

1. **全身骨显像**　肿瘤骨转移的早期筛查、原发骨骼肿瘤诊断、不明原因骨痛的诊断及指导骨病变穿刺活检、急性骨髓炎的早期诊断、观察移植骨的血供和成活情况等。

2. **肾动态显像**　肾小球滤过率（GFR）和肾有效血浆流量（ERPF）测定，上尿路梗阻的诊断、肾血管性高血压的筛查、肾移植中的应用等。

3. **心肌灌注显像**　冠心病心肌缺血的早期诊断、冠心病危险度分层、估计心肌细胞活性、急性缺血综合征的评价、存活心肌的检测、心肌缺血治疗（如冠状动脉旁路移植术、血管成形术及溶栓治疗）效果的评价等。

4. **内分泌系统**　甲状腺结节功能状态的判定、异位甲状腺的诊断、甲状腺炎的辅助诊断、寻找甲状腺癌转移灶及疗效评价、^{131}I 治疗前推算甲状腺功能组织的重量等。甲状旁腺显像：甲状旁腺功能亢进或增生的辅助诊断、甲状旁腺瘤的术前定位诊断等。

5. **消化系统**　消化道出血、异位胃黏膜显像：消化道出血的定位诊断、Barrett 食管、Meckel 憩室等。唾液腺显像：干燥综合征、唾液腺占位病变、异位唾液腺等。

6. **脑血流灌注显像**　脑血管疾病治疗疗效评价、脑血管储备能力的评价和痴呆的鉴别诊断等。

7. **肺灌注显像**　肺动脉血栓栓塞症的诊断与疗效判断、肺切除术前后肺功能的评价与预测等。

8. **其他**　下肢深静脉显像、淋巴显像、前哨淋巴结显像、肿瘤放疗定位等。

（三）新技术

1. IQ SPECT 该技术是一项用来快速心肌灌注成像的智能技术。传统的 SPECT 心脏成像需要大约 20 分钟，而 IQ SPECT 将这一时间缩短至 5 分钟，其中 4 分钟进行全计数扫描，1 分钟进行 CT 扫描，用于衰减校正和钙化积分。该技术包括三个要点：

（1）SMART ZOOM 心脏专用准直器：不同于普通低能高分辨准直器，SMART ZOOM 准直器以心脏为中心进行采集，可得到 4 倍于平行孔准直器的计数；同时将整个身体做边缘采样，以避免针孔型和聚焦型准直器常见的截断伪影（图 4-2）。

（2）心脏中心轨道采集：与传统的机架机械中心不同，IQ SPECT 心脏中心轨道确保了准直器的放大区域。采集时两个探头角度为 104°，距离为 10cm，旋转半径为 28cm，心脏始终处于最大化采集位置。

（3）IQ SPECT 3D 重建：该重建算法使用了每一个准直器孔（共 48000 个）的唯一位置进行校正，可达到各向同性的分辨率，IQ SPECT 3D 重建比普通迭代重建多了 SMART ZOOM 准直器校正、衰减及散射校正。

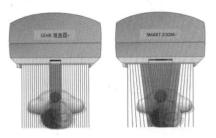

图 4-2　SMART ZOOM 心脏专用准直器

2. xSPECT 技术　该技术是利用 CT 坐标系作为首选参照体系，以最大限度降低从解剖模式获得的信息中的插值错误，采用与 CT 相同的断层 DICOM 格式进行重建，得到 xSPECT 图像。与传统 SPECT/CT 融合图像相比，进行了更全面的 SPECT 和 CT 数据的整合。就算法而言，传统重建算法是迭代重建算法（ordered subset expectation maximization，OSEM），在计数率较低的情况下具有局限性，往往导致冷灶得不到准确显示。此外，图像噪声水平与活度和迭代次数相关，不利于定量分析。而 xSPECT 采用了 OSCGM 迭代重建算法（ordered subset conjugate gradient minimization，有序子集共轭梯度最小化，简称共轭梯度算法），该算法收敛更快，弱化了迭代次数对了图像噪声水平的影响，并且在低计数率情况下适应性更强。

xSPECT Bone 是基于 xSPECT 技术开发的专门针对骨显像的新应用。其重建算法包括：①高精度 CT 图像被转化为含有高分辨率组织结构信息的 μ Map；②根据 CT 图像得到衰减系数图，确定该体素所属的组织类型（包括空气和肺、脂肪、软组织、松质骨、皮质骨、金属）；③将所有体素分类，产生 Zone Map；④ Zone Map 被逐个像素地"蚀刻"到 SPECT 图像中，属于同个 zone（即同一组织类型）的体素被归类并乘以相应的系数，经过 OSCGM 迭代重建，得到 xSPECT 图像（图 4-3／文末彩图 4-3）。

这一算法确保了组织边界的清晰锐利，并且准确体现了 SPECT 图像中原有的活度，所得到的 xSPECT 图像质量既有 SPECT 功能学信息，又兼具 CT 的高分辨率形态学信息，空间分辨率明显提高（图 4-4／文末彩图 4-4）。

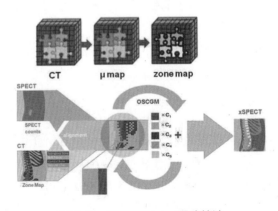

图 4-3　xSPECT Bone 重建算法

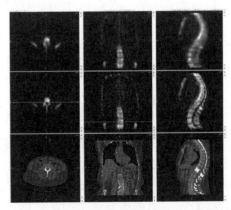

图 4-4　xSPECT 骨图像与正常骨断层图像对比
上排：Flash 3D 图像；中排：同一病例的 xSPECT Bone 图像；下排：CT 图像

精确、可重复的量化是核医学影像所追求的一个主要目标。绝对量化通过准确测量系统物理特性以及准确包含成像物理因素。使用绝对量化图像的一个重要益处就是标准化和一致性。如某些临床应用要求通常来自正常数据库的基准或阈值。绝对量化将确保来自数据库的参考值在不同的医疗机构、扫描仪和时间点之间保持一致，并且不受患者变化的影响。xSPECT Quant 是第一个真正意义上的绝对量化技术，使得临床检查量化成为准确、可重复和标准化，如图 4-5 反映的是腰椎多发性病变的 xSPECT 图像（图 4-5 /文末彩图 4-5）。其采用了金标准 NIST 可追踪灵敏度校准源，对系统灵敏度进行标准化，以便量化结果可在不同系统和时间点进行比较。xSPECT Quant 可在视野里测量不同位置的活度，并直接获得以 Bq/ml 为单位的图像，不需要进一步转换。

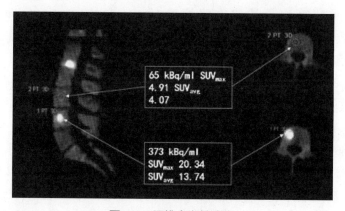

图 4-5　腰椎多发性病变

腰椎多发转移性病变。正常腰椎椎体的 SUV 值约为 7，VOI1
考虑为转移性病变，VOI2 考虑为骨质疏松样改变

3. D-SPECT 心脏专用机　采用柱状旋转准直器可以接受更大范围的入射光子，单位时间内接受光子量是常规高分辨准直器的 5 倍，完成一次心肌灌注显像（MPI）只需 2分钟，其空间分辨率和对比度较常规方法更优。该技术可以在 5～10 秒的时间内完成冠状动脉血流量测量，使 SPECT 测量冠状动脉绝对血流量成为可能。

三、PET/CT 技术前沿

（一）PET 的结构和原理

PET 成像的原理是探测正电子衰变过程中与负电子结合湮灭辐射产生的射线。正电子产生后在组织中行进不到 1mm 的距离便会和一个负电子结合，质量消失并产生一对方向相反，能量均为 511keV 的光子，这一过程称为湮灭辐射（annihilation radiation）（图4-6）。与单光子显像探测采用的铅栅机械准直不同，PET 成像采用电子准直，即如果PET 的两个探测器探测到同时间到达的两个光子，就可以推定在两个探测位置的连线上发生了一次正电子衰变，探测并记录在两个位置同时到达的信号，不符合条件的信号被剔除，称为符合探测。PET 就是通过对湮灭辐射信号的记录、储存、校正和重建来反映正电子核素标记药物在体内的分布。

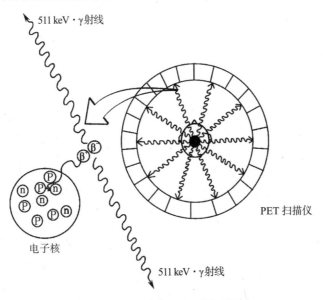

图 4-6　PET 成像原理：湮灭辐射

　　PET 系统探测到的符合信号分为三种：真符合、随机符合和散射符合（图 4-7）。真符合是指探测到的 2 个光子来自一个湮灭辐射且未经散射、反应线（LOR）记录的，是正确的湮灭辐射位置（图 4-7A）。随机符合是互不相干的两个湮灭辐射的光子碰巧在一个时间窗内被探测到，LOR 将记录一个虚假的湮灭辐射（图 4-7B）。散射符合虽然是探测来自一个湮灭辐射的光子，但其中一个光子经散射改变了方向，此时 LOR 记录的湮灭辐射位置将发生改变（图 4-7C）。提高探测器的能量分辨率有助于降低散射符合。

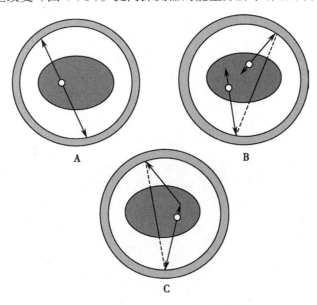

图 4-7　真符合、随机符合和散射符合

1. PET 的结构　PET 由探测器、数据处理系统、图像显示系统和检查床组成。PET 采用的是多探测器结构，多个探头成环状排列构成单环或多环结构。目前 PET 均为多环结构以增大视野，轴向视野一般为 15 ~ 23cm，横断视野直径 70 ~ 80cm。灵敏度和分辨率是 PET 的关键指标，在很大程度上取决于探测器所使用的晶体类型和切割工艺。晶体位于探测器的最前面，它能吸收外来射线能量使原子、分子电离和激发，退激时发出荧光光子，光子被光电倍增管探测并放大，变成电信号。PET 闪烁晶体有 4 个关键特性：对 511keV 光子的阻止能力、余辉时间、光输出量和内在能量分辨率。阻止能力是光子在晶体中行进并将能量全部传递给晶体的平均距离，阻止能力越强，探测灵敏度越高。余辉时间是晶体传递两个独立信号的最小时间，较小的余辉时间可增加计数率并减低随机符合事件。光输出量增加可增强信号强度，提高能量分辨率。能量分辨率的提高则有助于防止散射线的进入。PET 常用的晶体包括 NaI、BGO、LSO、LYSO、GSO 等，其相关特性见表 4-2。

表 4-2　PET 常用晶体的特性

晶体材料	物理密度（g/cm³）	发射波长（nm）	衰减时间（ns）	光子产额（%）	辐射长度（cm）	能量分辨率（%）	折射指数
NaI	3.67	410	230	100	2.59	7.8	1.85
BGO	7.13	480	300	15	1.12	10	2.15
LSO	7.35	420	40	70	0.88	12 ~ 18	1.82
LYSO	7.15	420	41	70	1.2	8.0	1.82
GSO	6.71	430	60	41	−	9.0	1.85

2. 光电倍增管（photomultiplier tube，PMT）　PET 晶体通过光导与光电倍增管相连（图 4-8），通过光电倍增管将光信号放大转换为电脉冲信号由计算机记录和处理。

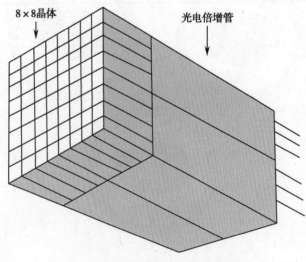

图 4-8　PET 探测器晶体与光电倍增管

3. PET/CT 中的 2D 与 3D 采集 为了屏蔽散射线及减少随机符合，在探头的前端，环与环之间加了一个长 10cm、厚 5mm 的环形铅隔栅，把环与环分开，称为 2D。在 PET 及 PET/CT 中，2D 与 3D 的主要差别是符合响应线（LDR）的来源不同。2D 的符合响应线来源于环内，或环与环之间相对探头的符合，3D 则是任意平面，任意空间（某立体角内）的符合。2D 与 3D 在性能上主要区别是灵敏度、散射分数及随机符合不同。临床应用中，3D PET/CT 可提高灵敏度 4 倍，但散射符合也随着增加，范围从 2 倍（脑）到 4 倍（全身）。如用一点源，置于 PET/CT 视野中心，测得灵敏度依次为 2% ~ 10%（740 ~ 185cps/μCi）（3D PET），0.2% ~ 0.5%（74 ~ 185cps/μCi）（2D PET）。

4. PET 衰减校正 PET 衰减校正的方法包括采用放射性核素和 X 线以及算数算法。放射性核素方法采用锗 68（^{68}Ge）或铯 137（^{137}Cs）作为放射源，前者通过湮灭辐射产生能量为 511keV 的光子，而后者只发射一个能量为 630keV 的 γ 光子。PET/CT 显像采用低剂量 CT 进行扫描用于衰减校正，可减少患者的辐射剂量。

PET/CT 结构如图 4-9 所示。

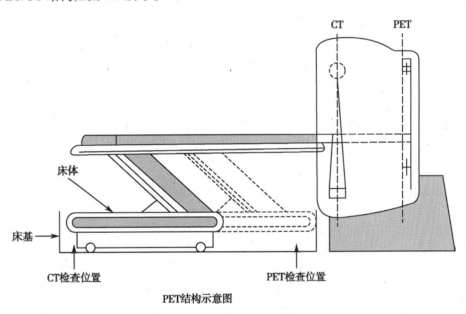

PET结构示意图

图 4-9 PET/CT 结构示意图

5. PET/CT 常用性能测试指标

（1）空间分辨率：是指系统分辨两个相邻点源，或线源的能力。通常以半高宽（FWHM）表示。2001 年版 NEMA 标准推荐用一个点源测量 PET/CT 的空间分辨，包括横断平面空间分辨和轴向空间分辨。PET/CT 的空间分辨主要决定于晶体块的大小。晶体块的长决定横断平面内空间分辨，晶体块的宽决定轴向空间分辨。晶体尺寸大小基本上与空间分辨对应。例如，4mm 大小的晶体块，PET/CT 的空间分辨约 4mm；6mm 大小的晶体块，PET/CT 的空间分辨约 6mm。PET/CT 空间分辨的限制与所用正电子核素的种类和探头环直径有关。环直径越大，空间分辨越差。影响分辨率的主要因素有：均匀性变坏、真符合与随机符合的比值大小、信噪比大小、温度变化、湿度变化、探测线路高压漂移、探测晶体老化及仪器校正不正确等。

（2）灵敏度：指每单位活度的正电子核素产生的计数，通常表示为 cps/kBq。灵敏度与探头的几何结构、晶体的探测效率、符合时间窗的宽度等多种因素有关。探头环孔径的大小及轴向视野决定几何效率。环孔径越大，几何效率越低；轴向视野越大，几何效率越高。晶体探测效率由晶体的阻止本领（stopping power）决定。BGO 和 LSO 晶体的探测效率比 NaI 晶体大 3 倍。评价一台 PET/CT 的灵敏度，不能只看数值的高低，应注意以下几点：①是真符合灵敏度还是总灵敏度：总符合灵敏度包括了随机符合和散射符合；②是体积灵敏度还是断层灵敏度：体积灵敏度是所有断层灵敏度的总和；③符合时间窗：符合时间窗越小，灵敏度数值越小，但并不一定代表系统灵敏度差。

（3）均匀性：指仪器探测均匀性放射源的能力或视野内各点计数值之间的差异。影响均匀性的主要因素有：温度变化、湿度变化、探测线路高压漂移、探测晶体老化、仪器校正不正确等。均匀性以百分值表示，通常情况下的参考指标为 ≤5%。

（4）散射分数：指散射符合同真符合与散射符合之和的比值。

（5）随机符合：指两个或两个以上无关联的光子被同时探测到而生成的符合计数。随机符合使重建图像的噪声上升，对比度下降，可以利用硬件和软件校正来剔除随机符合。

（6）计数丢失：指入射光子的数量太大时，两个或两个以上的光子近似同时到达探测晶体的概率增加，受线路死时间的限制，使这些光子不能被记录下来，这种现象称为计数丢失。一次性模型测试即可求出散射分数、计数丢失、随机符合和噪声等效计数的指标。

（7）噪声等效计数（noise equivalent count rate，NECR）

$$NECR = \frac{T^2}{T + S + R}$$

式中，T、S、R 分别代表真符合计数率、散射符合计数率和随机符合计数率。NECR 表示真符合计数与总计数的相对比值。在符合探测中，总计数里除了真符合计数外，还不可避免地包含着散射符合与随机符合的计数，后两者会增加图像噪声，降低信噪比与对比度。所以在 PET 图像中除了与真符合计数相关的统计涨落噪声外，还必须考虑散射与随机符合噪声，为了衡量图像的信噪比特性，引入了噪声等效计数的概念。噪声等效计数的公式为（真符合）^{2} /（真符合 + 散射符合 + f 随机符合），式中 f 有 1 和 2 两种形式，代表不同的随机符合校正方法。当放射性活度较低时，噪声等效计数约等于真符合计数，随着活度的增加，散射与随机符合逐渐增加，真符合也在大幅度地增加，此期间真符合计数在主宰着图像的质量，图像质量呈上升趋势。活度增加到一定量时，噪声等效计数会达到峰值，此时的信噪比最高，图像质量最好。这时如果再增加活度计量，散射与随机符合会大幅度增加，真符合计数会停滞或下降，噪声等效计数也在逐渐下降，因而图像质量会逐渐下降。

（二）高级临床应用

PET/CT 是目前临床应用较为普遍的分子影像设备，将 PET 和 CT 组合为一体，一次检查可以同时得到 PET 和 CT 两种图像及二者的实时同机融合图像，从中既能获得功能代谢信息，又有解剖结构信息，二者取长补短，优势互补，无疑会优于单独 PET 和单独 CT，提高对肿瘤的诊断水平，增加诊断结论的完整性、确定度和可信度，更能满足临床对影像学诊断的"四定"要求。PET/CT 在肿瘤的诊断、临床分期、再分期及疗效评价、指导肿瘤放疗计划的制订等方面具有重要价值（表 4-3）。PET 可以针对肿瘤特殊的生物学特点，选择不同的示踪剂，从细胞表面、细胞内甚至核内多方位地显示肿瘤固有的特殊变化，为临床提供肿瘤个体化的临床诊治相关信息。

表 4-3　FDG PET/CT 临床检查指征

（引自 IAEA 人类健康系列出版物 Appropriate use of FDG-PET for the management of cancer patients ISBN 978-92-0-101610-2）

肿瘤类型	诊断	分期	疗效评价	再分期	检测复发	随访	放疗计划
肺癌	SPN	NSCLC, SCLC	NSCLC 新辅助化疗	NSCLC	NSCLC, SCLC		NSCLC, SCLC
淋巴瘤		HD，NHL	HD，NHL	HD，NHL	HD，NHL		
乳腺癌		IIb-IV 期	IIb-IV 期	复发	肿瘤标志物↑		确定 BTV
黑色素瘤		III, IV 期		复发	活检不能确定者		
卵巢癌		分期	是	治疗末复发	MRI 补充		
宫颈癌		N 分期	是	治疗末复发	建议		是
头颈部肿瘤	CUP	N, M 分期	化 / 放疗后	治疗末复发	术后 / 放疗后		确定 BTV
肾癌		IV 期		复发			
精原细胞瘤			成熟型除外		肿瘤标志物↑		
CUP, 非 ENT	探测原发灶，肿瘤标志物↑	是					
结直肠癌		是	是	复发	肿瘤标志物↑	是	是
胃癌		是	新辅助化疗后			是	
肉瘤	指导活检	是	是	是	指导活检	是	
脑肿瘤	指导活检		是		手术 / 放疗后	低级别肿瘤	确定剂量

续表

肿瘤类型	诊断	分期	疗效评价	再分期	检测复发	随访	放疗计划
鼻咽癌		N, M 分期	是	是	复发	是	确定 BTV
GISTs		建议	建议		活性评价	建议	
胰腺癌	是	M 分期	是		手术 / 放疗后		确定 BTV
胆管癌	是	N, M 分期	是				
食管癌		M 分期	新辅助化疗后		是		确定 BTV
甲状腺癌				Tg ↑, ^{131}I 阴性	肿瘤标志物↑		

注：SPN 孤立性肺结节；CUP 不明原发灶肿瘤；ENT 耳鼻肿瘤；GISTs 胃肠间质瘤

目前最常用的 PET 肿瘤显像剂为 ^{18}F-FDG，肿瘤对 FDG 的摄取基于肿瘤细胞糖酵解的增加，注射后 FDG 被摄入至细胞内，运输 FDG 进入转化的细胞内的一个重要机制是葡萄糖转运蛋白（GLUT）的作用，在肿瘤细胞线粒体的高活性己糖激酶（HK）作用使 FDG 磷酸化生成 FDG-6-PO_4，其不能参加进一步的代谢过程，只能以 FDG-6-PO_4 这种形式滞留于细胞内，由于大多数恶性肿瘤具有旺盛的葡萄糖代谢，通过 PET 显像，可以了解肿瘤的糖代谢状态，从而达到诊断、探测肿瘤的目的。

FDG PET/CT 检查适应证：

1）肿瘤的临床分期及治疗后再分期。

2）肿瘤治疗过程中疗效监测和治疗后的疗效评价。

3）肿瘤的良、恶性鉴别诊断。

4）肿瘤患者随访过程中检测肿瘤复发及转移。

5）肿瘤治疗后残余和治疗后纤维化或坏死的鉴别。

6）已发现肿瘤转移而临床需要寻找原发灶。

7）不明原因发热、副癌综合征、肿瘤标志物异常升高患者的肿瘤检测。

8）确定肿瘤的生物靶容积，协助指导放疗计划。

9）指导临床选择有价值的活检部位或介入治疗定位。

10）有肿瘤高危因素人群的肿瘤筛查。

11）肿瘤治疗新药与新技术的客观评价。

12）恶性肿瘤预后评价及生物学特征的评价。

（三）新技术

1. 飞行时间技术　提出于 20 世纪 60 年代，是 PET 工业界一直试图实现的梦想，亦是 PET 技术发展的方向。但由于当时工艺条件、晶体等诸多因素的限制，TOF 一直停留在实验室阶段。直至 2008 年，飞利浦推出了世界上第一台商业化 TOF 技术的 PET。

TOF 技术经过数年的发展，临床应用越来越广泛，TOF 技术也已经成为 PET/CT 最为核心的先进技术之一。TOF 技术通过测量传统探头所探测的符合线上两个 γ 光子飞行到达探测器的时间差，精确定位发生湮没时正电子的位置，极大地降低周围噪声水平，增加信噪比，从本质上提高 PET 的图像质量，因此 TOF 技术才是真正意义上的正电子成像技术。传统的符合探测技术是设定一个符合时间窗，通常为 5 纳秒，在此时间范围内探测到的两个光子被视为来自一个湮灭辐射，从而推定辐射发生于两个探测点的连线（LOR）上，它无法确定辐射发生在此连线的哪个点上，需要进行反投影或迭代重建。利用飞行时间（TOF）方法，用透过患者的 511keV 光子对的湮灭点进行定位，从而提高了探测能力。飞行时间探测除应用符合时间窗外，还记录两个光子到达的时间差 Δt。如图 4-10 所示，假定辐射发生点距中心点的距离为 d，距探头 1 距离 $D_1 = L + d$，距探头 2 距离 $D_2 = L - d$。光子以光速 c 运行，那么到达探头 1 的时间 $T_1 = D_1/c$，到达探头 2 的时间 $T_2 = D_2/c$。

$$\Delta t = T_1 - T_2 = (D_1 - D_2)/c = 2d/c$$

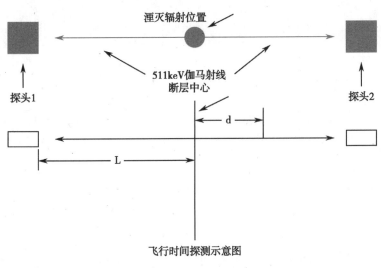

飞行时间探测示意图

图 4-10　TOF 探测示意图

在这种方法中，测量两个符合光子到达时间（非常小的）差异得到湮灭时间发生位置的额外信息。在常规的符合探测方法中，到达时间的小的差异是被忽略的。TOF 成像方法需要非常精密的探测器、电子线路以及对光速和非常短的光子运动距离进行校准的装置。与常规的符合探测方法相比，由光子到达时间差异提供的信息被包含在重建算法中。重建算法将修正过的可能发生的信息模型化，以提高空间分辨率和系统敏感性。该方法也可用来改进鉴别真正符合时间的散射光子，从而提高系统对比度的分辨率。首个商用 TOF 系统使用 LYSO 晶体，时间分辨率为 600 皮秒（ps），Δd 为 9cm，对于正常体重病人可提高近一倍的信噪比，对体型较大病人更为明显。

衡量 TOF 技术的唯一核心参数是：时间分辨率，单位为皮秒（10～12 秒），如公式：

$$\Delta x = \Delta t \times C/2$$

式中，Δx 是位置误差，即定位精度；Δt 是时间误差，即时间分辨率；定位精度与时间分辨率成正比关系。

由公式可见，时间分辨率越小，定位精度越高，TOF 能力越强，信噪比提升越大，临床图像以及临床病灶探测能力越强。最新的 Ingenuity TF 配备了第三代 TOF 技术，其时间分辨率已经达到了 495 皮秒水平。时间分辨率越高，符合事件的定位越精确，灵敏度增益越高，扫描速度越快，图像质量越好，用药量越少。随着时间分辨率的提高，图像的信噪比也随之提高，小病灶更加凸显出来（图 4-11 ／文末彩图 4-11）。

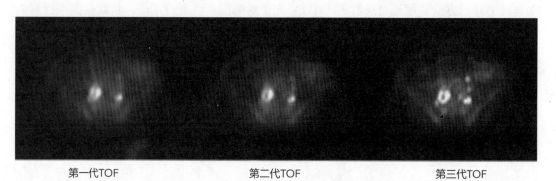

第一代TOF　　　　　　　　　第二代TOF　　　　　　　　　第三代TOF

图 4-11　TOF 技术提升 PET 对小病灶的检测能力

2. 基于幅度的 PET 呼吸门控技术（HD·Chest）　传统 PET 采集呼吸门控是基于相位的，其减少了运动伪影和部分容积效应，这带来了 PET 分辨率的提升，并能更准确地测量 SUVmax。但同时该技术也存在一些缺陷（图 4-12 ／文末彩图 4-12），会生成大量数据。由于扫描被分成多个间隔期 PET 图像噪声高。由于不规则呼吸导致的不当触发经常发生，并被处理软件拒绝，数据拒绝进一步增加了图像噪声。有些不当触发没有被拒绝，这导致好数据与坏数据混在一起。可变呼吸模式将深呼吸采集的数据（图 4-13 的高峰值）和浅呼吸采集的数据（低峰值）混在一起。目前市场上出现了一种基于幅度的优化呼吸门控技术，称为 HD·Chest。HD·Chest 克服了基于相位的呼吸门控中遇到的大多数问题，包括：生成的数据量与普通 PET 相当；因为扫描不再被分为多个间隔期，图像噪声大大低于传统呼吸门控 PET 数据。该方法没有使用前瞻性触发，因此不存在不当触发的问题。可变呼吸模式不再是问题，该方法预期患者的呼吸模式会变化。在每次扫描中，HD·Chest 会针对该次成像提供最优图像。

HD·Chest 是一种基于幅度的方法。呼吸波形与来自 PET 扫描仪的列表模式数据一起储存。一旦 PET 扫描结束，计算机程序就会分析整个波形，以确定波形的最佳部分（图 4-13 ／文末彩图 4-13）。也就是说，计算机的选择是经过优化的。计算始终使用 35% 的采集数据（用户可规定一个不同于 35% 的比例）。HD·Chest 图像源自于波形值高于下限（L）但低于上限（U）时采集的数据。对于每个下限 L 值，计算机的上限 U 值选择受限。U 值进行上下调节，直至其包含 35% 的采集数据。在每个可能的 L 值设置下，呼吸运动的范围可表示为 W=U-L。计算机记录针对每个 L 设置的 W 值。在考虑所有可能 L 值后，计算机确定哪个值具有最小的呼吸运动范围 W。这可确定 L 值和 U 值的最优化设置。

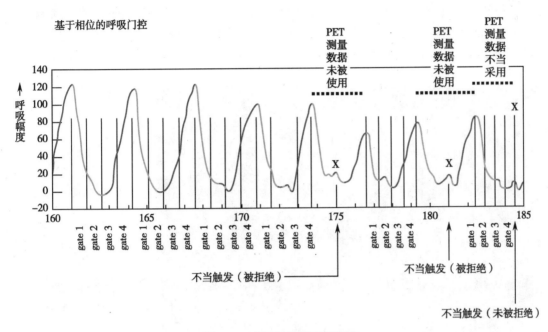

图 4-12　基于相位的呼吸门控

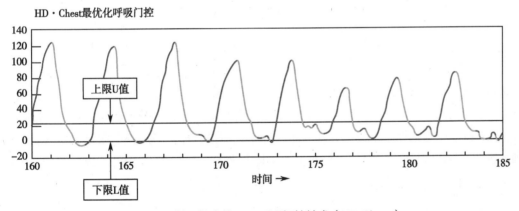

图 4-13　基于幅度的 PET 呼吸门控技术（HD·Chest）

3. 硅光电倍增管（SiPM）技术　在常规硅基质上，由紧密排列的 APD 陈列组成（1000/mm²），每个单元为 Geiger 模式，它们对激励的反应是二元化的。SiPM 输出是所有单元反应的组合，可以获得单个光子以及很多单元的动态检测范围。SiPM 的结构紧凑，提供量子效率，其增益与传统的光电倍增管类似，时间分辨 <1 纳秒，这个特性使基于 SiPM 的系统可以实现 TOF 技术。

4. ALPHA（automatic landmark parsing of human anatomy）技术　即人体解剖结构自动标记解析技术（图 4-14 ／文末彩图 4-14），基于专利的器官识别技术进行解剖学配准，使医师更便捷地对比不同检查的数据，适用于肿瘤的 PERCIST 评估及放疗生物靶区的勾画。该技术在每幅图像中探测多达 28 个解剖学标志，基于解剖一致性检查进行过滤，并利用重叠标志对不同时点的图像进行配准。由于 ALPHA 配准是以解剖结构识别为基础的，就像人工进行图像配准一样，而不是低水平的像素匹配，不受前述所有变化的影响。

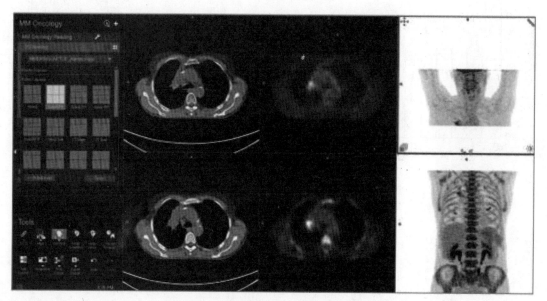

图 4-14　人体解剖结构自动标记解析技术

5. Flow Motion 技术　传统的 PET/CT 以床位为最小单位行步进式扫描，由于 PET 轴向视野灵敏度不均一，床位之间必须要进行叠加扫描，若叠加不充分则导致 SUV 定量准确度受影响。且由于目标成像范围一般不会是床位宽度的整数倍，因此实际扫描范围会偏大，多余的部分一是延长了 PET 成像时间，二是增加了患者所接受的 CT 辐射剂量。Flow Motion 技术则使得 PET/CT 可行连续进床式扫描，摒除了床位的限制，可进行任意轴向视野扫描以保证只对目标组织曝光，去除额外扫描。既缩短了 PET 成像时间，又减少了多余的 CT 辐射剂量（图 4-15／文末彩图 4-15）。

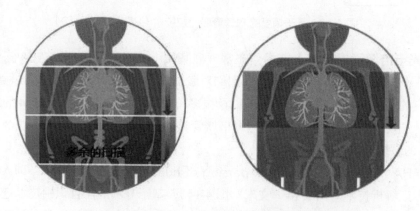

图 4-15　Flow Motion 技术与常规步进式扫描的对比

另外，传统扫描模式只能在全身扫描之后加做单床位的局部呼吸门控成像，总耗时通常超过 40 分钟，并且由于固定轴向视野的限制，无法包含整个肺部。Flow Motion 技术采用植入式门控，可在一次扫描中，加载感兴趣区域的门控成像，将检查时间缩短至 15 分钟，提高了检查效率及患者依从性。

6. EQ·PET 技术　标准摄取值（SUV）是使用最广泛的用于衡量肿瘤吸收放射性示踪剂的指标，可针对不同的患者体型、身体构成以及注射剂量实现标准化。但是，不同的扫描设备硬件和重建算法可在 PET 量化方面带来显著的差异，从而导致错误的疗效评估及治疗决策。

EQ·PET 是一种全新的量化技术，它基于 NEMA 参考，实现了跨设备、跨技术的精确定量。即使在随访过程中使用了不同的设备扫描或不同的重建算法，也能为医生提供协调一致的 SUV。其具体的实现方法如图 4-16 所示：

1. 扫描活度已知的 NAMA 模体，建立 NEMA 参考的数据。

2. 计算 PET 设备的特征性恢复曲线。

3. 在 syngo.via 工作站上设定好 EQ·PET 参数，得到与 NEMA 公差相匹配的标准化恢复曲线。

4、5. 扫描患者，得到 PET 图像。

6. 根据已有的标准化恢复曲线，得到 EQ·PET 图像。

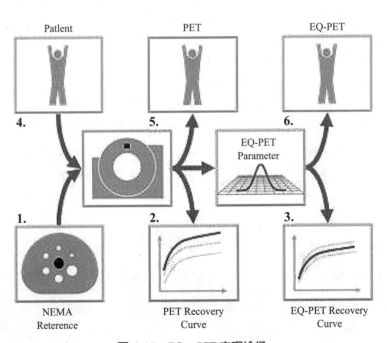

图 4-16　EQ·PET 实现途径

有了 EQ·PET，临床机构无需修改其既有重建流程或重建额外的图像序列。通过设定 EQ·PET 参数来统一不同设备和重建算法之间的对比恢复系数，以获得一致的 SUV。EQ·PET 可应用于：跨设备的疗效定量评估，针对利用不同 PET/CT 系统进行成像的患者的随访；多中心临床试验，要求采集流程和量化标准严格保持一致，有了 EQ·PET 就无需修改既有的流程；不同机构 SUV 阈值的交流使用，用于促进不同临床机构间 SUV 阈值的应用，以指导治疗决策等方面。

四、PET/MR 技术前沿

与 PET/CT 相比，PET/MR 不仅提供很好的软组织对比度、降低电离辐射，而且能够提供丰富的 MRI 技术，如功能、波谱和扩散张量成像，对于提高疾病的诊断和治疗具有重要价值。PET/MR 的研制与 PET/CT 相比要缓慢得多，因为 PET 和 MR 的融合在技术上面临很大的挑战性，包括避免磁共振高磁场对 PET 的影响、PET 和 MR 射频场的相互影响等。2010 年和 2014 年北美放射学年会上分别有两家公司推出了全身型 PET/MR 一体机，该系统为 3T MRI 和 PET 所组成的一体化架构，成功实现了全身 MR 和 PET 数据的同步采集。

（一）PET/MR 的原理与结构

目前 PET/MR 系统分为三大类：第一种为顺序式扫描，将 PET 和 MRI 两个设备串联在一起，但两个设备是彼此独立的；第二种是将可移动的 PET 探测器嵌入 MRI 内；第三种是一体化设计，将 PET 探测器集成至 MRI 内。

1. 分体式设计 将 PET 和 MRI 设备串联放置在一起，例如 Discovery PET/CT + MR 是将 PET/CT 和 MRI 放置在单独的房间，而 Ingenuity TF 系统是在相同扫描间内（图 4-17）。PET 和 MRI 放在同一扫描间内，需要考虑两个设备的干扰和静磁场，因此选择对磁场不敏感的光电转化器，或者两者距离足够远，并且使用屏蔽光电倍增管。Ingenuity TF 两个设备中心相距 4.2m，PET 探测器环用薄层钢包围屏蔽，并且每个光电倍增管都增加高导磁合金外壳。分体式设计最大的不足是两种设备不能实现真正的同步扫描，由于患者的生理活动和不同设备之间转运引起的位置移动，可以导致图像配准误差。

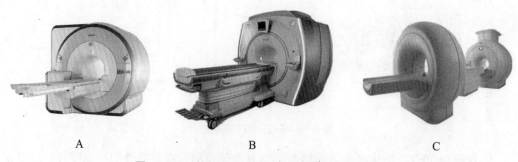

A   B   C

图 4-17　一体机 PET/MR 和分体式 PET/MR 产品

2. 嵌入式设计 将 PET 探测环嵌入到 MRI 设备中，主要的技术挑战是在 MRI 强大静磁场内应用电子线路，必须使用对磁场不敏感的晶体光子和信号放大装置，或者是将其放在散射场之外的屏蔽罩内。此外，MRI 部件的磁化率对磁场干扰必须最小化，被动匀场组件能够确保图像质量。最后嵌入的 PET 探测器电子部件必须进行屏蔽，以防止电磁干扰。这种构造的限制是嵌入的 PET 导致 MRI 扫描孔径变小，因此仅适用于小动物、人类颅脑和四肢的研究，其优势在于同步采集，降低总采集时间，保证数据良好的时间和空间配准。2007 年美国核医学年会上展出了基于 APD 技术的临床神经系统应用的 Brain PET/MRI 原型机，证明了人类一体化成像的可行性。

3. **一体化设计**　PET/MR 发展方向，完全将 PET 探测器和电子部件与 MRI 集成（图 4-18），使用分离式超导磁体，或者使用环形磁场 MRI，或者将 PET 探测器环置于 MRI 射频线圈后方。闪烁晶体和与连接的光电探测器置于 MRI 设备射频线圈后方，通过减少射频线圈直径为 PET 探测器节省空间，或者使用分离的梯度线圈。一体化设备可采用 MRI 数据对 PET 进行运动校正和检测动态过程，必将会产生许多有价值的新应用，如双对比剂标记肿瘤或 PET 与 fMRI 同步扫描监测脑活动研究等。

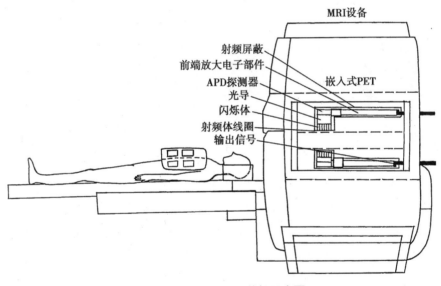

图 4-18　PET/MR 一体机示意图

PET/MR 伪影分为以下几种：

1. **截断伪影**　MRI 横向扫描视野小于 PET，由于 MRI 扫描时间长，且扫描孔径较小（与 PET 比较），患者的双臂通常平放，因此经常发生沿双臂的截断伪影。

2. **不均匀性**　横轴位 MRI 的扫描视野边缘具有不均匀性，表现为全身 MRI 冠状位正弦曲线信号的边缘增强。主要是由于主磁场 B0 和空间编码的线性梯度磁场均匀性有限。横向 FOV 扩大很难保持两个磁场的均匀性。

3. **运动伪影**　呼吸运动和体位移动导致 PET/MR 局部或者整体错配和图像模糊。

4. **衰减校正伪影**　3 级和 4 级组织分割法的 MRI 衰减图，没有考虑骨组织。金属植入物周围图像上信号缺失。MRI 对比剂伪影。

基于 MRI 数据的衰减校正（MR-AC）：使用 2 点（同相和反相）Dixon 序列采集的 MRI 图像进行 4 级组织分割，Dixon 序列可以区分患者的水和脂肪，两组图像都能自动勾画出空气和肺。但是 Dixon- 水 - 脂肪分割序列（DWFS）图像不能用于临床诊断，因此高质量的 MRI 图像对临床诊断尤为重要。

（二）高级临床应用

1. PET/MR 在神经系统（脑和脊髓）的应用具有得天独厚的优势。

2. 心血管疾病在 MRI 对心脏组织结构高清晰显示基础上，将 PET 血流灌注、代谢信息相结合，对冠心病早期诊断、冠状动脉斑块成像、心肌活性评价和疗效评估等方面具有重要价值。

3. 肿瘤 PET/MR 对头颈部、腹部 / 盆腔肿瘤、神经内分泌肿瘤以及肌肉 / 软组织肿瘤的应用更有优势，在肺肿瘤方面，PET/CT 目前仍然优于 PET/MR。

4. 骨和关节疾病。

5. 儿童疾病、肿瘤病人的疗效评估。

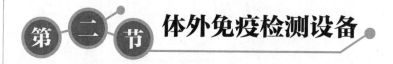

第二节 体外免疫检测设备

一、概述

体外检测设备是指：在人体之外，对人体血液、体液、组织等样本进行检测，从而判断疾病或机体功能的检测设备。根据检测原理和方法差异主要分为：生化检测设备、免疫检测设备、分子检测设备。体外免疫检测设备原理是利用抗原抗体反应的特异性进行体外测定超微量物质的技术。

（一）体外免疫检测设备的历史

在 20 世纪 40 年代以前，所出现的免疫测定技术基本上都是定性或半定量测定方法，到 50 年代末 60 年代初，才出现完全的定量测定方法，即放射免疫分析（radioimmunoassay，RIA）。高灵敏放免测定技术的出现，解决了以前难以测定的微量生物活性物质如激素的临床检测问题，其发明者之一 Yalow 因此而获得了 1977 年的诺贝尔生理学或医学奖。尽管放免测定技术的出现是免疫测定技术发展史上的一个里程碑，但由于其有试剂半衰期短，实验废液难以处理，污染环境等缺点，使得其现已逐步退出在临床常规检验中的应用，而采用非放射性核素标记物建立标记免疫测定技术成为发展主流。1966 年，美国的 Nakane 和 Pierce 以及法国的 Avrameas 和 Uriel 同时报道了酶免疫测定技术。其将酶替代荧光素，用于抗原在组织中的定位，可通过光学显微镜和电子显微镜来观察。20 世纪 60

年代末，在酶免疫组织化学的基础上，Engvall 和 Perlmann 以及 Van Weeman 和 Schuurs 等发展了一种酶标固相免疫测定技术，即酶联免疫吸附试验（enzyme-linked immunosorbent assay，ELISA），这种简单方便的免疫测定技术出现后，不但成为一种非常简便的研究工具，而且迅速地应用于各种生物活性物质及标志物的临床检测，并在临床应用中逐步取代了放免技术。1972 年 Rubenstein 等又建立了一种无须分离洗涤步骤的均相（homogeneous）酶免疫测定技术——酶放大免疫分析技术（enzyme multiplied immunoassay technique，E-MIT），这种测定技术主要限于小分子物质如药物等的测定应用。随着 20 世纪 70 年代中期杂交瘤技术的发展，出现了单克隆抗体，其应用于免疫测定，极大地提高了免疫测定的灵敏度和特异性，且为各种免疫测定方法的设计提供了广阔的想象空间。1978 年 Schrpeder 在 RIA 和 EIA 基本理论的基础上，以化学发光信号示踪建立了化学发光免疫分析（chemiluminescence immunoassay，CLIA）技术。因其具有和 RIA 相似的灵敏度和特异性，受到国内外学者的重视并投入了相当的人力和资金对该方法进行研究并制造测量仪器。大量的实验结果证明 CLIA 因光信号持续时间太短达不到临床应用水平，为解决测量方法上的缺点，一些学者进行了发光稳定剂的研究，20 世纪 90 年代初首先由英国 Amersham 公司研究人员发现在 HRP 催化的 Luminol 发光反应中加微量对一碘酚可以使发光信号持续 20～30 分钟，随后生产出试剂盒，标示了化学发光技术进入了临床应用的开端。近几年，基因工程免疫测定试剂和基因工程抗体的发展，又一次拓宽了免疫测定技术的发展途径。综观免疫测定技术 100 多年的发展历程，可以看出，这种建立在抗原抗体特异相互作用基础上的临床检验技术，已成为我们认识了解生命未知物质的一个难以替代的手段，其发展的每一步都来自于相关学科研究认识的深入。

（二）体外免疫检测设备的发展

设备的发展总是建立在技术发展的基础上，图 4-19 说明了检测技术的发展历程，图 4-20 说明了检测设备的发展历程。体外免疫检测设备最初是以放射免疫技术（RIA）为基础的液体闪烁计数器和放射免疫计数器，其检测灵敏度 10^{-12}mol/L，到以酶联免疫技术（ELISA）为基础的酶免分析仪，其检测灵敏度是 10^{-9}mol/L，随着技术的发展，化学发光免疫分析技术出现（CLIA），以此为基础诞生了化学发光免疫分析仪，其检测灵敏度是 10^{-15}mol/L，在化学发光的基础上，诞生了电致化学发光技术（ECL），由此生产出了电化学发光免疫分析仪，其灵敏度达到 10^{-17}mol/L，近年来时间分辨荧光免疫技术的成熟应用，由于其所用的标记物是镧系元素螯合物，利用这类荧光物质荧光寿命长等特点，通过波长和时间两种分辨技术，有效排除了非特异本底荧光的干扰，大大提高了灵敏度和稳定性，灵敏度达到 10^{-18}mol/L，随着检验医学的发展，对微量、超微量的测定会越来越多，同时 RIA 的污染问题会越来越被重视，因此，时间分辨荧光分析法具有越来越大的应用空间。未来是基因工程的世界，建立在基因工程免疫技术基础上的检测仪器，目前尚处于研究阶段，还没有一个十分成熟和满意的设备量产，配套试剂尚缺乏，所以应用的还不多，但是代表了未来的发展方向。

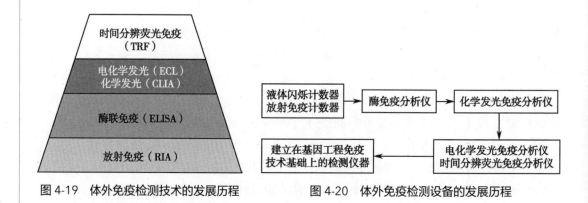

图 4-19　体外免疫检测技术的发展历程　　　　图 4-20　体外免疫检测设备的发展历程

二、液体闪烁计数器

液体闪烁计数器主要测定发生 β 核衰变的放射性核素，尤其对低能 β 更为有效，在多个行业中都有一定的应用。

液体闪烁计数器的基本原理是依据射线与物质相互作用产生荧光效应。首先是闪烁溶剂分子吸收射线能量成为激发态，再回到基态时将能量传递给闪烁体分子，闪烁体分子由激发态回到基态时，发出荧光光子。荧光光子被光电倍增管（PM）接收转换为光电子，再经倍增，在 PM 阳极上收集到好多光电子，以脉冲信号形式输送出去。将信号符合、放大、分析、显示，表示出样品液中放射性强弱与大小。

液体闪烁计数器主要功能为在液体闪烁计数中，待测样品同作为探测介质的闪烁溶液混在一起，几乎没有样品的自吸收，且具有 4π 立体角的测量条件，是测量低能量射线最有效方法。该仪器一次可测数百个样本，自动换样、显示、打印，有多个计数通道，对 ^{3}H 计数效率大于 65%，^{14}C 计数效率大于 97%。

常用放射性核素测定液闪计数器可用于 ^{3}H、^{14}C、^{32}P、^{33}P、^{35}S、^{45}Ca、^{55}Fe、^{36}Cl、^{86}Rb、^{65}Zn、^{90}Sr、^{203}Hg 等含有放射性核素的样品测定。

H number 法淬灭校正在测定样品放射性的同时，测出 H# 数值，可以直观地判断出该样品的淬灭程度。

两相检测用于检测含水放射性样品与闪烁液的分相问题，以避免由此而引起的计数效率下降。

三、放射免疫 γ 计数器

放射免疫技术为一种将放射性核素测量的高度灵敏性、精确性和抗原抗体反应的特异性相结合的体外测定超微量（$10^{-9} \sim 10^{-15}$g）物质的新技术。广义来说，凡是应用放射性核素标记的抗原或抗体，通过免疫反应测定的技术，都可称为放射免疫技术，经典的放射免疫技术是标记抗原与未标抗原竞争有限量的抗体，然后通过测定标记抗原抗体复合物中放射性强度的改变，测定出未标记抗原量。

1. **γ免疫计数器的组成**　γ免疫计数器是固体闪烁计数器的一种，主要用于 ^{125}I、^{131}I γ射线的探测，由固体闪烁探测器、电子线路、机械传动系统、计算机等部分构成。

（1）固体闪烁探测器：通常将闪烁体、光电倍增管和前置放大器都装在一个光屏蔽暗盒中，闪烁体外填充或涂有反射层，闪烁体和光电倍增管之间加有光学耦合剂，必要时还可以加光导。高压电源通过焊在管座上的分压电阻把电压加在光电倍增管的各个极上。目前在γ免疫计数器中、碘化钠（铊）晶体应用最多，它的化学符号为 NaI（TI）。它是铊激活的碘化钠透明单晶。其特点：密度大、平均原子序数高、能量转换效率高、对γ射线有较好分辨力、制备较容易、价格也比较便宜、但极易潮解，必须密封在带有光学玻璃片的铝容器或其他金属容器中使用。固体闪烁探测器也广泛应用在其他核医学仪器设备上，例如 SPECT、PET/CT 等。

（2）电子电路：一般由放大器、甄别器、单道脉冲分析器、定标器、A/D 转换、高压电源、计算机接口及其他辅助电子电路构成。

（3）机械传动系统：一般由伺服电机、伺服电机控制电路、盒式传动机构、定位传感器等组成。

（4）计算机：一般个人计算机，能满足放射免疫分析应用软件、数据处理软件的应用和满足各种测试要求和数据处理工作即可。

2. **γ免疫计数器的工作过程**　为5个相互联系的步骤：①射线进入到闪烁体中与闪烁体相互作用，使闪烁体的原子、分子电离和激发；②被电离、激发的原子、分子退激时，一部分电离、激发能量以光辐射的形式释放出来；③闪烁体中产生的大部分光子由闪烁体周围的反射层收集在一个方向上，并通过闪烁体与光电倍增管之间的光导及光学耦合剂入射到光电倍增管的光阴极上，打出光电子；④光电子在光电倍增管中倍增，倍增的电子束在阳极上被收集，产生输出信号；⑤电信号被送到电子仪器中进行记录和分析，从而探测出核辐射的性质、能量或强度等。电子仪器的组成单元则根据用途而异。在测量核辐射强度时，一般需要有放大器、甄别器和定标器等电路，在测量核辐射能谱时，一般需要有单道脉冲幅度分析器或多道脉冲分析器及其他辅助电路。

3. **放射免疫γ计数器的主要功能**　放射免疫分析由于敏感度高、特异性强、精密度高、可测定小分子和大分子物质，所以在医学检验中应用极为广泛。常用于测定各种激素（如甲状腺激素、性激素、胰岛素等）、微量蛋白质、肿瘤标志物（如 AFP、CEA 等）和药物（如苯巴比妥、氯丙嗪、庆大霉素等）等。各种检测项目均有试剂盒供应，所以被广泛采用。近年来其他标记免疫分析技术如酶免疫分析、发光免疫分析等在技术上有飞跃的进展，放射免疫分析有被取代的趋势。但在生物医学基础研究中，新发现的生物活性物质日益增多，对它们的研究也是基础医学科研中的热门课题。研究这些新的活性物质和某些疾病发生及发展的关系，需要高灵敏度、高特异性的检测方法，其中放射免疫分析技术仍为首选。

四、电化学发光免疫分析设备

发光是指分子或原子中的电子吸收能量后，由基态跃迁到激发态，然后再返回到基态，并释放光子的过程。化学发光是吸收了化学反应过程中所产生的化学能使分子激发而发光。化学发光免疫分析是将化学发光与免疫反应相结合，用于检测微量抗原或抗体的标记免疫分析技术，分为直接化学发光免疫分析，化学发光酶免疫分析和电化学发光免疫分析。电化学发光免疫测定，是目前较先进的标记免疫测定技术，是继放射免疫、酶免疫、化学发光免疫测定以后的新一代标记免疫测定技术，具有敏感、快速和稳定的特点，在固相标记免疫测定中技术上居领先地位。

电化学发光免疫分析设备原理：电化学发光技术（ECL）是一种在电极表面由电化学引发的特异性化学发光反应，实际上包括了电化学和化学发光两个过程，由电启动发光反应，因此可对反应进行精确控制。

电化学发光免疫分析技术（ECLIA）是电化学发光和免疫测定相结合的产物，能对各种物质进行快速分析，是目前先进的标记免疫测定技术，该系统是通过在电极表面由电化学引发的特异性化学发光反应，由电启动发光过程，在电极表面循环进行，产生大量光子，使电信号增强，检测灵敏度大为提高，并且易于控制。ECLIA检测法具有准确度高、灵敏度高、检测速度快等特点，尤其适用于微量物质的测定。

电化学发光免疫分析设备工作过程：电化学发光免疫分析是采用三联吡啶钌 $[Ru（bpy）_3]^{2+}$ 作为标记物，在电极表面由电化学引发的特异性化学发光反应。其工作过程是结合了标记物的生物分子与配体发生特异的结合反应后进入流动测量室电发光过程被启动。其化学发光主要是基于 $[Ru（bpy）_3]^{2+}$ 络合物和三丙胺（TPA·）两种电化学活性底物在反应中引起的光子发射。含三丙胺（TPA）的缓冲液进入测量室，同时电极加电，化学发光剂 $[Ru（bpy）_3]^{2+}$ 和电子供体TPA在阳电极表面同时各失去一个电子发生氧化反应。二价的 $[Ru（bpy）_3]^{2+}$ 被氧化成三价。TPA被氧化成阳离子自由基 TPA^+，并迅速自发地脱去一个质子（H^+），形成自由基 TPA·。由于 $[Ru（bpy）_3]^{2+}$ 是强氧化剂，自由基 TPA· 是强还原剂，两个高反应基团在电极表面迅速反应，$[Ru（bpy）_3]^{2+}$ 被还原形成激发态的二价 $[Ru（bpy）_3]^{2+}$，TPA· 自身被氧化成二丙胺和丙醛。接着激发态的 $[Ru（bpy）_3]^{2+}$ 衰减成基态的 $[Ru（bpy）_3]^{2+}$ 同时发射一个波长620nm的光子。这一过程在电极表面周而复始地进行，产生许多光子，光电倍增管检测光强度，光强度与 $[Ru（bpy）_3]^{2+}$ 的浓度成线性关系，可测出待配体的含量。电化学发光免疫分析示意图见图4-21。

电化学发光免疫分析采用链霉亲和素-生物素包被技术，这是一种新型生物反应放大系统。以直径为 2.8μm 的磁性球作为载体，反应面积比板式扩大了 20～30 倍，利用生物素-链霉素亲和素的牢固结合力、免疫放大能力和反应系统中的磁分离功能，使免疫反应在微球表面快速进行。并且，电发光过程产生许多光子，使光信号得以增强，因此其检测灵敏度大为提高，可达到检测浓度小于 1pmol/L 的超微量物质，线性范围也可达 6 个数量级。

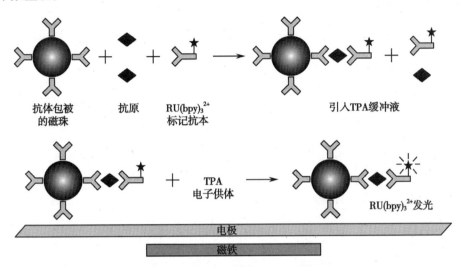

图 4-21　电化学发光免疫分析示意图

五、高级临床应用

临床上广泛应用于：①甲状腺激素；②生殖激素；③垂体激素和皮质激素；④贫血因子；⑤肿瘤标志物；⑥感染性疾病；⑦糖尿病胰岛素、血清 C- 肽、血浆胰高糖素等；⑧心脏标志物；⑨病毒标记物；⑩过敏性疾病；⑪骨标志物；⑫治疗药物监测等的定量测定，随着医学技术的不断发展，研究的不断深入，体外免疫检测设备在临床及基础研究领域的应用前景将是十分广阔的。目前在临床上较前沿的应用举例介绍以下几种：

（一）肿瘤标志物检测

1. 肿瘤相关抗原 72-4（CA72-4）在检测残余肿瘤时很有价值。此外，此检测特别有助于胃癌和卵巢癌的治疗监测。CA72-4 最主要的优势是其对良性病的鉴别诊断有极高的特异性。CA72-4 与 CA125 联合检测，作为诊断原发性及复发性卵巢肿瘤的标志特异性非常高。CA72-4 与 CA19-9 联合应用于胃癌的检测。

2. 神经元特异性烯醇化酶（NSE）血清 NSE 是神经元和神经内分泌细胞所特有的一种酸性蛋白酶。神经内分泌肿瘤的特异性标志，如神经母细胞瘤、甲状腺髓质癌和小细胞肺癌（70% 升高），可用于鉴别诊断、病情监测、疗效评价和复发预报。正常人血清 NSE 水平 < 12.5U / ml。目前，NSE 已作为小细胞肺癌重要标志物之一。用神经元特异性烯醇化酶监测小细胞肺癌的复发，比临床确定复发要早 4～12 周。神经元特异性烯醇化酶还可用于神经母细胞瘤和肾母细胞瘤的鉴别诊断，前者神经元特异性烯醇化酶异常增高而后者增高不明显，对神经母细胞瘤的早期诊断亦有较高的临床应用价值。

3. 非小细胞肺癌相关抗原 21-1（CYFRA21-1）是非小细胞肺癌最有价值的血清肿瘤

标志物，尤其对鳞状细胞癌患者的早期诊断，疗效观察，预后监测有重要意义。CYFRA21-1也可用于监测横纹肌浸润性膀胱癌的病程，特别是对预计膀胱癌的复发具有一定价值。

肺癌患者预后较差，对复发疾病缺乏有效的治疗，限制了肿瘤标志物在肺癌中的应用。但肿瘤标志物仍对监视治疗成功与否有帮助。最常见的肿瘤标志物有：NSE，CEA，CYFRA21-1。

4. 胸苷激酶 1（TK1）作为一种细胞增殖标志物，能反映癌前病变、肿瘤（肝癌，胃癌，肺癌，结直肠癌，乳腺癌，宫颈癌等实体肿瘤以及白血病）的生长重要信号——细胞异常增殖，可以通过检测血清中的胸苷激酶 1（TK1）来评估健康体检人群罹患肿瘤的风险。除了体检之外，还可以通过动态观察及时评估肿瘤患者的治疗效果，以及评估预后复发的风险。

（二）骨标志物四项

1. β- 胶原特殊序列（β-crosslaps）骨基质的有机成分中，90% 是由 Ⅰ 型胶原组成。Ⅰ 型胶原在骨中合成，同时也被分解成降解产物释放入血，β-crosslaps 是 Ⅰ 型胶原降解所特异的产物。检测 β-crosslap 可用于监测骨质疏松症或其他骨疾病的抗吸收治疗，疗效在几周后反映出来。

2. N-MID 骨钙素（N-MID osteocalcin）在骨合成中，成骨细胞产生骨钙素，完整的骨钙素及大的 N-MID 片段均存在于血液中，前者不稳定，易裂解为后者。N-MID 骨钙素被视为骨合成标志物，可与 β-crosslaps 一起用于监测骨质疏松症等疾病的治疗效果。

3. 总 Ⅰ 型胶原氨基端延长肽（total-P1NP）90% 以上的骨基质是由 Ⅰ 型胶原组成，Ⅰ 型胶原来源于 Ⅰ 型原骨胶原。因此，total-P1NP 是骨形成的一个特异性标志物，可有效评估骨质疏松症的早期治疗，预防及复发。用于监测绝经后妇女和骨 Paget 病患者骨质疏松症的治疗。

4. 甲状旁腺素（PTH）由甲状旁腺合成并分泌入血流中，它和降钙素相互作用以维持血钙水平的稳定性。甲状旁腺功能紊乱引起 PTH 分泌改变，进而导致血钙水平的升高或降低（高钙血症和低钙血症）。

（三）25-（羟基）维生素 D_3

维生素 D 为一种脂溶性甾体激素前体，无生物活性，必须在肝脏和肾脏经过两步连续的羟基化过程成为有生物活性的 1,25-（羟基）维生素 D。血清中检测出来的 95% 以上的 25-（羟基）维生素 D 为 25-（羟基）维生素 D_3；维生素 D 缺乏是继发性甲状旁腺功能亢进症的常见病因。25-（羟基）维生素 D 含量低还与骨密度低有关，与其他临床数据结合可作为辅助手段来判定人体骨代谢的情况。

六、新技术

时间分辨荧光免疫分析仪：荧光免疫测定同酶免疫测定一样，根据抗原抗体反应后是否需要分离结合的 / 游离的荧光标记物而分为均相和非均相两种类型，基本反应式如下：Ab* + Ag → Ab*Ag + Ab*（Ab*Ag 代表结合的标记物，Ab* 为游离的标记物）。在抗原抗体反应后，先把 Ab*Ag 与 Ab* 分离，然后测定 Ab*Ag 或 Ab* 中的标记物的量，从而推算出标本中的 Ag 量，该方法称为非均相荧光免疫测定法，如时间分辨荧光免疫测定（time-resolved fluorescence immunoassay，TRFIA），本节重点介绍非均相荧光免疫测定法的时间分辨荧光免疫测定仪。

时间分辨荧光免疫检测基本原理：用镧系三价稀土离子及其螯合物（如 Eu^{3+} 螯合物）作为示踪物标记抗原、抗体、核酸探针等物质；当免疫反应发生后，根据稀土离子螯合物的荧光光谱的特点（特异性强、巨大 Stokes 位移、荧光寿命长），用时间分辨荧光分析仪延缓测量时间，排除标本中非特异性荧光的干扰，所得信号完全是稀土元素螯合物发射的特异荧光，测定免疫反应最后产物的特异性荧光信号。根据荧光强度判断反应体系中分析物的浓度，达到定量分析的目的。与一般的荧光分光光度仪不同，时间分辨荧光分析仪的激发光与荧光的波长差别显著，其波长转变达 280nm，采用脉冲光源（每秒闪烁 1000 次以上的氙灯），照射样品后即短暂熄灭，以电子设备控制延缓时间，待非特异荧光本底衰退后，再测定样品发出的长寿命镧系荧光。

时间分辨荧光免疫分析的特点：

（1）特异性强：标记物为具有独特荧光特性的稀土金属——镧系元素，主要包括铕（Eu）、钐（Sm）、镝（Dy）、铽（Te）四种。稀土离子的荧光激发光波长范围较宽，而发射光波长范围甚窄，同时激发光和发射光之间有一个较大的 Stokes 位移（大约 290nm），如铕元素发射光 613nm、激发光 340nm，荧光素的 Stokes 位移为 280nm；这十分有利于排除非特异荧光的干扰，采用干涉滤波片就可以消除散射光引起的干扰，从而提高了荧光信号测量的特异性。

（2）灵敏度高：稀土离子螯合物所产生的荧光不仅强度高，而且半衰期长（例如：铕元素的半衰期为 430 微秒，普通荧光免疫分析中荧光团的衰变时间只有 1～100 微秒，样品中的一些蛋白质的荧光衰变时间仅为 1～10 微秒），因此利用延长测量时间，待测样品中短寿命的自然荧光完全衰变后再测稀土离子螯合物的荧光信号，即将特异性荧光与非特异性荧光分辨开来消除了来自样品荧光的干扰，大大提高了检测灵敏度，可以达到 10^{-18}mol/L，同时扩大了检测范围。

（3）标记物稳定：三价稀土离子与双功能螯合剂螯合，形成稳定的螯合物，从而使标准曲线稳定，试剂保质期长。时间分辨荧光免疫检测的标准曲线相当稳定，同一批次的试剂盒可用两点法加批次的参考曲线定标。

（4）线性范围宽，重复性好：解离 - 增强时间分辨荧光免疫分析法（DELFIA）在荧光检测分析中加入一种酸性增强液，稀土离子从免疫复合物中解离出来，并和增强液中的一些成分形成一种稳定的微囊，当微囊被激光激发后则稀土离子发出长寿命的荧光信号，使原来微弱的荧光信号增强 100 万倍。

免疫 PCR（immuno PCR，Im-PCR）是利用抗原抗体反应的特异性和 PCR 扩增反应的极高灵敏性而建立的一种微量抗原检测技术。免疫 PCR 是在 ELISA 的基础上建立起来的新方法，用 PCR 扩增代替 ELISA 的酶催化底物显色。PCR 具有很强的放大能力，其可以定量地检测 DNA 和 RNA，具有非常高的敏感性和特异性，因此，将与抗原结合的特异抗体通过连接分子与 DNA 结合，再经 PCR 扩增，由此定量检测抗原使敏感性高于 ELISA 和 RIA。在理论上免疫 PCR 可以检测到一个分子抗原，因此，免疫 PCR 特别适用于检测一些含量特别少的抗原分子。免疫 PCR 技术目前尚处于研究阶段，还没有一个十分成熟和满意的方法，配套试剂尚缺乏，所以应用的还不多，在报道的几种方法中均是用一些已知的标准品进行试验。

除了上述几种主要的免疫分析方法外，目前还发展了基因免疫技术等高专一性、高灵敏性的技术。从测定原理和应用上看，免疫分析的发展将存在两条并行的路线。一是免疫分析法继续在分析的可靠性和灵敏性上不断地革新、完善和进步，为生化研究和临床分析提供更为准确和实用的新方法；二是伴随现代生物技术的不断发展，免疫分析将渗透到各种全新的研究领域，这将集中表现在以下方面：①基因工程抗体（gene-engineering Ab，又称 recombination Ab）的应用；②催化抗体（catalytic Ab）的应用；③新原理的多组分测定（multiresidue IA）；④金属离子的免疫分析。

（赵军　刘臣斌　李振新）

第五章

医用超声设备

医用超声设备主要包括超声诊断设备、超声能量外科设备和超声治疗设备。本章分别介绍这三类医用超声设备的发展历史、工作原理、前沿技术、临床应用以及发展趋势等。

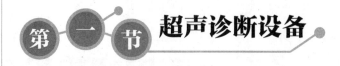

第 一 节　超声诊断设备

一、超声诊断设备概述

（一）超声诊断设备的历史

超声波在人体内传播遇到不同的组织器官时，因声阻抗差异形成强度不同的反射回波。利用超声回波进行的成像技术已广泛应用于临床诊断，包括眼、甲状腺、乳房、心血管、肝脏、腹部、胆囊、胸腔膜、脾脏、泌尿系统以及妇科等。超声成像具有使用简便，费用较低，可重复使用，用途广泛的优点。获得的诊断图像有高的软组织分辨力和安全性，在安全声强阈值内是无损诊断技术。超声成像能够做到高速实时观察器官的运动，在手术机器人等应用方面具有优势。

将超声波作为检测手段始于第二次世界大战中成功探测到海下的潜水艇，之后应用到工业无损探伤等应用场合。1942 年，Dussik 和 Firestone 首先把工业超声探伤原理应用于医学诊断，开始用连续超声波诊断颅脑疾病。1946 年，Firestone 等研究用反射波方法进行医学超声诊断，提出了 A 型超声诊断技术原理。1946 年召开的第一次国际超声医学会议促进了生物医学超声的发展。1958 年 Hertz 等首先利用脉冲回声法诊断心脏疾病，开始出现了 M 型超声心动图。同期出现了 B 型二维显示原理和生物组织超声散射特性研究的报道。实时二维切面灰阶超声显像仪（B 型）的问世是超声技术发展史上第一个里程碑。1959 年研制出脉冲多普勒超声（D 超）。

20 世纪 60 年代，超声全息、B 型实时成像、阵列式换能器、电子线性扫描和扇形扫描、电子聚焦等技术被广泛研究。物理学、电子工程学、医学等的发展使超声成像技术日趋成熟和完善，临床使用日益广泛。20 世纪 70 年代是 B 型显像蓬勃发展的时期，超声成像设备成为主流的医学成像设备之一，并与 X 线系统互为补充，成为使用最广泛的诊断工具。20 世纪 70 年代后期，微型计算机在超声诊断仪器中得到使用，实现了探头的扫描、图像的数字扫描转换（digital scan convertion，DSC）、图像数字扫描处理（digital scanning process，DSP）、仪器操作的程序控制、各种功能的自动检测与显示等等。20 世纪 80 年代的医学超声成像设备分别向两个方向发展。一方面价格低廉的便携式超声诊断仪器进入了实际使用，另一方面综合化、自动化、定量化和多功能化的技术研究也取得进展，超声 CT、超声显微镜等技术逐步成熟。研究人员开始重视生物组织超声特性的研究并致力于从反射和散射特性方面提取更多的信息，通过分析新的超声波特征参量来识别生物组织和成像。

1983 年 11 月 Aloka 公司在世界范围内首次推出适用于临床的彩超 SSD-880，首台彩色显像装置的问世标志着彩色血流显像技术（color flow mapping，CFM）实用化、商品化，是彩色多普勒血流显像技术发展的起始阶段，标志着超声诊断技术跨入了彩超时代。1989 年后彩超技术和临床应用得到快速发展和推广。

1990 年出现了全数字化彩超。随着计算机、信息技术、电子技术、压电材料等高科技的迅速发展，临床诊断与治疗的需求促使图像质量和分辨率的提升以及超声诊断范围和信息的扩充。

1996 年后出现具有综合图像形成及处理功能的全数字一体化工作站彩超设备。1999年 3D 超声诊断技术进入商品化和临床实用化阶段。超声诊断从单一器官扩大到全身、从静态到动态、从定性到定量、从模拟到全数字化、从单参数到多参数、从二维到三维显示、多普勒彩色血流诊断代替了创伤性的导管检查。

进入 21 世纪以来，超声诊断技术出现了突飞猛进的发展，相继出现的新技术和新功能包括：三维超声成像技术、超声谐波成像技术、介入性超声成像技术、组织弹性超声成像技术、远程及联网超声图像工作站技术等。

（二）超声诊断设备的发展

医学超声成像系统发展的主要目标是提高图像的清晰度、寻找新的可定量表征特异性病变的成像变量以获取体内更多的生理病理信息、发展多功能成像以显示更为细微的组织结构。与成像有关的生物组织参量有：声阻抗、声速、介质密度、声衰减系数、散射系数、散射粒子尺度和密度分布、非线性参量、背向散射积分、弹性系数等，这些参量的定量提取方法是超声组织特征识别的前沿性课题。

在全数字化超声诊断设备时代，各大超声厂商致力于新产品、新技术的研发，采集更多的生理、病理信息，提高图像质量，显示更多细微的组织结构，以获取更加精确的临床诊断效果。随着信息科学、材料科学等领域的进步和成像技术的发展，超声成像系统向功能性和综合性高端发展；微电子和专用芯片的发展使得便携式、袖珍式与专门用途领域小型系统成像模式的图像质量进一步提高。

1. 换能器（探头）技术的发展 探头制造工艺方面，复合材料逐步代替传统的压电陶瓷材料。压电陶瓷和高分子聚合物按一定的比例与一定的空间分布组合成的复合材料，具有横向耦合弱、机电耦合强、声阻抗低等优点，便于制成性能优良的超宽频带换能器（如频带宽达 80% 以上的线阵换能器）。各种性能优异的压电单晶成功的量产及制备，对医学超声换能器的核心压电材料做出了重要而丰富的补充，压电单晶换能器的性能和应用范围较传统探头有了延伸。

探头频率方面，多种选频成像（quint frequency imaging，QFI）技术允许探头在超声扫描中同时采用几组中心频率。在 QFI 探头的宽频带内，操作人员无须变换探头即可选择最佳的临床使用频率，方便地进行高分辨率或高穿透力的成像以获取检查部位的最佳成像效果。

2. 组织弹性成像技术 临床病理学的研究表明脂肪、乳腺、纤维化组织、非浸润性癌变和浸润性癌变组织的弹性系数存在着明显差异，在外力作用下不同组织发生变形的程度也会不同。组织弹性成像（elasticity imaging，EI）是将软组织的杨氏模量、剪切模量、应力与应变等弹性参量作为成像对象的技术。操作时在体外施加特定激励，经回波接收获得激励后组织弹性信号，通过计算机处理后通过成像方式显示相应结果。根据不同的弹性成像原理和方法开发出的弹性检测方法包括振动幅度声弹性图、振动相位声弹性图、组织压缩应变声弹性图、多步压缩应变弹性成像和剪切波声弹性成像等等。弹性成像技术对于癌症的早期诊断、病变的良恶性判断、癌变扩散区域的确定、癌变组织治疗效果的跟踪观察以及动脉硬化度的评价具有临床意义，对乳腺肿瘤、肝硬化的鉴定有突出的效果。

3. 谐波成像和超声造影成像 谐波成像（harmonic imaging，HI）利用由生物组织和超声造影剂的非线性效应而产生的谐波信号来获取影像信息。相比于传统的基波成像，该技术能提高分辨率，减少近场界面间多次反射干扰，改善波束的聚焦效果，获得更好的图像质量。根据谐波产生的来源的不同，谐波成像技术可以划分为组织谐波成像和造影剂谐波成像。虽然都是利用回波信号中的高次谐波分量来成像，但用来成像的高次谐波产生的物理原理却不同。组织谐波成像是由超声在人体组织的非线性传播产生的，属于超声的非线性特性；造影剂谐波成像是由对比剂自身的谐振产生的，属于超声对造影剂的非线性散射。

在组织谐波成像过程中，由于超声在组织的非线性传播特性，随着超声波传播深度的增加，波形的畸变愈来愈严重，回波信号中会有谐波成分。在回波信号的众谐波当中，二次谐波幅值最高。获取人体回波中的二次等高次谐波便可以得到优异的人体器官的图像，这是谐波成像的基本原理。与基波成像相比，组织谐波成像的优势体现在以下几个方面：

（1）分辨率高：谐波是超声在组织传播过程产生的，所接收的高频谐波分量的衰减只是在回程中发生，这样其衰减比通常情况下小了一半，超声组织谐波成像有利于获得人体较深部位的细腻图像。

（2）信噪比高：组织谐波成像是利用超声在组织中产生的谐波成像，由于不包含基波成分，进而可以有效地避免基波成分在发射与传播过程中不可避免产生的各种伪像。滤除回波信号中的基波成分而保留其中的谐波成分，这样就有针对性地减小了震荡回波对图像的影响。成像的信噪比高、对比分辨力强、图像边缘的形态更突出。

（3）抑制旁瓣回声：它对由旁瓣回声造成的图像影响有遏制作用。只有在基波的较高声压处才能诱导出二次谐波，使得谐波相对于基波有更窄的主瓣、更低的旁瓣，谐波技术减小了旁瓣水平和主瓣宽度，进而改善了聚集特性，使超声图像具有更高的分辨率与对比度。

造影剂谐波成像是利用超声波对超声造影剂的非线性特性来成像。超声造影剂的种类很多，大致可以分为无气的微泡、胶囊式充气微泡、胶状的悬浮微粒、乳状液体和水溶液。造影剂使用的目的是想通过改变所在组织的声学特性来改善图像质量。当超声波在人体传播时，血液中悬浮的大量造影剂微粒极大增强了背向散射信号，这使得由血液产生的回波信号被显著增强。同时在声压作用下，造影剂在多次膨胀、压缩过程中形成的非线性背向散射产生丰富的二次谐波，改善了深部成像的效果。

值得一提的是，微血管灌注超声造影成像不仅在分辨能力和检测灵敏度等方面具有良好的成像性能，该项技术与药物包裹和靶向技术相结合还能将超声诊断成像应用进一步扩展到治疗领域，是值得重视的前沿技术。

4. 编码超声技术　随着计算机硬件水平的大幅度提高，编码超声得以实现并应用到临床诊断。编码超声技术借鉴雷达通信中的编码激励和脉冲压缩技术，通过发射宽带、长持续时间的编码调制信号代替传统的单载波、短脉冲信号以提高图像信噪比和帧频，增加探查深度。该项技术可以应用到传统超声几乎所有的成像中。

5. 三维超声成像（three-dimensional ultrasound imaging，3D UI）**技术**　分为静态三维超声成像和动态三维超声成像两种。静态三维超声成像是利用二维超声成像的探头，按照一定的规律采集一系列的二维图像，计算机对这些二维图像进行空间定位，对这些二维图像的空隙进行像素补差平衡，形成一个三维立体数据库，进行图像后处理，勾画出感兴趣区域，通过计算机进行三维重建，在计算机上显示重建好的三维图像。三维成像技术可以直观立体地观察图像，在诊断和治疗中发挥了巨大作用。用于腹部器官三维成像和经食管动态心脏三维成像的系统已逐步推广应用。随着面阵换能器的开发，实时三维超声心动图，能将心脏结构的瓣膜形状和运动规律、血管流向、腔室体积、立体图像逼真地显示出来，且操作简便、实时成像、图像清晰、可重复使用，对心血管疾病的诊断具有突破性的意义。

二、超声诊断设备的技术前沿

（一）超声诊断设备的原理与结构

超声诊断设备主要的组成部分有控制电路、换能器、发射/接收电路、信号处理电路、图像处理、图像输出（显示、存储、打印、记录及图文传输）和电源等。控制电路部分产生各电路的时序信号，协调各电路有序工作，同时监测系统；宽带换能器探头用于电声之间的转换，当受电脉冲驱动时，产生声波，向诊断部位发射，由人体各器官反射的回波又推动换能器，将声波转换成电信号；发射/接收电路用来控制换能器的工作方式，以及控制完成动态聚焦等各种技术；信号处理电路包括模拟单元、数字编码激励、前端射频信号 A/D 转换、数字化波束形成、数字回波解调模块，用来完成对发射和接收电信号的处理，产生有序发射信号，对接收信号进行放大、降噪等处理；图像处理部分包括对数压缩和时间增益补偿、数字扫描变换、数字图像插补、数字图像处理等处理流程，利用回波数据，根据成像算法构建人体图像；图像输出部分作为最后的输出部件，显示、存储、打印、记录及图文传输诊断图像；电源为整机提供所需的各种电源。

　　图 5-1 是一个全数字化医学超声成像系统框图示例。系统采用宽频带换能器、宽频技术和动态频率扫描技术，可以增加带宽，改善轴向分辨率和横向分辨率，避免损失频带信号，从而获得完整的组织结构发射的宽频信号。系统模拟单元由发射电路和前置放大及模拟时间增益补偿电路构成。发射电路用于激励换能器发射超声波；前置放大和模拟时间增益补偿电路用于被扫查组织的超声回波放大，并补偿超声在人体内传播引起的衰减。另外，系统采用编码激励成像，使用一串编码脉冲或者信号激励超声换能器，再采用脉冲压缩技术，利用数字信号处理的方法，将回波信号的能量积累起来，得到和单脉冲激励一致的脉冲回波。采用数字波束形成技术处理所得到的图像不失真，边缘清晰。整个系统由计算机控制，利用计算机强大的运算能力和图形处理能力，在数字波束形成后，实现数字回波解调、自动增益控制、对数压缩处理、数字扫描转换、数字图像插补、数字图像处理和图像显示等。

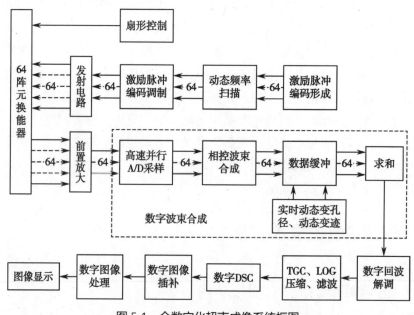

图 5-1　全数字化超声成像系统框图

　　随着电子工程技术的快速发展，出现了基于原始数据的图像后处理平台，为超声诊断系统的新功能的快速拓展提供了支持。分布式处理概念是平台技术的进一步发展，其目的是构建基于动态人体建模的图像前处理平台。由于人体各脏器、各结构对超声的传播、衰减和相位改变不同，使用固定模型的方法得到人体内解剖结构的超声图像的分辨率和准确性具有改进的可能性。该平台将中央处理器（central processing unit，CPU）和阵元一一对应，即一个 CPU 针对一个或者一组阵元来处理各种声波的畸变，再将处理后的结果汇总到最后的信号处理输出成像，能够使每一帧图像更接近真实的解剖结构，大大提高图像的分辨率。

（二）超声探头技术

1. 超声探头新技术 超声探头是医学超声系统与患者接触的最前端，是拥有最高技术密集度的核心关键部件。最近十多年来，医学超声换能器领域涌现出许多新的技术，例如多压电层结构、压电复合材料、压电单晶材料、多维换能器、微机械加工的电容式超声换能器（capacitive micromachined ultrasonic transducers，cMUT）和微机械加工的压电式超声换能器（piezoelectric micromachined ultrasound transducers，pMUT）等。宽频带换能器探头的核心部分是压电材料，压电材料晶体背面充填的吸声材料吸收后向超声并起到阻尼作用可以提高换能器探头的接收带宽性能。压电材料前面的匹配层和保护层除了保护传感材料的作用之外，通过匹配压电材料和人体皮肤特性声学阻抗，达到提高信号灵敏度使更多的声能量进入人体的目的。超声换能器的频率特性影响到整个超声系统的频带性能，超宽带换能器可以保证临床诊断所需要的探测深度并获得最佳的图像质量。制作超宽带换能器的主要难点是在压电振子表面制作多层匹配层，各匹配层的声阻抗及其厚度的误差要求十分严格，层次越多要求越严，相对带宽 90% 以上的各类探头技术技术开始成熟并得到推广应用。

除了采用各种新型换能器材料以外，换能器的线密度、相对带宽不断提高，出现了各种高性能和满足各种临床应用需求的新型换能器，如高密度、超宽频带、高频、变频、微型换能器。

根据超声探头的用途和使用方式可以分为体表探头、经腔内探头、超声内镜探头以及术中探头等。超声在人体组织中的衰减与频率成正比，若将探头通过体腔直接靠近受检脏器就可以采用较高频率，提高检查影像的图像分辨率。现已开发出各种经食管、直肠、阴道和介入血管扫描的新型专用换能器，其中介入血管的超声成像在技术上更具挑战性。

根据探头的结构和工作原理可以分为电子扫描和机械扫描两类，电子扫描探头一般由数十个以上晶片构成并利用电子学波束扫描，其中能独立工作的最基本单元是阵元，阵元数的增加有利于提高聚焦性能和增加线密度。常规一维探头的阵元数有 80、96、128，高密度探头阵元数有 198、256、512 等。1.5 维高密度探头阵元数有 128×8，它可以采用短轴电子聚焦改善横向分辨率。二维高密度探头阵元数有 60×60、80×80 等，它可以实现电子二维聚焦，还可以进行二维波束扫描实现实时三维成像。

2. 压电单晶材料及换能器的制备工艺

（1）压电单晶的量产及制备：铅基压电单晶的压电性能远高于压电陶瓷，是高性能医学超声换能器的核心压电材料之一。国际上已有多家公司成功制备了高品质大尺寸的单晶材料，实现了各种性能优异的压电单晶成功量产及制备，进而将铅基压电单晶探头产业化，探头的性能和应用范围得到极大延伸。

1997 年，Park 和 Shrout 等成功生长出尺寸达 20mm×20mm 的 PZN-PT 和 PMN-PT 单晶，其压电性能远高于压电陶瓷，高品质大尺寸单晶材料的成功制备，标志着这类高性能压电材料开始进入实用化阶段。在压电单晶探头的整个发展阶段中，生产出尺寸满足换能器应用的晶体一直是科学家们最为重要的任务之一。为了获得性能一致性更好、尺寸更大、高矫顽场、高机械品质因子、温度稳定性更佳的弛豫压电单晶材料，对单晶的成分进行不断的完善，压电单晶PMN-PT已经满足了医疗超声探头商业化的需求。多家公司采用改良的Bridgeman法生长出直径3～4英寸（75～100mm），长度达150mm的PMN-PT晶体，大尺寸PMN-PT晶体生长工艺已较为成熟，可满足绝大多数换能器的应用要求。

（2）单晶复合材料换能器：复合材料既可以用来做单波束超声换能器，也可以做多波束超声换能器，压电单晶复合材料的探头研制，同样有这两种发展方向。用单晶复合材料来设计换能器多采用1-3型或2-2型复合方式（图5-2），通过改变压电材料中压电相的振动模式，提高了单晶的机电耦合系数k33。切割-填充法是目前比较通用的单晶复合材料制备方法。单晶材料比PZT（Pb based lanthanum doped zirconate titanates，PZT）脆硬、内应力大，在划槽时更易崩边并产生内部微小裂纹，需在切割过程中选择合适的刀片、切割速度、深度以及支撑材料。20MHz以上工作频率的探头中单晶柱的宽度将小于50μm，传统的机械切割工艺将难以实现，需要采用光刻及干法刻蚀等微加工技术。

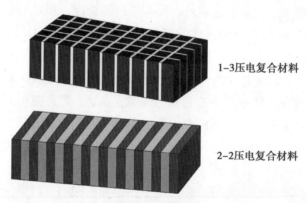

1-3压电复合材料

2-2压电复合材料

图5-2　1-3型或2-2型复合材料示意图

2011年，Dan ZHOU等人用32%的单晶与环氧树脂的体积比，制备出PMN-PT单晶1-3复合材料（$kt\sim0.81$，$Z\sim12Mrayl$，$Qm\sim11$）。将尺寸为30.08mm×11mm×0.165mm的单晶复合材料，粘接匹配层以及背衬后，绕铜管定型，实现了中心频率为6.9MHz的64阵元电子环扫换能器，外径为10mm，插入损耗为-32.3dB。

（3）小型化高密度探头：由于PMN-PT单晶的介电常数较高，可用于制作高密度二维阵列探头。二维阵列换能器根据阵元的排列方式可以分为矩形阵列和圆环阵列，临床上常用二维方形阵列。制作二维阵列换能器对阵元切割技术和阵元之间的电子连接技术要求非常高。近年来，随着阵元切割技术从机械切割、激光切割过渡到微机电，电子连接技术从手工焊接、弯曲多层电路到超大规模专用集成电路与激光打孔结合，已经能够方便地制作包含几千个阵元的二维阵列。

2014年，Bezanson等用光刻技术制备了40MHz，64阵元的PMN-PT单晶介入式超声换能器。封装后的探头尺寸为 2.5mm×3.1mm，可通过颅骨缝隙对猪的脑部病变区域进行成像，探头 -6dB 带宽为 55%。

3. 高性能单晶探头产品 由于压电单晶材料的优异性能，众多公司都开展了压电单晶医学超声探头产品的研发。

铅基压电单晶相比于 PZT 陶瓷具有较高的介电常数，在超高频细径探头领域，例如血管内超声探头中有广泛的应用前景。2008 年报道了用 PMN-PT 单晶 1-3 复合材料研制 60MHz 单阵元探头，-6dB 带宽为 77%，用于血管内壁成像。其采用的单晶 1-3 复合材料利用了深度反应离子刻蚀（deep reactive ion etching，DRIE）技术，单晶微柱宽 12～14μm，间距 4μm，刻蚀深度为 40μm，单晶与环氧树脂的体积百分比为 40%。将制作的单元换能器安装在机械旋转式导管内，对猪的血管内壁进行了成像，可以清晰显示血管壁的中间层以及内膜层。

铅基压电单晶探头的带宽、灵敏度得到大幅提高，图像质量更清晰，医学影像信息更丰富。当前成功产业化的单晶探头工作频率主要集中在中低频，而基于压电单晶材料的高频换能器阵列以及各种专业探头已经成为重要的研究热点。

（三）弹性成像

1. 弹性成像的基本原理 利用超声对组织的弹性特性进行测量和成像，在临床上具有重要的诊断价值和应用前景。已经发展的弹性成像方法主要有静态/准静态方法、瞬时弹性成像方法（transient elastography，TE）、声辐射力脉冲（acoustic radiation force impulse，ARFI）成像方法、剪切波成像方法（shear wave elastography，SWE）等。

（1）静态/准静态方法：心脏收缩、血流脉动等内部激励或利用探头压缩等外部激励可以对组织产生位移或应变，通过测量位移或应变信息获得弹性成像的方法。

Ophir 等 1991 年利用准静态施压的方法获得的组织内部应变分布图，将超声成像应用从解剖成像和血流成像拓展到组织的力学特性成像。该方法是对软组织施加单轴恒定的静态压力，使组织中的每一点都产生一个微小的纵向应变，对压缩前后的射频信号进行相关分析，估计出检测组织在应力作用下的局部位移，从而计算出相应的应变分布，再根据对组织内的应力分布假设就可以对组织的弹性模量进行估计。这类方法已被广泛应用于乳腺、肾脏、肝脏、前列腺等多种组织器官的诊断。

心肌弹性成像采用的是心脏自身的收缩作为激励信号，通过获取连续的射频信号来估计在完整的心动周期中心肌的位移和应变。同测量时间相比，组织运动的幅度较小速度较慢，因此心肌弹性成像也属于准静态弹性成像方法。心肌的弹性成像方法能够准确对局部心肌功能进行定量评价，具有高精度、高分辨率、角度无关性以及很好的重复性等优点，可应用于心肌梗死和心肌缺血的定位。类似采用组织内部激励的弹性成像方法还有血管内弹性成像、脉搏波成像等。

（2）瞬时弹性成像方法：瞬态弹性成像是通过外部机械以一定频率（大约50Hz）振动在软组织内部产生瞬态剪切波，利用超声探头记录不同空间位置不同时刻的剪切波位移，然后根据一系列的剪切波的位移时间曲线，运用自相关算法求解剪切波传播到达各空间位置的时间，最后用线性回归方法对各位置点的到达时间进行拟合，求得剪切波速度，进而求得生物组织的剪切弹性参数。瞬时弹性成像方法需要额外设计探头，具有无创、实时、简单、容易集成的优点。

（3）声辐射力脉冲 ARFI 成像方法：由 Nightingale 等提出，其原理是通过发射短时高强度的超声聚焦于组织内局部区域产生声辐射力，从而使组织产生局部振动，并用传统的诊断超声方法检测组织位移，并根据检测得到的位移来反映组织的力学属性。依次对组织内各点进行聚焦扫描并估计位移，即可以获到声辐射力脉冲图像，图像中的每个像素的强度可以用最大位移幅值、到达最大位移幅值的时间或是位移恢复时间来表示。

在满足人体安全前提的声辐射力作用下，组织振动的位移很小，一般为几微米到十几微米之间，因此满足小振幅条件下的波动方程。通过聚焦使微小局部区域振动，可将该区域内组织视为各向同性，且是均匀的，受组织形状等边界条件的影响较小。声辐射力脉冲成像的发射脉冲通常包括两部分：激励脉冲和跟踪脉冲。

典型的声辐射力脉冲成像过程如下：首先，在组织未发生振动时，发射一个跟踪脉冲，接收回波信号并将其作为参考回波信号；接着，发射一个或多个激励脉冲，产生声辐射力使组织移动；然后发射跟踪脉冲序列，接收跟踪脉冲回波信号并存储于计算机，经后处理用来成像。

与 B 超图像相比，ARFI 图像可以清楚地反映组织的硬度信息，提高了图像的对比度及检测硬度边缘的精确度，能反映一些 B 超图像无法显示出来的信息。这种成像方法具有实时处理功能，被广泛应用于乳腺肿瘤、肝纤维化、心肌消融、前列腺等方面的临床研究。

（4）剪切波成像方法：超音剪切波成像（supersonic shear imaging，SSI）通过聚焦超声在组织内部局部区域内产生剪切波传播，运用超快超声成像系统对剪切波的传播进行检测，可以实时记录瞬态剪切波的传播，并对采集得到的图像数据进行后处理提取出组织的弹性信息。成像过程中，以一定的速度移动激励剪切振动源，移动速度快于剪切波的传播速度。通过控制剪切源的移动速度，使向外传播的平面剪切波形成一个相干增强的马赫锥，使得横向传播剪切波的振动位移大大提高，从而提高对弹性介质的检测灵敏性。超音剪切波弹性成像通过控制不同的马赫数来改变横向平面剪切波的夹角，并用超快成像系统记录不同马赫数下剪切波的传播，最后用剪切复合技术来提高弹性成像的鲁棒性。

超音剪切波弹性成像的大致过程为：首先发射一个平面波获得介质的参考弹性图像，然后发射"推动"脉冲使组织产生振动并辐射剪切波，之后运用超快系统高速记录剪切波的传播，将记录得到的射频数据传输至计算机，运用经典波合成算法即可获得回波图像。将所有采集得到的剪切波传播回波图像分别与参考图像进行一维互相关运算，可以获得采样时刻由于剪切波所产生的位移。在获得各个采样时刻的剪切波的位移图像之后，即可通过逆向算法估计得到介质的弹性图像。

SSI 检测灵敏性高和鲁棒性好，同时具有实时性的特点。超快成像系统是 SSI 成功实现的关键。超快成像系统的每个通道都具有各自的发射、接收电路和用于存储发射、接收信号的存储器，且可通过改变发射模式，使图像的采集速度在一个激励脉冲周期之内达到几千赫兹。

剪切波成像 SWE 是 SSI 技术的进一步发展，通过检测剪切波的相速度，并根据剪切波的频散特性进而评估软组织的弹性属性。为了估计剪切波的相速度，SWE 方法首先估计位移，对不同空间位置处的位移时间曲线进行傅里叶变换，并提取估计特定频率成分剪切波在已知空间距离间的相位差，进而根据估计剪切波相速度。

2. 弹性成像在医用超声诊断设备上的应用 弹性成像的应用体现在通用性超声诊断和专用诊断两方面。各公司在这项技术的应用方面具有不同的特色和不断改进。

弹性成像技术的实时定性成像和定量研究的新技术，目前较广泛地应用于乳腺、前列腺、肝、肾等脏器。其定性成像功能用来计算并显示组织的相对硬度。eSie Touch EI 弹性成像作为一个独特的解决方案，允许用户在标准二维图像成像期间，通过患者自身的呼吸和心跳施加的轻微而连续的周期性压力生成弹性组织图像。这种组织的相对位移以实时双幅的形式显示，一幅为用灰阶或彩色编码显示的弹性成像，另一幅为标准二维图像，以利于对比诊断（图 5-3、图 5-4 / 文末彩图 5-3、彩图 5-4）。eSie Touch EI 弹性成像定量研究功能提供了人体组织应变率比值的工具。可获得研究弹性成像领域中不同区域的应变率比值，从而定量研究组织相对弹性差异。弹性成像应变率比值则提供了一种弹性成像定量研究的工具。可获得研究弹性成像领域中不同区域的应变率比值，从而定量研究组织相对弹性差异（图 5-5）。

为获得组织硬度的定量和定性信息，在技术开发过程中先后实现

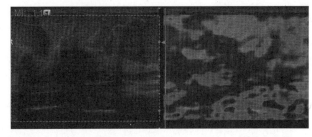

图 5-3　乳腺浸润性导管癌 eSie Touch EI 表现硬度增加，且边界大幅扩大

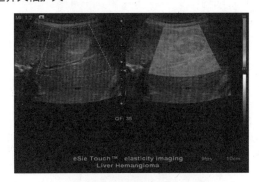

图 5-4　肝血管瘤 EI 表现

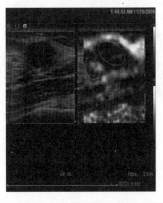

图 5-5　利用弹性成像应变率比值定量研究乳腺内病灶硬度

了三代测量技术。第二代 ARFI 声辐射力脉冲成像技术通过精密而复杂的脉冲形成和高速的运算，更精确对组织硬度进行定性成像（VTI HD）和定量研究（VTQ HD）。与第一代 VTI（virtual touch tissue image，VTI）最大的区别在于推力脉冲沿波束路径上的不同深度聚焦，而不是第一代的单一聚焦点（第一代聚焦点位于取样框后三分之一处，图5-6），从而使取样框内所有组织受力更为均匀，从而达到成像动态范围更高，信息量更大的目的。由于第二代 VTI HD 双焦点推力波（图5-7），较以前在感兴趣区中能量分配更均匀，能够在整个感兴趣区中获得更一致的声脉冲辐射力，推动力、穿透力增加，进而得到更均匀一致的成像（图5-8）。

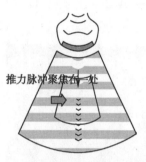

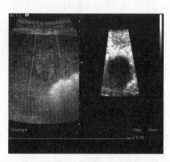

图 5-6　第一代 VTI　　　图 5-7　第二代 VTI HD　　　图 5-8　VTI HD 技术显示肝内病灶的弹性成像

　　第二代声触诊组织定量方法与第一代 VTQ（virtual touch tissue quantification，VTQ，图5-9）最大的区别在于推力脉冲沿取样框的两条边进行发射（图5-10）（第一代 VTQ 沿取样框一条边进行发射，见图5-9），从而达到定量更为精确，更高重复性的目的。第二代 VTQ HD 更强的剪切波追踪技术能够得到更深的取样和更好的可重复性（图5-11），并可对乳腺、甲状腺等浅表器官进行第二代 ARFI 弹性成像及测定其剪切波速度（图5-12）。

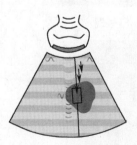
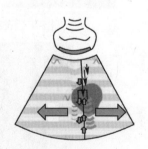
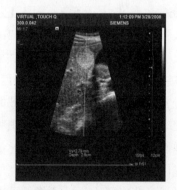

图 5-9　第一代 VTQ　　　图 5-10　第二代 VTQ HD　　　图 5-11　VTQ HD 技术测定肝内病灶的剪切波速度

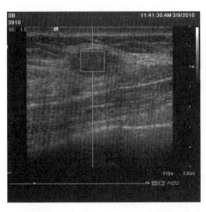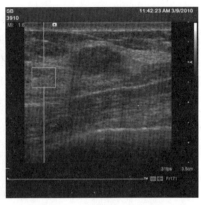

图 5-12　VTQ HD 技术分别测定乳腺内病灶和周边正常乳腺的剪切波速度

　　随着剪切波弹性成像技术的日益成熟，第三代剪切波速度成像技术（virtual touch tissue imaging quantification，VTIQ），即"鹰眼"成像技术，将剪切波弹性成像与定量同屏操作、显示，在瞬间获取感兴趣区的绝对硬度值，并以剪切波速度表示，其具有下列特点：①剪切波弹性成像具有实时回馈系统用以评价弹性图像的质量；②剪切波弹性成像同时具备速度（图 5-13 / 文末彩图 5-13）、时间（图 5-14 / 文末彩图 5-14）、位移（图 5-15 / 文末彩图 5-15）、质量（图 5-16 / 文末彩图 5-16）等多种模式显示；③剪切波测速范围 0.5～10m/s，可视可调，并可以设定最低和最高阈值；④剪切波测量感兴趣区最小可达 1mm×1mm，并随深度变化自动调节。

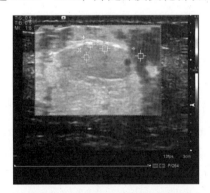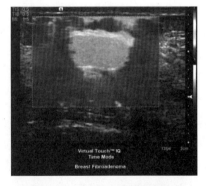

图 5-13　全屏成像，多点取样测量剪切波速度模式　　　　图 5-14　VTIQ 中的时间模式

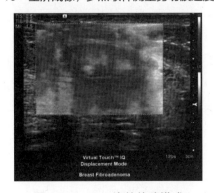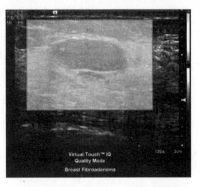

图 5-15　VTIQ 中的位移模式　　　　图 5-16　具有质量控制模式，观察取样图像的优劣

此外，弹性成像技术在专用诊断方面也有较大进展。以基于瞬时弹性成像方法开发的专门用于肝纤维化分期诊断的商用机器为例。临床研究覆盖超过 400 000 名患者，患者涉及健康人群、儿童、酒精肝、非酒精性脂肪性肝病、HBV（hepatitis B virus，HBV）、HCV（hepatitis C virus，HCV）、门脉高压和肝硬化并发症患者等。与传统检测手段相比，具有无创无痛、低频恒定、快速简便、准确客观、适用范围广的优点。

目前国内外常用的肝纤维化诊断方法有主要有肝活检、影像学检查和血清生化模型等。其中肝活检因其有创性，不良反应，样本获取困难，取样误差大，结果受主观影响而无法用于日常随访；而血清生化模型主要反映肝纤维化基质的更新而不能判断基质沉积以及会受到其他生理条件影响等导致准确性较差。相对传统的检测方法，基于瞬时弹性成像方法的专门用于肝纤维化分期诊断的商用机器提供了一种无创又能准确评估肝纤维化的方法。该方法通过测定肝脏的硬度值来评估肝纤维化程度或肝脏病变程度，具有完全无创、简单快速、结果量化、直接针对肝脏不易受其他疾病影响、并可根据需要重复测定等诸多优点。

脂肪病变是指脂肪在肝脏中发生沉积。普通人群的脂肪变发病率大概是 20% 且发病原因呈现多样性，肝脏脂肪病变通常没有明显症状，评估较困难，因为受多因素的影响并且是非特异性的，例如肝大或者是转氨酶升高等。另外，临床试验结果显示 30% 有脂肪性病变的病人会发生脂肪性肝炎。目前为止，现有的影像技术不能区分脂肪变性和脂肪性肝炎。肝穿刺活检具有一定的创伤性，目前临床上主要采用影像学方法（B 超和 CT）进行诊断。B 超可以用来诊断脂肪肝的有无及严重程度，但受腹壁厚度的影响，而且只能对肝内脂肪堆积程度做出粗略判断；CT 对脂肪肝的诊断及其程度的判断优于 B 超检查，但 CT 容易受其他脏器脂肪含量影响，且检查价格昂贵，有一定的放射性，较难作为诊断脂肪肝的常用方法。因此临床迫切需要一种专业针对脂肪肝的定量检测技术手段，以便于进行脂肪肝筛查与健康管理。上述商用机器同时可对肝脏脂肪度和硬度进行无创定量检测。其振动控制瞬时弹性成像（vibration controlled transient elastography，VCTE）和受控衰减参数（controlled attenuation parameter，CAP）专利技术填补了临床肝脏硬度和脂肪变无创定量测定的空白。

该设备具体的工作过程是，探头振动产生低频率低振幅（50Hz，1mm）弹性剪切波，剪切波进入体内并在肝脏组织中传播，与此同时，探头上的超声换能器进行连续的超声采集以跟踪剪切波的传播并测量其速度。剪切波的传播速度与组织的硬度值密切相关，因此通过测量剪切波的传播速度，并使用特定的运算法则将速度换算为肝脏的硬度值；同时，该设备采用控制超声衰减参数技术，通过测量超声波在肝脏脂肪中的衰减信号计算得到 CAP 值，与超声振幅在肝脏传递过程中的衰减密切相关，可以定量反映肝脏的脂肪度。

（四）谐波成像和超声造影

1. 谐波的提取与成像方法 谐波成像是将入射声能产生的基波回声信号滤除，将组织或造影剂产生的谐波信号进行处理得到图像。为了得到质量较好的谐波图像，可以采用多种发射信号的方法，并针对性采用相应的信号处理方案。目前常用的成像方法包括：脉冲逆转谐波成像方法、脉冲幅度调制方法、能量反向脉冲成像方法等等。

（1）脉冲逆转谐波成像方法：先后发射两个相位相差180°的脉冲，然后将这两个脉冲的回声信号求和。对于线性介质，两回声信号幅度相同而相位相差180°，因此求和后两个信号抵消。对于非线性介质，两回声信号的幅度和形状是不相同的，因此求和后两信号不会抵消。这种方法的优点是相加后的信号强度高于单次发射的二次谐波滤波方法，有利于提高信噪比；且发射时可以采用宽带发射，增加了轴向分辨率。

（2）脉冲幅度调制方法：先后发射两个幅度不同的反转脉冲，可以设定为后一个是前一个幅度的1/4，然后将第二次发射产生的回波信号乘上4倍后与第一次发射产生的回波相加。由于第二次的发射幅度比第一次小得多，故非线性效应较小，谐波分量不明显。相加后基波分量将被抵消，其他谐波分量将被保留。该方法还可以通过发射多于两次的脉冲来解决运动伪像的问题。

（3）能量反向脉冲成像方法：脉冲逆转谐波成像方法虽能有效地消除基波信号，但由于组织的移动，两个脉冲序列不能完全配对，基波抵消不完全会造成运动伪像。能量反向脉冲成像方法是针对造影剂谐波成像提出来的，其原理是连续发射3个振幅相同的脉冲，3个脉冲方向正负交替，在时间上有约10微秒的延迟，假设组织移动的速度不变，将第一个正向波和第三个正向波相加后除以2，得到的脉冲的振幅和位置与第二个波相同，只是方向相反，这种处理方法是在纠正组织移动后进行反向脉冲成像，因此与脉冲逆转谐波成像方法相比能完全去除组织基波，得到更完善的谐波成像结果。

2. 超声造影成像的具体实现　超声对比脉冲序列技术是造影成像的一项关键技术，它结合多脉冲发射与造影剂滤波技术生成非线性基波信号。因非线性基波信号强度远远大于传统造影成像所用的非线性谐波，该技术的造影细节分辨率和对比分辨率均高于普通的非线性谐波造影成像（图5-17）。在具体厂家设备中，出现了能够支持造影剂成像

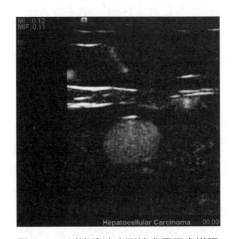

图5-17　对比脉冲序列技术显示高增强的造影剂成像

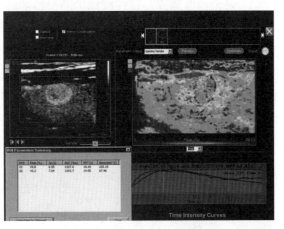

图5-18　造影定量技术对肿块造影成像进行定量分析

和二维基波成像双幅实时成像，可达到在图像一边显示基波二维，另一边显示实时造影剂像的设备功能，可用于高机械指数（mechanical index，MI）成像和低机械指数成像。同时，有的厂家实现了高效的定量分析软件。如定量分析软件，它用曲线的形式表现感兴趣区内造影剂信号的强度随时间变化的关系。该技术可用来测量每个感兴趣区内造影剂的平均值和在每一幅图像上进行曲线拟合的数值，使 B 型和造影成像在一幅图上显示，无须分屏和切换，并以彩色表现方式来显示造影剂信号的强度变化，使定量更为直观（图 5-18／文末彩图 5-18）。

这些高端设备中的微细血管造影成像技术同时利用某些造影剂具有低 MI 成像、高 MI 破碎的特点。首先利用高 MI 信号清除视野内所有存留的造影剂，然后利用低 MI 开始观察造影剂重新灌注的过程。在低 MI 成像过程中，采用了先进的造影剂微泡跟踪技术，能够跟踪微气泡的运动，实时观测微气泡对微细血管的灌注，实现高分辨率的实时微细血管造影成像。在跟踪造影剂微气泡灌注运动轨迹的基础上，高分辨率地描记微细血管的结构和走向，全面地展示微细血管网的空间结构。在适当的时间间隔消除所有造影剂并重新灌注，就可以再次得到微细血管造影成像。如此实现的成像结果可以清晰地展示病变内部血管的结构和分布，为超声造影对肿瘤进一步的临床诊断和研究提供图像学方面的保证，为肿瘤的治疗方案的制订和术前术后的评估提供充分的依据。

3. 超声微泡造影剂的治疗研究与应用　超声造影技术应用于临床后，超声造影剂的研制不断发展。超声微泡造影剂是内含气体的微球，其通过静脉输入后，随血流到达特定组织，经超声监控显影，增强组织的超声显像，提高对疾病的超声诊断率。超声造影剂已广泛应用于对炎症、血栓、肿瘤等显影的试验和临床研究中，近年来的研究表明，它在治疗方面亦有很大的潜力，是诊疗一体化的理想方法。目前，超声微泡造影剂在疾病治疗中应用研究有溶栓治疗、抗肿瘤治疗、基因靶向治疗等场合。

（五）编码超声和复合成像

1. 复合成像原理及其在超声诊断设备的应用　斑点噪声是由人体组织小于波长的结构的后向散射声波共同作用下产生，降低了超声图像的对比度和组织内可获取的细节信息。复合成像技术目的在于抑制超声图像中斑点噪声的同时保持图像细节。这项技术有时间复合、空间复合和频率复合三种方式。其原理是将不同成像条件下获取的同一目标的多幅图像作平均，以期在减少变化的斑点噪声的同时，增强不变的组织边界等信号。时间复合技术是在假定帧频足够低、斑点噪声不相关的基础上，将当前未经滤波的图像与先前输出的图像作平均；空间复合是对同一目标，从多个角度获取多幅扫描图像，再把这些图像作平均；频率复合则是通过改变发射的声频率来制造不相关的斑点模式。

高级复合成像技术是一种实时状态下的复合成像技术，它在大偏转角度下采用复合多波束（图

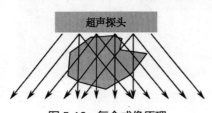

图 5-19　复合成像原理

5-19），从而提供图像的进一步细节和对比分辨率以及极佳的边界分辨能力。

2. 编码激励超声成像及其在超声诊断设备的应用　超声波在生物组织中传播时，能量随着传播距离而衰减，导致信噪比损失。为了防止超声的热效应和空化效应对人体可能造成的危害，需要对发射超声的峰值声功率和平均声功率进行限制。在传统短脉冲成像系统中，为了提高轴向分辨力，发射超声脉冲要尽可能短。因此，传统超声存在平均功率小、信噪比差、分辨率和穿透率的矛盾等问题。编码超声技术借鉴雷达通信中的编码激烈和脉冲压缩技术，通过发射宽带、长持续时间的编码调制信号代替目前超声扫描中广泛使用的单载波、短脉冲信号，以期达到提高信噪比及帧频，增加探查深度的目的。其基本工作原理如图 5-20 所示。

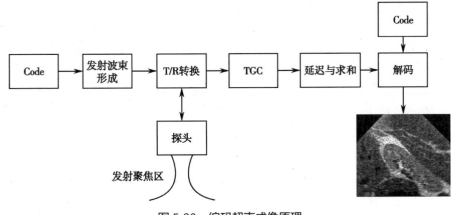

图 5-20　编码超声成像原理

（1）编码激励在 B 型超声成像和彩色血流成像中的应用：编码激励技术应用于 B 型超声成像，可以在保持轴向分辨力的情况下提高超声成像系统的信噪比。利用编码激励提高信噪比增益的特性，在保持探测深度不变的情况下可以降低超声发射声压，从而提高仪器的安全性，降低系统功耗。与传统短脉冲激励方法相比，在彩色血流成像中采用编码激励技术，可以在保持轴向分辨力的同时提高探测深度；或者在保持探测深度的同时可以获得更佳的轴向分辨力。在血流成像时，血流中散射子的反射能力较弱，导致系统的信噪比低；采用编码激励，不仅可以提高信噪比，还可以提升血流检测的空间分辨率。基于编码信号的宽带特性，可以采用子带分割的方法，利用带通滤波器将脉冲压缩后的宽带信号分割为几个带宽较窄的子带，再分别利用每个子带的信息进行血流速度的估计，最后对各子带的速度估计结果进行平均，从而提高速度检测的准确性。

（2）编码激励在合成孔径成像中的应用：超声合成孔径成像系统对成像区域的每个像素点逐点聚焦成像，从而获得较好的空间分辨率以及较高的帧频数，是实现高帧频超声成像和高分辨率超声成像的重要手段。在提高成像分辨率的应用方面，将编码激励技术与高分辨率信号处理算法相结合应用于超声成像，不仅有效提高图像的对比度和信噪比，而且具有较高的横向分辨率。

在高帧频超声成像系统中，仅需要一次发射就可以重建一帧图像，能实现快速成像。但由于一次发射成像，系统的信噪比较低。将编码激励应用于高帧频超声成像，显著提高系统的信噪比，从而改善图像质量。采用编码激励技术实现快速超声成像，不同于传统单线扫描方式，同时向不同的方向发射不同的超声编码信号，然后通过不同的脉冲压缩滤波器，可以同时得到多个方向的回波数据，实现对组织体的空间编码。由于对组织的多个方向同时进行扫查，降低了成像所需的探查次数，因此可以提高成像帧频。

（3）编码激励在高频超声成像中的应用：在医学超声成像中，发射高频超声波可以提高系统成像的轴向分辨力。然而，生物组织中超声频率越高，衰减越大，从而导致高频超声成像系统的探测深度减小。采用编码激励技术，可以提高超声发射能量，补偿生物组织对高频超声波的衰减，从而提高成像系统的探测深度。编码激励技术能够显著提高眼科超声诊断系统、消化超声内镜系统的信噪比和成像质量。

（4）编码激励在谐波成像中的应用：在超声组织谐波成像时，谐波能量较低，成像的探测深度往往较小。利用编码激励进行组织谐波成像，既可以提高轴向分辨力又可以改善探测深度。

在利用超声造影剂进行谐波成像时，采用调制编码激励技术，设计长时间编码激励信号，利用频率成分较多的优点，可以在共振频率下激励更多的造影剂泡沫，从而改善系统的信噪比和造影剂 - 组织比，检测生物组织深处微小血管。

（5）编码激励在弹性成像中的应用：在短脉冲激励的超声弹性成像系统中，图像边缘模糊，尤其在组织深度较大时，系统的信噪比低，图像的分辨率差。将编码激励技术应用到实时弹性成像系统中，需要设计具体的位置估计算法、脉冲长度、加窗函数和中心频率等系统参数，以提高超声弹性成像系统的信噪比和分辨率。将编码激励应用到弹性成像中，可以在系统的信噪比较低的情况下提高位移估计准确率，并能够降低应变噪声。

（六）三维（四维）超声

传统的超声成像将三维的结构以二维显示，难以确定一幅二维图像切面在器官的具体位置，使得医师对某些疾病的观察与定量分析具有困难。与传统的二维超声成像相比，三维超声成像技术充分利用采集到的图像信息，提供多种成像方式，多平面、多角度观察组织器官。三维超声成像可以在屏幕上直观地看到脏器的解剖结构，便于准确检测病变部位，可以对一些不规则组织器官的医学诊断参数进行精确测量，从而实现临床准确诊断疾病并缩短诊断需要的时间。

三维超声成像可以在二维成像的基础上完成，通过对目标区域的超声回波采样，得到三维超声所需要的体数据，在采集一系列二维图像的基础上重建三维图像。关键难点在于三维超声图像重建技术的拓展与实现。

基于二维阵列换能器的实时三维超声成像技术又称为四维超声，通过电子相控技术，产生聚焦的超声波束，实时获取和显示三维数据，实现灵活的多平面成像，便于动态观察正交方向上任一切面的组织结构。实时三维超声成像的关键环节在于多通道高速电子系统设计实现以及稀疏阵列设计及相应的三维图像重建算法。这种技术尽管硬件系统成本高，电路设计复杂，但仍然成为最具发展前景的三维超声成像技术。

1. **三维超声图像重建技术**　三维超声图像的重建关联到医学超声复合成像的概念，希望通过合成和拼接得到复合图像来拓展医师的视野，形成了超声拓宽视野成像以及超声全景成像技术等医学超声的专业术语，而这些概念本质上是一样的。这些成像技术的扫描方式相对比较简单，医生只要手持探头沿患者的待扫描诊断部位连续缓慢移动扫描，再通过计算机辅助设备，进行一系列的配准和拼接等技术操作，即可实现在探头移动方向上的全景图像。获取图像拓宽了视野，整个组织结构在一幅图像便可全部显示出来，便于医疗工作者的诊断。

2005 年 Robert N.Rohling 和 Tony C.Poon 提出了三维超声图像重建的技术方案：首先利用位置传感器获取图像的位置信息，并将图像分割成许多小模块并选取部分用于图像的配准，之后实现三维图像的拼接，这样便得到了使用三维探头成像拓展的视野，从而实现三维重建。三维超声图像重建分为四个步骤来实现，即图像获取、三维重建、图像配准、图像融合。图像配准也是三维重建的核心步骤，其算法复杂度最高，配准的准确度决定三维成像最终的成像质量。

根据图像配准的核心思想，目前超声图像配准方法大致分为两大类：基于灰度值的配准方法和基于特征的配准方法。三维超声图像重建的配准算法主要是基于特征的配准方法，其也可分为两大类：基于多模板子块的配准方法和基于特征点的配准方法。目前三维成像最主要的瓶颈在于其所需图像数据量较大，配准算法的时间复杂度高；如果降低其算法复杂度，又会导致成像效果上的偏差。随着计算机性能的快速提升，这些困难逐渐得以克服，三维重建成像得以广泛应用到临床诊断。

2. **三维超声的临床发展**

（1）高级四维技术：提供三维／四维获取，数据重建和后处理等多种功能。主要功能包括多层成像，厚层成像，感兴趣容积顶部曲线取样，曲线多平面重建，次级设置功能，胎心时空相关（spatio-temporal image correlation，STIC）及各种重建模式如梯度光亮模式和反转模式。其中，Amnioscopic Rendering 超声内镜容积成像显示模式作为高级四维功能的一个补充进一步提升了胎儿的显示效果。这一容积显示模式可获得更多的细节和更高的分辨率，胎儿三维超声成像更加逼真（图 5-21 ／文末彩图 5-21）。

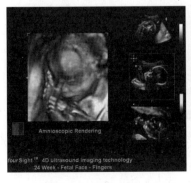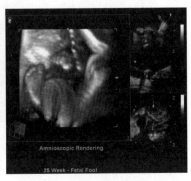

图 5-21　Amnioscopic Rendering 超声内镜容积成像图像

Skeletal Rendering 容积骨骼成像模式能够获得真实的胎儿骨骼的容积显像。传统的最大投照模式虽然也可显示胎儿骨骼，但因为是用二维模式来显示三维图像，所以立体感不强而且不是整体三维（只有一个面显示尚可，背面显示不佳）。容积骨骼成像技术因为其卓越的细节分辨力，更容易评价骨骼结构的空间关系（图 5-22 ／文末彩图 5-22）。

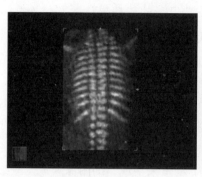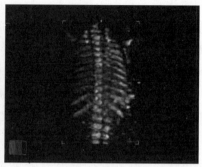

图 5-22　传统的最大投照模式容积骨骼成像与 Skeletal Rendering 容积骨骼成像对比

（2）血管斑块容积定量测量技术：将三维超声技术应用到心血管，开发出血管斑块容积定量测量（vascular plaque quantification，VPQ）技术。使用三维超声血管图像进行分析，仅需简单的操作机器便可自动获得血管斑块的边界、斑块体积、斑块最大径、血管狭窄分析、标准化血管指数及灰度中位数等结果（图 5-23 ／文末彩图 5-23），标准化血管指数直接反映动脉粥样硬化斑块病变程度并与磁共振（magnetic resonance，MR）结果对应。灰度均值（grayscale mean，GSM）灰度中位数可确定颈动脉斑块的密度可间接获得斑块性质。通过 VPQ 对血管斑块的筛查可以预防动脉粥样硬化及冠心病等心血管疾病，指导临床治疗。

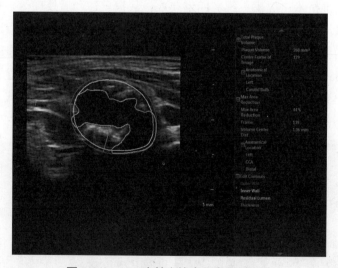

图 5-23　VPQ 血管斑块容积定量测量图

心脏功能障碍有很多原因，左心室（left ventricular，LV）和左心房（left atrium，LA）功能的准确定量是心脏检查中的一个重要环节。最新的 Heart Model 技术能评估左心室和左心房的容积，成为评估梗死、缺血、扩张性心肌病、化疗诱发的心肌病等各类病情的重要手段。以二尖瓣和主动脉瓣关闭不全对左心室和左心房的功能的影响应用为例，Heart Model 技术实现了基于 AIUS（anatomy of the intelligent ultrasonic，AIUS）解剖智能数据库支持的一键式智能操作流程。Heart Model 从三维容积中，自动导出常规二维心尖视图。辅助医师针对舒张末期（end diastasis，ED）和收缩末期（end systole，ES）的心脏时相设置所需边界。在三维定量工具的支持下数秒内提供可靠的、可重复的射血分数（ejection fraction，EF），操作流程直观有效，其算法及智能化编辑工具，能够在各种疾病条件下进行工作，当从三维容积中自动检测和量化左心房和左心室时，能协助减少用户间和各个时间段之间的定量结果差异性。

（3）容积导航技术：将三维超声成像技术进一步应用到智能化手术机器人系统，开发出容积导航技术。通过磁空间定位装置，将超声实时图像与其他影像（CT/MRI 等）的图像融合，实现实时联动。对比同一组织断面的多模态影像，超声设备根据探头上感应器实时传回的探头位置变化信息，在移动探头影响超声切面变化时会联动 CT/MRI 的断面。工作时，系统首先将事先采集的立体容积数据（CT/MRI 等）数据导入超声设备，之后，超声打出目标区域某一切面图像，之后调出 CT/MRT 与超声切面相同的断面，操作者通过操作告知仪器这两个切面为同一切面，即完成匹配融合过程。

容积导航设备组成主要包括三部分组件：①容积导航系统（组件）：超声设备内置（或外置）容积导航功能软件及硬件，负责感应器传递回来的数据运算，并发出指令。②磁场发生器：仪器周边空间形成磁场，范围以磁场发生器为圆心，半径 0.5～1.0m。③位置感应器：固定于探头的磁感应器，用于感知探头在磁场空间的位置。

（七）超声内镜与介入治疗

医用内镜的发展距今已经有两百多年的历史，共经历了硬管式内镜、远端可屈式内镜、软管式内镜和电子内镜四个阶段，由于消化道在人体所占的重要地位，内镜诊断器械的发展往往带动了人体消化道诊断水平的整体提高。医学超声内镜成像（endoscope ultrasonography，EUS）已经有几十年的研究历史，日本的几家公司已有系列支持多种功能的超声内镜产品，目前的超声内镜系统还可以实现三维图像重建和实时超声造影。北京大学第一医院张齐联教授于 1987 年在我国率先引进了超声内镜，并开展了广泛的临床应用。

一套完整的超声内镜通常由超声部分、内镜部分、冷光源、显示器、打印机、显示器、超声内镜自动注水器及专用内镜可移动式工作车组成。超声内镜检查系统的关键性技术主要包括超声探头设计；探头、耦合液、套管的匹配工艺；宽频扫描功能；灵活的增益补偿设计和显示范围调整等。

超声探头是超声内镜的最重要部件，不同类型超声内镜的探头大小、外形及工作频率均不同。超声内镜的探头位于内镜顶端的特制外套内，由单晶片组成，直径通常为 9～13mm，工作时其外装有特制水囊。一个探头可行多种频率切换，频率范围为 5MHz、

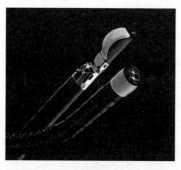

图 5-24　环形扫描式超声内镜和线阵扫描式超声内镜

7.5MHz 和 12MHz，以后两种频率切换为佳，既能显示消化管外脏器，如胰腺及毗邻结构形态，又能清晰显示靠近探头的结构，如十二指肠、胃壁等。

按扫描方式超声内镜可分为线阵扫描式超声内镜和环形扫描式超声内镜（图 5-24）。线阵扫描式超声内镜探头需对准特定方位才能显示病灶，可用于体表超声和多普勒超声检查但不能同时观察消化道四壁。环形扫描超声内镜的优点是操作简便，360°旋转扫描能清楚显示消化管四壁层次但不能做体表检查。

超声内镜目前已经从诊断拓展应用到治疗的多个领域，已有一批与超声内镜有关的治疗项目逐步走向成熟。例如，超声内镜引导下消化道切除术就是其中较为成熟的一项。借助超声内镜在消化道结构不受外来干预下能够准确地判断肿瘤是否是早期癌（即肿瘤是否侵入固有肌层）以及肿瘤来源于消化道管壁的哪一层；从技术层面讲，这一技术更多的是先用超声内镜确定癌性病变侵犯的深度和黏膜下肿物起源于消化道管壁的哪一层，以确定在当前技术条件下是否可以安全、完整地切除病变，再实施内镜下肿瘤切除术，而不像其他项目更多的是在超声内镜直接引导下进行；目前这一手术几乎囊括了全消化道早期癌和绝大多数黏膜下肿瘤的切除，是一种安全、有效的微创治疗技术。

（肖灵　金东）

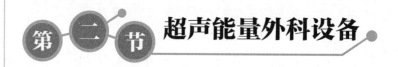

第二节　超声能量外科设备

一、超声能量外科设备概述

（一）超声能量设备的原理

超声能量设备主要指基于变幅杆夹心换能器技术的医疗设备，利用功率超声实现相应的治疗目标，主要以超声手术刀和超声体内碎石机为代表。超声体内碎石机通过内镜，将超声探头直接作用于结石上，利用超声振动的能量粉碎结石，已经成为腔镜在尿道、膀胱、输尿管和肾内进行碎石的有效手段。超声手术刀代替常规使用的手术器械切除人体病变组织进行外科治疗，目前主要应用在白内障乳化、肝胆肿瘤吸引、切割、凝血等，具有切割精度高、出血量少、极少产生烟雾以及术后恢复快等优点，其物理机制除了机械振动带来的瞬时冲击加速度外，还有声空化、刀头附近形成的微声流等非线性效应。

实际应用中，各种手术对超声能量设备的性能要求也越来越高。如腹腔镜微创手术中，虽然多孔腹腔镜微创手术克服了传统开刀手术中存在的危险性大、创伤大等缺点，以其治愈效果好，术后恢复快，瘢痕小等优点，日益成为患者手术的首选，但仍存在恢复时间较长、术后留有多个小伤疤等缺点，同时也对超声能量设备的设计提出了更高的要求：微孔中同时插入手术刀、光源、摄像头等医疗器械，手术过程中，避免手术刀自身扰度，与其他器械之间发生干涉；微孔尺寸较小，操作困难，要求手术刀或碎石机的刀头输出较大振幅，在短时间内完成治疗任务。

（二）几种典型的超声能量外科设备

1. 超声切割止血手术刀

（1）超声切割止血手术刀的工作原理：切割式超声手术刀的工作原理是利用逆压电效应，将超声电能转换为机械振动，通过耦合的变幅杆放大机械振动，最后到达刀头部位。刀头往复振动，将振动传递到人体组织，进而实现手术切割。超声手术刀手柄由压电换能器、变幅杆、刀

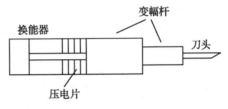

图 5-25　超声切割止血手术刀手柄结构图

头三部分组成（图 5-25）。压电片由预紧螺钉固定，将传导到手柄的高频电能转化成前后振动的机械能。变幅杆通过将超声能量聚集到较小面积上来放大机械振动的位移或速度，通过刀头杆身的传递和放大使得刀头末端以 55.5kHz 的频率高频伸缩振动。刀头辐射声能，与组织蛋白接触，使得组织的蛋白氢键被打断，水分子汽化，从而出现蛋白凝固细胞崩解，组织被切开。

同时超声振动使组织变成匀浆，刀头切割升温时会使组织中脂肪逸出。液化组织在刀头振动作用下，可在刀头附近形成微声流，微声流伴生的切应力使组织细胞遭到破坏。不同形状刀头能产生不同形式的微声流，实现不同的功能。

超声刀凝固血管的手法类同于电刀或激光刀，都是使蛋白变性凝固血管。不同于电刀和激光刀通过电流和光能灼烧组织使蛋白变性凝固，超声刀是通过对组织施加机械能，使组织产生高频率的震动，其内部细胞相互摩擦产生热量，从而打断蛋白质的叔氢键使蛋白质变性。超声刀可在切开组织的同时进行凝固止血，目前来说，在临床可安全运用于 5mm 血管的切割和凝固。

（2）超声切割止血手术刀的结构：仪器由主机、脚踏板、手柄和刀头组成，主机包括电源、高频电流发生器、控制电路、操作与显示面板等（图 5-26）。高频电流发生器产生高频电流，送入治疗刀头用以产生超声；

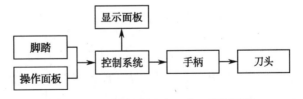

图 5-26　超声切割止血手术刀结构框图

操作与显示面板用于人机交互，调节与显示各项治疗参数；控制电路根据设置好的参数来控制手术中刀头的工作条件；脚踏板用于术中手持手柄时用脚进行设备工作控制。手柄一般由工程塑料或金属制成，用于手持操作。手柄中含有压电换能器，把高频电流发

生器提供的高频电能转换成超声机械振动能，再将其传递到前端的治疗刀头传出。治疗刀头由钛合金等金属制成，常用的为细长柱状，顶端呈镰刀样的钩状，较薄的内刃用于切割，宽钝的外刃用于剥离止血。超声刀的刀头有多种类型如剪刀型、钩型、球型等，可根据不同的使用情况选择。

（3）超声切割止血手术刀的临床应用：切割式超声手术刀的突出优点是刀头小、产热少、止血好，可在视野很小的情况下进行操作，所以非常适用于腹腔镜手术，同时也可以用于开放性手术；既能处理实质组织，又能处理结缔组织，还能切割更大块组织。刀头款式多样，满足医院不同科室、不同手术的需要，切割及止血精确。

可应用于普外科如肝胆外科的胆囊切除术、胆囊床剥离、脾血管阻断等，普通外科的结肠切除术、粘连松解术、胃底成形术、阑尾切除术等，也可应用于妇产科如子宫肌瘤切除术、子宫切除术、卵巢囊肿切除术、宫外孕治疗等，还可应用于泌尿外科如肾、肾上腺切除术、前列腺切除术、膀胱切除术等。

（4）超声切割止血手术刀与其他外科手术设备对比：高频电刀和激光刀是利用高频电流或激光使机体组织局部产生高温，从而达到手术目的，其本质上属于热损伤。而超白刀主要是机械损伤，小部分热损伤，相比于电刀和激光刀具有明显优势：

1）超声刀工作温度远小于电刀和激光刀（高频电刀150℃，激光刀350℃），使用时局部温度低于85℃，产热少，不会因热传递而损伤周围组织。由于超声刀只引起组织漂白而不是炭化，术后无焦痂脱落导致二次出血的机会。

2）同电刀和激光刀相比，超声刀在切割和凝固时产生的烟雾相对较少，对手术时视觉影响最小。尽管有液体的雾化并短暂成雾，它不会聚积起来并明显损害视野，因为这些小液滴会迅速消散。因此，超声刀很适用于腹腔镜手术，使得组织面和操作区域视野更清晰。

3）因为没有电流通过病人人体，超声刀还消除了漏电、电极板失效或电流对病人和医生的伤害。

4）由于没有通电的刀头不具切割能力，超声刀的钝面还可用来作为钝性分离钳。

5）通常术中止血常用结扎、钳夹和电凝等，存在诸多不便。一把超声刀可以完成抓持、切割、凝血等多个操作，不用频繁更换手术器械，节约了手术时间。

2. 超声外科吸引刀

（1）超声外科吸引刀的工作原理：超声外科吸引刀（cavitron ultrasonic surgical aspirator，CUSA）是利用超声波产生瞬时冲击加速度、微声流及声空化，将要切除的组织粉碎，再用冲洗液与切除组织碎屑混合乳化后经超声手柄上的吸引装置吸除的设备。它具有超声振荡切割、冲洗乳化与吸引三种功能，它能选择性地保留神经、血管等，减少或避免了神经、血管损伤，具有出血少、术野洁净、对神经血管和周围组织损伤保护性好、手术处置方便安全可靠、术后反应轻等特点，已成为外科手术尤其是神经外科和肝脏手术的重要器械。

（2）超声外科吸引刀的结构：超声外科吸引刀由主机、冲洗系统、吸引系统、手柄、脚踏等部分组成（图 5-27）。
主机在微计算机的控制下运行，可
产生高频电能，控制电功率，根据
手术需要实现输出能量的调节，并
配备操作面板与显示面板实现操作
参数的设置与显示。冲洗系统主要

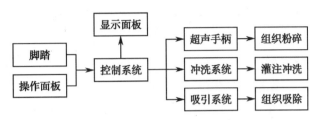

图 5-27　超声外科吸引刀结构框图

由冲洗泵配合管路及无菌生理盐水提供灌注，一方面可以稀释组织便于超声破碎，另一
方面可以给刀头降温，防止过热。吸引系统由负压吸引泵提供强大负压吸引力，一方面
将组织牵拉到刀头顶部便于打碎，另一方面可及时清除破碎的组织，保证手术视野的清
晰，实现组织的顺利切割。脚踏在手持手柄时方便手术者开启、关闭切割、冲洗和吸引
系统。

手柄是超声外科吸引刀的关键部分，包括超声换能器、超声聚能器、刀头、冲洗管
和吸引管（图 5-28）。换能器采用了先进的抗震压电陶瓷转换技术，其作用是将高频电
能转换为超声机械能，转换率高达 95%。聚能器的作用是将换能器产生的动能放大并驱
动刀头作机械振动，用于破碎组织。冲洗管靠针管式刀尖喷出高速振动液体，作用于组
织，由于空化效应及巨大的微声流，使组织破碎乳化并在生理盐水冲洗下被吸引管吸
出。根据不同的手术要求，分别可选用不同频率、不同形状的手柄。刀头采用钝式设
计、同向振动，可有效避免划伤细小血管及神经。手柄及连线经高温高压消毒能够重复
使用。

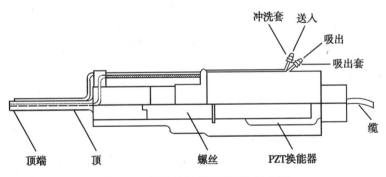

图 5-28　超声外科吸引刀手柄结构图

（3）临床应用：超声外科吸引刀可以利用不同生物组织不同的空化阈值，达到选择
性地破碎乳化的目的。手术中不会对血管造成损伤，超声空化效应还可使组织中的凝血
因子活性增强，促进止血作用，大大减少术中出血量。非接触式的超声手术刀头设计减
小了刀尖与组织的接触面积，能一层层地连续分割、冲洗、吸引，流程化的操作缩短了
手术时间。此外，特有的冲洗、吸引功能保证了手术视野的清晰，创伤微小、切面整
齐、没有灼伤，有利于术后愈合。但非接触刀头缺点是切割速度比较慢，不能用于切割
外表皮肤。

超声外科吸引刀临床应用范围广泛，适用于普通外科进行活体器官移植术、半肝切

除术、部分胰腺切除术、部分脾脏切除术、淋巴结清扫术、胆囊切除术等；还可用于肿瘤切除如脑肿瘤、神经肿瘤、胸腺瘤、卵巢癌手术等；在心脏手术、动脉分流术、甲状腺切除上也有应用。

3. 超声乳化仪

（1）超声乳化仪的作用：随着我国人口的老龄化，白内障的发病率也越来越高。传统的手术方法，即囊内和囊外切除白内障的手术切口大、恢复期长，并且必须等到晶状体生长成熟后才可以进行手术，给患者的生活造成不便。20世纪60年代，美国医生Kelman受到牙科洁牙用的超声探头的启发，研制成功世界上第一个超声乳化刀头，到1970年超声白内障乳化仪开始成为产品并在市场上销售。经过40余年的发展，超声乳化吸除术（ultrasonic emulsification gettering technique，UEGT）成为世界范围内治疗白内障的首选手术方式。由于超声乳化吸除术具有小切口的优点，并且术后并发症少、视功能恢复快，使得超声乳化手术越来越被广大患者和眼科医生所接受，已成为目前国际上公认的最先进、最为可靠的白内障治疗方法。超声白内障乳化刀主要通过微小切口（2~3mm）伸入眼睛内，利用超声波对人体组织的空化效应和碎裂效应，将白内障乳化并吸出。近几年，白内障超声乳化仪器已不再局限于单纯的"乳化"功能，而是集成了生物科技、流体力学、计算机技术于一体，发展成为具备乳化、灌注、抽吸、玻切、电凝等多种功能的高精度手术操作系统。

（2）超声乳化仪的原理：超声波在介质中传递时，波源能量沿发射方向传递，造成介质分子产生频率化的振动，振动超过一定范围会使得分子键被破坏，同时超声造成液体中气泡破裂形成短暂真空的能量释放。超声波晶状体乳化运用的就是超声波的空化效应和机械效应，将晶核结构破坏形成粉末，并使之与眼内灌注溶液混合形成乳糜状。再利用系统在密闭或半密闭系统中压力不等而在一端形成负压，调节负压大小可以控制晶核移动并吸除乳糜化物质，同时植入人工晶状体，使患者的视力得以恢复，从而完成白内障手术。

超声乳化仪种类繁多，但结构基本相同。目前超声乳化技术已发展到了一个全新阶段，超声乳化技术已远远超出"超声"和"乳化"的范围，并且超声乳化仪已由动力型超声乳化仪转变为抽吸型超声乳化仪。动力超声乳化仪主要是借助大功率的超声能量将晶状体乳化，而抽吸型超声乳化仪则是先用高抽吸力和机械劈核将晶状体破碎，然后再借助比较小的超声能量将晶状体碎块乳化吸除，抽吸法减少了很大一部分的超声能量释放，更加安全高效、节能省时。

（3）超声乳化仪的结构：标准的超声乳化仪主要包括控制系统、超声乳化手柄、注吸系统和辅助装置系统组成（图5-29）。

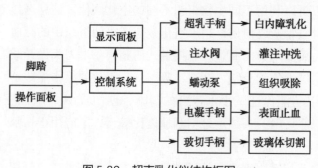

图5-29 超声乳化仪结构框图

1）控制系统：为微处理器控制，可产生高频电能，根据需要调节输出功率，并配备操作面板与显示面板实现操作参数的设置与显示，还包括脚踏控制板来控制注吸和超声释放，保证了频率、功率、流量、压力和运行过程的自适应控制。

2）超声乳化手柄：由高强度陶瓷或钛合金制成，作为超声能量输出的部件，一般由配重块、压电晶体、聚能器、针头及外套组成（图5-30）。工作中压电晶体在高频交变电压作用下产生振动，由聚能器将振动幅度放大后传递到针头产生纵向线性振动。工作频率一般在20～60kHz之间选取，较低频率可降低衰减、增加振幅、减少发热，而较高频率可提高加速度、减小探头体积。乳化针头为中空管状，是超声乳化仪特殊形状的声辐射头，既可传递超声能量将晶状体分割、粉碎，也可以将破碎的组织吸除。乳化针头的外面一般套以硅胶套管，其顶端两侧有小孔，用于流入灌注液在眼前房建立注吸循环。硅胶管一方面用于保持灌注通畅，另一方面可以冷却乳化针头。

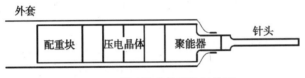

图 5-30 超声乳化仪手柄结构图

3）注吸系统：由于白内障摘除术是将超乳针头插入前房进行操作，操作环境相对封闭，因此要有一套严格的灌注抽吸系统以维持前房压力的平衡。注吸系统主要由泵、管道和手柄组成。泵产生吸引用的负压，通过管道和手柄传递到眼内，吸除乳化后的组织。超声乳化仪的抽吸泵目前主要有蠕动泵和文丘里泵两种：蠕动泵使用带滚珠的轮盘，在滚动时滚珠挤压抽吸管使液体定向流动形成负压；文丘里泵利用压缩空气喷射的文丘里效应在抽吸管内产生负压差，吸引管中的液体被吸入集液盒。

4）辅助装置：主要由电凝手柄和眼前部玻璃体切割手柄组成：电凝手柄主要用于手术区巩膜表面止血；前面玻璃体切割手柄是同轴系统，切割头可以是往复式或摆动式，两侧有灌注孔，引导灌注液进入眼内。切割时有负压吸引，切割频率、流量、负压吸引可预先设定。

4. 超声骨刀 又称超声骨切割系统、超声骨治疗仪，是利用高强度聚焦超声原理（空化效应，热效应，机械效应），进行骨手术的一种医疗器械。

超声骨刀利用高强度聚焦超声技术，通过换能器，将电能转化为机械能，经高频超声震荡，使所接触的组织细胞内水汽化，蛋白氢键断裂，从而将手术中需要切割的骨组织彻底破坏。由于该高强度聚焦超声波只对特定硬度的骨组织具有破坏作用，不仅不会破坏到血管和神经组织，还能对手术伤口处起到止血作用，进一步缩小微创手术的创口，提高手术的精确性、可靠性和安全性。在使用时，超声骨刀的工作频率为25～35kHz，功率可达170W，超声刀刀头的温度低于38℃，周围传播距离小于200μm。

超声骨刀由手柄、蠕动泵、冲水管、液晶屏显等部件组成，同时具备微振动、抽吸、冲洗功能。手柄内置压电发生器，可完成切骨和超声治疗两种功能。操控参数的调节使设备对输出实现高精度控制，在安全性的前提下最大限度满足对骨切割速度的要求。

超声骨刀用于口腔颌面外科、整形外科、耳鼻喉科、神经外科、脊柱外科、手足外科、眼科等手术。一根手柄可完成切骨、根治、牙周洁治等各种需要。

二、高级临床应用

（一）微创碎石取石术

结石类疾病的治疗手段大体有开放性手术、药物治疗和微创手术等。开放性手术在患处切开大刀口，其优点是取石方便，但对患者伤害大，恢复周期长，只在 2mm 直径以上的顽固复杂性结石等特定场合采用。微创手术结合超声能量碎石设备得到广泛的应用。

微创手术方法包括体外冲击波碎石、腹腔镜取石、经皮肾镜碎石、输尿管镜碎石等，除体外冲击波碎石外均需要采用体内碎石系统。

体外冲击波碎石机最早出现于 20 世纪 50 年代，用于治疗包含肾、尿道、膀胱、输尿管等部位的结石。冲击波发生的原理主要是利用高电压、大电流、瞬间放电，在放电通道上产生高能量密度的高压、高温等离子区，将电能转换为声能、光能、力能、热能。整个放电通道的急剧膨胀在水介质中形成压力脉冲和冲击波。体外冲击波碎石主要有冲击波发生源和结石定位系统，通过结石定位系统定位结石在人体内的部位，引导冲击波发生源对准结石达到碎石目的。

腹腔镜取石主要针对胆囊结石，利用相关设备在腹部表皮切下 1.5cm 左右的小口，再切开胆囊底部，在胆道硬镜或者纤维胆道镜的直视下取石。该技术在完全取出胆囊结石的情况下避免了胆囊的切除，治愈率高。

经皮肾镜碎石主要通过微创手术在皮肤到肾脏之间建立一条通道，将肾镜通过该通道插入肾脏，再利用超声或者激光等碎石设备将结石击碎后取出。该项技术的切口小、不伤及肌肉、取石彻底，一般术后 2~3 天就能恢复。改进后的微创经皮肾镜取石技术只需要在腰部建立 0.5cm 左右的切口，治疗手术时间缩短到 30 分钟，而取石净石率依然高，相比其他微创治疗方式创伤更小，进一步减轻了患者的治疗痛苦。

输尿管镜碎石技术主要利用泌尿系统腔道，将一根直接近 3mm 的细镜，通过膀胱和尿道插入输尿管，再将结石击碎后由尿道排除。人体泌尿腔道大概有 25mm 长，而直径通常只有 3~4mm，因此，该项技术的难点是怎样在无损人体的情况下找到结石并击碎它。其优点主要是痛苦小、恢复快、无创伤，患者手术后一天就可以出院，在一些场合得到广泛运用。

目前主要的体内碎石系统有气压弹道碎石系统、钬激光碎石系统和超声碎石系统。

气压弹道碎石系统其原理是依靠压缩气体产生的冲击力，并将其能量传递到冲击子弹，利用冲击子弹以脉冲的方式将结石击碎。该碎石系统的主要优势是对硬性结石有较好的击碎效果，对结石硬度无限制，而且对患者损害小、治疗费用较低等优点。但其主要针对膀胱结石，而由于膀胱内水分较多，导致结石无法固定，因此导致手术时间相对较长，对于患者的年龄有所限制。

钬激光碎石系统利用纤维光纤，通过输尿管软镜或者膀胱镜等工具，到达患者体内存在结石的部位，再由医生通过钬激光将结石击碎。其碎石原理主要是依靠光纤末端和结石之前的水被钬激光能量汽化后，将其余的能量传递给结石，使得结石破裂成粉末，在此过程中，对人体组织器官损害低。钬激光碎石系统常用于体外冲击波无法碎石的场合，对坚硬的顽固性结石有较好的治疗效果。该技术的主要优点是对肾结石、输尿管结石、膀胱结石有较好的治疗效果，而且对人体损害较低。其主要缺点是碎石依靠输尿管软镜和膀胱镜，对其无法直接达到的患病部位无法碎石，应用场合受到一定的限制。

超声碎石系统原理是超声换能器将电能转换成机械能（振动），然后通过一金属探头将能量直接传给结石，导致结石发生高频共振继而破碎。该系统主要依赖超声换能器将电能转换成机械能，而由于超声换能器的制作工艺和材料导致转换效率低，同时超声换能器由于温度和环境导致谐振频率实时变化，当输入正弦信号不能随其变化时，换能器转换效率将更低，碎石效率不够明显。随着科技的发展和制作工艺的提高，超声波碎石技术得到很大改善，其对患者伤害最小，基本可忽略不计，因此得到广泛的应用。

将气压弹道碎石系统和超声波碎石系统结合在一起，或者将钬激光碎石系统和超声波碎石系统结合在一起，组成联合式超声气压弹道碎石清石系统、联合超声钬激光碎石清石系统。联合式的碎石清石系统在使用过程中也可根据需要单独使用，操作灵活。联合式系统使用过程中需要借助肾镜或者输尿管软镜的协助，临床试验治疗效果远优于单独任何一款碎石系统，是具优势的治疗手段，能够广泛适用于各种部位的结石治疗。

（二）超声手术刀、骨刀外科应用

当超声波在媒质中传播时，媒质质点即进入相应的高频振动。由初始的振动幅值产生相应的振动速度与加速度。当超过切割阈值的机械振动作用于活体生物组织时，被作用部位可被迅速切开而不伤及其周围组织，反之，未被作用部位则不会被切开。

超声手术刀是利用较高强度的超声波作用乳化、切断或破坏某些组织的一种治疗手段，对软组织进行切开和止血，可以代替普通的手术刀达到手术治疗的目的，具有出血量少、手术风险小、操作简便的优点。其作用机制主要是与生物组织直接接触的金属刀头产生的超声机械效应、空化效应和热效应。超声刀头的高频振动导致与之直接接触的组织细胞的蛋白质氢链断裂，细胞崩解重新融合，组织凝固后切开。同时，机械振动导致组织内胶原蛋白结构破坏，超声振动的热效应使蛋白凝固，进而封闭血管达到止血目的。它适用于对需要控制出血和最小程度热损伤的软组织进行切开，被广泛应用于外科手术。超声手术刀可以用来配合或取代高频手术刀、激光手术刀和钢制手术刀，拓宽了超声治疗的应用领域。

切割式超声手术刀的最大优点是刀头小、产热少、止血好，可在视野很小的情况下进行操作，特别适合于腹腔镜手术，如肝胆外科的胆囊切除术、胆囊床剥离、脾血管阻断等，普通外科的结肠切除术、粘连松解术、胃底成形术、阑尾切除术等，妇产科子宫肌瘤切除术、子宫切除术、卵巢囊肿切除术、宫外孕治疗等。

（高虹）

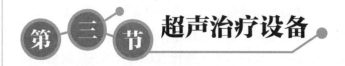

第三节 超声治疗设备

一、超声治疗设备概述

超声治疗设备根据性能特征和临床需求有很大的不同。超声理疗、超声康复等设备往往需要一定的作用深度、需要兼有超声生物效应的机械和热效应、具有非精确靶向性，所以使用较低的频率和中等强度的超声。洁牙和超声手术刀等设备主要利用声波的机械效应，所以采用低频和较高强度。近年逐渐发展的超声促进药物吸收和通过机体屏障，以及超声镇痛及麻醉则根据作用深度开发特定的设备。深部明确部位的热疗和组织消融多采用高强度聚焦超声（high-intensity focused ultrasound，HIFU），HIFU 平台整合影像引导监测单元、人机互动、治疗靶点引导控制运动单元和治疗声能控制释放单元，具有高系统复杂性和高技术含量，已广泛应用于肿瘤消融治疗。HIFU 系统具有良好的平台延展性，可广泛用于探索神经系统、心血管系统、泌尿生殖系统及运动系统等疾病的治疗，具有非常广阔的发展空间，代表了无创治疗技术的发展方向之一。本节主要介绍无创聚焦超声设备。

（一）超声治疗设备的历史

在超声治疗中，超声波作为一种机械能对人体组织产生影响、改善或者破坏其状态、性质及结构，达到治疗疾患促进康复的目的。高强度聚焦超声设备利用压电换能装置将电能转换为机械能，将体外低能量密度的超声波在组织内部聚集成一个很小的高能量密度焦斑，该焦斑的超声强度可达到数百至数百万 W/cm^2，焦域处的高强度超声波将对生物组织产生热效应、空化效应以及其他一些物理效应，从而达到瞬时破坏和杀灭病变组织的目的。HIFU 利用声波在组织内传播的属性，无须任何设备或器械进入体内，自体表将声能导入体内聚焦，具有微无创、副作用小、患者接受程度高等优点。近年来在恶性肿瘤治疗和良性肿瘤治疗等方面取得很大进展并在积极推广中。最近的动物实验和临床研究表明，HIFU 可用于心血管疾病、神经系统疾病等的治疗和探索，其临床适应证和研究领域迅速扩大。

HIFU 技术出现于 20 世纪 40 年代，首例有关 HIFU 的报道是 Lynn 和 Putnam 于 1942 年使用高频超声对大脑皮质和皮质下区域的组织进行消融。早期 HIFU 主要用于治疗帕金森病和青光眼等眼疾，受限于缺乏定位和监控技术，HIFU 治疗的准确性、安全性得不到保障,应用范围并不广泛。随着 B 超、CT、MRI 等图像引导机制的引入,HIFU 在肿瘤治疗领域临床应用得到推广。以色列某公司第一家研制出采用磁共振引导的聚焦超声系统,将 MRI 可视化和实时监控的特点与 HIFU 无创消融肿瘤的功效相结合,实现治疗过程的闭环控制以及术后疗效评估,于 2004 年获得美国食品和药品监督管理局证书,获准用于治疗症状性子宫肌瘤。至 2010 年,全球已有超过六千名女性使用该系统进行了子宫肌瘤的治疗,取得了很好的疗效。2012 年,该机型又一次通过 FDA 认证,用于对不可放疗或放疗无效患者的骨髓转移肿瘤的治疗。

在中国,由国家食品药品监督管理局提出的行业标准"高强度聚焦超声(HIFU)肿瘤治疗系统"已经报批,该标准对高强度聚焦超声肿瘤治疗系统做了细致而清晰的定义。目前国内已有多家医疗器械公司生产了各种型号的聚焦超声治疗系统。

(二)超声治疗设备的原理与结构

高强度聚焦超声治疗设备主要由组合式聚焦超声治疗头、大功率发生器、扫描运动装置、显像定位监视装置、计算机自动控制和处理装置、治疗床、水处理器和电源控制柜等组成(图 5-31)。

组合式聚焦超声治疗头由大功率压电换能器、聚焦透镜和显像定位探头组成。目前有多种大功率压电换能器的实现方案,包括单晶片、多晶片和相控阵等,其目的是在工作时形成毫米左右,功率达到 $5000 \sim 15\ 000W/cm^2$ 的聚焦超焦域,具有

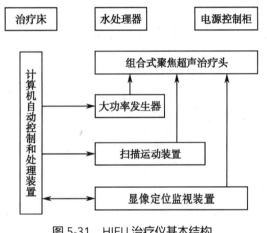

图 5-31　HIFU 治疗仪基本结构

在焦域组织瞬时可温升 80℃以上的能力。显像定位探头是根据治疗设备设计的治疗深度选择合适频率的诊断超声探头,为外科医师提供 HIFU 目标治疗部位的超声影像信息,同时用于引导扫描运动装置在计算机控制下精确调整组合式聚焦超声治疗头与病变位置或靶区的位置,通过空间多个自由度的扫描运动使焦域处于病灶的某一确定部位。

显像定位监视装置可采用 CT、MRI 或超声设备,用于准确定位和实时监视治疗全过程,为医师判断治疗范围和治疗程度提供治疗前后的医学影像对比信息。医师根据病灶位置图像和临床需要制订治疗方案,通过计算机自动控制和处理装置,选择扫描方式,控制扫描精度并处理相应的文字和图像信息。

组合式聚焦超声治疗头置于治疗床的水槽中。治疗床用于保持患者的体位,调整病灶部位使其处于有效治疗范围。水处理装置为治疗床的水槽提供治疗所需的脱气水,保证超声能量有效耦合进入人体并对皮肤表面进行冷却。

（三）相控阵高强度聚焦超声技术

聚焦超声换能器是 HIFU 中的关键技术，常见的聚焦方式主要分为三种形式：一个平面压电陶瓷片外加聚焦声透镜的透镜聚焦方式；将多个小的压电陶瓷片镶嵌在一个装置（如凹球面）上的自聚焦方式；多个小压电陶瓷片镶嵌在一起，对各路激励信号相位进行控制的相控聚焦方式。相控聚焦方式不需要机械移动，扫描速度快，精确度高，可以根据肿瘤的大小和位置来设定各路信号的激励相位，通过电路来控制焦点，根据需要预先设定好的加热图，这样不仅节省了时间，而且给有骨骼遮挡（如肝脏）部位的肿瘤治疗提供了方便；利用相控阵聚焦技术可以一次形成多个焦点，对于较大体积的治疗区域，相控阵聚焦模式不仅可以减少治疗时间，提高治疗效率，而且对比单焦点的扫描方式可以获得更好的声场分布，达到较好的治疗效果；在实际治疗中，相控方式还可以通过调节发射时间，补偿由于移动和组织的非均匀等因素造成的畸变。

电子相控聚焦（electronic phased focusing technology，EPFT）技术的原理（图 5-32）：控制发射信号的时间延迟，使得各阵元发射的声波在焦点处同相，超声波束在焦点处同相叠加，振动幅度达到最大值。根据阵元到焦点的距离和声波的传播速度来计算延迟时间。

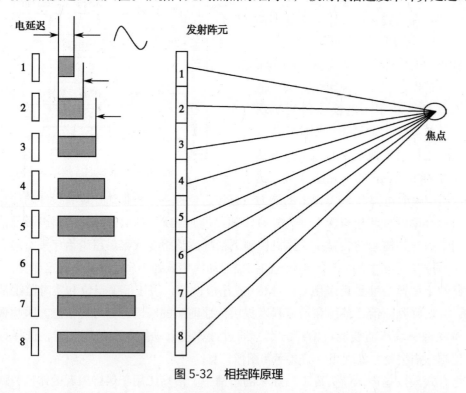

图 5-32　相控阵原理

相控 HIFU 的电子系统一般分为系统控制与跟踪、换能器阻抗匹配、相位控制、功率传输四个主要单元。电子系统要求能够实时跟踪系统中每个通道的输出功率，保证治疗过程中的安全性；当单个阵元出现故障时能够迅速关掉此阵元输出而不影响其余阵元的工作；单点或多点的电子扫描需要系统能够快速改变输出的相位和功率。可以采用双向耦合器测量各个通道的输出功率，对于阵元较多的系统，可以采用分布式控制方式。相位的精确控制一般采用锁相环电路和高精度延时线控制来实现。

二、高强度聚焦超声治疗肿瘤的应用

高强度聚焦超声目前已广泛用于临床良恶性肿瘤的治疗。在过去的 10 余年间，越来越多的肿瘤患者接受了 HIFU 治疗，肿瘤的来源包括肝脏、肾脏、乳腺、胰腺、骨、子宫、前列腺、甲状腺及脑组织等，大量的临床试验证据表明 HIFU 在治疗上述来源肿瘤中的有效性和良好耐受性。目前在肿瘤治疗中，HIFU 治疗已发展成为与外科手术、放疗、化疗、基因治疗及免疫治疗同等重要的治疗手段。与其他治疗方式相比，高强度聚焦超声具有无创、无射线辐射、痛苦小等优势，且在许多肿瘤的治疗中，患者可以不需麻醉或麻醉程度更低，因此更容易被病人接受。随着技术的发展，可以预见 HIFU 技术将具有更广的适应证和更好的疗效。下面举例说明 HIFU 治疗肿瘤的临床应用。

（一）高强度聚焦超声经直肠治疗前列腺癌

前列腺癌发病率在男性所有恶性肿瘤中位居第二位。其中根治性前列腺切除术和外放射照射治疗是标准的治疗方式，由于术后存在严重的并发症（如尿失禁、勃起功能障碍、尿漏等），部分患者拒绝接受此治疗方式。HIFU 由于其微创性，适用于早期局限性及晚期前列腺癌，并可用于前列腺癌其他方式治疗失败后的挽救性治疗。

经直肠 HIFU 治疗仪是一种热能治疗系统，该系统特有的适合泌尿外科使用的直肠超声探头，可在直肠腔内将高能聚焦超声聚焦于病灶区，利用超声波的穿透性、方向性、聚焦性好的特点，在计算机控制下，使病灶区器官和组织瞬间产生不可逆性热凝固性坏死，将病灶区器官和组织在重叠的三维空间范围内进行消融。经直肠 HIFU 治疗前列腺癌有以下优点：①无切口、超微创，可称为"无血手术"；②可重复使用，特别适合手术后有局部复发或晚期前列腺癌的姑息性治疗；③手术简便易行，有望成为一种简单门诊手术；④经直肠 HIFU 能破坏原发灶肿瘤，对尚无转移的局限性前列腺癌可起到局部减瘤作用，利用其免疫效应、联合内分泌治疗等方法，可提高整体治疗效果。

目前 HIFU 治疗前列腺癌主要有体外聚焦及体内聚焦两种方法。体内聚焦多为治疗头放置入直肠内，采用全麻或低位硬膜外麻醉，患者取膀胱膝胸位或改良膀胱膝胸位；体外聚焦多经过会阴部将超声波能量聚焦到前列腺组织，患者取坐位，一般无须麻醉；在国内多采用体外聚焦方式，而国外多采用体内聚焦方式。在治疗时有选择性的聚焦治疗及扩大的聚焦治疗，选择性聚焦治疗依据影像学资料对肿瘤及邻近组织治疗，对保留勃起功能有一定意义，但术后易复发；扩大聚焦治疗多为全前列腺治疗，易造成勃起功能障碍，但残留率降低，现多采用扩大聚焦治疗。

目前运用于治疗前列腺癌的 HIFU 设备有 2 种，分别由美国和法国公司研发。法国某公司研发的治疗前列腺癌的 HIFU 设备可用于以下 3 种治疗模式：初级处理、再次

HIFU 治疗和挽救性治疗。美国某公司的相关设备对手术台无特殊要求，患者取截石位，在治疗参数设置上更灵活，它可以随时调整焦距长度、超声能量及传递到目标组织的功率，并且可通过在水平面及矢状位上使用低能量、实时成像和计算机软件程序监督组织变化，从而使术者根据不同患者的前列腺及前列腺癌情况，实施合适的治疗。目前，治疗用的超声频率一般在 $1 \sim 4MHz$，焦点声强 $\geqslant 1000W/cm^2$，每点聚焦时间在 $4 \sim 5$ 秒，由此产生的焦点温度可达到 70℃以上，而细胞在 70℃时的杀灭时间仅为 0.25 秒，故能有效地破坏肿瘤细胞。

在关于 HIFU 作为前列腺癌初级治疗的文献报道中，随访时间为 6 个月 ~ 6.4 年。在大部分的报道中，HIFU 治疗后 3 ~ 6 个月前列腺特异性抗原（prostate-specific antigen，PSA）达到最低值，其中61% ~ 91% 的患者 PSA ≤ 0.5ng/ml，术后经直肠前列腺穿刺阴性率为 68% ~ 93.4%，HIFU 治疗后肿瘤控制效果良好。所有文献报道术中无不良反应，术后常见并发症包括膀胱出口梗阻、尿失禁、附睾炎、泌尿系感染，临床并发症轻微；严重的并发症尿道直肠瘘发生率为 0 ~ 7%。对于根治性前列腺切除术治疗、外放射照射、粒子植入治疗失败复发的患者，行挽救性 HIFU 治疗也能收到良好的临床效果。同样，文献报道冷冻治疗、外放射照射、腹腔镜根治性前列腺切除术对于治疗前列腺癌初级治疗失败的患者，HIFU 治疗获得一定临床效果。经直肠 HIFU 治疗并不影响其他治疗方式对前列腺癌的治疗。

（二）高强度聚焦超声治疗子宫肌瘤

子宫肌瘤是育龄妇女的常见疾病，约占妇科良性肿瘤的 52%，常引起患者子宫严重出血、盆腔压迫或疼痛等症状，严重影响患者的生活质量。对症状性子宫肌瘤的治疗手段较多，寻求无创技术治疗子宫肌瘤，避免手术及创伤或是可供选择的方法之一。高强度聚焦超声可以将超声波聚焦于靶区组织，将体外发生的超声波聚焦到体内病变组织，通过热效应消融肿瘤的方法已经在临床上应用于子宫肌瘤的治疗中。

利用 HIFU 治疗子宫肌瘤，可以采用超声引导监视下进行，通过直接解算超声射频回波信号的温度变化信息获得无创测温的数据，实现准确的超声聚焦靶向定位并实时监测靶区温度，以避免超声穿透路径上的组织和靶向病灶周围健康组织损伤，以达到治疗区域的精准定向和聚焦超声剂量释放的有效监控，从而既取得肯定的疗效，又避免并发症的出现。MR 导航的 HIFU 治疗系统可通过 MR 对体内深度病变在 HIFU 治疗时可准确导引定位和实时的焦域测温，通过热消融达到子宫肌瘤切除的治疗效果。通过采用 MR 的测温序列的温度成像获得 MR 温度图，能够为各种高低温热治疗肿瘤提供实时的温度监控，这样既有利于保证靶区组织产生凝固性坏死，同时又防止过度加热对正常组织的损害。MRI 清晰的软组织分辨力可以显示子宫肌瘤及周围正常子宫肌的解剖层次，给予试探性声强后，通过 MRGRE-T-MAP 序列每 2 秒呈现一幅靶区温度图像，显示焦域组织温度范围及实时动态变化，尤其重要的是能精确捕捉到聚焦超声真正的靶点位置，可在发现位置偏离时予以纠正，同时根据监测到的温度（一般误差在 2℃），从而随时调整释放的治疗剂量，一旦达到阈值温度及取得热消融效果。离体和活体试验表明，超声和MR具有图像清晰并能实时监控靶区及周围组织的温度的特点，为HIFU治疗安全性和有效性提供保证。HIFU治疗技术在MRI或超声的定位导航和温度监测下，通过对超声换能器参数的设置调节，可以达到靶向破坏病变的目的，而对治疗靶点周围组织没有损伤，实现真正的无创治疗的目的。

（三）无创聚焦超声于非肿瘤领域的应用及探索

1. 无创聚焦超声治疗顽固性高血压　高血压严重危害人类的健康和生命，在高血压患者人群中，其中约有10%的患者对药物治疗（包括利尿剂在内的三种或三种以上降压药物联合应用仍不能使血压降低到标准水平）已无能为力，称为顽固性高血压。研究显示，交感神经系统的过度激活在顽固性高血压的发病与病程进展中扮演了重要的作用。顽固性高血压患者的肾脏交感神经的活体显著增加，不仅导致全身交感神经系统的激活，更是直接导致了机体的水钠潴留。

2009年，Krum等率先进行经导管射频消融肾交感神经（renal sympathetic denervation, RDN）临床研究，取得了较好的治疗效果。经导管射频消融去肾交感神经是利用射频导管，于肾动脉血管内膜释放射频电磁能量，与组织接触后转化为热量，并经肾动脉内膜传导，到达血管外膜，作用于肾动脉外膜及周围脂肪组织内的肾交感神经纤维，使其发生脱水及凝固性坏死，阻断其与中枢的传入及传出信号联系，从而达成调节机体交感张力、减轻水钠潴留、降低血压的目的。研究还发现，降低交感神经活性、提高迷走张力不但可以降低RH患者的血压，对于心力衰竭、心室肥厚、心室肥厚、心房纤颤、恶性心律失常、胰岛素抵抗、睡眠呼吸暂停综合征（obstructive sleep apnea syndrome，OSAS）、肾功能不全及多囊卵巢综合征等疾病也产生了较好的治疗效果。

除了射频消融，超声消融、药物注射消融等已开始逐步应用于RDN临床，初步表现出较好的治疗效果。超声因其具有良好的实时性及简便、易行的特点，在神经成像方面具有独特的优势。利用较高频率的超声探头，能够清晰显示外周神经的超声形态学特点，在引导外周神经消融和阻滞术中起到重要的作用同时，利用超声影像学还可以对神经的功能状态作出评价，尤其是在神经的早期损伤和病变中，利用超声检查可以观察到神经纤维较轻程度的水肿、空化等病理改变，在神经疾病的早期诊断中也有扮演重要角色。另一方面，高频超声作为一种新型的能量形式，在心血管疾病（如心律失常）的消融治疗中也具有一定优势。对于RDN而言，超声具有良好的方向性和穿透性，同时消融时声能可透过血液传导至血管壁及周围脂肪组织，而无须与血管壁直接接触，最大程度上避免了血管壁过热受损发生狭窄的风险；动脉内丰富的血流皆可带走晶片表面多余的热量，对血管壁能够提供另一层保护；相对于血管，神经组织因其具有特殊的脂质双层膜结构，对于声能更加地敏感，应用较低剂量的声能理论上即可达成毁损神经的效果。

基于用HIFU消融肝、肾和肾上腺肿瘤临床治疗的经验，理论上HIFU技术具有体外消融肾神经实现无创RDN的潜力。重庆医科大学黄晶率领的团队应用国产的HIFU肿瘤治疗仪对正常血压狗模型进行试验，用彩色多普勒超声显示的肾动脉引导消融焦点，分别在肾动脉的近段、中段和远段的动脉壁环绕进行消融。以 250W 每个点消融 2 秒，每侧肾动脉平均消融 18.2 次，每例动物累计释放声能约 73 秒，平均 27.4 分钟完成消融程序，未发现任何消融相关副作用。结果表明，术后 28 天动物的血压及血去甲肾上腺素浓度显著下降，病理显示肾交感神经束广泛坏死萎缩（图 5-33 / 文末彩图 5-33）。与 HIFU 肿瘤消融不同，在本研究中只使用了人类消融超声剂量的几十分之一，提示可能肾神经束对超声敏感。作为第一个无创超声 RDN 的探索的标志性意义，*Cardiovascular News* 报道该研究时说 RDN 治疗可能有了体外无创治疗的新途径。

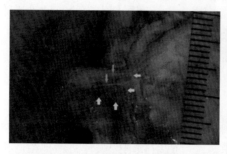
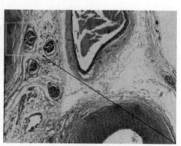

图 5-33　无创聚焦超声消融在肾动脉外膜和周围脂肪形成的消融点及消融后 28 天神经组织改变

我国首个应用临床批准的无创聚焦超声治疗仪器无创治疗顽固性高血压的临床试验取得成功。研究结果表明，所有入组患者均能很好地耐受无创聚焦超声介导的无创 RDN 的操作，平均消融时间为 19.0 分钟，消融能量为 293.8kJ。消融后 6 个月，24 小时动态血压及诊室均较基线明显下降（图 5-34 / 文末彩图 5-34），观察终点时分别改变 -11.4/-4.8mmHg 和 -29.2/-11.2mmHg，且伴随心率变异性和心脏收缩功能的改善；24 小时平均收缩压下降 ≥ 5mmHg 的患者比例为 90%。没有观察到肾动脉及肾功能的损伤，亦没有发生其他严重并发症。

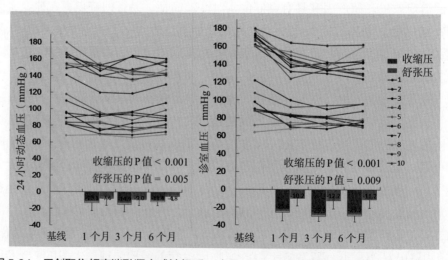

图 5-34　无创聚焦超声消融肾交感神经后 6 个月，24 小时动态血压及诊室血压均明显下降

2. 无创聚焦超声在心脏消融的探索　心脏消融是心脏病学领域治疗心律失常及肥厚性梗阻性心肌病的重要方法，目前的消融方法主要有射频消融、冷冻消融、化学消融及超声消融等，多采用经导管方式，目前临床上尚缺乏非侵入性消融的方式。

与人体其他组织器官相比，心脏的解剖生理较为特殊，这些特殊性限制了体外聚焦超声技术在心脏的运用。首先，心脏解剖位置特殊，有胸壁、胸骨、肋骨、心包脂肪等的遮挡，并被含气的肺脏组织包绕，而超声的物理特性决定其难以穿透空气。心脏不理想的透声窗条件成为聚焦超声消融心肌的最大障碍，直接经胸消融心脏及其周围组织在过去被认为是难以实现的。其次，心脏运动速度快，相对静止期短暂，同时还受胸廓的呼吸运动的影响，给 HIFU 消融精确的定位带来技术上的挑战。此外，与其他组织相比，心腔血流丰富且流速快，带走较多超声能量使能量不容易聚集而影响消融效果。因此，与其他组织器官相比，无创聚焦超声技术在心脏领域的开拓需解决更多的技术问题。

早期聚焦超声心脏消融的探索由于心脏透声窗的限制，多采取胸廓切开的方式。Strickberger 等首先把 HIFU 用于消融犬房室结的活体研究，犬经胸廓切开后，以水作为超声耦合介质，成功消融房室结并导致动物发生完全性房室传导阻滞，表明 HIFU 具有消融心肌的能力。Otsuka 等使用聚焦超声对开胸犬进行室间隔点状消融，成功地在搏动的室间隔消融 18 个点；针对心脏运动所带来的障碍，其所设计仪器附带心电图门控功能，于心脏收缩末期触发 0.2 秒 / 心动周期的脉冲重复性消融，从而保证在搏动心肌上准确定位及消融。另外，Xu Z 等在开胸犬模型上成功进行聚焦超声房间隔毁损术，拓宽了聚焦超声技术在心脏病学领域的运用范围。

重庆医科大学黄晶率领的团队应用国产的 HIFU 肿瘤治疗仪进行非开胸的心脏消融的动物实验探索。通过皮肤准备和注入人工胸腔积液改善心脏透声窗条件，以 400W×2s 的能量，成功在犬模型实现室间隔心肌的点状消融；并通过多点阵重复消融的方式，实现室间隔的团块状消融。消融灶心肌呈凝固性坏死，镜下见消融灶边界清晰，消融区内心肌细胞横纹消失，胞质淡染，细胞核消失，边界外心肌细胞形态正常（图 5-35 / 文末彩图 5-35）。此外，通过超声影像引导房室结定位，成功在犬模型实现房室结消融并造成完全房室传导阻滞，表明聚焦超声具有无创电生理消融的能力。

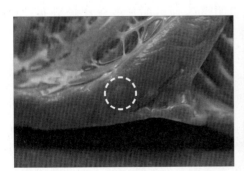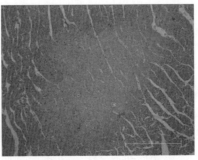

图 5-35　心肌消融灶肉眼观及镜下观

尽管聚焦超声技术在心脏领域的探索取得了一定进展，但由于心脏的特殊性，目前尚未运用于人体研究。在将来的研究中，需针对心肌消融的特殊性开发心脏专用的聚焦超声系统，实现心电门控和呼吸门控技术。同时将显著提高超声换能器的瞬间功率，实现短脉冲式心肌点消融，使聚焦超声心肌消融更加精准可靠。

3. 经颅聚焦超声于神经病学应用的探索 MRI 引导的无创聚焦超声技术在神经病学的应用和探索除了用于消融脑部肿瘤，还用于治疗中枢神经性疼痛、特发性震颤、帕金森综合征、运动失调及精神疾病等，并用于短暂性开放血-脑屏障以促进脑组织对靶向药物的吸收及溶栓等。

超声穿颅时主要存在以下几个问题：骨组织强烈吸收及反射超声波，使超声波在经过颅骨时大量衰减，难以在颅内靶组织处形成有效的能量沉积；颅骨厚度及密度不均匀，超声波穿透后不能精确聚焦；颅骨吸收了较多声能而温度升高，导致头皮以及近颅骨组织，特别是脑表面的损伤。超声频率的选择是聚焦超声经颅应用的关键，最佳穿颅的超声频率是目前研究的重点。目前用于消融的经颅聚焦超声频率大多 < 1MHz，但最佳穿颅频率还需进一步探讨。Hynynen 等研究认为 500 阵元相控阵探头的超声，工作频率在 700～800kHz 之间的聚焦效果较佳；Pernot 等的研究表明 200 阵元相控阵探头的超声，工作频率在 900kHz 的聚焦效果较佳。相控阵治疗头可以调节每个单元的超声波发射，从而克服颅骨厚度及密度不均对聚焦产生的影响，得以在颅内形成良好的焦点，并精确控制焦点的移动。为避免颅骨能量沉积过多导致头皮及周围软组织热损伤，可尽可能扩大超声束穿过的头颅表面积，同时也允许更多声能量到达焦点区，弥补经颅声能量的衰减。

目前开发用于治疗神经系统疾病的无创聚焦超声仪器较多，其中包括以下几种。2005 年，Clement 等设计了开口直径 30cm、激励频率 0.7～0.8MHz 的 500 阵元半球形换能器，研究结果表明该阵列可实现靶区脑组织的消融，不会对颅骨等正常组织造成损伤。2009 年，某公司开发出 ExAblate 4000 系列无创经颅治疗系统，采用开口直径 30cm、频率 0.22MHz 或 0.65MHz 的 1024 阵元头盔状半球形相控换能器，该系统已被批准应用于神经性疼痛、特发性震颤及颅内肿瘤等疾病的临床试验。2010 年，Matsumoto 等设计了以同心环方式分布的 61 圆形阵元活塞阵，基于人体头部 CT 图像建立的颅骨模型非线性仿真了 tcFUS 的声压场，结果表明该阵列可明显改善声场分布。2013 年，Chauvet 等设计了激励频率为 1MHz 的 512 阵元高功率半球形相控换能器用于经颅脑肿瘤治疗的仿真和离体实验，结果表明该阵列可实现目标靶区的有效消融。

HIFU 技术在神经病学领域的应用仍处于研究阶段，到目前为止仅进行过少数病例的临床试验。Martin 等第一次成功应用经颅 MRI 引导的聚焦超声治疗 9 例慢性神经疼痛患者，所有被治疗者耐受性良好，没有不良反应和神经功能障碍，证明 HIFU 治疗脑部疾病安全有效。Elias 应用经颅 MRI 引导的聚焦超声对 15 名重度药物难治性特发性震颤患者的中间丘脑腹侧进行治疗，1 年后这些患者震颤及残疾评分较术前明显改善，并改善了患者的生活质量。Magara 应用经颅 MRI 引导的聚焦超声对 13 名帕金森病患者的苍白球丘脑束进行治疗，治疗后 3 个月患者的统一帕金森综合征评分量表（unified Parkinson's disease rating scale，UPDRS）结果明显改善。McDannold 等应用经颅磁共振引导的聚焦超声治疗胶质母细胞瘤患者，指出经颅的超声束可以在脑部组织聚焦并消融瘤组织，治疗过程中运用磁共振温度成像系统能完整监测靶组织的温度。

尽管 MRI 引导下经颅聚焦超声的研究和应用还处于早期阶段，尚存在许多问题需要进一步解决，如 MRI 实时监控、测温及目标确认导致治疗时间较长，限制了大病灶、多病灶的使用，而且治疗费用较高。但其已取得了一些关键性的突破，相信其将来神经病学领域，也有广阔的临床前景。

4. 无创聚焦超声应用于融脂塑身　皮下脂肪消融并不是一个新的概念。1952 年在法国创立了 Mesotherapy 塑身技术，已被看作一种减少脂肪堆积的方法，但并没有得到广泛支持。1996 年，Zochhi 首创了能够选择性破坏脂肪细胞内部的超声吸脂技术，该技术至今仍被使用。利用超声的热效应和空化效应，无创聚焦超声通过融脂可以实现减肥塑形的目的，目前国内外已出现非侵入式低强度和高强度聚焦超声塑身仪，该仪器优势主要在于无创融脂，并且可以严格控制治疗区域，实现选择性塑形，其产生的不良反应是瞬间的，并不会引起血脂等人体重要生理指标的变化。

2005 年，国际上出现了无创聚焦超声非侵入性融脂塑形设备。目前国外主要有两种设备，这两种设备均通过美国食品药品监督管理局批准作为非侵入式的设备应用于腹部减脂。第一种设备采用高频率高强度超声，其治疗频率为 2MHz，声强 > 1000W/cm^2，主要聚焦于皮下 1.3cm 的脂肪层，可以使焦域脂肪组织在极短时间内升至 56℃以上并导致脂肪细胞坏死，死亡后的脂肪细胞在治疗后的 2～4 周内被巨噬细胞所吞噬，从而达到融脂的目的。而另一种设备则是采用的低频率低强度超声，其治疗频率为 200kHz，声强为 17.5W/cm^2，通过低频声压振荡使焦域脂肪组织发生机械性破坏从而达到融脂的目的，在治疗过程中焦域温度上升少于 0.5℃，因此其工作方式与第一种设备明显不同。国内由首都医科大学与北京某医疗公司合作开发的 JCS-01 型聚焦超声减脂塑形机的工作方式与第一种设备相似，同样采用高频率高强度热消融方式，其工作参数：焦域横向尺寸不大于 4mm；焦域纵向尺寸不大于 12mm；焦域最大声强大于 1000 W/cm^2；工作频率 2MHz。

相关研究已表明国外两种设备的安全性和有效性。Teitelbaum 等进行了第二种设备的安全性和有效性评估试验，结果表明，单个治疗 12 周后腰围减少 2cm，首次评估无创低强度聚焦超声应用于塑身的安全性和有效性。Fatemi 进行了第一种设备的融脂安全性和有效性研究，结果表明，HIFU 产生的焦域与表皮之间会有一定的安全距离，治疗后，腹部和腰部周长减少 4～5cm。第一种设备在 24 周内的安全性和耐受性的研究结果表明，患者可能会出现短暂的轻至中度不适、瘀斑和水肿，但未见烧伤或瘢痕。曹海茹等进行了上述国产聚焦超声减脂机治疗的有效性与安全性研究，结果表明，患者治疗后第 14 天和第 35 天，腹围与基线值分别减少了 2.52cm ± 1.04cm 和 3.31cm ± 0.67cm；其不良反应主要为腹部短暂轻微热感和轻度刺痛，未见其他不良反应，而且对患者肝肾功能没有明显影响。

（肖灵　王爱杰）

第六章

新型离体诊断技术和检验设备

随着新型电子、计算机、生物信息和精密仪器制造等先进技术的迅猛发展和应用，离体标本诊断仪器的更新换代也日新月异，在临床疾病诊断、治疗指导、药物分析、科学研究和保健康复方面发挥着越来越重要的作用。当前临床实验室技术逐渐朝着智能化、自动化、多功能集成化方向发展。

本章内容从离体标本的临床诊断前沿技术入手，阐述高通量检测、微生物检测、分子生物学检测、质谱检验和生物信息检测分析与处理等技术的理论与原理，重点反映本学科的前沿技术以及应用于临床诊断的先进仪器和核心技术，为生物医学工程专业（临床工程方向）人员熟悉和掌握离体诊断的新技术和前沿设备提供理论基础和技术平台。

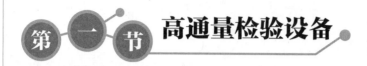

第一节 高通量检验设备

一、概述

（一）高通量测序技术的基本原理

高通量测序（high throughput sequencing）已经成为当今生物医药最前沿的技术，已经应用于检测 DNA 变异、RNA 发现与定量、DNA 表现修饰、RNA 翻译以及蛋白质互作等领域。高通量测序具有测序高通量、可扩展性、测序速度快以及测序分辨率高方面的特点，一次能测定几十万到几百万的 DNA 分子，又名下一代测序（next generation sequencing，NGS）或新一代测序或深度测序（deep sequencing）。新一代测序技术可以对一个物种的转录组和基因组进行全貌的分析，避免亚克隆过程中引入的偏差，依靠强大的生物学数据分析处理系统，可以轻松完成基因组重测序（resequencing）。

双脱氧链终止法（dideoxy chain-termination method）是现在应用最多的核酸测序技术，又称 Sanger 测序技术，是一种常用的核酸测序技术，主要用于 DNA 基因分析。双脱氧链终止法与化学降解法及其衍生方法统称为第一代 DNA 测序技术。双脱氧链终止

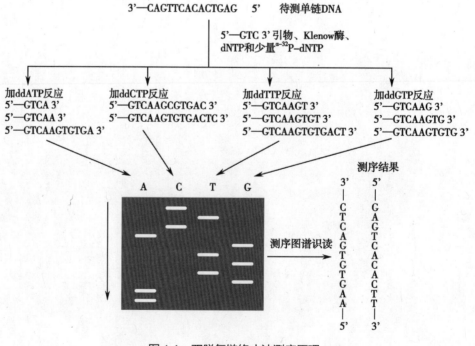

图 6-1 双脱氧链终止法测序原理

法测序原理进行测序反应利用 DNA 聚合酶，以单链 DNA 为模板，以寡聚核苷酸为引物，根据碱基配对原则使新的互补 DNA 单链得以延伸。以双脱氧核苷三磷酸（ddNTP）作为链终止物。测序反应产物通过高分辨率变性聚丙烯酰胺凝胶电泳读取。双脱氧链终止法测序原理如图 6-1 所示。

新一代测序技术基本原理与流程：①构建 DNA 模板文库，将 DNA 打碎形成小片段 DNA 的文库，在双链片段的两端连上接头；②将变性的单链模板固定于平面或微球的表面；③ DNA 通过 PCR 扩增，在平面或是微球上形成 DNA 簇阵列或扩增微球；④利用聚合酶或者连接酶进行一系列循环反应；⑤通过显微检测系统监测每个循环产生的光学现象，用 CCD 相机将图像采集并记录，对产生的阵列图像进行时序分析，获得 DNA 片段的序列；⑥ DNA 序列拼接，按照一定的规则将这些片段组装成更长的重叠群。基本流程如图 6-2 / 文末彩图 6-2 所示。第一代测序与新一代测序的流程如图 6-3 所示。

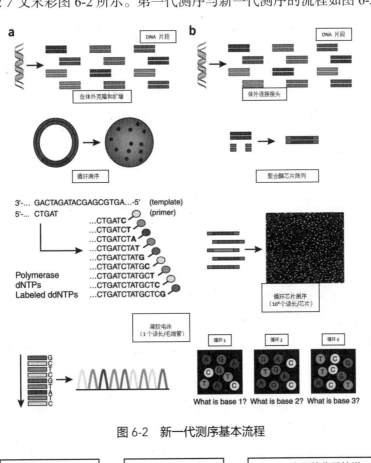

图 6-2　新一代测序基本流程

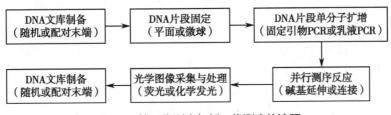

图 6-3　第一代测序与新一代测序的流程

第三代测序技术（next next generation sequencing）又叫纳米孔单分子测序技术，是在边合成边测序理念的基础上，将待测序列随机打断成小分子片段，在小分子片段3'末端使用荧光标记，通过小片段与带有寡聚 poly（T）的杂交，建立边合成边测序的位点，同时加入聚合酶和被荧光标记 dNTP 进行 DNA 合成，每次只加入一种 dNTP，然后将未参与合成的 dNTP 和 DNA 聚合酶洗脱，通过成像观测模板位点上的荧光信号，然后化学裂解核苷酸上的染料并释放，加入下一种 dNTP 和聚合酶的混合物，进入下一轮反应。经过反复的合成、洗脱、成像淬灭的过程完成测序。

（二）高通量测序技术的发展概况

测序（sequencing）又称为核酸序列分析或核酸测序技术。基因测序技术大致经过三个发展时期：第一代测序技术、第二代测序技术和第三代测序技术。第一代测序技术包括传统的化学降解法、双脱氧链终止法以及在其基础上开发出的其他 DNA 测序技术，如荧光自动测序技术、杂交测序技术，统称为第一代基因测序技术，曾经在人类基因组计划的完成中发挥过重要的作用。1965 年 Holley 等历时 7 年时间完成了酵母丙氨酸转运 RNA 的 76 个核苷酸的序列测定。同期 Sanger 等发明了 RNA 的小片段序列测定法，并完成了大肠埃希菌 5S rRNA 的 120 个核苷酸的序列测定。1975 年 Sanger 和 Coulson 建立了测定 DNA 序列的"加减法"。1977 年在引入双脱氧核苷三磷酸后，发明了双脱氧链终止法，提高了 DNA 序列测定的效率和准确性。1977 年 Maxam 和 Gilbert 建立了在特定碱基间对 DNA 进行选择性化学剪切的化学降解法。DNA 测序技术（DNA sequencing method）最初采用双脱氧链终止法或化学降解法进行手工测序。20 世纪 80 年代末研究者发明了基于双脱氧链终止法原理和荧光标记的荧光自动测序技术，DNA 测序进入自动化测序时代。

新一代测序技术则使得 DNA 测序进入了高通量、大规模并行、低成本时代。Sanger 测序法的局限性在于对电泳分离技术的依赖，以及无法再进一步扩大并行和微量化，造成该技术对不同生物基因组进行序列测定的规模限制和代价高昂，绘制第一张人类基因组图谱前后共耗费 4 亿多美元和 13 年时间，这显然不是临床医学所能接受的。近年来，DNA 测序技术也得到了不断的创新与改良，在保证测序精度的前提下，操作程序已经逐步优化，测定通量急速增加，甚至达到传统 Sanger 法的几百到几千倍，逐步发展成为新一代测序技术，相对于第一代测序技术，样本和试剂的消耗量大为降低。20 世纪 90 年代末，各种第二代测序方案被发明与开发利用，在 2005 年前后实现了多种测序平台（系统）的商业化，并在不断改进完善中，主要有 454 测序平台、Solexa 测序平台和 SOLiD 测序平台。

在下一代测序技术中，DNA 序列都经过 PCR 扩增产生 DNA 簇，在荧光或者化学发光物质的协助下，通过读取 DNA 聚合酶或 DNA 连接酶，将碱基连接到 DNA 链上的过程中使释放出的光学信号被间接确定。除了需要昂贵的光学监测系统，还要记录、存储并分析大量的光学图像，这都使仪器的复杂性和成本增加，依赖生物化学反应读取碱基序列更增加了试剂、耗材的使用。

第三代测序技术以对单分子 DNA 进行非 PCR 测序为主要特征，是对单分子进行序列测定，不需 PCR 扩增。使用单个分子可以增加独立分析的 DNA 片段的数量，增加数据产出通量，同时也意味着不再需要昂贵的 DNA 簇扩增步骤，进一步降低测序的成本。通过检测掺入的荧光标记核苷酸实现单分子测序技术，如单分子实时技术（single molecule real time technology，SMRT），SMRT 属单分子合成测序技术，依赖于被称为零级波导（ZMW）的纳米孔结构来实现实时观察 DNA 聚合反应。SMRT 具有高速测序、长序列读长和低成本方面的优势，其测序速度可达第二代测序的 1 万～2 万倍，序列读长可达 10 000bp。基于单分子读取技术的第三代测序技术，测定 DNA 序列更快，有望进一步降低测序成本，并应用于临床。

二、高通量测序仪

（一）高通量测序仪的工作原理与分类

新一代测序仪的基本原理与特点为：①新一代测序仪基本上使用了循环芯片测序法（cyclic-array sequencing），循环芯片测序法是对布满 DNA 样品的芯片重复进行基于 DNA 的聚合酶反应以及荧光序列读取反应，使用接头进行高通量的并行 PCR 和并行测序反应，一次能对几十万到几百万条 DNA 分子进行序列测序，单次运行能产生 100～200GB 的序列数据，大致相当于人类基因组几十倍的覆盖率；②基于接头的应用，新一代测序仪可以对全基因表达图谱、SNP、mRNA、Chip、DNA 甲基化等方面进行分析；③在高密度的反应芯片表面使用层流（laminar flow）加样方式，反应试剂既可以通过扩散作用进入每一个反应体系，也可以通过层流的方式洗去多余的反应试剂；④将每个单独的测序反应分隔开来，实现更高密度的测序反应，在平板（芯片）上制作大量足够深的小孔，使每个反应体系在小孔中进行；⑤新一代测序仪定位序列数据的准确率可达到 99.99%；⑥检测设备实现微型化。

新一代测序仪根据文库制备方法的不同分为：乳糜 PCR（emulsion PCR，emPCR）和桥式 PCR（bridge PCR）。emPCR 是将制备的 DNA 文库与水油包被的直径大约 28μm 的磁珠在一起孵育、退火，ssDNA 与磁珠上接头互补的寡聚核苷酸序列结合，每一个与磁珠结合的小片段会在各自的孵育体系内独立扩增，反应完成后，破坏孵育体系并富集带有 DNA 的磁珠，经过扩增反应，每一个小片段都将被扩增大约 100 万倍，从而达到下一步测序反应所需的模板量。在桥式 PCR 反应中，正向引物和反向引物都被通过一个柔性接头（flexible linker）固定在固相载体（solid substrate）上，经过 PCR 反应，所有的模板扩增产物就都被固定到了芯片上固定的位置。

并行测序反应即测定每个 PCR 克隆阵列的核苷酸序列，是新一代测序技术最重要的步骤之一，根据测序策略不同分为：边合成边测序反应（sequencing by synthesis）、焦磷酸测序（pyrosequencing）和寡连测序（oligo ligation sequencing），各测序方法如下。

（1）边合成边测序：使用带有4种不同荧光标记的dNTP作为"可逆终止子（reversible terminator）"，其3'羟基末端带有可化学切割的部分，可阻止下一个dNTP与之相连，每一轮反应掺入一个碱基。激光扫描反应板表面读取每条模板序列第一轮反应所聚合上去的核苷酸种类。将这些基团化学切割，恢复3'端黏性，继续聚合第二个核苷酸。如此继续下去，统计每轮收集到的荧光信号结果，就可以得知每个模板DNA片段的序列。

（2）焦磷酸测序：是由Nyren等人于1987年发展起来的一种新型的酶联级联测序技术，焦磷酸测序法适于对已知的短序列的测序分析，其可重复性和精确性能与Sanger DNA测序法相当，而测序速度大幅提高，读长已超过500bp。焦磷酸测序技术具备同时对大量样品进行测序分析的能力，是一种高通量、低成本的新一代测序技术。

焦磷酸测序技术的反应过程：在每一轮测序反应中，反应体系中只加入一种脱氧核苷三磷酸。如果刚好能和DNA模板上的碱基配对，在DNA聚合酶的作用下，添加到测序引物的3'末端发生聚合反应，同时释放出一个分子的焦磷酸（PPI）。在ATP硫酸化酶的作用下，生成的PPI可以和APS结合形成ATP，在荧光素酶的催化下，生成的ATP又可以和荧光素结合形成氧化荧光素，同时产生可见光。通过微弱光检测装置及处理软件可获得一个特异的检测峰，峰值的高低则和相匹配的碱基数成正比。如果加入的dNTP不能和DNA模板上的碱基配对，则不会发生聚合反应，无检测峰。反应体系中剩余的dNTP和残留的少量ATP在腺苷三磷酸双磷酸酶的作用下发生降解。待上一轮反应完成后，加入另一种dNTP，使上述反应重复进行，根据获得的峰值图即可读取准确的DNA

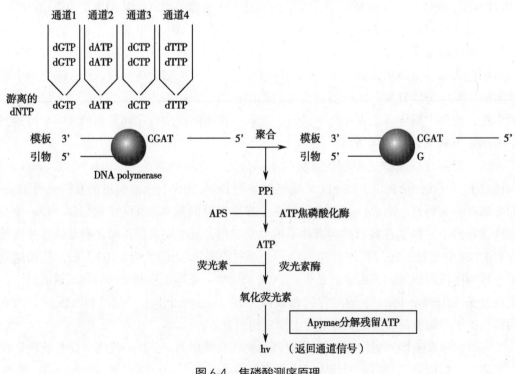

图6-4 焦磷酸测序原理

序列信息。值得注意的是，在焦磷酸测序过程中，dATP 能被荧光素酶分解，对后面的荧光强度测定影响很大，而 dATP-α-S 对荧光素酶分析的影响是 dATP 的 1/500，因此在焦磷酸测序中用以 dATP-α-S 代替 DNA 合成的天然底物的 dATP。其原理如图 6-4 所示。

（3）寡连测序：采用了 DNA 连接酶（DNA ligase）在玻片表面进行连接反应。连接反应的关键底物是 8- 碱基单链荧光探针混合物，探针采用"双碱基编码矩阵"，所谓"双碱基编码矩阵"是指编码区 16 种 8- 碱基单链荧光探针和 4 种探针 3'端双碱基的颜色所对应的关系。其反应原理如图 6-5 所示。连接反应中，这些探针按照碱基互补规则与单链 DNA 模板链配对。

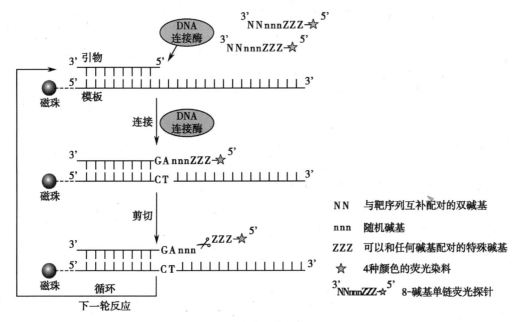

图 6-5　寡连测序反应原理

（二）高通量测序仪的性能指标

目前，第二代测序技术平台主要有 454 测序平台、Solexa 测序平台和 SOLiD 测序平台。

454 测序平台主要是利用了焦磷酸测序原理，其操作流程为：将基因组 DNA 打碎成 300 ~ 800bp 长的片段，在单链 DNA 的 3'端和 5'端分别连上不同的接头；带有接头的单链 DNA 文库被固定在特别设计的 DNA 捕获磁珠上；每个独特的片段在独立的微反应器里进行扩增，整个 DNA 片段文库进行平行扩增；将携带 DNA 的捕获磁珠放入 PTP 板中进行测序；如果发生碱基配对，将会释放一个焦磷酸，经过合成反应和化学发光反应，释放出光信号，被 CCD 捕获到。

Solexa 测序平台以单分子阵列技术为基础，其操作流程为：将 DNA 片段打碎成 100 ~ 200 个碱基的小片段，在小片段的两个末端加上接头；DNA 片段一端通过接头固定于芯片上；DNA 片段另外一端随机地和附近另外一个引物碱基互补，形成片段架桥；

经过几十轮扩增，每个单分子扩增约 1000 倍，成为单克隆 DNA 簇；加入 DNA 聚合酶和带有 4 种荧光标记的 ddNTP，在 DNA 合成时，每个核苷酸加到引物末端时都会释放出焦磷酸盐，不同的碱基使用的荧光标记不同，可激发出不同波长的荧光；实时读取每条模板序列第一轮反应所聚合上去的核苷酸发出的荧光后，将这些荧光基团的 3'端羟基化学切割，恢复 3'端黏性，随后添加第二个核苷酸。

SOLiD 测序平台不同于 454 测序平台和 Solcxa 测序平台，以四色荧光标记寡核苷酸的连续连接合成为基础，取代传统的聚合酶链反应，可对单拷贝 DNA 片段进行大规模扩增以及高通量并行测序。其操作流程为：将基因 DNA 打断成片段文库（fragment library）或者配对末端文库（mate-paired library）；在微反应器中加入测序模板、PCR 反应元件、微珠和引物形成磁珠乳化混合物，进行扩增；扩增结束后，模板变性，富集带有延伸模板的微珠，微珠上的模板经过 3'修饰，能够与玻片共价结合；SOLiD 连接反应的底物是一个被荧光标记的 8bp 长的核酸探针片段，连接反应完成后，采集荧光图像，获得每间隔四个碱基的第五号碱基的确切信息。

根据我国国家标准相关规定，任何一种新一代测序仪的性能指标都要满足表 6-1 所列出的要求。

表 6-1　高通量基因测序仪性能指标[①]

序号	性能指标	说明
1	测序通量	≥100Mbp
2	碱基识别质量	> 20
3	测序准确率	Q 值过滤之后的准确率 ≥ 99.9%
4	Fluid cell 升降温速度	室温 25℃条件下，fluid cell 温度从 25℃升至 60℃的时间 ≤ 50s 室温 25℃条件下，fluid cell 温度从 60℃降至 25℃的时间 ≤ 250s

注：Q 值过滤，即去除低质量的测序结果，保留较为可信的测序结果
　　①引自 GB/T 30989－2014《高通量基因测序技术规程》

三、高通量测序技术在临床中的应用

（一）高通量测序技术在产前筛查与诊断方面的应用

胎儿染色体非整倍体异常是妊娠妇女进行产前筛查的主要原因，该疾病包括 21- 三体综合征（Down syndrome）、18- 三体综合征（Edwards syndrome）、13- 三体综合征（Patau syndrome）等。最常见类型是 21- 三体综合征，占小儿三体型染色体病的 70% ~ 80%，每年有 1/800 ~ 1/600 的婴幼儿发病，其发病原因与母亲年龄有关。目前，产前筛查方法以超声筛查和血清学筛查为主。妊娠早期 21- 三体综合征检测指标主要是胎儿颈项透明层（nuchal translucency，NT）。异位妊娠筛查依赖腹腔镜检查、超声检查并结合

血清学检查结果。妊娠中期主要检查体表畸形和神经管畸形等。血清学筛查检测某些蛋白质和激素水平的异常，常用的指标有甲胎蛋白（AFP）和人绒毛膜促性腺激素（hCG）等，上述指标均为间接检测胎儿情况。确诊方法为羊膜腔穿刺术（amniocentesis）或绒毛膜绒毛取样（chorionic villus sampling），这两种技术都是侵入性的有创检查，有流产风险。

应用高通量平行鸟枪测序（massively parallel shotgun sequencing，MPSS），将测序所得的序列通过生物信息算法，把所有序列比对到人类参考基因组，计数每 1 个染色体的唯一对应的序列条数来获取全染色体拷贝数变异情况，通过比对分析，对阳性样本做出正确判断。通过运用 MPSS 技术进行无创产前筛查，具有较高检测灵敏度和特异度。

（二）高通量测序技术在病原生物学检测方面的应用

以往病原生物学的检测主要依赖形态特征、代谢特性、组成成分以及机体反应性抗体等途径进行鉴别，操作步骤往往比较烦琐、耗时。当某些病原体的变异或新病原体出现时，这些传统的鉴定方法表现出局限性。高通量测序技术的出现以及生物信息学的发展，尤其是相关软件的开发应用，可以对大量的测序读长进行比对、拼接、组装，直接鉴定和评估病原体遗传演化、耐药机制等。病原体不需要在检测前进行培养分离，即可直接测序鉴别，例如第三代测序技术，无须扩增即可进行单分子的测序，灵敏度非常高。

（三）高通量测序技术在肿瘤相关基因的检测方面的应用

肿瘤是一种多基因病，肿瘤的发生发展与遗传因素和环境因素有着密切的关系，如原癌基因的突变、抑癌基因的失活等，某些肿瘤必须通过基因检测确诊。在肿瘤的治疗过程中，肿瘤的治疗效果与某些基因的突变息息相关，如 *EGFR*、*JAK2*、*TP53* 等基因突变。随着新的、更具有临床意义的肿瘤相关基因被发现，高通量技术在肿瘤检测中得到广泛应用，大范围的基因检测，能更快速、更全面地了解肿瘤的基因水平变化的全貌，有利于对肿瘤做出更准确的诊断、治疗中监测、复发转移及预后判断。

随着个体化医学的发展和"精准医学"概念的提出，肿瘤靶向治疗发展迅速，临床研究逐渐发现并证实更多与靶向治疗相关的基因突变。肿瘤靶向治疗依赖于基因突变检测，传统的基因突变检测方法，如 Sanger 测序、焦磷酸测序和实时荧光 PCR 等通常只对单个基因或者单个基因的部分外显子的突变进行检测，如果对多个基因进行检测，需要更多的样本量、更长的检测时间以及更大的工作量，表现出此方法的局限性。而新一代测序技术采用大规模平行测序，能够同时对上百万甚至数十亿个 DNA 片段进行测序，因此可实现在较低的成本下，一次对多至上百个肿瘤相关基因、全外显子以及全基因组进行检测，而且需要的样本量并不增加。因其在通量、成本和效率方面的优势，高通量测序在肿瘤靶向治疗基因突变检测方面得到广泛应用。

（四）高通量测序技术在个体基因组体检方面的应用

任意两个不相关的人基因组序列有 99.9% 是一致的，只有 0.1% 的序列有差异，正是这些差异造成个体罹患各种疾病的不同风险和对药物的不同反应。发现这些与常见疾病相关的 DNA 序列上的多态位点，是了解引起人类疾病复杂原因的重要途径之一。人类单个核苷酸多态性以及人类基因组单体型图计划的不断完善以及相关临床数据的积累，使个体基因组测序、基因体检成为可能。临床医生可以借助相关分析软件浏览全基因组图谱，了解患者的整体遗传信息，为预防和诊疗提供指导性意见。目前比较成熟的基因检测如 *CYP2C19*、*ALDH2*、*BRCA1*、*MTHFR* 等，可以有效地指导临床用药。目前，已有上百种基因位点检测进入临床应用。

（五）高通量测序技术在器官移植术后排斥反应监测方面的应用

器官移植术后对排斥反应的控制直接影响手术效果以及病人的生存率。传统的检测手段一般具有时间滞后性，也就是供体器官在被受体免疫细胞攻击出现功能异常后，传统的检测手段才能检测出来，在这个阶段器官损伤以及功能恢复往往难以逆转。供体器官在受到免疫排斥时，部分细胞会死亡，死亡细胞的基因组 DNA 会进入受体患者血液中，通过提取患者血浆 DNA 并进行高通量测序，即可大致评估供体器官死亡细胞的数量，监测免疫排斥反应状况，帮助医生在最早的时间获取免疫排斥信息，及时调整用药，保护移植器官。尽管供体器官来源的 DNA 会降解成短片段，同时，患者血浆含有大量自身基因组 DNA 片段，然而高通量的测序技术以及相应的生物学分析软件可以很好地解决这些难题，从而实时监测供体器官的生存状况。

高通量测序技术为探索人类复杂疾病的致病机制提供了巨大的帮助，为疾病的诊断、预后以及临床药物治疗提供了一个潜在契机。尽管如此，对于高通量测序产生的大规模数据计算和分析，仍然是目前面临的巨大挑战。在未来，高通量测序技术将全面应用于大量的疾病样本，产生海量的基因组、转录组、表现组及调控组等多组学大数据，系统整合分析将成为研究人类复杂疾病的有效方法。

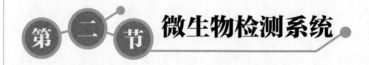

第 二 节　微生物检测系统

一、概述

（一）微生物检测技术的发展概况

临床微生物学检验技术是将实验室科学和临床医学相结合，研究病原微生物的生物学特性、致病性、微生物学检验和防治原则的学科。它将医学微生物学基础理论与临床微生物学检验技术有机结合，并综合运用医学免疫学、临床医学、临床抗生素学等多学科知识，系统研究感染性疾病的病原体特征，旨在寻找快速、准确的感染性疾病病原学诊断策略与方法，为临床诊断、预防和治疗感染性疾病提供实验室依据。

随着微电子、计算机、分子生物学、物理、化学等先进技术的飞速发展并向微生物学的渗透，促进了微生物的鉴定与药物敏感试验向快速化、微机化、自动化方向发展，而且已经取得了突破性的进展，自动化微生物培养系统、微生物鉴定系统和药敏分析系统逐步应用于临床微生物实验室。

除了自动化血培养检测和分析系统以及自动化微生物鉴定及药敏分析系统以外，近来还有全自动细菌分离培养系统问世，该系统能够对痰液、尿液、粪便及拭子样本进行自动化前处理、自动化划线接种，并对样本进行分离培养。从样本的前处理到获取分离培养结果的整个过程无须人工操作，使传统的分离培养更加规范，同时降低了操作人员受样本污染的潜在危险，提高了微生物实验室分离培养的质量。

20 世纪 80 年代发展起来的 MALDI-TOF-MS，是一种快速分析生物大分子的质谱技术，已广泛应用于病原微生物的鉴定，是对传统的微生物鉴定方法的补充，也是临床微生物鉴定技术发展的一个新里程，它将成为临床微生物实验室微生物鉴定的主要技术。

微生物的鉴定与分型已经由过去的以表型鉴定为主发展为揭示微生物遗传学特征的基因型分析方法。近年来开展的病原微生物基因组测序工作，除能更好地了解其致病机制和与宿主的相互关系外，还可以发现更灵敏和特异的病原分子标记物作为诊断和分类依据，对耐药基因和致病基因进行检测，为临床筛选有效药物和开发诊断试剂与方法提供依据。

（二）微生物检测技术的分类

目前微生物鉴定的自动化系统大致分为两大类：一类是自动血培养检测和分析系统，主要功能是检测标本中是否有微生物存在。计算机自动扫描进行连续监测，当微生物生长代谢导致某些生长指数发生变化时，仪器自动报警提示有细菌生长。另一类是自动微生物鉴定及药敏分析系统，主要功能是将分离的微生物进行鉴定，同时进行抗菌药物敏感试验。将培养基上分离的可疑致病菌配制成 0.5 麦氏单位的菌悬液，分别注入细菌鉴定及药敏卡中，放入微生物鉴定及药敏分析系统，在孵育生长和反应过程中，通过计算机自动扫描、读数、与数据库比对分析后报告鉴定及药敏结果。

二、全自动血培养仪

（一）全自动血培养仪的工作原理与结构

1. 基本原理　自动化血培养仪的检测原理主要有二氧化碳感受器、荧光检测和放射性标记物质检测三种检测技术。出于对环保和安全性方面的考虑，放射性标记物质检测已较少使用。自动化血培养仪的工作原理主要是通过自动监测培养基（液）中的混浊度、pH、代谢终产物 CO_2 的浓度、荧光标记底物或代谢产物等的变化，定性地检测微生物的存在。目前已有多种类型的自动化血培养仪在临床微生物实验室应用，自动血培养系统的仪器型号较多，但工作原理相似的同类仪器的结构基本相同。

2. 基本结构　自动化血培养仪的基本结构由恒温孵育系统、检测系统和计算机及其外围设备组成。

（1）恒温孵育系统：该系统设有恒温装置和振荡培养装置，一定体积的离体标本，如血液培、脑脊液、胸腹水和关节腔穿刺液等注入血培养瓶之后，将其放入仪器进行培养并借助固相反射光光度计连续监测每个培养瓶的状态，恒温内部装置中设有控制箱，是仪器的关键部分，其主要功能是控制培养仪内部的温度、控制振荡器的振荡幅度、连接计算机以传输培养结果。

1）培养瓶：自动血培养系统均配有专用的需氧培养瓶、厌氧培养瓶和小儿培养瓶，部分血培养仪还配有分枝杆菌培养瓶。需氧培养瓶中加入含有复合氨基酸和碳水化合物的胰酶消化豆汤培养基，并用氧气和二氧化碳的混合气体填充，用于监测血液和人体其他无菌部位体液的需氧微生物。厌氧培养瓶中加入含有消化物、复合氨基酸和碳水化合物的胰酶消化豆汤培养基，并用氮气和二氧化碳的混合气体填充，用于监测血液和人体其他无菌部位体液的厌氧微生物。分枝杆菌培养瓶中加入 Middlebrook 7H9 肉汤，并用氧气、氮气和二氧化碳的混合气体填充，使用前还应在其中加入营养添加剂，用于监测无菌部位的样本以及血液和经消化去污染的标本中的分枝杆菌。ESP 血培养仪工作原理如图 6-6 所示。有些培养瓶中还添加了活性炭或树脂，用于吸附标本中可能存在的抗微生物药物，以消除其对微生物生长的影响。

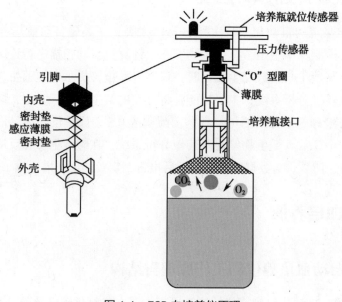

图 6-6　ESP 血培养仪原理

2）培养仪：主要包括：①电源开关；②显示屏和触摸屏；③条形码阅读器：用于装入或卸去培养瓶时扫描培养瓶上的条形码；④孵育箱；⑤内部温度监测器：监测培养仪的内部温度；⑥指示灯：位于每个瓶位的一侧，灯亮时指示培养瓶的放置和卸载位置，同时也指示相应位置培养瓶的阴、阳性结果；⑦各种接口：如数据接口、微机接口、打印机接口、调制解调器接口、实验室信息系统（LIS）接口等。

（2）检测系统：各种半自动和全自动血培养系统，根据其各自的检测原理设有相应的检测系统。检测系统由计算机控制，对血培养实施连续、无损伤的瓶外监测。其工作原理主要是通过自动监测培养基（液）中的混浊度、pH、代谢终产物 CO_2 的浓度、荧光标记底物或代谢产物等的变化，定性地检测微生物是否存在。检测系统有的设在每个培养瓶底部，有的自动化血培养仪仅有一个检测器，由自动传送系统按顺序将每个培养瓶送到检测器所在的位置进行检测分析。

（3）计算机及其辅助设备：收集并分析来自培养仪的数据，并将患者和培养瓶的资料存入数据库，根据数据的综合分析，判断培养结果，并发出报告（包括阳性出现时间）。计算机系统还可以进行数据贮存和回顾性分析。

（二）全自动血培养仪的分类

根据检测原理与结构的不同分为以下三类。

1. 以测定培养基导电性和电压为基础的血培养系统　血培养基中因含有不同电解质而具有一定导电性。微生物在生长代谢的过程中可产生质子、电子和各种带电荷的原子团（例如在液体培养基内 CO_2 转变成 HCO_3^-），通过电极检测培养基的导电性或电压可判断有无微生物生长。采用光电原理监测的血培养系统原理如图 6-7 所示。

（1）Malthus 112L Microbiological Growth Analyser 系统：该系统由 Malthus 需氧和厌氧培养瓶、4 个分别可容纳 28 个培养瓶的恒温水浴箱以及培养基导电检测系统组成，通过检测培养基导电性的改变来判断血培养瓶中是否有微生物生长。血培养瓶的瓶盖上有 2 个铂电极与培养基相连，将培养瓶放入仪器中，瓶盖上的电极与仪器的电极连接器进行连接，由电脑控制系统每 30 分钟自动检测培养基导电性一次。若一天中 2 次所测导电性差值变化明显时，在培养瓶继续监测的情况下，用特制的注射器抽取培养液接种于固体培养基，以证实是否有细菌生长。仪器连续观察 5 天，检测信息可存入微机中，并可以图像、斜率或数值的形式显示血培养瓶中培养基的导电性。

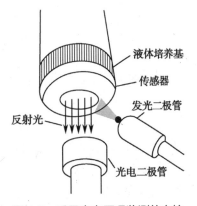

图 6-7　采用光电原理监测的血培养系统原理

（2）Sentinel 系统：通过检测培养基电压的改变来判断血培养瓶中是否有微生物生长。Sentinel 系统所用的血培养瓶有用铝和金制成的电极，分为正极和负极，类似一个电池。正极释放铝电子，经检测系统电路到达负极。电子受体为培养基中的可还原物质，当培养瓶中有细菌生长时，电子受体被还原，在两电极之间产生电压降。经检测系统检测到这种电压的变化，由软件分析判断血培养结果是否为阳性。

2. 以测压为基础的血培养系统 许多细菌在生长过程中常伴有吸收或产生气体的现象，如很多需氧菌在胰酶消化大豆肉汤中生长时，由于消耗培养瓶中的氧气，故首先表现为吸收气体。而厌氧菌生长时最初均无吸收气体现象，仅表现为产生气体（主要为 CO_2），因此可利用培养瓶内气体压力的改变检测微生物的生长情况。

（1）ESP 系列：ESP（extra sending power）系列根据检测样本的数量分为不同的型号。培养瓶顶部的连接装置与仪器的感压探测器相接，探测器每 12 分钟监测一次需氧瓶，每 24 分钟监测一次厌氧瓶，并将气体压力数据传输到计算机。计算机软件以气体压力对时间的变化绘制成生长曲线图，按照特有的方法处理曲线。当培养瓶顶部压力改变达到一定值时，判断为阳性，即有细菌生长；否则为阴性，即无细菌生长。

（2）自动化菌血测试系统（oxoid automated septicaemia investigation system，OASIS）：与 ESP 系列检测方式略有不同，是通过激光扫描而测得气体压力的变化，在培养瓶的顶部有一激光探测器，每 5 分钟对培养瓶顶部的隔膜扫捕一次，隔膜位置的升降可反映瓶内压力的改变。另外，在 OASIS 培养瓶内有一个磁珠，通过磁珠搅拌可达到振荡培养的目的，使瓶内培养物与培养基作用更为充分。

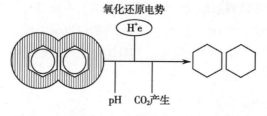

图 6-8 采用同源荧光光原理监测血培养系统原理

3. 以光电技术为基础的血培养系统 是目前国内外应用最广泛的自动化血培养系统。由于微生物在代谢过程中必然会产生代谢终产物 CO_2，引起培养基 pH 及氧化还原电位改变。利用光电比色检测血培养瓶中代谢产物的改变，可以判断有无微生物生长。采用同源荧光光原理监测血培养系统原理如图 6-8 所示。根据检测手段的不同，这类自动血培养系统又可以分为以下四类：

（1）BioArgos 系统：利用红外分光计检测 CO_2 产生。系统由样本装载部分、检测部分、孵育部分和计算机系统组成。操作时，将已接种样本的血培养瓶放入样本装载区，由机械臂自动将培养瓶移入检测区。由红外分光计对培养瓶进行初次扫描，获得初始读数。血培养瓶被振荡 12 秒后再移入孵育区进行培养，在培养期间红外分光计连续监测培养箱内 CO_2 的产生情况，通过 CO_2 水平的变化来判断有无微生物生长。

（2）BacT/Alert 系统：在每个培养瓶底部置 1 个带含水指示剂的 CO_2 感受器，感受器与瓶内液体培养基之间由一层仅允许 CO_2 通过的离子排斥膜相隔，培养基中的其他成分包括氢离子均不能通过离子排斥膜。当培养瓶有微生物生长时，其释放出的 CO_2 可渗透至感受器，并与感受器指示剂上的饱和水发生化学反应，产生游离氢离子使 pH 降低，使感受器上的指示剂溴麝香草酚蓝由绿变黄。反应式如下：

$$CO_2 + H_2O = H_2CO_3 = H^+ + HCO_3^-$$

感受器上方的光发射二极管每 10 分钟发一次光投射到感受器上，再由一光电探测器测量其产生的反射光。被反射的光越多，提示产生的 CO_2 越多。当感受器的颜色由绿变黄时，其反射光强度逐渐增强，在微机中会自动连续记忆并绘成生长曲线图，再由微机分析判断阴性或阳性，以此确定是否有微生物生长。阳性培养瓶的判断有三个标准：① CO_2 初始值超过生物指数基值；② CO_2 产生的速率持续增加；③ CO_2 生成速率异常增高。大部分培养瓶采用后两条标准之一，而不是用是否超过某值来检测，这样可大大减少假阳性的产生。如果在理想条件下，经过规定的时间后 CO_2 水平没有明显变化，样品就被确定为阴性。

（3）Bactec 9000 系统：利用荧光法作为检测手段，其 CO_2 感受器上含有荧光物质，当培养基中有微生物存在时，产生的 CO_2 可与感受器中的水发生反应产生 H^+，使 pH 降低，此酸性环境促使感受器释放出荧光物质，从发光二极管发射的光激发荧光感受器而产生荧光，并且荧光强度随 CO_2 的产生量增多而增强。光电比色检测仪每 10 分钟直接对荧光强度进行检测，数据传输到计算机后，生长监测系统根据荧光的线性增加或荧光产量的增加等标准，分析细菌的生长情况，判断阳性或阴性。采用荧光原理监测血培养系统原理如图 6-9 所示。

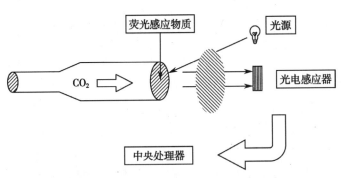

图 6-9　采用荧光原理监测血培养系统原理

（4）Vital 系统：采用同源荧光技术（homogeneous fluorescence technology）监测微生物的生长。与培养基结合的荧光分子在最初具有一定荧光值，当有微生物存在时，其生长代谢过程中或产生 CO_2，或发生 pH 改变，或发生氧化还原使电位变化，这些改变均可导致液体培养基内的荧光分子结构发生改变而成为无荧光的化合物，即发生荧光衰减。通过光电比色计检测荧光衰减水平，可判断有无微生物生长。

（三）全自动血培养仪的性能特点

1. 阳性率　针对不同微生物对营养和气体环境的要求不同、患者的年龄和体质差异较大及培养前患者是否使用过抗菌药物等三大要素，自动化血培养仪不仅提供不同细菌繁殖所必需的营养成分，而且瓶内空间还填充有合理的混合气体。能最大限度地检出所有可能的阳性样本，防止假阴性。

2. **检测速度**　以连续、恒温、振荡方式培养，使细菌易于生长；能自动连续地监测生长情况，保证了阳性样本检测的快速、准确。

3. **安全性**　培养瓶多采用不易碎材料制成，提高了使用的安全性；可随时将培养瓶放入培养系统，并进行追踪检测。

4. **防止交叉污染**　采用封闭式非侵入性的瓶外监测方式，有效避免了样本间的交叉污染。

5. **查询方式**　培养瓶采用双条形码技术，可直接查询到患者样本的培养结果及生长曲线；阳性结果报告及时，85%以上的阳性标本能在48小时内被检出。

6. **分析处理软件**　软件系统有较强数据处理功能，随时监测感应器的读数，依据数据的变化来判定样本的阳性或阴性，并可进行流行病学的统计分析。

7. **样本来源**　除了血液标本的检测，也可以用于临床上所有无菌体液，如骨髓、胸腔积液、腹腔积液、脑脊液、关节液和心包积液等的细菌培养检测，检测范围十分广泛。

三、微生物鉴定药敏分析系统

（一）微生物鉴定药敏分析仪的工作原理与结构

1. **基本原理**　自动化微生物鉴定及药敏分析系统主要用于细菌的鉴定和抗菌药物敏感性分析，其工作原理因仪器不同而略有差异。该系统结合光电比色技术、荧光检测技术和微生物数值编码鉴定技术，自动对数据进行处理分析，得出最终结果。半自动微生物鉴定及药敏分析系统的测试卡在机外孵育后，需人工转至机器上读取结果。

（1）微生物鉴定原理：微生物鉴定原理主要基于不同微生物各种酶系统不同，其新陈代谢的产物与相应底物生化反应的颜色变化各不相同。试验结果的准确度取决于鉴定系统配套培养基制备方法、培养物浓度、孵育条件和结果判定等。大多数鉴定系统采用的方法是，细菌分解底物后，依据反应液中pH的变化、色原性或荧光原性底物的酶解、测定挥发或不挥发酸、识别是否生长来分析鉴定细菌。如果排序第一的细菌鉴定值（%id）≥80.0，则可将未知菌鉴定在此条目中，并按此值的大小对鉴定的可信度作出评价。如%id≥99.9，为极好的鉴定；%id在99.0～99.8，为非常好的鉴定；%id在90.0～98.9，为好的鉴定；%id在80.0～89.9，为可接受的鉴定。若%id<80.0，则需要进一步做纯培养，重新鉴定。微生物鉴定的原理主要有以下几种：

1）光电比色技术：每张鉴定卡包含30余项生化反应，仪器采用光电比色法测定细菌因分解底物导致pH改变或由于细菌生长利用底物而引起的透光度变化，以变化百分率作为判断每项生化反应的变量值。在每一张测试卡中设有终点指示孔，在仪器的存储器中有相应的指示终点的阈值。在计算机的控制下，读数器每隔一定的时间对各个反应孔扫描一次，测取各个反应孔的吸光度值，并计算出变化的百分率，一旦终点指示孔的变化百分率达到终点阈值，提示该卡已经完成反应。仪器在每一次读取数值后，自动将所测取的数据与存储在硬盘中的菌种资料库标准菌生物模型相比较，由电脑分析得出的结果作出鉴定，可通过打印机打印报告。

2）荧光测定技术：根据荧光法的鉴定原理，荧光物质均匀地混在培养基中，将菌种接种到鉴定板后，通过检测荧光底物的水解、底物被利用后的 pH 变化、特殊代谢产物的生成和某些代谢产物的生成率，将荧光信号转换成电信号，数据管理系统将这些点信号转换成数字信息，与原已储存的对照值相比较，推断出菌种的类型。

3）微生物数值编码鉴定技术：数码鉴定的基本原理是计算并比较数据库内每个细菌条目对系统中每个生化反应出现的频率总和，即通过数学的编码技术将细菌的生化反应模式转换成数学模式，给每种细菌的反应模式赋予一组数码，建立数据库或编成检索本。通过对未知菌进行有关生化试验并将生化反应结果转换成数字（编码），阅读数据库，得到细菌名称。

（2）药敏试验原理：自动化抗菌药物敏感性试验使用药敏测试卡进行检测，其实质是微型化的肉汤稀释试验。应用光电比浊原理，将抗生素微量稀释在板条中，加入细菌悬液，经孵育后放入仪器，或在仪器中直接孵育，仪器每隔一定时间自动测定细菌生长的浊度，观察细菌的生长情况。得出待检细菌在各药物浓度的生长率，经回归分析得到最低抑菌浓度 MIC 值，并根据美国临床和实验室标准协会（Clinical and Laboratory Standards Institute，CLSI）的标准得到相应敏感度：敏感"S"（sensitive）、中介"I"（intermediate）和耐药"R"（resistance）等结果。

2. 基本结构　虽然各类型自动化微生物鉴定及药敏分析系统的原理和功能不尽相同，结构和性能亦有差异，但基本都是由系统主机（包括孵育箱、检测箱、废卡接收箱、真空充填室、封口机、显示器等）、测试卡、比浊仪、培养和监测系统、计算机数据管理系统等部分以不同形式组合而成。

（1）测试卡：是系统的工作基础，不同的测试卡具有不同的功能。最基本的测试卡包括革兰阳性菌鉴定卡、革兰阴性菌鉴定卡、革兰阳性菌药敏卡和革兰阴性菌药敏卡，使用时应根据生长特点、革兰染色结果和主要的生化反应特征进行选择。另外，有些系统还配有鉴定厌氧菌、酵母菌、需氧芽胞杆菌、奈瑟菌和嗜血杆菌、李斯特菌、弯曲菌等菌种的特殊鉴定卡及多种不同菌属的药敏卡。

（2）培养和监测系统：测试卡接种菌液后即可放入孵育箱中进行培养和监测。一般在测试卡放入孵育箱后，监测系统要对测试板进行一次初次扫描，并将各孔的检测数据自动储存起来作为以后读板结果的对照。有些通过比色法测定的测试板经适当的孵育后，某些测试孔需添加试剂，此时系统会自动添加，并延长孵育时间。监测系统每隔一定时间对每孔的透光度或荧光物质的变化进行检测。

（3）数据管理系统：控制孵育箱温度，自动定时读数，负责数据的转换及分析处理。当反应完成时，经过专家系统审核，计算机自动打印报告，并可进行菌种分离率、抗菌药物耐药率等流行病学统计。

（二）微生物鉴定药敏分析仪的性能指标

1. 具有较大的细菌资料库　能鉴定的细菌种类可达 100 ~ 700 种不等。除一般革兰阴性、阳性菌外，全自动微生物鉴定及药敏分析系统测试卡还涵盖了更多种类的真菌、厌氧菌、苛养菌、阳性杆菌和芽胞杆菌。不仅能更全面地检测临床致病菌，在紧急公共卫生事件中，也能快速、准确地报告致病菌。

2. 能提供高水平的药敏报告　系统可进行多种不同药物的敏感性试验，并可检测多种耐药机制，如 MRSA、ESBL 等。依赖高级专家系统、审核鉴定和药敏功能的专家系统，及时报告耐药机制和耐药表型，确认药敏结果。

3. 检测快速　全自动微生物鉴定及药敏分析系统最快可在 5 ~ 6 小时报告结果，有利于临床医生及时调整用药。

4. 自动化程度高　全自动分析系统的测试卡是联机孵育、定时扫描，无须人工操作，整个过样能实现标准化，确保结果的一致性。

5. 数据处理软件功能强大　可根据用户需要，自动对完成的鉴定样本及药敏试验进行统计并组成多种统计学报告，包括菌种发生率报告、抗菌药物敏感率统计报告、根据不同测试卡种类统计的敏感性报告等。软件和测试卡可不断升级更新，检测功能和数据统计功能不断增强和完善，能更好地满足临床的需要。

四、自动化细菌分离培养系统

（一）自动化细菌分离培养系统的工作原理与组成

1. 基本原理　根据样本类型选择不同样本采集管采样，将其置于培养装置的特定位置。仪器开始运行后，会自动阅读采集管上的条形码信息，并按照样本类型选择不同的方式进行预处理，然后将该培养装置移送至特定位置。在该处通过对采集管顶部进行机械施压，仪器刺破样本采集管的底部后，样本通过特定通道流入培养板底端的样本池。位于样本池中的接种环会自动接触样本，机械手自动抓取接种环手柄，将样本接种于培养板上。经过一段时间的分离培养（仪器自动记录开始培养时间与结束时间，培养结束时仪器会自动报警提醒），即可从仪器样本槽上取出分离培养装置，直接观察培养板上细菌的生长情况，并根据菌落的形态及颜色，对细菌的种类作出初步判定，或挑取单个菌落做进一步的检测。

2. 基本结构　全自动细菌分离培养系统的基本结构由专用采集管、仪器及操作系统、分离培养装置三部分组成。

（1）根据功能选择模块：仪器由不同模块组合组成。主要有以下两种：

1）Robobact Special System（综合型）：由普通模块、特殊模块和供气模块组成，能同时处理普通环境细菌和特殊厌氧细菌的分离培养。

2）Robobact System（普通型）：由普通模块和支撑模块组成，仅处理普通环境生长的细菌的分离培养。

（2）专用样本采集管：本系统备有不同规格、不同类型的专用样本采集管，包括用于尿液和各种体液等液体样本的采集管，用于粪便、痰液等固态样标本的采集管和用于鼻咽、阴道等部位拭子样本的采集管。

（3）分离培养装置：该系统设有不同的分离培养装置，主要包括用于尿液和各种体液等液体样本的分离培养装置，用于粪便和痰液等固态样本的分离培养装置，用于鼻咽、阴道等部位拭子样本的分离培养装置。

（二）自动化细菌分离培养系统的性能指标

1. 自动化 该系统对痰液、尿液、粪便以及拭子样本，从样本的前处理到划线接种、分离培养，均实现了自动化。

2. 快速 系统能 24 小时持续地处于运行状态，可随时将样本放入仪器中进行分离培养，操作简单，13 ～ 24 小时内即可完成细菌的分离培养及初步鉴定。

3. 规范 对不同的样本选择不同的前处理方式和划线接种方式，整个分离培养过程均由系统依照相关程序运行，使得分离培养过程更加规范化。

4. 方便 使用专用的样本采集管采集样本，无须对样本进行特殊处理即可放入仪器，仪器自动完成样本的增菌或均质化，自动划线接种，直至得出最终结果。

随着生命科学、分子生物学和计算机科学等的不断发展，微生物基因组计划正在广泛、有效地进行。人类在临床微生物领域已经取得了巨大成就，但距离控制和消灭传染病的目标还有很远的距离。所以，只有应用现代自动化和标准化的仪器设备和方法，才可以使感染性疾病的诊断治疗的准确性得到更加快捷、有效地提高。

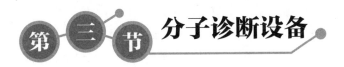

第三节 分子诊断设备

一、概述

（一）分子生物学检测技术的基本原理

分子诊断学是将分子生物学理论和技术与实验室医学有机结合，应用于实验室疾病诊断的学科。分子诊断学的核心是基于核酸和蛋白的诊断技术，通过检测各种机体外源性生物分子以及分子体系的存在、结构或表达调控等改变，为疾病的预测、诊断、治疗、预防及转归提供分子水平的诊断信息。

临床分子生物学检验技术以生物分子为靶标，以基因结构变化、基因表达变化和由此而导致的基因功能改变为主线，采用分子杂交、PCR、DNA 测序、芯片技术和双向电泳、色谱、质谱和医学生物信息学等核心技术，解决临床诊断治疗问题。从经典的以基因突变检测为靶标的遗传性代谢病的检验诊断，到以病原微生物基因组及其拷贝数检测为靶标的感染性疾病的检验诊断，再到以疾病全基因组关联性分析检测 SNPs 为靶标的疾病风险评估与耐药性检验诊断等，其应用范围日益宽广。

临床分子生物学检验的领域已经从单一的病因检验诊断拓展到包括疾病的风险预测、病因分析、病情程度评判、疗效评价、预后评估等在内的综合检验诊断。临床分子生物学检验方法已经从定性到定量、从低通量到高通量、从手工到自动化的方向发展，从而实现灵敏度、特异性的提高，以及实现快速、早期检验诊断。临床分子生物学检验的质量控制体系也从无到有、从实验室内质控到实验室间的质量评价，保障了临床分子生物学检验结果的真实、可靠、准确、有效。临床分子生物学检验对感染性疾病、遗传性疾病、肿瘤等复杂性疾病的诊断与治疗发挥着愈来愈重要的作用。

（二）分子生物学检测技术的分类

DNA、RNA、蛋白质、代谢物等都可以作为临床分子生物学检验的靶标，尽管各种类型的靶标各有特色。DNA 靶标不仅位于基因信息链的最上游，在大多情况下可以决定其下游 RNA、蛋白质、代谢物等变化，而且在体内最为稳定，也最容易反映个体的早期变化。因此，DNA 靶标是目前临床分子生物学检验最常用的分子靶标。

1. **以 DNA 为靶标**　以 DNA 为靶标的临床分子生物学检验技术主要包括：个体基因组特征性 DNA 片段（如病原菌 DNA、致病基因和疾病相关基因位点、DNA 指纹等）的鉴定，基因（组）拷贝数的测定，基因组 DNA 多态性位点的检验分析，基因组 DNA 突变的检验分析，基因组 DNA 中基因表达的各种调控元件（启动子、沉默子、增强子）的检验分析，基因组 DNA 微小缺失的检验分析，基因组 DNA 甲基化程度的检验分析，线粒体基因组 DNA 拷贝数测定与突变的检验分析，外周血游离循环 DNA 的检测等。

2. **以 RNA 为靶标**　以 RNA 为靶标的临床分子生物学检验技术，主要包括：RNA 病毒基因组序列测定及其拷贝数测定，基因转录产物 mRNA 水平的检测、疾病相关的各种微小 RNA（microRNA，miR）的检验分析，长片段非编码 RNA 的检测（long non-coding RNA，lncRNA），外周血游离循环 RNA 的检测等。

3. **以蛋白质为靶标**　在分子生物检测应用之前，以蛋白质分子为靶标的检测主要以免疫学方法为主，但是随着蛋白质组技术和新型检测技术的发展，如纳米生物传感器和蛋白质芯片技术等，分子生物学技术将在蛋白质靶标发现和检测中发挥重要的作用。以蛋白质分子为靶标的临床分子生物学检验技术，主要包括：癌胚抗原（CEA）、CA19-9、CA724、CA153、CA125 等 CA 系列的检测，白蛋白、a_1- 球蛋白、a_2- 球蛋白、β- 球蛋白和 γ- 球蛋白等血浆蛋白的测定。病原体感染后抗体谱，如肺炎支原体 IgM 测定、肺炎衣原体 IgM 测定、合胞病毒 IgM 抗体测定、腺病毒抗体 IgM 测定、流感病毒抗体 IgM 测定、副流感病毒抗体 IgM 测定、细胞毒素相关蛋白 CagA、空泡毒素相关蛋白 VacA、尿素酶 Ure、热休克蛋白 Hsp60、硝基还原酶 RdxA 等的检测。

4. 以代谢物为靶标　以代谢物为靶标的临床分子生物学检验，主要包括诸如脂肪酸代谢、氨基酸代谢、有机酸代谢等"第二代"新生儿先天性／遗传性疾病的筛查，细胞色素 CYP 等药物代谢酶的检验分析等。

（三）分子生物学检测技术的发展概况

分子生物学技术通过与临床医学各个学科领域的交叉、渗透、融合，逐渐形成了从分子水平研究解决临床诊断与治疗问题的新型技术。21 世纪以来，无论是在疾病发生发展机制的阐明、患病风险的预测与评估，还是疾病的早期诊断与个体化医疗的开展方面，愈来愈侧重应用分子生物学技术。分子生物学技术将推动临床医学向预测医学（predictive medicine）、预防医学（preventive medicine）、个体化医学（personalized medicine）和参与医学（participant medicine）等为特征的现代医学方向发展。

临床分子生物学检验技术的发展大致经历了四个阶段：

1. DNA 分子杂交技术　1976 年著名的美籍华裔科学家简悦威（Yuet Wai Kan）等首先应用液相 DNA 分子杂交（molecular hybridization）技术，成功地进行了 α- 珠蛋白生成障碍性贫血的产前诊断，开创了临床分子生物学检验的先河。这一阶段主要以导致遗传病的基因突变位点为靶标，以 DNA 分子杂交为核心技术进行研究。但由于已知的遗传病致病突变位点有限以及检测技术灵敏度不高等问题，在临床应用方面受到很大的限制。

2. 聚合酶链反应技术　聚合酶链反应（polymerase chain reaction，PCR）技术创建于 1985 年，实现了在普通实验室条件下大量扩增靶 DNA 序列的理想，由此突破了以往难以获得大量靶向 DNA 片段之瓶颈。PCR 技术成为临床分子生物学技术第二大核心技术，并以 PCR 技术为基础，衍生出了许多检测技术，其中比较成熟的技术方法有：检测与特定的限制性核酸内切酶切位点相关突变（PCR-RFLP）的方法，即 PCR- 限制性核酸内切酶片段长度多态性分析；等位基因特异性 PCR（allele-specific PCR，AS-PCR），可针对等位基因设计特异性引物，根据 PCR 产物鉴定基因型；PCR- 单链构象多态性技术（PCR-SSCP），可以揭示 PCR 产物序列内的多态性位点等。

1996 年定量 PCR（quantitative PCR，Q-PCR）技术的出现，可通过实时定量 PCR（real-time quantitative PCR）对细胞中或循环体液中的 DNA 和 RNA 的拷贝数进行定量检测，为研究基因转录作用及转录调控提供了有效的方法，还为检测宿主细胞内病毒 DNA 或 RNA 的载量以评价其复制状态或药物作用效果提供了可靠方法，同时为产前基因诊断提供了有效的无创方法。PCR 技术由于其特异性高、灵敏度高、操作简便快捷、适用性强等特点，在临床分子生物学检验技术中得到极为广泛的应用。

3. 生物芯片　临床分子生物学检验发展的第三个阶段的核心技术是以生物芯片（biochip）技术为代表的高通量密集型技术。根据芯片上固定的探针不同，生物芯片可以分为基因芯片、蛋白质芯片、组织芯片等。生物芯片技术弥补了传统核酸分子杂交技术均存在的技术复杂、自动化程度低、检测目的分子数量少、通量低等不足。它是将大量的探针同时固定在支持物上，一次可对大量的生物分子进行检测分析，可以通过设计不同的探针阵列、使用特定的分析方法使该技术具有多种不同的应用价值，如基因表达谱测定、突变检测、多态性分析、基因组文库作图及杂交测序。生物芯片技术是 20 世纪 90 年代中期以来影响最深远的重大科技进展之一，具有广阔的应用前景。

4. 二代测序 第一代测序技术以双脱氧核苷酸末端终止法为主要工作原理，其测序速度慢、有效测序片段短、全基因组测序费用高，只适合于测定单个基因序列和较短的 DNA 序列。日趋成熟的 DNA 测序（DNA sequencing）技术是临床分子生物学检验技术发展到第四阶段的核心技术。DNA 序列测定可以为临床疾病的分子诊断提供最精确的判定依据，已成为临床分子生物学检验的基本技术之一。

以焦磷酸测序、合成测序和芯片测序三大技术平台为主要代表的第二代测序技术，使 DNA 测序进入了高通量、大规模、低成本的时代，为测序技术广泛用于临床奠定了基础。近年来，新一代测序技术——单分子实时测序技术，可使测序的速度更快、测序的成本更低，有望以人们能够普遍接受的价格完成人类个体的全基因组 DNA 的序列测定，到时，实现临床分子生物学检验技术的个体化医学将成为可能。

临床分子生物学检验是临床分子生物学的重要组成部分，分子生物学技术应用于临床医学检验与诊断实践，使临床医学检验技术从细胞形态学、代谢与酶学及免疫血清学水平发展到基因分子水平，并有力地推动了临床医学检验从以疾病为中心向以健康为中心转化、以标本为中心向以患者为中心转化、以数据为中心向以临床生物信息为中心转化发展。

二、PCR 扩增仪

（一）PCR 检测技术

自从 1953 年沃森和克里克发现了 DNA 双螺旋结构以来，人们对核酸的研究逐步深入。1985 年 K.Mullis 等建立了体外 DNA 扩增技术——聚合酶链反应（PCR）技术，该技术模拟体内核酸合成过程，能够快速方便地获得大量特异拷贝的核酸片段，突破了核酸的原料限制，使生命科学领域的研究手段发生了革命性的变化。该技术目前已成为生物学和医学研究乃至临床疾病诊断不可或缺的工具，K.Mullis 也因此获得 1993 年诺贝尔化学奖。随后，核酸体外扩增技术飞速发展，除了对靶核酸进行定性检测外，还可以对起始靶核酸的数量进行检测；除了直接扩增靶序列外，还可以通过扩增或放大与靶序列结合的探针序列或信号达到检测靶核酸的目的。

（二）PCR 扩增仪的工作原理与结构

PCR 技术可将标本中极微量的生物靶核酸在短时间内大量复制，特异地扩增上百万倍，达到检测范围，具有高效、敏感、操作简单的特点，是临床诊断遗传性、感染性等疾病的重要技术。

工作原理及反应程序：模拟生物体内 DNA 的复制过程，在体外（试管内）通过酶促反应合成特异 DNA 片段。基本原理与反应过程与细胞内 DNA 的复制相似，由变性（denaturation）、退火（annealing）和延伸（extension）3 个步骤构成。

（1）变性：待扩增的靶 DNA 片段在高于其熔点温度（T_m）的条件下（94~95℃），DNA 双螺旋结构中的氢键断裂而解螺旋，形成两条单链分子，这两条单链分子即为扩增反应的模板。

（2）退火：将温度降低至寡核苷酸引物的熔点温度以下（40~70℃），则引物与互补的单链 DNA 模板互补结合，形成杂交链。

（3）延伸：将温度升至 72℃，根据碱基互补配对的原则，dNTP 按照模板链的序列加至引物的 3' 端，在 DNA 聚合酶存在的条件下，杂交链不断延伸，形成新的 DNA 双链。PCR 扩增仪基本原理如图 6-10 所示。变性、退火和延伸构成 PCR 的一个循环，每一个循环完成后，一个分子的模板双链 DNA 被复制为两个分子。每个循环所产生的 DNA 片段又成为下一个循环的模板。每一次循环都使靶 DNA 的拷贝数扩增一倍，PCR 产物以 $2n$ 的指数形式增长（n 为循环次数）。理论上，当扩增效率为 100% 时，一个分子的模板经过 30 次循环的扩增，可得 2^{30}（约 10^9）个拷贝产物。

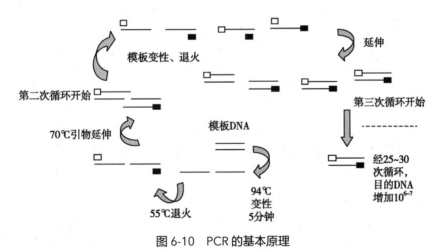

图 6-10 PCR 的基本原理

（三）PCR 扩增仪的分类

经过 20 多年的发展，PCR 扩增仪的种类日益增多，结构设计日趋完善。按照三个温度循环的变温方式不同，分为以下五种不同结构的 PCR 扩增仪。

1. 水浴式 PCR 扩增仪 主要结构是三个不同温度的水浴槽和机械臂组成，采用半导体传感技术、电子技术和计算机技术进行水浴温度的测量、控制和显示。三个水浴槽分别预设用于高温变性的温度（94℃左右）、低温退火的温度（55℃左右）和适温延伸的温度（72℃左右）。由计算机控制机械臂携带 PCR 反应管，按照预设的每个温度持续的时间依次在三个水浴槽中放置，如此循环完成整个 PCR 实验。PCR 反应管与水直接接触，升降温速度快，温度均一性好，控温准确，无位置的边缘效应。但是这类仪器体积大，比较笨重，自动化程度不高，不能进行梯度 PCR 实验，也不能进行原位 PCR 实验。

2. 变温金属块式 PCR 扩增仪　此类 PCR 扩增仪的主要结构特点是在同一个金属块上完成高温变性、低温退火和适温延伸三个温度的交替变化。金属块的材质主要是铝合金或小锈钢，上面有不同数目甚至不同规格的凹孔，用来放置 PCR 反应管。凹孔内壁加工精密，保证与样品管紧密接触。有的凹孔内壁经过镀金或镀银处理，以提高热传导性。变温金属块式 PCR 扩增仪的温度控制方式有两种：一是压缩机控温，由压缩机按照设定程序自动控制升降温，金属导热性能好，控制温度较水浴锅方便；二是半导体控温，半导体控温器是电流换能型器件，既能制冷，又能加热，通过控制输入电流的大小和方向，可实现高精度的温度控制。该控温方式具有控温方便、体积小、稳定性好等特点。

3. 变温气流式 PCR 扩增仪　依据空气气流的动力学原理，以冷热气流为介质对 PCR 管进行升降温，实现三个温度循环。加热方式是由金属线圈加热，降温是由压缩机制冷降温。以空气为介质，与 PCR 管严密接触，温度均一性好，升降温速度快。

4. 梯度 PCR 扩增仪　由普通 PCR 仪衍生出来的具有温度梯度功能的 PCR 扩增仪。梯度 PCR 扩增仪的结构与变温金属块式 PCR 扩增仪的结构基本相同，只是在温度控制环节增加了梯度功能，计算机软件略微复杂。使用梯度 PCR 扩增仪可以对 PCR 反应中的高温变性、低温退火和适温延伸三个温度循环中的任何一个温度进行梯度实验。实际应用中最常用的是对低温退火步骤进行温度梯度的控制，目的是找到最佳的退火温度。

PCR 反应能否成功，退火温度是关键之一。虽然有各种 PCR 引物设计软件或者经验公式可以计算最合适的退火温度，但是模板中碱基组合千变万化，经验公式得到的数据不一定适合所有的模板序列。梯度 PCR 扩增仪每一个孔的温度可以在指定范围内按照梯度设置。根据扩增结果，一次 PCR 实验就可以摸索出最合适的反应条件。多种温度可在一台扩增仪上同时完成，既节省实验时间、提高实验效率，又节约实验成本。

5. 原位 PCR 扩增仪　是在细胞内进行 PCR 扩增，而组织细胞的形态不被破坏，它是原位杂交与 PCR 技术的结合。以往手工方法操作复杂，扩增效果及实验结果的重复性均不理想。原位 PCR 仪与普通 PCR 仪的区别在于其样品基座上有若干平行的铝槽，每条铝槽内可垂直放置一张载玻片（玻片上预制有细胞悬液、组织切片等），每张载玻片面均与铝槽紧密接触，温度传导极佳，温度控制精确。目前也有在普通 PCR 扩增仪的基础上增加一个原位 PCR 模块，更换后就可以进行原位 PCR 扩增。

（四）PCR 扩增仪的性能指标

1. 温度　PCR 扩增过程中三个步骤的温度不同。变性温度一般为 95℃，以使模板 DNA 双链完全打开。DNA 分子中含有较多 CG 碱基时，变性温度可相应提高，但变性温度太高会使 Taq DNA 聚合酶变性失活而影响扩增的效率。退火温度是保证 PCR 扩增特异性的前提。退火温度的设定取决于引物的 T_m 值，通常低于引物 T_m 值 5℃左右，在此基础上再通过实验选择合适的退火温度以达到最佳扩增效果。退火温度过低容易产生非特异性扩增，提高退火温度虽然可以提高扩增的特异性，但会降低扩增的效率。延伸温度一般为 72℃，在这个温度下 Taq DNA 聚合酶具有较高的催化活性，有利于 DNA 的复制。温度过低，其延伸速度明显降低（如当温度降为 55℃时，延伸速度只有 24nt/s）；另一方面，当延伸湿度过高时，则不利于引物与模板结合，同时过高温度易使酶变性失活。

2. **时间**　PCR 循环中每个步骤所需的时间主要取决于扩增片段的长度。在第一次变性时应给予足够长的时间（约 5 分钟）以便使模板彻底变性。进入循环后的变性时间一般为 30 秒 ~ 1 分钟，CG 含量过高的模板可适当延长变性时间。退火时间与引物长度有关，一般为 30 秒。而延伸时间取决于扩增产物的长度，一般以每秒 1000 个碱基的速度延伸。

3. **循环次数**　一般为 20 ~ 40 个循环。目的片段在第三个循环才第一次出现，产物从这点开始按照公式 $Y = A(1 + E)n$ 呈指数增长。式中 Y 为扩增产物的量，A 为最初靶 DNA 的数量，E 为 PCR 的扩增效率，n 为循环次数。其中扩增效率对产物量的影响最大。在 PCR 初期，扩增效率可达 100%，扩增产物呈指数形式增加；随着反应的进行，反应成分被消耗，反应速度降低，扩增产物不再呈指数增加，而进入线性增长期；在扩增 20 ~ 25 个循环后，产物增加出现"停滞效应"，进入"平台期"。因此，PCR 扩增效率呈 S 形曲线状。平台效应的产生与许多因素有关：引物二聚体和反应亚产物（如焦磷酸）的产生抑制了扩增反应、反应体系中各组分的消耗和变性、引物和产物间的竞争（如反应产物之间杂交、反应产物与模板的杂交）等。平台期出现的时间与模板的初始量有关，反应体系中模板初始量越多，平台期出现得越早。

三、荧光定量 PCR 仪

（一）荧光定量 PCR 仪的工作原理与结构

从理论上讲，常规 PCR 技术应该能够对样本中的目的基因（DNA 或 RNA）进行定量分析，但实际工作中，由于受到多种因素（如扩增效率、平台效应和检测系统等）的影响和限制难以对靶基因进行精确定量。常规 PCR 由于在产物分析时需要开盖操作，容易引起交叉污染，导致假阳性，也限制它在临床上的应用。实时荧光定量 PCR 技术于 1996 年问世，

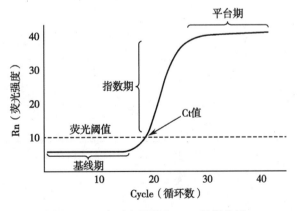

图 6-11　实时定量荧光 PCR 扩增曲线

荧光定量 PCR 技术（realtime fluorescence quantitative PCR，RTFQ PCR）是在 PCR 反应体系中加入特异性的荧光标记探针或荧光染料，荧光信号的变化真实地反映了体系中模板的扩增量，通过检测荧光信号，可以实时监测整个 PCR 反应过程，最后通过标准曲线对未知被测模板进行定量分析，因此又称为实时荧光定量 PCR 技术。实时定量荧光 PCR 扩增曲线如图 6-11 所示。

与常规 PCR 相比，实时荧光定量 PCR 技术的优点在于：①操作方便、快速、高效，具有很高的敏感性、重复性和特异性；②在全封闭的体系中完成扩增并进行实时分析，大大降低了实验室"污染"的可能性，并且不需要扩增后处理步骤；③它还可以通过设计不同的引物在同一反应体系中同时对多个靶基因分子进行扩增分析，即多重扩增。

（二）荧光定量 PCR 仪的分类

1. 变温金属块式实时荧光定量 PCR 扩增仪　在普通 96 孔变温金属块式 PCR 扩增仪的基础上，增加荧光激发系统和荧光检测系统，发展为实时荧光定量 PCR 扩增仪。荧光定量 PCR 扩增仪的激发光源多为卤钨灯，配有 5 色滤光镜，可同时激发 96 个样品。检测器为超低温 CCD 成像系统，可同时多点多色检测，能有效分辨 FAM/SYBR Green I、VIC/JOE、NED/TAMRA/Cy3 等多种荧光染料。随机配备定量 PCR 引物和探针设计软件 PrimerExpress，可以设计定量 PCR 所需的 TaqMan 探针。TaqMan 探针技术原理如图 6-12

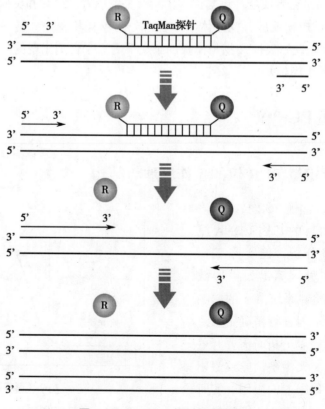

图 6-12　TaqMan 探针技术原理

所示。各型号荧光定量 PCR 仪均有实时动态（real-ime）读板和终点读板（plate read）两种模式。实时动态模式能动态显示 PCR 扩增曲线的生成，定量线性范围大于 9 个数量级。终点读板模式可用于点突变检测、单核苷酸多态性（SNP）分析、基因型鉴定等。此类 PCR 扩增仪既可作为荧光定量 PCR 扩增仪使用，又可作为普通 PCR 仪使用，且带有梯度功能。

2. 变温气流式实时荧光定量 PCR 扩增仪　这类仪器的 PCR 扩增样品槽被设计成可以旋转的类似离心转子的结构，借助空气加热，转子在腔内旋转。由于转子上每个孔之间距离相等，每个样品孔之间的温度差异小于 0.01℃，保障了反应条件的一致性。以空气为加热介质，实现与反应体系紧密接触，接触面积大，加热均匀。这类设备激发光源大多采用寿命较长的发光二极管（LED）冷光源，运行前仪器无须预热，无须校正。PCR 反应管采用透明的毛细管，置于转子上，可以旋转移动，使每个 PCR 扩增管分别经过光激发区和检测区，所有 PCR 管均使用同一个激发光源和同一个检测器，随时检测旋转到检测部位的 PCR 管，有效减少系统误差，定量线性范围可达 10 个数量级。但这类仪器的不足之处如样品槽容量小，只可容纳较少量的 PCR 反应管，因此不适合样本量大的实验室；需要使用特殊的毛细管型的 PCR 反应管，使用成本较高；仪器的温控也不带梯度功能。

3. 各孔独立控温的实时荧光定量 PCR 扩增仪　该类 PCR 扩增仪结构设计非常独到，不同样品槽分别拥有独立的智能升降温模块，各孔独立控温，可以在同一台定量 PCR 仪上分别进行不同条件的定量 PCR 反应，随时利用空置的样品槽开始其他定量 PCR 实验，使用效率非常高。升降温速度高达 10℃/s，控温精度高。每个模块独立控制的激发光源和检测器直接与反应管壁接触，保证荧光激发和检测不受外界干扰。该类仪器整合多通道光学检测系统，能有效分辨 FAM/SYBRGreen I、Tet/Cy3、TexasRed 和 Cy5 等多种荧光染料，可对同一样品进行多靶点分析，同时检测四种荧光信号。可使用 TaqMan 探计、分子信标、Amplifluor 引物等多种检测方法，适合多指标快速检测，定量线性范围可达 9 个数量级。其软件允许一台仪器同时操作多个样品模块，既满足高速批量要求，又能灵活运用，还可实现任意梯度反应。

（三）荧光定量 PCR 仪的性能指标

1. 荧光检测范围　由于 PCR 反应是一个几何级数扩增的过程，样本的起始拷贝数不同，经过几十个循环后，其荧光差别将十分巨大。因此，荧光检测的范围是荧光定量 PCR 仪的重要性能指标之一，一般要求达到 $10 \sim 10^{10}$ DNA（RNA）拷贝 / 毫升。

2. 仪器检测通道数量　复合 PCR 检测已成为一种流行趋势，它能节省试剂和时间，在短时间内获得较多的实验结果，因此要求仪器具备多通道检测能力。目前以 4 个通道检测的居多，部分仪器具有 6 个检测通道。

3. Ct 值精密度　在荧光定量 PCR 技术中，有一个很重要的概念——Ct 值。C 代表 cycle，t 代表 threshold。Ct 值的含义是，每个反应管内的荧光信号到达设定的阈值时所经历的循环数，每个模板的 Ct 值与该模板的起始拷贝数的对数存在线性关系，起始拷贝数越多，Ct 值越小。因此，Ct 值重复性误差对核酸定量的准确性和可靠性十分重要，一般要求 Ct 值的变异系数（CV）≤2.5%。

四、全自动基因测序仪

（一）全自动 DNA 检测仪的工作原理与结构

全自动 DNA 测序仪（DNA automated sequencer or sequenator）的检测原理主要利用 Sanger 双脱氧链末端终止法或 Maxarn-Gillbert 化学降解法。这两种方法在原理上虽然不同，但都是根据在某一固定的点开始核苷酸链的延伸，随机在某一个特定的碱基处终止，产生 A、T、C、G 四组不同长度的一系列核苷酸链，在变性聚丙烯酰胺凝胶上电泳进行片段的分离和检测，从而获得 DNA 序列。因为双脱氧链末端终止法更简便且更适合于光学自动探测，所以在单纯以测定 DNA 序列为目的的全自动 DNA 测序仪中得到广泛应用。化学降解法在研究 DNA 的二级结构以及蛋白质 -DNA 相互作用中仍有重要的应用价值。

全自动 DNA 测序仪一般包括 4 个主要系统：

1. 测序反应系统 在加入 DNA 样品后，能根据设定自动进行测序反应和荧光标记，新生链的荧光标记原理如图 6-13 所示。

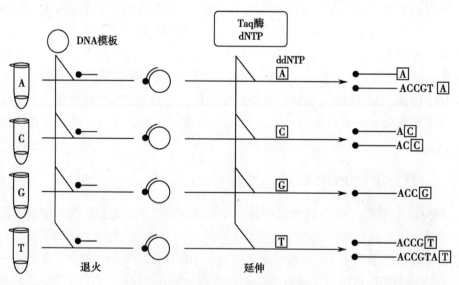

图 6-13 新生链的荧光标记原理

2. 电泳系统 主要有平板凝胶电泳、毛细管凝胶电泳和微槽管道凝胶电泳，一般有多个通道，可多达 384 道。

3. 荧光检测系统 其激发能源装置能发射激光以激发样品荧光，其荧光检测装置能探测和收集荧光信号。目前。主要有光电倍增管（PMT）、电荷耦联检测器（CCD）和光电二极管检测器（PD）三种类型的荧光检测装置被应用于自动 DNA 测序仪中。

4. 电脑分析系统 能将荧光检测系统收集到的数据，按设定的程序将颜色信息转变为碱基序列信息。

（二）全自动 DNA 检测仪的分类

全自动 DNA 测序仪使用荧光染料标记的 DNA 片段，根据所用的荧光染料的数目，商业化的自动测序仪可被分为两类：

1. 采用"单染料／四泳道"法 通过四种含有相同的荧光染料但不同的双脱氧核苷酸（荧光基团分别连接在四种 ddNTP 上），一个 DNA 样品进行四个独立反应，反应产物分别上样到不同的泳道上。然后，自动测序仪将来自四个泳道的原始数据准确地排列，以确定碱基的排列顺序。

2. 采用"四染料／单泳道"法 一个 DNA 样品进行一个反应，但采用四种不同荧光染料的终止物，反应产物能在一个胶道、一个毛细管或一个控流通道上进行分析。但在读取信息前，自动测序仪必须首先核定四组荧光标记的 DNA 片段迁移率的差别。

目前使用的全自动 DNA 测序仪都是通过凝胶电泳技术进行 DNA 片段的分离，根据电泳方式的不同，全自动 DNA 测序仪又分为平板型电泳和毛细管型电泳两种仪器类型。平板型电泳的凝胶管制在两块玻璃板中间，聚合后厚度一般为 0.4mm 或更薄，因此又称为超薄层凝胶电泳。毛细管电泳技术是将凝胶高分子聚合物灌制于毛细管中（内径 $50 \sim 100\mu m$），在高压及较低浓度胶的条件下实现 DNA 片段的快速分离。不同类型全自动 DNA 测序仪的外观有所差异，但基本结构大致相同。

五、全自动蛋白检测仪

（一）全自动蛋白检测仪的工作原理

蛋白质自动测序仪主要检测蛋白质的一级结构，即肽链中的氨基酸序列，其原理沿用 Edman 降解法。在弱碱条件下，多肽链 N 末端 NH_2 与异硫氰酸苯酯（phenylisothiocyanate, PITC）反应，生成苯异硫甲氨酰肽（PTC- 多肽）这一反应在 $45 \sim 48℃$进行约 15 分钟并用过量的试剂使有机反应完全。在无水强酸如三氟乙酸（TFA）的作用下，可使靠近 PTC 基的氨基酸环化，肽链断裂形成噻唑啉酮苯胺（anilinochinazolinone，AlZ）衍生物和一个失去末端氨基酸的剩余多肽。剩余多肽链可以进行下一次以及后续的降解循环。如此不断循环，可依次使多肽链的氨基酸逐一降解，形成 Arrz 衍生物。ATZ 衍生物经水溶酸处理转化为稳定的乙内酰苯硫脲氨基酸（phenylthiohydantoin-amino acid，PTH），应用高效液相色谱法（HPLC）分析氨基酸种类，由计算机还原蛋白质中的氨基酸序列。

（二）全自动蛋白检测仪的结构

蛋白质测序仪包括测序反应系统、氨基酸分析系统和数据处理系统。蛋白质测序仪工作流程如图 6-14 所示。

1. 测序反应系统　具有 4 个微管，每周期能测序 20 个或更多的蛋白质。系统的主要部件为反应器，反应条件要求一定的温度、时间、液体流量，由计算机调节控制这些因素，能够自动化操作，甚至遥控操作。蛋白质或多肽在这里被水解为单个氨基酸残基。

2. 氨基酸分析系统　由十分精致的高效液相色谱毛细管层析柱组成，色谱是整个测序最为关键的一步。层析条件要求也相当严格，液体分配速度、温度、电流、电压都能影响层析结果。所以仪器要配有稳压、稳流、自动分配流速等装置，氨基酸通过这一系统会各向留下特征性吸收峰。

3. 数据处理系统　测序软件是根据氨基酸的层析峰来判断为何种氨基酸。依据测序的实际需要，软件得以不断升级，且越来越简单、快速、准确。计算机系统同 DNA 测序系统一样直观、易于操作，它提供测序需要的运行参数、时间、温度、电压和其他的条件。

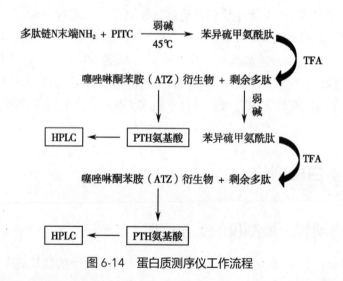

图 6-14　蛋白质测序仪工作流程

六、核酸自动化提取系统

（一）核酸自动化提取系统的原理与结构

核酸（包括 DNA 和 RNA）的提取是临床分子生物学检验中的基本技术，核酸提取的质量与速度直接影响检验结果的质量与速度。尤其是工作量较大的实验室，更需要速度快、质量高的核酸提取方法。核酸自动化提取系统能够快速、准确地提取核酸，且具有高通量特性。

目前，核酸提取纯化的仪器按其纯化分离方法分为三种：磁珠分离法、硅胶膜吸附法和阴离子交换树脂法。硅胶膜吸附法是利用细胞裂解消化后，释放出核酸可吸附到硅胶膜上，经过冲洗去除杂质后，即可洗脱得到相应核酸样品。硅胶磁珠法则是采用带磁性的磁珠吸附核酸分子，磁珠在磁场条件下可被聚集，经乙醇洗涤后，可用水洗脱获得核酸样品，该法用磁铁吸附代替传统的离心分离操作。磁珠法核酸提取基本原理如图6-15所示。自动化核酸提取系统每次最多处理96个样本，可满足不同通量的要求。自动化控制技术的迅猛发展，推动了临床分子生物学检测领域的进步。

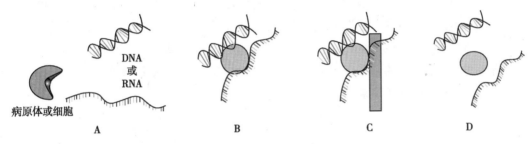

图 6-15　磁珠法核酸提取基本原理

1. 磁珠分离方法　是一种简单有效的核酸提纯技术，其使用的磁性载体包括固定的磁棒和可移动的磁珠。固定的磁棒又称固定体，为吸附磁珠提供磁场。磁珠是带有硅涂层的磁性树脂。磁珠表面连接了可特异地与 DNA 发生结合的功能基团，对核酸具有可逆吸附的特性。通常采用带有氨基、巯基、环氧基等基团的活化试剂对磁珠表面包被的高分子物质进行化学修饰。若裂解液提供适宜的离子强度、适宜的 pH 等条件，磁珠就可以有效地吸附 DNA。磁珠法提取核酸的最大优点就是可以实现自动化。高通量全自动核酸提取仪工作原理如图 6-16 所示。

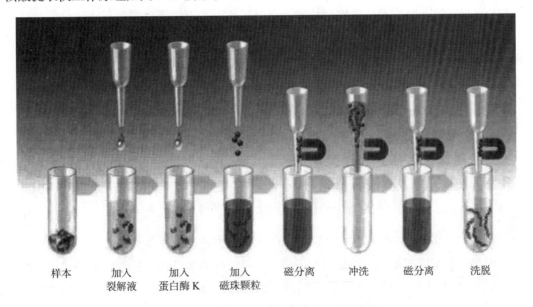

图 6-16　高通量全自动核酸提取仪工作原理

2. 二氧化硅基质法　该方法提取核酸的基本原理是带负电荷的 DNA 和带正电荷的二氧化硅粒子有很高的亲和力。阳离子 Na^+ 发挥桥梁作用，吸附核酸磷酸盐骨架上负电荷的氧，在高盐的酸性条件下，Na^+ 打破水中的氢和二氧化硅上带负电荷的氧离子间的氢键，DNA 与二氧化硅紧密结合，先洗涤除去其他杂质，再用低离子强度的 TE 缓冲液或蒸馏水洗脱结合的 DNA 分子。

3. 阴离子交换树脂法　该方法提取核酸的基本原理是树脂表面带正电荷的二乙基氨基乙基纤维素（DEAE）群和 DNA 骨架上带负电荷的磷酸盐相互作用，从而达到分离纯化 DNA 的目的。树脂表面积大，能密集地偶合 DEAE 群在低盐的碱性溶液存在的条件下 DNA 与 DEAE 群结合，洗涤除去树脂上的蛋白质和 RNA 等杂质，最后用高盐的酸性溶液洗脱结合在树脂上的 DNA。此方法能有效地从 RNA 和其他杂质中分离 DNA 分子，也能有效地实现 DNA 的自动化提取。DNA 和 RNA 的自动化提取系统的工作原理不完全相同，在应用中应根据实验需要合理选择。

（二）核酸自动化提取系统的分类

依照工作原理，可将核酸自动化提取系统分为基于磁珠分离法而设计的核酸自动化提取仪和基于二氧化硅基质或阴离子交换树脂法设计的核酸自动化提取仪两个主要类型。

七、全自动蛋白质印迹定量分析系统

（一）全自动蛋白质印迹定量分析系统的原理与结构

蛋白质印迹（western blotting）又称免疫印迹杂交（immunoblotting），是 20 世纪 80 年代发展起来的蛋白质表达的检测技术，可对转移至膜上的蛋白质进行连续分析，且固相保存时间较长，也不需要放射性核素标记，因此应用非常广泛。它融合了具有高分辨率的 SDS-PAGE 和高度敏感、特异的抗原抗体结合技术，能够检测出 1~5ng 的蛋白质。

蛋白质印迹包括 SDS-聚丙烯酰胺凝胶电泳、蛋白质电泳转移到一种固相膜上和特异性的抗体检测三部分。首先将待测样品中蛋白组分按分子量大小在凝胶中分开，然后将凝胶中已分离的蛋白转移至一种固相支持物上，加入特异性抗体，检测出已经印迹在膜上的蛋白抗原。蛋白免疫印迹法综合了 SDS-PAGE 的高分辨力和 ELISA 法的高特异性和敏感性，广泛应用于疾病的临床诊断。

（二）全自动蛋白质印迹定量分析系统的分类

蛋白免疫印迹法首先要将电泳后的蛋白从凝胶中转移到固相载体上，即转膜过程。转膜的原理是利用结合 SDS 的蛋白抗原带负电荷，在电场作用下从凝胶中转移至同相载体（如硝酸纤维素膜或 PVDF 膜等）上，通常有两种方法：毛细管印迹法和电泳印迹法。毛细管法转移效率较低，现在多采用电泳印迹法，这种方法是用有孔的塑料盒将凝胶和固相载体夹成"三明治"状，而后浸入两个平行电极中间的转移缓冲液中进行电泳，选择适当的电泳方向就使蛋白离开凝胶结合在硝酸纤维素膜上。

八、生物芯片检测技术

（一）生物芯片检测技术的原理与结构

生物芯片技术由 Southern 印迹技术衍生而来，生命科学、计算机科学、材料科学、微电子、微加工技术、有机合成技术等的迅猛发展为生物芯片技术的发展提供了理论和技术基础。芯片工作原理如图 6-17 所示。因此，生物芯片技术是一门多学科交叉的综合技术，包括覆盖生命科学、计算机、微机械、微电子、物理、化学、数学等多个学科领域。生物芯片是指通过微加工和微电子技术，在固相基质表面集成了成千上万密集排列的分子微阵列，以实现对组织、细胞、核酸、蛋白的特定分析。

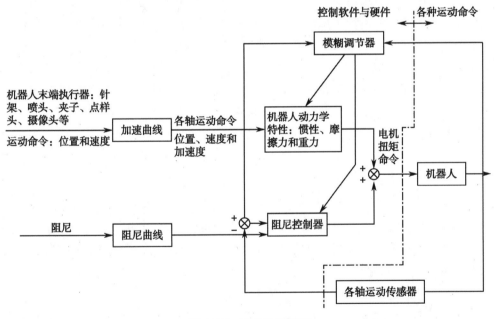

图 6-17　芯片工作原理

DNA 芯片（DNA chip）是通过微阵列技术将大量已知序列的寡核苷酸片段或基因片段作为探针，有序地、高密度地排列固定于支持物上，然后与荧光标记的待测生物样品中的靶核酸分子根据碱基配对的原则进行杂交，通过检测分析杂交信号的强度及分布，对基因序列及功能进行大规模、高通量的研究。DNA 芯片又被称为基因芯片、cDNA 芯片、寡核苷酸阵列等。作为新一代基因诊断技术，DNA 芯片具有快速、高效、敏感、经济及自动化等特点。

DNA 芯片的基本原理是根据 Waston 和 Crick 提出的 DNA 碱基互补配对原则而发展

出来的核酸分子杂交技术，以鉴别核酸的序列特征为手段来说明核酸所代表的基因特征，包括表达量的变化以及特定碱基位点的突变等，它能通过两条核酸单链之间的杂交特异性从成分复杂的核酸群体中捕获感兴趣的核酸分子，这种核酸分子可以是特定条件下的人类基因组 DNA，也可以是细胞中表达的 RNA 分子。

蛋白质芯片，又称蛋白质微阵列，是指固定于支持介质上的多肽或蛋白质构成的微阵列。蛋白质芯片技术具有快速、准确、并行、高通量、灵敏度高等特点，是生命科学研究领域一种强而有力的工具，适用于蛋白质 - 蛋白质、蛋白质 -DNA、蛋白质 -RNA、蛋白质 - 小分子物质间相互作用的分析，在免疫学检测、疾病诊断、药物筛选和功能基因组、蛋白质组研究等方面具有巨大的应用价值和发展前景。

蛋白质芯片的基本原理是采用机械点样或共价结合等方法将多肽、蛋白质、酶、抗原或抗体固定于固相载体上形成分子点阵，并将待测蛋白质与该芯片进行孵育反应，再将荧光标记的蛋白质与芯片 - 蛋白质复合物反应。当荧光标记的靶分子与芯片上的分子结合后，可通过激光共聚焦显微扫描系统或 CCD 系统测定芯片上各点的荧光强度，通过荧光强度分析蛋白质与蛋白质之间相互作用，由此达到测定各种蛋白质功能的目的，为获得重要生命信息（如未知蛋白组分、序列、体内表达水平、生物学功能、与其他分子的相互调控关系、药物筛选、药物靶位的选择等）提供有力的技术支持。

组织芯片也称组织微阵列（tissue microarray，TMA），是将成百上千个不同组织标本按预先设计的顺序排列固定在一张载玻片上所形成的微阵列，是生物芯片技术的重要分支。微阵列芯片扫描仪工作原理如图 6-18 所示。组织芯片可以将基因、蛋白质水平研究同组织形态学研究相结合，可以在同一反应条件下对组织标本进行免疫组化染色、原位杂交、FISH 和原位 PCR 等，减少了不同染色玻片间人为造成的差异，使得各组织标本间对某一生物分子的测定更具有可比性，可以弥补基因芯片、蛋白质芯片在病理学研究中的不足。它为病理学以及分子流行病学研究提供了一种高通量、大样本以及快速高效的分子水平的分析工具，使科研人员第一次有可能同时对几百甚至上千种正常或疾病以及疾病发展不同阶段的自然病理生理状态下的组织样本，进行某一个或多个特定的基

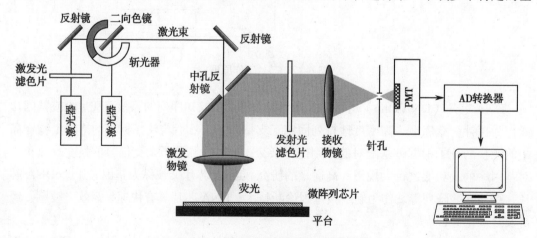

图 6-18　微阵列芯片扫描仪工作原理

因，或与其相关的表达产物进行研究。

（二）生物芯片检测技术的分类

根据生物芯片的结构及工作机制分为微阵列芯片和微流体芯片两大类，微阵列芯片是由生物材料微阵列构成的芯片，以生物分子之间的亲和结合作用为核心，以在固相载体表面固定一系列识别分子阵列为结构特征，如核酸分子的碱基配对结合、抗原和抗体特异性结合等，包括常见的基因芯片、蛋白质芯片以及组织芯片和细胞芯片等。微流体芯片是以微管道网络为结构特征，实现对各种生化组分的微流控操作和分析，包括毛细管电泳芯片、介电电泳芯片、PCR 反应芯片等。

九、分子生物学检测技术在临床中的应用

（一）分子生物学检测技术在微生物检验诊断方面的应用

严重影响人类健康的病原生物包括结核杆菌、肝炎病毒、人类免疫缺陷病毒、SARS相关冠状病毒、人禽流感病毒和原虫等，目前受到广泛关注。对于这些病原生物基因和基因组的研究已经成为消灭病原微生物、控制人类感染性疾病的重要内容，耐药机制的研究也成为当前控制耐药性和医院获得性感染的主要方向。病毒感染宿主的方式主要有两种：①病毒感染宿主细胞后，病毒 DNA 直接在细胞内复制；②病毒基因与宿主细胞染色体发生整合而使宿主染色体基因结构发生改变。另外，病毒极容易发生变异，这是由于它在复制过程中所需要的 RNA 聚合酶和反转录酶缺乏校正功能，因此在慢性持续性感染过程中发生自然变异，成为诊断、预防和治疗中十分棘手的问题。

感染性疾病是严重威胁人类健康的重要因素。传统的检测方法是依靠病原学及免疫学方法检测，但受灵敏度和特异性的限制，使得感染性疾病的诊断受到限制。随着各种病原体基因结构的阐明，利用分子生物学检验技术，早期、快速、敏感、特异地检测感染性病原体本身（RNA 或 DNA）成为可能。分子生物学技术不仅可以确诊是哪一种微生物感染，还可以对感染性病原体进行分型和耐药性监测，已经逐渐在人类感染性疾病的临床诊断、流行病学调查、微生物分类分型研究中应用。

（二）分子生物学检测技术在药物筛选方面的应用

个体化医学是现代医学的核心目标，个体化医学包含个体化诊断与个体化治疗两个部分，个体化诊断是个体化治疗的基础，个体化治疗是个体化诊断的目的。目前，基于药物遗传学和药物基因组学的个体化分子生物学检验，如通过对细胞色素 P450 酶系的基因多态性的检测，可以指导个体的用药剂量：线粒体 12S rRNA A1555G 和 C1494T 突变可以指导氨基糖苷类药物的使用，携带这两个突变位点的个体禁用此类药物；HER2 的检测可以指导抗肿瘤药物赫赛汀的临床使用，可以避免 HER2 阴性的患者使用该药带来

的不必要的经济负担和耽误治疗时间。虽然基于个体化分子生物学的个体化治疗已经取得了不少的成功案例，但实现个体化医学目前尚存在诸多问题，如基因突变与疾病相关性问题，同种遗传标志物在不同人群中应用的差异性问题，多种遗传标志物对同一个体共同预测效应及协同性问题，环境因素与遗传风险相互作用的复杂性问题等。这些问题的解决依赖于包括芯片技术、real-time PCR 技术、DNA 二代测序技术、生物质谱技术等临床分子生物学检验技术的发展及其在临床的应用与普及。因此，临床分子生物学检验不仅影响着临床医师的观念和诊疗思路，而且丰富个体化医学的临床实践，使个体化医学不断走向成熟。

（三）分子生物学检测技术在肿瘤诊断与治疗方面的应用

正常细胞受到物理、化学和生物因素等致癌因子的作用，经多阶段变化而形成肿瘤，因此肿瘤的发生是由多种致癌因素综合作用的结果，也说明从正常细胞转化为恶性肿瘤细胞是一个复杂的过程。与肿瘤发生相关的基因称为肿瘤相关基因，包括癌基因和抑癌基因。癌基因包括病毒癌基因和细胞癌基因，它们具有潜在诱导细胞恶性转化的特征。癌基因的激活机制包括基因的点突变、甲基化程度降低、基因扩增、染色体易位等。染色体易位使基因发生重排，形成融合基因，成为多种类型白血病的特异性分子标志。癌基因激活后使基因编码产物的结构和功能发生变化和（或）表达量增加，导致细胞恶性增生。抑癌基因是存在于正常细胞内的一类可以抑制细胞生长的基因，具有潜在的抑癌作用。当抑癌基因发生突变、缺失或失活时，可引起细胞恶性转化而导致肿瘤发生。

肿瘤标志在诊断肿瘤、检测肿瘤复发与转移、判断疗效和预后以及人群普查等方面都有较大的实用价值。肿瘤标志分为基因型标志和基因表型标志。基因型标志是指基因本身突变和表达异常，能反映癌前启动阶段的变化；基因表型标志是指基因表达产物表达和调控异常，表现为其所编码的表达产物合成紊乱，产生胚胎性抗原、异位蛋白等，一般出现较晚。因此，寻找特异性肿瘤基因型标志进行肿瘤基因检测，对于肿瘤的早期发现和诊断，以及肿瘤的预防和治疗具有至关重要的意义。

（四）分子生物学检测技术在遗传病诊断方面的应用

基因组结构是指基因组 DNA 中不同功能片段在整个基因组中的分布。基因结构的改变不一定导致基因功能的异常，只有当致病基因的核苷酸发生缺失、插入、倒位、易位、点突变等结构变化，并且这种变化又改变了基因的编码序列或影响了基因的调控序列时，基因的功能才发生异常，导致疾病发生。目前已发现的人类遗传疾病达数千种之多，主要分为两大类：符合孟德尔遗传规律的单基因遗传病和不符合孟德尔遗传规律的多基因遗传病（又称复杂性疾病）。传统的检测方法以疾病的表型为依据，而表型则易受外界环境的影响，在一定程度上影响了诊断的准确性和可靠性。而遗传性疾病的检测是通过患者的 DNA、RNA、染色体、蛋白质和某些代谢产物来揭示与遗传病发生相关的基因、基因型、基因的突变、基因的单体型和染色体核型等生物学标记，与传统疾病检测方法相比具有更准确可靠和早期诊断的优势，有利于在临床上对遗传性疾病进行早期预防、早期诊断和早期治疗，从而达到减少或控制相关遗传病发作、减轻症状和改善患者预后的目的。

目前，PCR 技术以及其相关技术仍然是分子诊断的主流技术，基因芯片技术和蛋白芯片等生物芯片技术获得越来越多的临床应用。由于其高通量检测的特点，在基因筛查方面具有得天独厚的优势，正逐步获得广泛的临床应用。随着遗传学和分子生物学的发展，人类基因组序列分析的完成，转录组学、蛋白组学等研究的不断深入，基因编码的各种生物信息正在逐渐被认知。与此同时，与疾病相关的基因突变、基因多态性、表观遗传学改变及多种生物学标记的发现，也为疾病诊断，乃至个体化医疗方案制订提供了理论依据，各种生物学方法及纳米技术的进步更为生命信息的高通量分析奠定了理论基础。

随着分子生物学的迅速发展，对基因组学、蛋白组学以及表观遗传学研究的不断深入，采用基因芯片等技术来分析外源性致病基因和机体内部基因表达谱的改变，采用质谱仪等技术来分析蛋白与基因的关系，蛋白与蛋白的关系，以及蛋白质谱的变化，通过识别这些分子标记来对疾病作出分类和诊断。

第四节 医用质谱仪

一、概述

（一）质谱仪的基本原理

质谱（mass spectrum）以离子的质荷比（m/z）为序排列的图谱。质谱法（mass spectrometry，MS）是通过检测气相离子分析化合物中成分和结构的方法，通常简称为质谱。质谱仪的工作原理是离子源中的样品，在真空状态下，物质被气化电离成正离子束，经电压加速和聚焦导入质量分析器中，利用离子在电场、磁场中运动的性质，在质量分析器按离子质荷比的大小进行分离，分离后的例子一次顺序进入检测器，进行收集和记录，经过计算机处理得到质谱图。质谱仪的基本工作流程如图 6-19 所示。

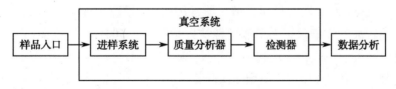

图 6-19　质谱仪的基本工作流程

质谱图纵坐标表示离子相对强度，用相对丰度、丰度，或为离子强度表示；横坐标为质荷比。质谱图如图 6-20 所示。

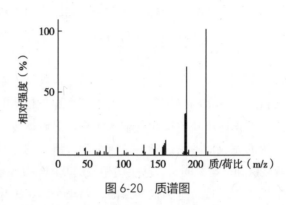

图 6-20　质谱图

质谱技术是一种很好的定性鉴定用仪器，但需要高纯度的单一样本组分（对混合物的不同离子化方式和质量分析技术有其局限性），否则杂质形成的本底对样品的质谱图产生干扰，不利于质谱图的解析。色谱技术、毛细管电泳技术等都是很好的分离手段，可以将复杂混合物中的各种组分分离开，但是这些技术的定性、鉴定结构的能力较差。二者结合起来，兼容配置，则能发挥各自专长，使分离和鉴定同时进行。串联质谱仪是两个或以上的质量分析器与碰撞活化室联合在一起，为了增加未知物分析的结构信息，也是目前质谱技术发展的一个方向。

（二）质谱仪的分类

质谱仪种类非常多，分类方法也较多。最基础的是按所使用的质量分析器类型可分为单聚焦质谱仪、双聚焦质谱仪、四极杆质谱仪（Q-MS）、离子阱质谱仪（IT-MS）、飞行时间质谱仪（TOF-MS）和傅里叶变换质谱仪（FT-MS）等。按其应用范围分为同位素质谱仪、无机质谱仪和有机质谱仪。其中，数量最多、用途最广的是有机质谱仪，这种质谱仪大多与色谱联用，如 GC-MS、LC-MS。

（三）质谱仪的发展概况

以离子的质荷比为序排列的图谱称为质谱（mass spectrum），或称质谱图。将分析物形成离子后按质荷比分开进行成分和结构分析的方法称为质谱法（mass spectrometry，MS），或称质谱技术，通常也简称为质谱。实现质谱技术的仪器即为质谱仪（mass spectrometer）。

从 1886 年 Goldstein 发明早期质谱仪器常用的离子源，1919 年 Aston 成功研制出第一台聚焦性能较高的质谱仪证实了放射性核素的存在，至 1988 年 Tanaka 发明改进的飞行质谱法对生物大分子进行确认和结构分析，质谱法现已成为具有里程碑意义的后基因组学研究技术。目前，质谱仪已应用于医药领域。

质谱仪的两大核心器件质量分析器（mass analyzer）和离子源是质谱仪不断革新的两条主线。

1969 年，Beckey 发明了场电离的变型——场解吸，由此打开了 MS 用于生物大分子分析的大门。1973 年，Horning 等发明了大气压化学电离（atmospheric pressure chemical ionization，APCI）。1980 年，Houk 等以电感耦合等离子体（inductively coupled plasma，ICP）为离子源，而发明了 ICP-MS，为元素分析提供了新的检测方法。1981 年 Barber 和 Liu 等分别发明了快原子轰击电离和基质辅助解吸电离。1985 年 Karas 等首次提出了基质辅助激光解吸电离（matrix-assisted laser desorption/ionization，MALDI）。1987 年 Tanaka 等开创性地将其用于蛋白质分析。鉴于将 ESI 和 MALDI 引入生物大分子领域的卓越贡献，2002 年 Fenn 与 Tanaka 被授予诺贝尔化学奖。进入 21 世纪以来，解吸 ESI（desorption ESI，DESI）和实时直接分析（direct analysis in real time，DART）相继问世，掀起了新一轮电离技术开发的热潮。

为了更好地发挥 MS 在化合物结构解析与定性确证方面的优势，常将其与些分离技术，如气相色谱法（gas chromatography，GC）、液相色谱法（liquid chromatography，LC）、超临界流体色谱法（supercritical fluid chromatography，SFC）、毛细管电迁移技术（capillary electromigration technique）、微流控芯片技术等联用。这种将两种及以上不同的分析方法联合起来的技术称为"联用技术"，与单一方法相比，不仅能发挥各自的优势，还能实现"1 + 1 > 2"的效应。例如，LC 是种很好的色谱分离手段，但定性能力不足，MS 尤其是串联 MS（tandem MS，MS/MS）和（超）高分辨率 MS，可对 m/z 不同的离子加以分离，但对 m/z 相同的不同离子却无能为力，LC-MS 则集合了色谱分离与质谱分离的优点，可进行更准确的定性、定量分析。从分离技术的角度看，MS 可视为一种检测手段，而从 MS 的角度看，分离技术则可视为一种进样方式。当然，MS 还可通过直接输注（direct infusion）、流动注射分析（flow injection analysis，FIA）、直接液体进样（direct liquid introduction，DLI）、直插式探针（direct insertion probe，DIP）、直接暴露探针（direct exposure probe，DEP）、样品靶（sample target）等多种方式和工具进样。

质谱联用仪不但向高性能方向发展，简易化、小型化已成趋势。分离技术不断向快速、高效、微量、多维方向发展。近年来兴起的快速 LC 包括了系列技术，如核壳型填料色谱柱、整体柱、高温液相色谱法和超高效液相色谱（ultra high performance LC，UHPLC）。UHPLC 采用亚 2μm 粒径的色谱柱，以分离能力强、分析速度快、灵敏度高、溶剂消耗少著称。自 2004 年问世以来，其应用与日俱增。

二、气相色谱 - 质谱联用仪

（一）气相色谱 - 质谱联用仪的工作原理与结构

气相色谱 - 质谱联用技术（gas chromatography-mass spectrometry，GC-MS）的系统主要由三部分组成，包括气相色谱部分、质谱部分和计算机系统（图 6-21）。在气相色谱部分，混合样品在合适的色谱条件下被分离成单个组分，然后逐一进入质谱仪进行鉴定。气相色谱 - 质谱联用仪基本结构如图 6-21 所示。GC-MS 适宜分析小分子、易挥发、

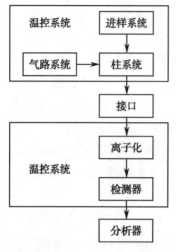

图 6-21　气相色谱 - 质谱联用仪基本结构

热稳定、能气化的化合物，通过 EI 得到的谱图，可与标准谱库比对。气相色谱部分是利用一定温度下样品中不同化合物在流动相和固定相中分配系数的不同，先后在色谱柱中流出而分离。保留时间是气相色谱进行定性的依据，而色谱峰高或峰面积是定量的手段。

色谱仪是在常压下工作，而质谱仪需要高真空，因此，如果色谱仪使用填充柱，必须经过接口装置将色谱载气去除，使样品气化进入质谱仪。如果色谱仪使用毛细管柱，则不需要接口装置，可以将毛细管直接插入质谱仪离子源，因为毛细管载气流量比填充柱小得多，不会破坏质谱仪真空。

质谱部分作为下游检测器，将气化后的样品离子按质荷比测定各成分的相对分子质量、分子式、结构信息及定量分析。GC-MS 的离子源主要是 EI 源和 CI 源。质量分析器目前使用最多的是四极杆质谱仪。计算机系统控制 GC-MS 的主要操作，包括利用标准样品校准质谱仪，设置色谱和质谱的工作条件，数据的收集和处理以及库检索等。所有信息都由计算机储存，根据需要可以得到混合物的色谱图、单一组分的质谱图和质谱的检索结果等，同时根据色谱图还可以进行定量分析。因此，GC-MS 是有机物定性、定量分析的有力工具。

CC-MS 被广泛应用于有机物的分离与鉴定，已应用于遗传代谢性疾病的筛查和诊断，可同时筛查氨基酸、有机酸、糖代谢异常及脂肪代谢紊乱等共 100 余种疾病，样本可以是血液、尿液、脑脊液、唾液、汗液等，其中产前诊断的样本可来自羊水、母亲尿液等；GC-MS 还可用于尿液类固醇激素的分析等。

（二）气相色谱 - 质谱联用仪的分类

气相色谱 - 质谱联用仪中色谱仪按色谱柱的结构分类：可分为填充柱和开管柱。按固定相状态分可分为气固色谱和气液色谱。前者采用固体固定相，如多孔氧化铝或高分子小球等，主要用于分离永久气体和较低分子量的有机化合物，其分离主要是基于吸附机制。后者则为液体固定相，分离主要基于分配机制。在实际 CC 分析中，90% 以上的应用为气液色谱。按进样方式分类：按进样方式分可分为常规色谱、顶空色谱和裂解色谱等。

气相色谱 - 质谱联用仪中质谱仪根据所用质量分析器的原理不同可分为：磁质谱、离子阱质谱（IT）、四极杆质谱（Q）、飞行时间质谱（TOF）、傅里叶变换质谱（FT-MS），以及多个质量分析器联用形成的串联质谱，如三级四极杆质谱、Q-TOF 等。

（三）气相色谱 - 质谱联用仪的性能指标

1. 气相色谱 - 质谱联用仪中质谱仪的性能指标　GC 仪器的性能指标取决于各个组成部分的功能。

（1）进样系统：进样系统包括样品导入和气化室，要求适应样品需求，进样时样品不发生变化，能有效气化，并快速进入色谱柱，无损失，记忆效应小。

（2）柱系统：柱系统包括柱箱和色谱柱，柱箱要求有尺寸大小、操作温度范围、控温精度、程序升温阶数、最高升温速率和过温保护。

（3）检测系统：检测器的性能指标是气相色谱仪器灵敏度的关键技术，也是气相色谱仪验收必须测试的指标。对于色谱 - 质谱联用仪而言，质谱作为质量特性检测器的通用性和高选择性，一般不需要再配置其他色谱检测器。

2. 气相色谱 - 质谱联用仪中质谱仪的性能指标　质谱仪的主要性能指标是分辨率、灵敏度、质量范围、质量稳定性和质量精度等。

（1）分辨率：质谱仪的分辨率是指把相邻两个质谱峰分开的能力，用尺表示，是指当质量接近的两个相邻离子峰 M_1 及 M_2（$M_2 > M_1$）之间的谷高 h 刚刚为两个峰平均峰高 H 的 10% 时，可认为两峰已经分开，则该质谱仪的分辨率为 $R=M/\Delta M$。质谱仪的分辨率由离子源的性质、离子通道的半径、狭缝宽度与质量分析器的类型等因素决定。分辨率在 500 左右的质谱仪可以满足一般有机分析的需要。若要进行同位素质量及有机分子质量的准确测定，则需要使用分辨率 5000 ~ 10 000 及以上的高分辨率质谱仪。

（2）灵敏度：质谱仪的灵敏度有绝对灵敏度、相对灵敏度和分析灵敏度等几种表示方法。绝对灵敏度是指产生具有一定信噪比的分子离子峰所需的样品量，相对灵敏度是指仪器可以同时检测的大组分与小组分含量之比，分析灵敏度则是指仪器在稳态下输出信号变化与样品输入量变化之比。常用绝对灵敏度表示质谱仪的灵敏度。其中，信噪比为检测信号与背景噪声之比，一般要求信噪比大于 10∶1。还可以同时对检测信号的绝对值作要求，如峰高或峰面积下限。

（3）质量范围：质谱仪的质量范围是指其所检测的离子质荷比范围。如果是单电荷离子即表示质谱仪检测样品的相对原子质量（或相对分子质量）范围，采用以 ^{12}C 定义的原子质量单位来量度。质量范围的大小取决于质量分析器。不同的分析器有不同的质量范围，彼此间比较没任何意义。同类型分析器则在一定程度上反映质谱仪的性能。

（4）质量稳定性和质量精度：质量稳定性主要是指仪器在工作时质量稳定的情况，通常用一定时间内质量漂移的质量单位来表示。例如某仪器的质量稳定性为：0.1amu/12h，意思就是该仪器在 12 小时之内，质量漂移不超过 0.1amu。质量精度是指测定质量的精确程度，常用相对百分比表示。例如，某化合物的质量为 1 520 473amu，用某质谱仪多次测定该化合物，测得的质量与该化合物理论质量之差在 0.003amu 之内，则该仪器的质量精度约为十亿分之二。但质量精度只是高分辨质谱仪的一项重要指标，对低分辨质谱仪无意义。

三、液相色谱 - 质谱联用仪

（一）液相色谱 - 质谱联用仪的工作原理与结构

液相色谱 - 质谱联用技术（liquid chromatography-mass spectrometry，LC-MS）的系统主要由四部分组成，包括高效液相色谱部分、接口装置（同时也是离子源）、质谱部分和计算机系统。LC-MS 适宜分析不挥发性化合物、极性化合物、热不稳定化合物、大分子化合物（包括蛋白质、多肽、多聚物等）。高效液相色谱部分，是在高压下利用样品中不同化合物在流动相和固定相中分配系数的不同，得以先后在色谱柱中流出而分离。色谱产物再导入质谱仪作进一步定性、定量分析。

由于液相洗脱剂的流量较气相色谱的载气要大得多，因而 LC-MS 联用必须通过接口。它的主要作用是去除溶剂并使样品离子化。因此，接口是液质联用的关键部分。目前，比较常用的 LC-MS 接口是电喷雾接口和大气压化学电离接口，兼作电喷雾电离（ESI）和大气压化学电离（APCI）的离子源。LC-MS 的质谱部分和计算机系统类似 GC-MS。LC-MS 可用于新生儿遗传疾病筛选，老年痴呆症的早期实验室诊断，癌症的疾病早期筛查，激素、抗排斥药物、磷酸酯、变异血红蛋白、糖化血红蛋白、血药浓度的检测等。

（二）液相色谱 - 质谱联用仪的分类

液相色谱 - 质谱联用仪根据接口不同，可分为三种：电喷雾离子化技术、大气压化学离子化及大气压光电离技术。

APCI 是一种非常耐用的离子化技术，与 ESI 相比，对溶剂类型、流速和流动相添加剂的依赖性较小，适合于非酸非碱性，且对蒸发、溶剂、流速、添加物等条件敏感的样品的分析。它不受大部分条件微小变化的影响，因此非常易用和耐用。APPI 是一种被分析物在气相中吸收由真空 - 紫外灯（V-UV lamp）发出的光子（10eV 或 10.6eV）后放出电子从而离子化的过程. 该能级能量足够高，可以离子化很多的有机化合物，但是将空气和常见的液相色谱流动相（如甲醇、乙腈和水）的离子化减至最低。

ESI 离子化方式是目前为止最软、最温和的离子化方式，ESI 源主要由五部分组成：液体导入装置、大气压离子化区域、离子取样孔、大气压到真空的界面、离子光学系统。电喷雾过程可被分为液滴形成、液滴挥发和气态离子形成。

（三）液相色谱 - 质谱联用仪的性能指标

1. 液相色谱 - 质谱联用仪中液相色谱的性能指标　主要包括溶剂的流速、灵敏度、线性与动力学范围等。

（1）溶剂的流速：溶剂的流速与 L 柱的内径是影响 LC-MS 的重要因素。对于

LC-MS 的最高灵敏度是在可能的最低流速和最小的柱直径下获得的，是因为采用最小的柱直径，流出峰浓度最高，而且在低流速下，离子化过程的效率增加。

（2）灵敏度和线性范围：灵敏度很大程度上取决于柱内径、流速和溶剂。待测成分的化学物质对检测限也有很大影响，化合物的表面活性与分子能在溶液中形成的离子对灵敏度也有一定程度的影响。

用 LC-MS 进行定量分析是，线性和动力学范围是非常重要的性能指标。如果线性范围为 $10^3 \sim 10^4$，取决于样品的性质和溶液中其他带电物质以及离子的设计。如果样品浓度为 10^{-5}mol/L 时，样品离子信号达到上限，这是由于离子竞争有限的微滴表面电荷之故，为了进一步扩大线性范围，需要设法降低检测限。

2. 液相色谱 - 质谱联用仪中质谱仪的性能指标　同本节"气相色谱 - 质谱联用仪中质谱仪的性能指标"。

四、基质辅助激光解吸电离飞行时间质谱

（一）基质辅助激光解吸电离飞行时间质谱的基本原理

基质辅助激光解吸电离飞行时间质谱（matrix assisted laser desorption ionization time of flight mass spectrometry，MALDI-TOF-MS）分析技术的基本原理：将样品与能强烈吸收激光的基质配成溶液，溶剂挥发后形成的"固体溶体"进入离子源，激光照射"固体溶体"，基质吸收能量并传递给样品形成离子，样品离子进入飞行时间质谱仪中进行检测。MALDI-TOF-MS 能在短时间内迅速发展。

（二）基质辅助激光解吸电离飞行时间质谱的结构

基质辅助激光解吸飞行时间质谱仪的基本结构：

1. 真空系统　质谱仪的离子产生及经过系统必须处于高真空状态（离子源真空度应达 $1.3 \times 10^{-4} \sim 3 \times 10^{-5}$Pa，质量分析器中应达 1.3×10^{-6}Pa）。若真空度过低，则会造成离子源灯丝损坏、本底增高、副反应过多，从而使图谱复杂化、干扰离子源的调节、加速极放电等问题。一般质谱仪都采用机械泵预抽真空后，再用高效率扩散泵连续地运行以保持真空。

2. 电离源　质谱仪中产生离子的装置称为离子源（ion source），电离源的功能是将进样系统引入的气态样品分子转化成离子。由于离子化所需要的能量随分子不同差异很大，因此，对于不同的分子应选择不同的离解方法，通常称能给样品较大能量的电离方法为硬电离方法，而给样品较小能量的电离方法为软电离方法。

3. 基质辅助激光解吸离子化　在基质辅助激光解吸离子化中，激光的能量大量消耗于晶格扰动中，并不是直接作用于生物大分子使之裂解，因此是一种非常温和的离子化方法，通常只给出分子离子（或准分子离子）峰。

MALDI-MS 通常采用飞行时间（TOF）检测器作为质量分析器，构成的仪器称为基质辅助激光解吸／电离飞行时间质谱，飞行时间检测器的分子质量分析范围大，从 100D 到 100kD。

4. 质量分析器 MALDI-TOF-MS 的质量分析器是一个离子漂移管。由离子源产生的离子加速后进入无场漂移管，并以恒定速度飞向离子接收器。离子质量越大，到达接收器所用时间越长，离子质量越小，到达接收器所用时间越短，根据这一原理，可以把不同质量的离子按 m/z 值大小进行分离。飞行时间质谱仪可检测的分子量范围大，扫描速度快，仪器结构简单。

五、质谱分析技术在临床中的应用

（一）质谱分析技术在微生物鉴定方面的应用

1. 概述 在应用 MALDI-TOF MS 鉴定微生物时，通常将微生物样本与一种饱和的低分子量无机化合物溶液（称为基质）进行混合，然后加在靶板上，待干后样本与基质共结晶后形成以基质包裹构架的样本固体沉淀。样本基质结晶体经激光辐射，基质从激光中吸收能量使样品吸附，基质与样品之间发生电荷转移使得样品分子电离，离子在加速电场下获得相同的动能，经高压加速、聚焦后进入飞行时间检测器。根据离子飞行时间的不同进行分析得出离子质荷比和离子峰值，形成质量图谱。不同的微生物由于蛋白分子组成有差异而形成具有特异性的图谱，通过软件与数据库比对进行微生物种或菌株的区分和鉴定。

质谱鉴定方法十分迅速，可以在数分钟内完成微生物鉴定，MALDI-TOF MS 与传统方法比较降低了实验室成本和出报告的时间，与传统方法所需时间相比是一个质的飞跃。此外，质谱操作简便，通量高，可以同时鉴定多个样本。通常质谱数据库是作为仪器的组成部分，由各自公司开发和维护，这一点有别于公共开放数据库。质谱仪数据库的可扩展性对于进一步的鉴定分析非常重要，尤其是菌种间的区分和流行病学研究等。由于不同的平台都是在各自的系统中建立自身的数据库并且发展自身的软件、算法和评分标准，因此不同的质谱系统给出的数字信息不具备可比性。不同的质谱系统的比较要通过对微生物鉴定最终结果的准确程度来实现。

微生物实验室不但要提供精确的病原菌鉴定结果，同时还要检测其敏感性，为临床医生提供治疗依据。常规的药物敏感性试验方法比较费时，一些酶联免疫、凝集等方法只能局限于少数细菌。MALDI-TOF-MS 可为耐药基因检测提供一个很好的平台，可以分析几乎所有的耐药机制，目前报道的方法主要基于下列几种原理：分析抗菌药物及被修饰后的产物；分析细胞组分、分析核糖体 DNA 甲基化和检测突变等。

2. 临床常见细菌的鉴定 MALDI-TOF-MS 是一种经济、快速、准确的常规细菌鉴定方法，未来有可能取代传统的革兰染色和生化方法。另外，MALDI-TOF-MS 对弯曲菌、螺杆菌、军团菌等苛养菌、少见菌等的鉴定，解决了微生物实验室对这类病原菌的鉴定、临床对其感染的诊断和治疗、流行病学资料缺失等的瓶颈问题。

3. 样本直接检测 应用 MALDI-TOF-MS 直接鉴定阳性血培养标本中的细菌和真菌可以极大地提高检测速度。大量的研究尝试用不同的方法来处理血标本，由于血培养基各异、数据库和分析软件等差异都对样本前处理的方法标准化造成了一定的困难。新的富集技术的应用以及相应分析软件的改进，将使 MALDI-TOF-MS 直接用于血液病原菌的检验成为可能，即 MALDI-TOF-MS 作为一种检验过程快速简便、成本消耗低的检测技术，有望取代传统血培养检测技术，为血培养中病原菌的快速诊断提供有力支持。此外，临床的尿液和脑脊液标本也可以经一定处理后，用质谱技术进行蛋白谱的分析，用于疾病的辅助诊断。

4. 质谱技术检测病原菌耐药性 除快速鉴定外，质谱技术也被用于检测一些临床常见的耐药基因，例如耐甲氧西林的金黄色葡萄球菌、万古霉素耐药的肠球菌等的识别，鲍曼不动杆菌相关的耐药机制与产生条件等，为控制耐药菌株播散流行及治疗提供新的策略。

质谱技术为临床微生物实验室提供了快速而准确鉴定细菌、分枝杆菌、真菌等的方法，其中临床标本的直接鉴定成为未来研究的方向。将 MALDI-TOF-MS 与全自动药敏检测仪相连，整合到实验室自动化流水线后，可以提高检测速度，缩短患者住院时间，提高疗效，降低医院和患者的经济负担。另外 MALDI-TOF-MS 与其他分子生物学检测技术联合，可以对临床产酶菌株的检测方法、基因分型及测序、蛋白质组学方面开展更加深入的研究。MALDI-TOF-MS 有望成为临床实验室微生物鉴定分型等领域发展的重要方向。

（二）质谱分析技术在治疗性药物浓度监测方面的应用

作为临床个体化治疗重要组成部分，对于一些血药浓度与疗效关系密切、有明确的有效浓度范围、体内代谢个体差异大、药物中毒症状与疾病症状难以鉴别、用于长期治疗和抢救的药物等情况下，临床需测定体液中药物的浓度，指导临床个体化治疗，让患者利益最大化而风险最小化。美国病理学家学会研究表明，采用 LC-MS 法检测结果更具有真实性和实验可信度，已成为治疗药物监测必备的分析方法。

免疫抑制剂目前广泛应用于人体实质性器官移植以后，为减少免疫排斥反应的发生。免疫抑制剂只有在特定的浓度下才能发挥理想的作用，如果超量使用，机体的免疫力会降低而引发其他疾病。免疫抑制剂在不同的个体以及人群之间的药物动力学特征差别很大，并且被怀疑与细胞色素 P450 介导的药物会发生交叉反应。因此建议在使用过程中要对其浓度进行监控。

通过液相色谱 - 质谱法，可以直接而准确地检测出吗啡葡萄糖醛酸苷，而使用气相色谱 - 质谱仪（gas chromatography mass spectrometry，GCMS），检测的过程还要包括预处理，吗啡葡萄糖醛酸苷首先要被水解，水解过程会导致总的吗啡浓度跟游离吗啡浓度之间的差异。经过研究发现，海洛因、吗啡、可待因以及它们的代谢物都可以用 LC-MS 加以检测，其灵敏度至少可以跟 GC-MS 相当。

串联质谱（MS-MS）与 LC-MS 相比，MS-MS 更灵敏，操作更简便，选择性更高。使用 MS/MS 可将吗啡与可待因能够在 10 ~ 1000ng/ml 的水平上被检测到。为了精确测量复合物的成分，尽管 MS-MS 的多反应检测模式已经相当特异，还要通过母离子扫描的模式得到所有的离子光谱，在这当中所有碰撞中产生的碎片都会被记录。需要强调的是，无论是多反应模式还是母离子扫描，对于吗啡和它的葡萄糖醛酸苷而言，好的层析分离效果是非常重要的，原因在于葡萄糖醛酸苷总是会混杂到吗啡里去，就算在低的分裂电压下也是这样。尽管一个完全有效的方法要包括上面所强调的几点，而且方法中各自还要内标，但 MS-MS 所实现的作用是 GC-MS 所无法达到的。MS-MS 对于检测合成的或者半合成的阿片类物质也是一种便捷、灵敏、特异性强的方法。对于双氢吗啡和双氢可待因 - 的检测现在已经成了金标准。

（三）质谱分析技术在新生儿疾病诊断方面的应用

串联质谱为新生儿筛查带来了巨大发展。串联质谱扩大了新生儿检测的范围，实现了"一种方法检测多种疾病"。采用传统的方法进行新生儿筛查有诸多不便，传统方法中每一个筛查项目都需要一个单独的实验来进行，无形中增加了患者的经济支出，而且多次实验所需血样较多，给患儿带来不必要的痛苦。串联质谱不仅有更高的准确性，而且有更高的实效性，它可以同时检测包括氨基酸病、有机酸代谢紊乱、脂肪酸氧化缺陷在内的 25 种以上的遗传代谢病，大大提高了筛查效率。随着临床诊断及治疗水平的不断提高，积极开展新生儿筛查也成为遗传保健的新内容。血样采集时新生儿的年龄越来越成为新生儿筛查所面临的主要问题。采用传统方法，苯丙酮尿症（phenylketonuria，PKU）患儿血液中苯丙氨酸的浓度会因为接近正常值而无法筛出。目前串联质谱以其高度的灵敏度而成为筛查 PKU 患儿血液中苯丙氨酸浓度的首要方法。串联质谱以其灵敏性高、假阳性率低以及成本低的特点，在新生儿筛查项目中起到越来越大的作用。

串联质谱仪在特异性、灵敏度和检测限等方面具有明显优势，随着离子源、分析器等核心技术的发展，相应的性能进一步优化提升，更多快速、简便、高效的仪器设备将被推向临床应用。与质谱检测流程相关配套设备也在不断更新换代，如全自动标本处理系统的发展取代了烦琐的手工操作，提高了工作效率，使其具有更好的发展和应用前景。对于已开展筛查的地区，如何评估纳入新的筛查病种，扩展临床应用将是下一阶段的方向。目前已逐步将重度联合免疫缺陷病、溶酶体储积症纳入筛查项目，还有少数疾病由于对其早期干预可得到良好预后而被纳入考虑范畴。筛查项目的拓展是筛查发展的必然趋势，需要结合我国国情制定谨慎合理的纳入和排除标准，对于新生儿出生缺陷的有效干预和卫生资源的合理配置具有重要意义。

信息化系统和分析软件是协助实验室人员开展日常工作和结果判读的重要工具。针对其使用过程中已经出现或者可能出现的问题和缺陷，系统软件需要不断更新升级和优化完善。当分析模块功能不能满足实际要求时，可以考虑采用外部的分析软件来增强性能。准确高效的信息化工具是实验结果分析工作的迫切需求。

（四）质谱分析技术在微量元素检测方面的应用

电感耦合等离子体质谱分析技术（ICP-MS）是 20 世纪 80 年代发展起来的无机元素分析检测技术，近年来在临床检验分析检测痕量、超痕量成分及同位素中广泛应用。ICP-MS 是在样本处理前加入待测元素的同位素，利用其测定前后的丰度比例改变而达到测定目的。可以同时测定多种痕量元素，具有检测限低、动态线性范围宽、干扰少、稳定性好、分析精密度高、速度快、样本前处理简单、高通量等诸多优点，是最准确的无机元素分析方法之一。目前已广泛应用于血清、全血、尿液以及头发中铅（Pb）、砷（As）、铁（Fe）、硒（Se）、锌（zn）等有害重金属元素和人体微量元素的测定，可辅助临床疾病和职业病的诊断和鉴别诊断等。此外，质谱技术还可应用于人体微量营养元素的检测，如维生素 B_{12}、维生素 D 等，对于诊断人体相关微量营养素异常导致的疾病具有重要临床应用意义。

随着质谱与生物技术的结合，质谱技术得到了快速的发展，已经广泛应用于医药领域，尤其生物质谱技术在临床病原微生物诊断和治疗性药物浓度监测等方面的应用，由于其具有非常高的灵敏度和特异度，使质谱成为临床检验非常重要的工具。随着质谱联用技术的发展，质谱有望成为肿瘤早期诊断和肿瘤药物筛选的新方法。

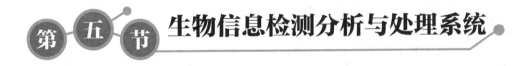

第五节　生物信息检测分析与处理系统

一、概述

（一）生物信息数据分析与处理系统的基本原理

生物信息学（bioinformatics）是一门以解决生物医学问题为核心，以计算机和算法技术为主要手段，研究生物医学资源中蕴含的重要信息，分析生物大分子的序列、结构和功能，以及它们之间相互联系的学科。生物信息分析处理系统（analysis of biological information processing system）是一种有效地实现数据的整理、存储和分析，从而揭示海量数据中蕴含的重要的科学规律，解释生命产生、发育、成长、增殖、衰老关键谜题的强有力工具。其基本过程包括：通过基因组序列的分析找到基因组序列中代表蛋白质和 RNA 基因的编码区，解释基因组中大量存在的非编码区的信息，应用计算机技术获取、处理、储存、传递、分析和解释与基因组遗传信息和蛋白质质谱等相关数据，发现其与生命代谢、发育、分化和进化的规律。

（二）生物信息数据分析与处理系统的分类

生物信息学的研究范围以生物医学数据研究为核心，其特点为高通量、数量化、系统性。生物信息数据分析与处理系统是以核酸、蛋白质等生物大分子数据库为主要对象，以数学、信息学、计算机科学为主要手段，以计算机硬件、软件和网络为主要工具，对大量的原始数据进行储存、管理、比较、注释、加工，通过生物信息查询、搜索、比较和分析，从中获取基因编码、基因调控、核酸和蛋白质结构功能及其相互关系。生物信息数据分析与处理系统既涉及基因组信息的摄取、处理、储存、传递、分析和解释，又涉及蛋白质信息学的序列、结构、功能等方面，而且涉及基因与蛋白质的关系，如蛋白质编码基因的识别和算法、蛋白质结构和功能的预测等。按照其应用领域不同分为以下几种类型：

1. 序列比对（alignment）　是指比较两个或两个以上分子序列的相似程度，包括核酸序列和蛋白质序列的比对，通常是将未知序列和数据库已知序列进行相似度的比较，从序列的片段测定、拼接和基因的表达到 RNA 和蛋白质的结构功能预测，都需要生物分子序列的相似性比较，是生物信息数据分析和处理中最基本、最重要的操作之一。

2. 序列特征分析（sequence character analysis）　是指分析 DNA、RNA 和蛋白质分子的序列特征。其有助于从分子层面认识基因的结构特点和表达调控信息，如 RNA 分子序列与结构之间的关联及其功能，DNA 与蛋白质分子之间的编码关系，蛋白质序列与其空间结构之间的关系等。

3. 基因组注释（gene identification）　是指在基因组序列中识别基因的功能，分析基因与疾病的关系，认识基因产物及其在生命活动中的作用。快速有效的基因注释能够进一步识别基因，识别基因转录的调控信息，认识基因表达的调控机制等。

4. 蛋白结构预测（structure prediction）　是在蛋白质序列一级结构进行分析的基础上，针对二级和高级结构的预测。蛋白质一级结构决定其高级结构，其高级结构决定其生物学功能。蛋白质结构预测是从组成蛋白质的氨基酸信息中分析、挖掘蛋白质空间结构的信息。

（三）生物信息数据分析与处理系统的发展概况

1956 年，在美国田纳西州盖特林堡召开的"生物学中的信息理论研讨会"上，首次将信息学理论在生物学研究中的应用进行探讨，提出了生物信息学。生物信息学是在 2001 年人类基因组计划的基本完成后，获得前所未有的发展，开辟了从海量的分子生物数据中提取信息，解读人类生命和疾病奥秘以及各种生物信息储存、分析和处理的技术和方法。

生物信息数据获取、处理、储存、分析和解释技术与方法的发展随着生物信息学的发展经历了三个阶段：前基因组阶段、基因组阶段和后基因组阶段。

1. 前基因组阶段　为了解决核酸和蛋白序列的分析和比较问题，构建了核酸和蛋白质序列分析基本算法，用于全局和局部序列比对。随着越来越多的生物大分子的序列和结构被测定，建立了收集和整理核酸及蛋白质相关信息的数据库。在这一阶段，综合运用数学、计算机科学、生命科学技术理论，针对核酸和蛋白质数据库高效的数据检索工具得到快速发展。美国国立生物技术信息中心（National Center for Biotechnology Information，NCBI）、欧洲生物信息学研究所（European Bioinformatics Institute，EBI）等官方支持的大型生物医学数据管理机构先后设立并快速壮大。

2. 基因组阶段　随着人类基因组计划和生物基因组测序工作的全面展开，DNA 测序、基因芯片、质谱等高通量技术的推广应用，这一阶段的发展主要集中于提高核酸序列拼接和编辑的准确率，从已测序的基因组中预测和发现新的基因，建立了网络数据库系统，开发出高效的算法和软件系统。

3. 后基因组阶段　随着人类基因组计划的完成，在基因水平上，系统研究所有基因和蛋白的生物学功能是当前阶段的重点研究任务，以大量的分子生物数据为基础，建立了能够进行大规模的数据分析技术和方法。在基因芯片技术理论和分子标记技术发展基础上，新一代测序技术逐渐建立、成熟，并成为深远影响生命科学研究和产业发展的关键性技术。2010 年以来，新一代测序技术经历了以"边合成边测序"为基本原理的第二代测序技术和以"单分子测序"为典型特征的第三代测序技术。在以核酸研究为核心的新一代测序技术不断发展和推进的同时，以高清傅里叶转化质谱（high-resolution Fourier-transform mass spectrometry）、反相蛋白质芯片（reverse-phase protein arrays）等为代表的高通量蛋白质分析技术也同步发展起来，并应用于分子表型和癌症等重大疾病研究和临床诊断及治疗。

二、DNA、RNA 和蛋白质序列数据库

数据库（database）是用于储存和管理数据的计算机文档，是同意管理的相关数据的集合，有利于数据信息的检索和调用。生物信息数据库根据数据的来源不同分为一级数据库和二级数据库，一级数据库的数据来源于原始数据，只经过简单的归类、整理和注释；二级数据库是在一级数据库和理论分析基础上，对生物数据进行综合整理构建的数据库。根据数据库储存内容不同分为核酸序列数据库、基因组数据库、核酸／蛋白质结构数据库等。

（一）核酸序列数据库

目前，国际上最权威的三大核酸数据库是 NCBI 所维护的 GenBank 数据库、EBI 的 EMBL 数据库和日本国立遗传学研究所（Japan National Institute of Genetics Center for Information Biology）的 DDBJ 数据库。

1. GenBank 数据库　1988 年美国国家健康研究所（NIH）、国家医学图书馆（NLM）成立 NCBI，旨在推进分子生物学、生物化学、遗传学知识存储和文献整理的发展。目

前，NCBI 由最初的知识和文献处理职能逐渐演变为大规模生物医药数据存储、分类与管理，生物分子序列、结构与功能分析，分子生物软件开发、发布与维护，生物医学文献收集与整理，全球范围数据提交与专家注释于一体的世界最大规模的生物医学信息和技术资源数据库。1992 年，NCBI 建立 GenBank 核酸序列数据库，将美国专利商标局存储的专利序列并入 GenBank 管理。GenBank 数据库属于一级序列数据库，已经涵盖了目前所有已知的核苷酸序列和蛋白质序列及其相关的文献著作和生物学注释，其来源有三种：直接来源于测序研究者提交的序列；INSDC 交换和共享的数据；美国专利局提供的专利数据（图 6-22）。

用户可以在 NCBI 数据库的 Entrez 检索查询系统中，检索核苷酸序列数据、蛋白质序列数据、基因组图谱数据和蛋白质三维结构数据等。NCBI 数据库检索界面如图 6-22 所示。

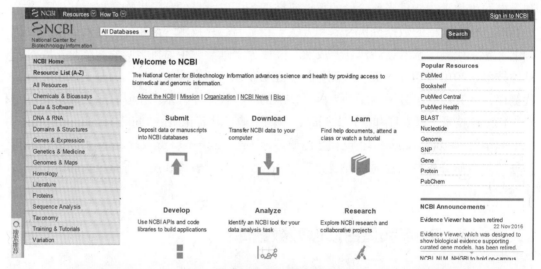

图 6-22　NCBI 数据库

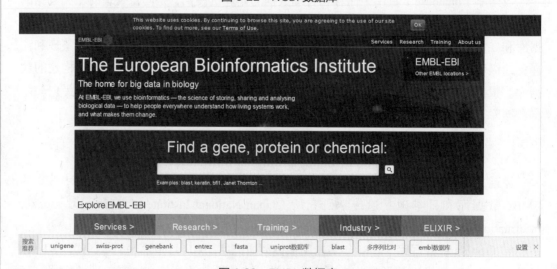

图 6-23　EMBL 数据库

2. EMBL 数据库　成立于 1980 年，是世界上第一家核酸序列数据管理机构。EBI 引导世界生物信息学革命，以多种形式提供主要生物分子领域的数据资源，发布大量实用、便利的搜索和分析工具，包括：EMBL-Bank（DNA 和 RNA 序列）、Ensembl（基因组）、ArrayExpress（微阵列基因表达）、UniProt（蛋白质序列和注释）、interPro（蛋白质家族、结构域和基序）、Reactome（细胞通路）和 ChEBI（小分子）等。EMBL 数据库检索界面如图 6-23 所示。

3. DDBJ 数据库　建立于 1984 年，主要收集 DNA 序列信息并赋予其数据序列号，数据主要来源于日本的研究机构。DDBJ 数据库主要通过 SQmateh 工具搜索基因或蛋白质中短的碱基或氨基酸序列区域。DDBJ 数据库检索界面如图 6-24 所示。

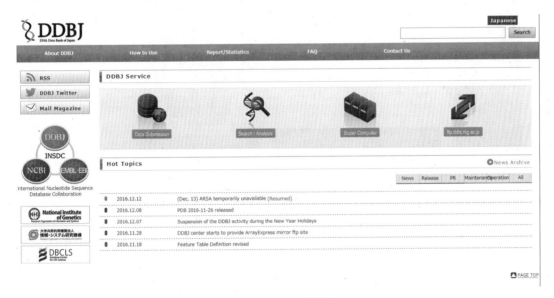

图 6-24　DDBJ 数据库

（二）蛋白质结构数据库

蛋白质结构数据库是蛋白质空间结构的原子坐标数据，是结构生物信息学的关键组成。目前最常用的蛋白结构数据库为 PDB（Protein Data Bank）。随蛋白质结构检测技术的发展，更多的蛋白质三维结构得到解析，出现了蛋白质家族、折叠模式、结构域和回环等结构层次，开发出 SCOP（structural classification of protein）和 CATH 等蛋白质分类数据库。此外，还有存储次级结构的 targetDB、FSSP、DSSP 和比较专业化的蛋白质建模结构数据库 SWISS-MODEL、生物磁共振数据库 BMRB 等。

1. 蛋白质三维结构数据库　PDB 由美国 Brookhaven 国家实验室于 1971 年创建。1998 年 10 月由美国国家科学基金委员会、能源部和国家卫生研究院资助成立了结构生物学合作研究协会（Research Collaboratory for Structural Bioinformatics，RCSB），主要负责 PDB 数据库的维护。PDB 中包含了通过 X 线单晶衍射、磁共振和电子衍射等实验手段确定的蛋白质、多糖和核酸等生物大分子的三维结构数据。PDB 数据库以文本文件的方式储存数据，每个分子结构对应一个文件，文件中包括原子坐标、物种来源、结构测定者、残基序列、二级结构和有关文献等信息。PDB 数据库主页提供检索程序，可检索的字段有 PDB-ID、结构名称、生物来源、提交作者、实验方法、氨基酸序列等项。PDB 数据库检索界面如图 6-25 所示。

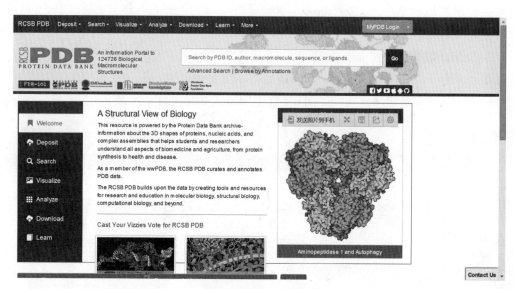

图 6-25　PDB 数据库

2. 蛋白质结构分类数据库　SCOP 数据库于 1994 年建立，是对已知蛋白质结构进行分类的数据库，由英国医学研究委员会的分子生物学实验室和蛋白质工程研究中心开发和维护。SCOP 数据库中蛋白质的分类为树状层级，从根到叶依次为类、折叠类型、超家族、家族、蛋白质结构域、来源物种和单个 PDB 蛋白质结构记录。类包括全 α 蛋白、全 β 蛋白、以平行折叠为主的 α/β 蛋白、以反平行折叠为主的 α + β 蛋白、多结构蛋白、膜蛋白、小蛋白等。家族用来描述相近的蛋白质进化关系。超家族是描述远源的进化关系，

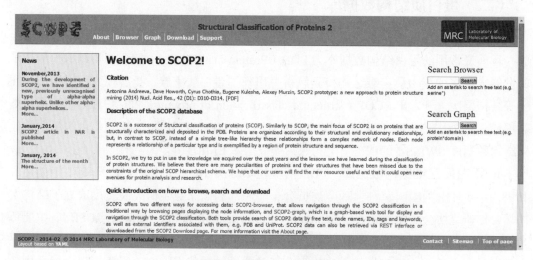

图 6-26　SCOP2 数据库

在序列相似性较低的情况下，如果在结构和功能特性有共同的进化起源，则可以将其作为超家族。折叠类型是描述蛋白质空间的几何关系，如果蛋白质二级结构单元具有相同的排列和拓扑结构，即可以归入相同的折叠方式。2014 年 SCOP2 开始投入使用，SCOP2 不同于 SCOP 的树状层次结构，在 4 个分类层次的基础上，构建了复杂网络结构，使蛋白质的分类和关系构建达到一个新的水平。SCOP2 数据库检索界面如图 6-26 所示。

三、序列比对系统

（一）序列比对的原理

对各种生物序列进行分析是生物信息学最主要的研究内容之一，是通过生物分子序列的比较，发现其相似度，找出序列之间的共同区域，辨别它们之间的差异。不同的分子之间的相似性表现是多方面的，包括分子序列的相似性、分子空间结构的相似性、分子功能的相似性等。序列比对是对序列相似性的描述，分为序列之间的比较分析和序列组成和特征分析。序列比较是将未知序列同已知序列进行相似性比较。从序列的片段测定、拼接、基因的表达分析，到 RNA 和蛋白质的结构功能预测，物种亲缘树的构建都需要进行生物分子序列的相似性比较。对 DNA 序列和蛋白质序列进行序列特征分析，能够从分子层面上解读基因的结构特点，了解与基因表达调控相关的信息，明确 DNA 序列与蛋白质序列之间的编码关系。

（二）序列比对的分类

序列比对根据其比对序列数量不同，分成双序列比对（pairwise alignment）和多序列比对（multiple alignment）。两条序列比较其相似性为双序列比对，三条及三条以上序列比较其相互之间的相似性为多序列比对。从比对的范围不同，将序列比对分为全局比对（global alignment）和局部比对（local alignment）。全局比对是全长序列之间的整体相似性，局部比对是某些特殊片段之间的相似性。序列的相似性（similarity）是序列比对结果中序列之间相同核苷酸或氨基酸所占比例的大小。EMBI-EBI 网站上提供了几种主流的在线双序列和多序列比对工具，如表 6-2 所示。

表 6-2　EMBI-EBI 网站在线双序列和多序列比对工具

特性	双序列比对工具	多序列比对工具
Global alignment	Needle	Clustal Omega
Global alignment	Stretcher	ClustalW2
Local alignment	Water	DbClustal
Local alignment	Lalign	Kalign

续表

特性	双序列比对工具	多序列比对工具
Local alignment	Matcher	MAFFT
Genomic alignment	Promoter Wise	MUSCLE
Genomic alignment	Gene Wise	MView
Genomic alignment	Wise2DBA	PRANK

引自李霞，雷健波.生物信息学.第 2 版.北京：人民卫生出版社，2015

（三）序列比对系统的参数

对比对的计分分为得分与罚分两部分，罚分为有空缺（一个或多个连续的空格）和失配序列，根据不同替换矩阵进行计算失配的罚分。序列比对应该选择最基本的参数，为选择合适的替换矩阵和空格罚分参数。参数选择和控制数据库搜索返回结果量的基本原则为：①在计分方案中要保证匹配计分高于失配计分，利于相同字符的比对；②在序列间距离的远近、进化的特征以及插入与缺失的特殊情况下，允许失配比引入两个空格好。特殊情况取决于序列间距离的远近、进化的特征以及插入与缺失。如果序列种系关系较远，则应允许较多的失配。对于中间和两端的空格是否予以不同的罚分，全局比对和局部比对有不同的做法。当用全局比对比较多个长度相似的序列时，对所有空格进行同样的罚分是合适的，当用局部比对比较多个长度不一的序列时，对两端的空格一般不予罚分。

在比对过程中，利用参数控制过多与过少的数据库搜索返回是必不可少的。可通过采取一定措施控制一次数据库搜索产生的太多返回结果：①使用参考序列数据库，可减少冗余的结果；②在查询序列中尽量只包含一个结构域，以减少多结构域带来的多匹配；③根据查询序列与数据库序列的关系使用更合适的替换计分矩阵；④降低 E 值。通过提高 E 值、使用更大的 PAM 矩阵或更小的 BLOSUM 矩阵和减小字长以及减小阈值，防止一次数据库搜索产生太少的返回结果。

四、序列特征分析系统

（一）序列特征分析系统的原理

分析 DNA、RNA 和蛋白质分子的序列特征，有助于从分子层面上理解和认识基因的结构特点和表达调控信息、RNA 分子序列与结构之间的关联及其功能、DNA 与蛋白质分子之间的编码关系、蛋白质序列与其空间结构之间的关系和规律等。序列特征分析是指在储存有遗传信息的具有特征信息的序列中，根据这些特征信息设计不同的算法，在海量的序列数据中识别具有生物学功能的特征信息。

（二）序列特征分析系统的分类

从分析的对象不同分为：DNA 序列特征分析、RNA 序列特征分析、蛋白质序列特征分析和表达序列特征分析。

1. DNA 序列特征信息分析 DNA 序列基本信息分析包括：序列组分分析、序列转换、限制性内切酶位点分析。DNA 序列特征信息分析包括：开放阅读框（open reading frame，ORF）分析、启动子及转录因子结合位点分析和 CpG 岛（CpG island）识别。通过对 DNA 序列进行分析，识别其所包含的蛋白质编码区域，能够为进一步的生物学实验验证和分子功能探索提供依据。对于 DNA 分子中非编码区域的分析也是非常有意义的，如分析基因转录调控元件、与基因表达调控相关的因子以及各种功能位点，对于精确认识基因转录、翻译以及基因与各种调控因子之间的相互作用是十分必要的。基因组结构注释分析包括基因组重复序列分析和基因识别。

2. RNA 序列特征分析 RNA 是由核糖核苷酸经酯键缩合而成的长链状分子。生物细胞内有着多种多样的 RNA 分子，序列长短不一、结构千差万别、功能各不相同。除了 mRNA、rRNA 和 tRNA 外，一些非编码 RNA 分子是基因表达调控的重要因子。RNA 二级结构预测算法从原理上大致可以分为比较序列分析方法（comparative sequence analysis）和从头预测（ab initio prediction）方法。

3. 蛋白质序列特征信息分析 蛋白质分子中相邻的氨基酸通过肽键形成一条伸展的肽链，称为蛋白质的一级结构。肽链上的氨基酸残基形成局部的二级结构，各种二级结构在空间卷曲折叠形成特定的三维空间结构。蛋白质的一级结构决定二级结构，二级结构决定三级结构，而蛋白质的生物学功能在很大程度上取决于它的空间结构。

蛋白质序列的基本信息分析包括：蛋白质的氨基酸组成分析和蛋白质的理化性质分析。蛋白质序列的特征信息分析包括：蛋白质序列中跨膜区、信号肽、和卷曲螺旋等信息的分析。蛋白质序列的功能信息分析包括：蛋白质的细胞内定位分析、蛋白质磷酸化位点分析和蛋白质功能注释。

4. 表达序列特征分析 表达序列是指由基因组表达为 RNA 的序列。其中绝大部分是 mRNA 分子，它们可以进一步翻译为蛋白质中的核苷酸序列；少部分表达为构成核糖体的 rRNA 或负责转运氨基酸的 tRNA，rRNA 和 tRNA 即为基因表达的终产物，不再翻译为蛋白质。

基因表达系列分析（serial analysis of gene expression，SAGE）是一种快速分析基因表达谱的技术。SAGE 技术可以检测到一个细胞内所有表达的转录体，而且可以给每一个转录体定量，不管它是低丰度还是高丰度。SAGE 和基因芯片技术一样，具有高通量、平行性检测细胞内基因表达谱的特点。

五、蛋白质高级结构分析系统

（一）蛋白质高级结构分析系统的原理

蛋白质结构决定功能，通过分析蛋白质的结构，能确认其功能单位或结构域，为诊断和治疗相关疾病提供可靠的依据。分子生物学的中心法则确定了两套遗传密码子：第一套遗传密码子是 DNA 与蛋白质氨基酸序列间的关系；第二套遗传密码子是蛋白质氨基酸序列与三维结构间的关系。目前，蛋白质的结构除了一级结构、二级结构和三级结构外，还有结构域、四级结构和超二级结构。蛋白质最基本的结构是蛋白质的一级结构（primary structure），是蛋白质多肽链中氨基酸残基的排列顺序，而不涉及其空间排列，主要通过共价键连接。蛋白质的一级结构决定了蛋白质的二级、三级等高级结构。每一种天然蛋白质都有其特殊的生物学活性，肽链的氨基酸序列决定了其生物学活性的结构特点。由于组成蛋白质的 20 种氨基酸各具特殊的侧链，侧链基团的理化性质和空间排布各不相同，当它们按照不同的序列关系组合时，就可形成多种多样的空间结构和不同生物学活性的蛋白质分子。

蛋白质结构的直接获取仍然存在瓶颈，大量序列已知蛋白质的三维结构尚未被实验方法测定出来。在这种情况下，充分利用一级序列信息和已知蛋白质的空间结构信息来预测未知蛋白质的空间结构，已经成为分析蛋白质结构与功能关系的最重要手段之一。

蛋白质中大多数处于稳定的二级结构，主要包括 α 螺旋、β 折叠、β 转角。蛋白质二级结构预测是根据一级结构判断残基是否处于特定的二级结构。由于每段相邻的氨基酸残基之间可以形成一定的二级结构，通过分析发现残基之间形成二级结构的规律。

蛋白质的三级结构（tertiary structure）是通过多个二级结构元素在三维空间的排列所形成的一个蛋白质分子的三维结构。蛋白质三维结构预测是指通过氨基酸序列分析获得蛋白质发生正确折叠（fold）的全部信息。

（二）蛋白质高级结构分析系统的分类

根据特征的来源，蛋白质高级结构分析方法可分为三类：基于序列、基于结构，以及两者混合的特征提取方法。为了从蛋白质序列或结构中获取包含更多的结构或功能信息的特征，人们通常从多个方面去提取特征，然后将所得到的各种特征组合在一起进行分类。

蛋白质二级结构的预测方法通常分为多序列预测和单序列预测。蛋白质三级结构的预测方法主要有：同源建模（homology modeling）、折叠识别法和从头预测。同源模建法是基于蛋白质序列和结构的进化关系，即两个蛋白质如果具有足够的序列相似性，则它们具有相似的空间结构。因此，通过寻找与待测序列同源的、结构已测定的蛋白质，并将其作为模板，可实现对待测蛋白质的结构预测。折叠识别（fold recognition）又称穿线法（threading method），是指两个序列相似性很低的弱同源性蛋白质有可能存在很高的结构相似性。通过寻找与待测序列弱同源的蛋白质作为结构模板进行结构预测。从头计算法（ab initio method）是蛋白质的天然构象对应其能量最低的构象，通过构造合适的能量函数及优化方法，可以实现从蛋白质序列直接预测其三维结构。从头计算法的物理化学意义明晰，不依赖于模板，有可能预测到全新的蛋白质结构，但由于很难找到精准的能量函数，以及多变量优化中存在的大量的局部最小值。

六、生物信息数据分析与处理系统在临床中的应用

（一）生物信息数据分析与处理系统在复杂疾病诊断方面的应用

目前，大部分疾病与遗传因素密切相关，依据疾病与遗传因素之间的关系，可将疾病分为：单基因病、多基因病、线粒体病和染色体畸变等。多基因病是由多种遗传基因引起的疾病，也成为复杂疾病（complex disease）。复杂疾病具有独特的分子遗传特点：①多个基因的遗传或表达发生变化；②致病基因具有微效性，在复杂疾病的遗传学中，很难发现一个或几个具有明显致病作用的基因；③复杂疾病具有遗传异质性（heterogeneity），是指分子层面的某些并不完全相同的变化可能在累积后导致一种疾病的发生；④复杂疾病相关基因存在上位效应（epistasis）或相互作用。复杂疾病的发生与众多基因相关，但这些基因之间并不是孤立发生作用的，而存在紧密的调控或互作关系，这种关系可以将作为启动点的几个基因的作用放大到某一生物学过程或生物通路层面，将分子异常引入宏观机体表现。

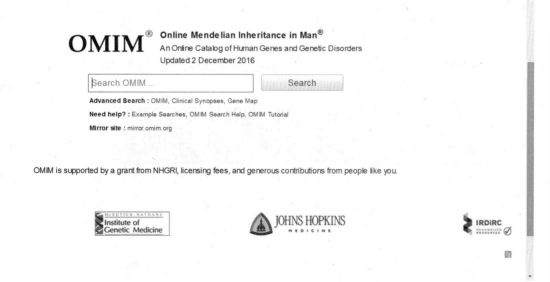

图 6-27　OMIM 数据库

人类孟德尔遗传在线（Online Mendelian Inheritance in Man，OMIM）是目前最权威的人类遗传疾病数据库，为临床医生和科研人员提供了权威可靠的遗传疾病、表型相关基因或染色体位点信息，有着广泛的应用领域，对于临床医生和科研人员来说是一种重要的网络资源。例如，临床医生可以将患者的临床表型输入到数据库查找相关的疾病信息，又可以针对某些感兴趣的基因或者疾病进行搜索。在 OMIM 中搜索基因和疾病时，可以同时查询到基因和疾病相关的信息如基因的序列、染色体位置以及疾病相关的参考文献等。OMIM 数据库检索界面如图 6-27 所示。

（二）生物信息数据分析与处理系统在药物筛选与靶向治疗方面的应用

在临床上，广泛存在药物反应的个体差异，对相同药物的剂量需求及毒性反应不同病人之间存在差异。使用相同剂量的药物，部分患者有明显的疗效，还有部分患者治疗无效或产生严重药物毒性反应。这样的治疗结果危害患者身体健康和生命安全，增加了病人的经济负担并造成了大量医疗资源的浪费。在临床药物应用前，分析个体的药物反应，并采取优化的用药方案进行个体化治疗可最大限度地保证患者的生命安全，降低医疗成本。

药物基因组学（pharmacogenomics）是以阐明药物反应个体差异发生机制和辅助新药开发为研究目的。临床开展药物基因组学是实施个体化药物治疗的基础和前提。

靶向药物（targeted medicine）治疗是目前最先进的用于癌症的治疗方式，它利用靶向药物能够与癌症发生、肿瘤生长所必需的特定分子靶点起作用的特性来阻止癌细胞的生长，具有疗效好、副作用小的特点。靶向治疗要求接受治疗的患者必须具有靶向药物的作用靶点，对无响应靶点的患者用药，可能导致治疗无效，延误患者病情，因此在进行治疗前需进行靶点分型。

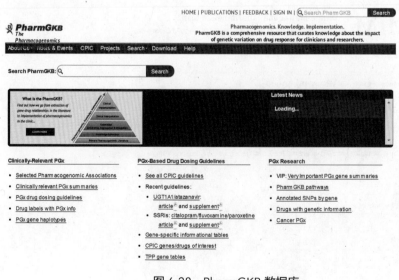

图 6-28　PharmGKB 数据库

遗传药理学和药物基因组学数据库PharmGKB（the Pharmacogenetics and Pharmacogenomics Knowledgebase）是目前最权威最完善的药物基因组学专用数据库，如图6-28所示。数据库主要是收录与药物基因组学相关的基因型、表型信息，并将这些信息整理归类。PharmGKB将所有收录的信息根据数据的种类分为五大类，包括临床结局（clinical outcome，CO）、药效学（pharmacodynamics，PD）、药动学（pharmacokinetics，PK）、分子及细胞功能分析（molecular and cellular function assays，FA）和基因型（genotype，GN）。PharmGKB数据库检索界面如图6-28所示。

生物信息数据分析与处理系统是一种数据库和分析软件结合的新型技术，分析内容包括基因组信息的获取、处理、贮存、传递、分析和解释和蛋白质的序列、结构、功能及定位分类、蛋白质连锁图，以及基因与蛋白质的关系如蛋白质编码基因的识别及算法研究、蛋白质结构、功能预测等。现代生物医学信息技术的飞速发展，使医学模式由以细胞病理学为基础向以分子生物学为基础转变，引导着疾病的诊疗和药物应用方式朝向特异性诊断、个体化治疗方向。这种发展方向的变化以循证医学作为出发点，生物医学领域的新技术、新方法在临床中的逐步应用，从基因、蛋白质等大分子水平研究疾病的发病机制，对疾病进行预防、诊断和治疗。

（张锦　戎建荣　周晋阳）

第七章

新型诊疗设备

本章主要介绍几种新型诊疗设备，第一节介绍了超声诊疗一体化设备，阐述该系统及其涉及的关键核心技术，同时介绍了相关临床案例，对该技术的发展与挑战展开讨论。第二节介绍光学相干断层扫描设备，主要介绍该技术原理、历史发展及技术进步，并将该技术与临床常用的超声诊断技术对比，讨论了在临床相关领域的应用及未来发展。第三节介绍的是脑磁图设备。这是一种通过无创测量大脑中电磁信号并对信号进行精确定位的技术，文中简述了该设备的发展历程，详细解释其工作原理及构造，根据这一新技术在脑部病灶及脑功能区定位方面的独特的价值，展示其为临床诊疗提供的帮助。最后将探测脑功能的几种方法进行对比，讨论了该技术的未来发展。

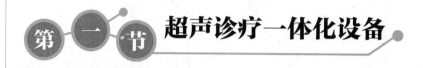

第一节　超声诊疗一体化设备

一、超声诊疗一体化系统

（一）超声诊疗一体化

超声波因其方向性好、穿透力强，已被广泛应用于生物医学领域。医学超声是研究人体组织与超声波的相互作用机制、规律的技术，并已经成功应用于临床医学的诊断与治疗。医学超声诊疗主要包括三个方面：超声诊断、超声治疗和超声诊疗融合。超声诊断主要研究如何利用各种人体组织声学特性的差异来区分不同组织的结构及功能特征，特别用于区分正常与病变组织。超声波在组织中的传播规律（即生物组织与声波之间的相互作用）及组织诊断方法是超声诊断的物理基础。超声治疗则研究如何利用超声波的某些生物效应（超声波照射引起的组织结构、功能和生物过程的变化）来治疗某些疾病，其物理基础是超声生物效应的机制和超剂量学等。超声诊疗融合涉及诊断与治疗的有机融合，辅助以器械、药物传送、影像引导的治疗，并能实时诊断病变组织，引导高效治疗，实现诊疗的有机融合，达到精准、微创、无创治疗的目的。

随着科学技术的进步与发展，"微创"这一概念已深入到外科手术的各种领域，微创手术具有创伤小、疼痛轻、恢复快、无辐射的优越性。利用计算机同步处理实现术中精准诊断和手术导航，将术中超声实时诊断与超声治疗技术有机结合，可实现超声诊疗一体化。在超声诊疗一体化平台下，针对个体特性，实现无创或者微创的精准手术或治

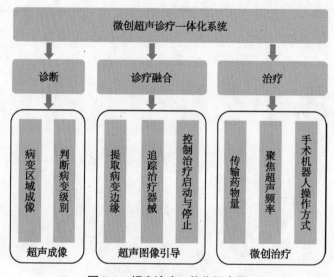

图 7-1　超声诊疗一体化概念图

疗。在超声图像的精确诊断下，通过术中超声图像引导，使用高能聚焦超声、超声微泡或手术机器人技术对病变精确治疗。图 7-1 给出了超声诊疗一体化系统的基本概念图。

（二）超声诊疗一体化设备的发展趋势

超声诊疗一体化是一门新兴的综合性学科，近些年来发展十分迅速，并已在临床医学中得到广泛应用。随着科学技术的发展以及人类对微创诊疗的重视，超声诊疗一体化在医学中的重要作用已经得到了普遍认可。

目前超声诊疗一体化系统的研究主要包括超声图像引导的高能聚焦超声诊疗系统、血管内超声图像引导的血管内药物传送与治疗系统以及超声微泡诊疗技术等。超声图像引导的高强度聚焦超声诊疗系统，通过实时监控超声图像确定计划选定的目标病变，并利用超声波聚焦在特定靶区的特性，将能量聚集到足够的强度，使焦点区域达到瞬间的高温，破坏靶区组织杀死病变区域实现治疗。整个治疗过程由系统控制，并及时提供治疗效果反馈。在血管内的疾病治疗中，超声图像引导的血管内药物传送与治疗系统是一种新型微创的治疗方式。血管内超声通过导管介入对血管壁和血管斑块进行高分辨率成像，并通过药物导管的技术，在超声影像引导下，实现药物传送与治疗。超声微泡作为新型超声造影剂，可实现在分子水平上对疾病或病人状态进行精确诊断，促进超声分子影像学新学科的发展。利用超声微泡造影剂，对体内组织器官微观病变进行分子水平成像，对疾病的诊断、治疗及药物传送系统的研发，均具有十分重要的意义。

另外，超声诊疗一体化是一个正在发展的新兴学科，许多问题的研究尚不成熟需要进一步深入。可以肯定的是，随着超声诊疗的科技工作者和临床医学研究人员的共同努力以及计算机技术的飞速发展，新型的超声诊断技术和治疗方法也会不断出现。

二、超声诊疗一体化系统的技术前沿

随着技术的发展和微创诊疗理念的深入，超声诊疗系统将超声诊断或超声治疗与导航技术进行整合，可实现诊断治疗过程的有机结合。以下从高能聚焦超声诊疗技术、血管内超声图像引导的血管内药物传送与治疗技术，以及超声微泡治疗技术三个主要研究热点涉及的，相关理念和集成原理对超声诊疗一体化进行阐述。

（一）高能聚焦超声诊疗技术

1. 高能聚焦超声诊疗原理　高能聚焦超声（high intensity focused ultrasound，HIFU）是指一种将超声在生物组织中的传播聚集起来，形成一个高强度焦点并采用聚焦方式在人体内达到高热，引起组织局部坏死、焦化且不会对周围正常组织造成伤害的治疗方式。HIFU 在人体内产生的效应主要包括热效应、空化效应、对化疗的增强作用以及提高机体的免疫功能。高能聚焦超声诊疗原理如图 7-2 所示。其中，热效应是指一定强度的超声波在组织传播，组织不断吸收热量而使得温度升高的现象，其在 HIFU 治疗的过程中发挥了主要的作用。与传统的热疗不同，HIFU能够在短时间内使靶组织迅速升温至60℃以上，导致蛋白质变性，而使靶组织发生不可逆凝固性坏死，其显著特点是不损伤周围正常组织，即可对靶区组织起直接杀伤破坏作用。这说明HIFU对组织的损伤具有很高的精确性和可控性，具有"刀"的特征。通常称这种杀死肿瘤细胞的方法为"热切除"。当强度为I的平面超声在声吸收系数为α_a的媒介中传播时，单位体积内超声作用t秒，超声作用t秒产生的热量为：

$$Q=2\alpha_a It$$

人体组织对超声有较高的衰减，忽略其内部反射回波，可以近似将在人体组织中传播的超声波看成行波。实验研究表明：动物软组织的声吸收系数α_a是超声频率f的函数，它们之间的关系通常近似为：

$$\alpha_a=\alpha_0 f^{1.1}$$

由此可见，组织升温取决于超声的频率、声强、组织吸收系数等因素。

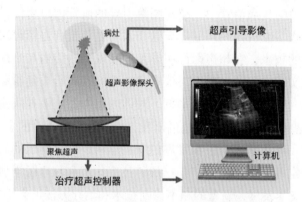

图 7-2　高能聚焦超声诊疗原理示意图

2. 高能聚焦超声诊疗主要应用　该诊疗技术的关键是超声影像对治疗效果的定量评估。其具有广泛的应用，在肿瘤学方面，可以利用HIFU实现肿瘤的消融；在泌尿外科方面，HIFU可以实现前列腺等疾病的治疗。未来，高能聚焦超声诊疗技术将朝着更加精密化、小型化的方向发展，在更多医学领域辅助医生实现精准治疗。

（二）血管内超声图像引导的治疗技术

1. 血管内超声图像引导的血管内药物传送与治疗技术原理　血管内超声设备主要由超声导管、传感器、导管步进器和图像处理系统组成。超声导管直径一般为0.87～1.17mm，可置入到导管鞘中。传感器主要分为机械式探头与相控式探头，机械式探头为单晶片结构，通过旋转晶片，实时成像；而相控式为多晶片结构，得到合成图像。导管步进器用于驱动导管，测量长度与容积，或进行三维重建。图像处理系统用于实现血流成像、组织学成像与三维重建。血管内超声通过穿刺血管，引入导管，将超声探头引导到目标部位，可以得到血管长轴管壁截面图像。在血管内影像引导下通过靶向注射药物或者支架治疗等方式实现原位治疗。

2. **血管内超声图像引导的药物传送与治疗技术的应用** 血管内超声在测量血管内径，了解管壁结构与判断斑块性质，显像正常冠状动脉、隐性损伤，与判断左冠状动脉主干狭窄、转移性冠状动脉疾病、不稳定斑块与血栓方面有重大意义。在血管内超声中，脂性损伤呈现低回声的现象，纤维肌性损伤呈现低密度的回声，而纤维化或钙化组织会有回声现象。动脉血管重建与动脉粥样硬化时血液方向变化有关，在病变部位，外弹性膜会收缩造成血管狭窄。血管内超声可以判断斑块成分，得到斑块信息。血管内超声通常可以在血管造影成像中正常的部位检测到病变，并在左冠状动脉主干狭窄区进行损伤量化分析。血管内超声可以用于明确斑块性质，发现易损斑块，识别血栓形成。

目前针对颈动脉粥样硬化所致的颈动脉狭窄治疗方式有药物干预、颈动脉内剥脱及颈动脉支架成形术，可根据狭窄程度与患者对手术耐受性决定。血管内超声的成像实时性及识别不稳定斑块的能力，能够指导医生选择合适的治疗方式与支架规格。另外利用血管内超声的实时分子成像技术，并结合微泡，可以实现药物的传输，提高体内基因表达并能够评估药物传输效果。

（三）超声微泡引导诊疗融合

1. **超声微泡引导诊疗融合基本原理** 超声微泡是具有稳定壳层结构的超声造影剂，直径一般小于 $8\mu m$，能够在外周静脉注射后通过肺循环到达靶向组织和靶向器官，提高组织回声强度。微泡能够增强组织反射超声的能力，一方面是因为微泡内的气体的声阻抗较大，远大于环境中的液体；另一方面是微泡在谐波频率附近会发生谐波现象，并有非线性效应，提取微泡信号特征并进行分析可以得到微泡成像。

靶向超声微泡是携带有抗体、药物或基因的微泡，利用靶向配体与特异性组织的结合，可以加强靶向区域的超声信号。靶向超声微泡在炎症、血栓和肿瘤的诊断上已得到广泛的应用。

2. **超声微泡引导诊疗融合应用** 在炎症显像方面，炎症产生过程中白细胞会自血管内皮间隙游出血管壁并聚集到炎症部位，以上过程均发生在超声微泡所在的微循环，所以可以利用微泡对炎症进行评估。脂质微泡与特异性寡肽结合后，对活化血小板受体有较强亲和力，能与血凝块进行特异性结合并被血栓摄取，利用这一特点可以得到血栓成像，如图7-3／文末彩图7-3所示。基于单抗包被的脂质微泡能在微血管内皮上黏附的特点，可以得到肿瘤影像。

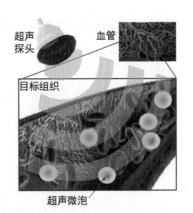

图7-3 超声微泡成像诊断与治疗原理

微泡不仅能够实现疾病的诊断，同时还能用于载药物或基因治疗。微泡在超声激励的振动下能够提高溶栓药物与血栓的接触和增强内源性溶栓，另外利用超声辐射力，将微泡聚集在靶向部位，提高药物利用率，提供了溶栓的新方法。微泡的"声化效应"能够提高细胞膜的通透性，有助于药物和基因的扩散，因而微泡能够用于载药或基因治疗。

三、超声诊疗一体化系统范例与临床应用

在超声诊疗一体化设备系统中，基于超声的融合是超声诊疗一体化设备研发的关键。相对于传统的超声诊断系统，彩超及多普勒血流超声通常被用于生物组织、血管流量及其病变的诊断和检测。在临床应用领域中，最新相关的研究表明：超声诊疗系统已经应用于肝脏肿瘤消融、超声治疗结石、乳腺肿瘤、妇科疾病以及子宫内胎儿手术。这些概念的提出及研究的开展有助于超声在诊疗体系应用的拓展及进一步实现临床转化。

（一）肝脏病变治疗的超声诊疗一体化系统

基于磁共振引导的 HIFU 治疗肝脏肿瘤方法目前已有一些研究，术中 MRI 引导高能聚焦超声是一个具有广泛前景的无创肝脏肿瘤消融治疗方法。随着稳定性及诊疗融合的改进与完善，将提高治疗效率，降低住院率和费用；该系统将会是一个新型的具有代表性的诊疗新方法。

1. 基于 MRI 引导的 HIFU 诊疗系统对肝脏病变的切除与治疗　基于 MRI 引导的肝脏肿瘤切除或者 HIFU 消融治疗的过程中，需要考虑的主要方面有：

（1）受肝脏解剖位置的限制，在 HIFU 治疗过程中因胸腔内及肋骨间肌肉的阻隔会降低 HIFU 的功率能量散失，无法达到治疗效果；并且 HIFU 治疗过程中还会对肋骨及肋骨间的肌肉造成损伤。

（2）更严重的问题还在于由于连续的生理呼吸运动造成腹部运动漂移，影像图像引导及治疗过程中能量的堆积，从而不能达到治疗效果。

因此需要对以上两个问题寻找合适的方法来消除其影响，以提升治疗精度，改善治疗效果。

2. 肝脏肿瘤诊疗的 MRI 图像引导 HIFU 系统解决方案　针对肝脏肿瘤的治疗过程中的解剖位置限制及呼吸运动的漂移等这两个问题，有以下针对性的解决方案和技术说明。

（1）胸腔对超声束传播阻挡作用

1）使用基于物理射线跟踪的二值化孔障解剖模型的孔障检测方法：共轭相位、使用边界元素方法的限制最优化、基于散射或衰减的直接探测的孔障方法等。

2）时间反转操作算符的分解：脉冲回波探测、空穴增强型反向投影等。

（2）生理作用的运动追踪，运动主要表现在呼吸运动、蠕动运动、自主运动等。

1）对腹部器官的 HIFU 消融运动补偿技术：引导型屏住呼吸、控制策略（呼吸控制能量传递策略）、声束控制策略。

2）腹部器官 MR 引导的温度及剂量测量：温度图中的运动补偿误差，实时的 MR 温度体积成像问题等。

3. 基于 MRI 引导的 HIFU 诊疗系统在肝脏肿瘤治疗领域的拓展与深入   在 MR 引导的 HIFU 诊疗一体化体系中，使用耦合金属粉末的充气磷脂纳米粒子用于肝脏肿瘤病变的治疗将会产生合适尺寸及浓度集中的超声热效应，从而使得 HIFU 消融治疗更加精准及有效。

磷脂化的纳米气泡（PLNs）比纳米微泡更小，其直径在 30～100nm 范围内。其包含有全氟正戊烷（C_5F_{12}）气体，增强了 HIFU 的热疗效率，同时耦合金属钆的全氟正戊烷磷脂化的纳米气泡（C_5F_{12}-PLNs）可以被 MR 探测到，增强检测精度。因此，将其应用于诊疗一体化体系中，在提升检测精度的同时可提高治疗效率和精准性。

（二）结石治疗的超声诊疗一体化系统

结石治疗的超声诊疗是微创诊疗一体化的典型临床应用代表与案例。融合诊断、治疗与机器人辅助治疗的微创诊疗将会对疾病的治愈提供更精准、更容易实现的治疗手段及方式。

1. 结石诊疗一体化的系统要求及系统配置   超声诊疗一体化治疗结石的系统要求具有：①精准诊断功能的流程有：将探头运动到受影响区域，选取受影响区域，聚焦 HIFU 声束到受影响区域，定位与追踪受影响区域（肾结石的周期与非周期运动补偿），监测受影响区域；②精确治疗功能：HIFU 辐射功率的调节，停止 HIFU 的辐射等系统功能要求及设备性能保障。基于这些具体的要求对治疗结石的超声诊疗一体化系统实现搭建。

在微创或非侵入式的图像引导下，对受影响区域运动追踪的高能聚焦超声诊疗系统，采用超声图像引导手术区域的高能聚焦超声对肾结石实现碎石治疗。整个系统的功能要保证系统的稳定性和安全性，通过超声成像对结石的运动追踪，采用后续的两种方案来解决这些问题。

2. 系统配置过程中所需要解决的问题   在超声图像引导的过程中伺服系统的可视化运动精准追踪是影响系统性能及治疗精度的首要因素。

（1）首先需要讨论的是伺服系统的精度：伺服系统的精度必须要求小于辐射目标的半径，其可以表示为

$$E_d < K_r \bar{r}_{stone}$$

式中，$\bar{r}_{stone}$ 是被辐射目标（结石、肿瘤等）的直径，K_r 是线性比例常数。

（2）系统的跟踪误差也是一个关键：影响系统的运动跟踪误差可能是微泡的产生或者机械系统引起震动造成的图像变化而增加误差。误差增加的同时又会造成图像改变而引起跟踪误差增加，形成一个恶性循环负反馈。因此，改善跟踪性能提供更好的跟踪效果会对系统性能得到改善并形成一个正反馈作用。

3. 结石治疗过程中的机械运动控制解决方法   为了解决上述系统中存在的问题，针对性地对问题给出一些解决方法，如下所述。

首先，通过最小化伺服系统的误差来增加治疗效率和确保病人治疗过程中的安全性，一方面是通过结石的形状信息来准确判断其位置，另一方面是通过控制影响区域的

周期运动进行补偿；其次，降低伺服系统的误差的影响，要根据伺服系统的误差来控制 HIFU 的辐射功率以便保持一致性。

（三）乳腺肿瘤的超声诊疗一体化系统

器械辅助的高能聚焦超声乳腺肿瘤治疗因其治疗的创伤小、安全性高而成为一项具有前景的诊疗融合技术。但是术中的皮肤灼伤、治疗时间长、不完全的超声消融是其治疗过程中的主要缺点。在器械辅助诊疗系统中，实现依据病变部位的自动识别并旋转 HIFU 超声探头对肿瘤消融具有重要意义；同时，术中诊断精度将会影响器械的移动以致影响肿瘤消融治疗的精准操作。其诊疗原理及结构如图 7-4 所示。

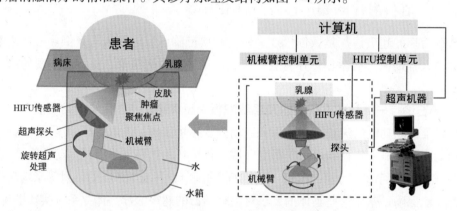

图 7-4　乳腺肿瘤超声诊疗系统

1. 乳腺肿瘤高能聚焦超声诊疗系统　在乳腺肿瘤的诊断、治疗及其结合中，高能聚焦超声诊疗系统都起着至关重要的作用。使用超声影像对病变的自动识别，通过控制 HIFU 的频率和时间达到要治疗的超声能量以杀死乳腺肿瘤。当前的研究中，器械辅助治疗系统的机械臂有四个旋转自由度，融合有诊断功能的二维超声探头的 HIFU 探头被挂载在机械臂的末端，此末端可以绕着 HIFU 的焦点处旋转。在二维超声成像中即可观察到 HIFU 的超声束。此系统规避和减轻了因长时间声束传导而引起的皮肤被灼伤，显著减少治疗的时间，还无需在治疗过程中因担心灼伤皮肤而中断 HIFU 治疗。目前采用的机械臂控制方式还将会避免不完全的超声消融以至于达到很好的治疗效果。

2. 机械臂辅助的高能聚焦超声的乳腺肿瘤消融治疗系统架构　在乳腺肿瘤治疗中，微创及无创的治疗方式将会是未来治疗的主要方式，同时结合微创实时的术中成像引导，不仅提高治疗精度，还能不影响治疗后的外观。本系统中的机械操作、空间位置定位及探头的设计都是重要的环节。

该系统主要包含该有三个部分：①集成化的 HIFU 探头：包括诊断用的超声探头和 HIFU 聚焦探头，中心位置放置诊断用的二维超声成像探头，外周放置 HIFU 的聚焦探头；②机械臂：使用绳驱动的方式实现四个旋转自由度，驱动力通过绳和齿轮传动；③旋转声束消融治疗：通过旋转声传导束的作用避免了长时间对皮肤的热量聚焦造成皮肤及组织的灼伤，同时这样还不会损失超声能量。

3. 高能聚焦超声乳腺肿瘤的诊疗系统改进　器械辅助的高能聚焦超声在乳腺肿瘤的消融治疗过程中，器械辅助的系统成本低，还能够在不丢失声波聚焦的同时传导可调节的旋转声波及消融治疗等优点。本系统具有减少乳腺皮肤的热量积累而不会对皮肤造成被灼伤、降低治疗时间及同特性区域。

目前的研究中，超声图像引导器械视觉控制和 HIFU 超声束的自动聚焦还存在一些有待改进的地方。因此，对超声图像的自动识别及依据图像处理的超声束自动控制系统将会是未来的重要研究点，并将其逐步应用于临床中。

（四）妇科疾病的超声诊疗一体化系统

基于高能聚焦超声的无创诊疗应用到宫颈炎、妇科肿瘤、外阴白色病变、尖锐湿疣等妇科疾病的诊疗领域，并获得了良好的治疗效果。是一种非侵入性全新治疗模式，可以达到精确定位、治疗彻底、复发率低、剂量易于掌握、安全性高、创伤小、患者生理和心理负担轻等效果。

1. 超声诊疗系统引导宫颈炎治疗　宫颈炎是一个妇科常见疾病，发病率占育龄妇女的 50%～90%；可并发盆腔炎性疾病及不孕，严重影响患者的生活质量，并且还容易复发，在长期炎症的刺激下可能会发生宫颈的癌变。

超声一体化诊疗系统在超声影像引导下使用高能聚焦超声治疗宫颈炎、宫颈糜烂实现，并术后观察治疗效果。研究表明，高能聚焦超声对重度宫颈炎的治疗效果明显优于微波治疗，而宫颈修复过程中阴道排液、出血等并发症的发生率明显低于微波治疗。

2. 超声诊疗系统引导的妇科肿瘤治疗治疗　高强度聚焦超声作为一种非侵入性的局部热切除方法，用于治疗子宫肌瘤，具有传递能量不需要任何介质、有利于保留子宫的正常功能、对卵巢内分泌功能无明显影响的特点。

采用超声观察高能聚焦超声的治疗过程，发现治疗所引起的组织超声声像图改变区与病理学证实的损伤区的大小、边界及位置有很好的相关性。在术后随访过程中发现，采用 B 超和 MRI 引导的高能聚焦超声诊疗系统对子宫肌瘤的治疗，能够达到症状缓解的目的，并且显著提高病人的生活质量。

3. 超声诊疗系统引导外阴白色病变、尖锐湿疣治疗　外阴白色病变和尖锐湿疣的治疗过程中，基于高能聚焦超声的治疗明显的体现高能聚焦超声的治疗优势，结合医生的直接诊断和判断，评估其治疗效果，改善了治疗效果。研究表明，临床症状完全缓解率达 94.7%。治疗后 3～6 个月时，局部皮肤外观恢复正常，适当的超声剂量和治疗方案，可使上皮内非瘤样病变的疗效更明显。

在妇科疾病的治疗中，主要体现了超声诊疗系统的治疗作用，尤其是在外阴白色病变、尖锐湿疣的治疗过程中，高能聚焦超声的治疗效果尤为凸显。然而，在目前的治疗系统中超声的诊断功能较为少用，有的是医生直接观察和诊断，使得超声诊断功能减少。因此，在后续的研究及临床应用中，量化地评估这些疾病，并引导控制超声剂量增加治疗准确性及提高治疗安全性。

（五）超声引导其他模态治疗及超声诊断、治疗系统

1. 超声引导胎儿外科手术中的定位问题　胎儿外科手术能实现对出生之前腹中胎儿的畸形提供治疗，例如对双胞胎输血综合征的治疗，实现尽早的腹中治疗将会使得胎儿在腹中就能到达正常胎儿的发育水平。如果对其实施外科手术治疗，将会对子宫及母体造成很大的创伤。因此采用微创式的胎儿外科手术是必要并有意义的。

解决这种问题的关键是通过对子宫中的胎儿进行固定，将胎儿的影像通过超声影像及内镜位置标定并定位。其中，采用超声与内镜结合的手术引导系统能够免除胎儿外科手术中外界标记定位的问题，实现术中的精准诊断与精准治疗。该系统使用二维的内镜影像与三维的超声图像配准融合，将胎盘的表面内镜视频影像使用空间注册、图像对其叠加等方法匹配到三维超声影像的胎儿表面。

2. 常规超声引导的血管内超声治疗　在心脏房颤的血管内超声引导电磁消融治疗过程中，通过内窥式的血管内超声探头融合极细的超声阵列探头，直径可达 7F（约为 2.33mm），在动态传递可变化的高能聚焦超声治疗的同时还可以对治疗的病变部位实时成像并给出目标区域的治疗范围，以便提供可视化的治疗效果。因此，使用心内血管尺寸的高能聚焦探头并使用高能聚焦超声方法对病变（心律失常、房颤等）实现治疗。

在血管内超声引导的治疗系统中，使用定焦系统治疗病变及传统的超声系统成像引导其治疗。在血管内的高能聚焦超声治疗过程中，超声图像变化是显而易见的，使用病变检测算法对图像分析，由绘制得到的病变边界可知图像检测尺寸比实际尺寸小，同时由于超声散斑的存在很难准确标定边界。因此，需要设计更好的算法对图像进行进一步处理。

3. 超声诊断、治疗系统　目前，超声诊断系统已经具有成熟的产品并广泛应用于临床中。在诊断领域，超声诊断、治疗系统可为临床提供更清晰的图像及获取更多的组织信息，从而提高轴向分辨力、空间分辨力和对比分辨力。在运动心脏疾病诊断方面，利用多普勒成像可以对心肌运动实时观察，显示心脏运动速度，判断节段性室壁运动异常，实现对局部心肌运动的量化分析。新型的超声诊断、治疗系统具有轻便、便携、高性能的硬件平台、先进的图像处理技术的优点，可应用于床旁、手术室、ICU、急救等多种诊疗环境，为临床诊断提供优异的图像质量和卓越的性能。

超声诊疗一体化设备具有无创或微创、无辐射、高集成度、高诊断精度、高治疗效率等优点及特点。尤其是在肿瘤诊疗、心脑血管疾病诊疗、骨关节诊疗、妇科疾病诊疗、结石诊疗等领域，超声诊疗设备正在微创诊疗过程中发挥着不可替代的作用。随着超声诊断、治疗和诊疗融合技术的进步，以及设备的发展改进，超声诊疗将会对疾病治疗、病人的术后生活质量改善提供一些新型的诊疗一体化方法。在不久的将来，超声诊疗一体化技术会成为新兴的研究领域和产业重点支撑对象。

（廖洪恩）

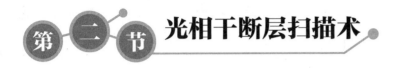

一、光相干断层扫描术概述

（一）光学相干断层扫描原理及历史

光相干断层扫描术（optical coherence tomography，OCT）是一种对组织断层微细结构具有高分辨率的光学影像技术，OCT 的工作原理与超声成像极为相似，区别仅在于前者利用近红外光对人体组织进行探测。光学相干断层扫描成像是一种利用光的干涉现象观察生物组织的断层成像技术，该技术利用弱光干涉仪的基本原理，检测生物组织不同深度层面对入射弱光相干的后向反射或后向散射能力。光在检查体内部被散射，然后通过处理，形成高分辨率、深度图像来分析内在的微观结构，检查时活体无须物理接触。相对于 CT 等 X 线成像设备，OCT 技术采用超级发光二极管（SLD）产生的红外线做光源，不会对人体产生电离辐射，是一种安全的、非侵入性成像诊断技术。相对于 MRI 和超声，分辨率则大大提高。OCT 的分辨率分为轴向分辨率和横向分辨率。横向分辨率由照射待测物体的光斑大小决定。使用聚焦光照射物体可减小光斑大小，提高横向分辨能力。轴向分辨率相对于横向分辨率重要得多。提高轴向分辨率的一种方法是减小中心波长，但由于生物组织的吸收系数影响，只能在有限的范围内减小中心波长，因此这种方法意义不大。另一种提高轴向分辨率的方法是提高光源带宽，采用宽带光源。商用眼科OCT 提高轴向分辨率的方法均通过这一途径。OCT 成像深度受到限制，只有约 2mm，因此 OCT 技术主要应用于眼科、皮肤科、口腔科以及血管内壁观察，其中以眼科的临床应用最成功，OCT 技术的产生对眼科临床检查具有变革性影响，不仅在于它为临床医生提供了视网膜断层信息，还在于它引入了临床实用的量化参数。

1991 年 Huang 等基于 Michelson 干涉仪的原理研制了 OCT，几经改进商业机于 1996年应用于眼科临床。该技术以不同组织对光线的吸收和散射程度不同为基础，以超高亮度发光二极管为光源，光波波长约 840nm。其有两根光导纤维，一根用于激光的输出，另外一根用于接收眼底的反射光。时间延迟信息包含于反射光束和从干涉光延迟路径返回的光束之间的干涉信号中，通过光电二极管将光信息转换为电信息，再经电子信号处理，计算机存储并分析数字信息，得出被检组织的二维断层影像，由于组织的结构和密度不同，对光的吸收和反射不同，用不同颜色表示这种不同，即可得到一幅模拟彩色眼底断层影像，像红、黄、亮绿这样明亮的颜色代表反射强的区域，而蓝黑等暗色代表低反射区，绿代表中等反射区。断层扫描的深度与所用激光的波长有关。波长长，其穿透力强，断层扫描得深。这种装置可与眼科检查设备裂隙灯结合使用，也可直接用红外敏感的摄像机摄像，于监视器上观看。光相干断层扫描术的断层扫描精度达10μm，而共焦点激光扫描检眼镜的扫描精度为300μm，一般的眼超声检查的扫描精度为150μm，高频超声生物显微镜（ultrasound biological microscope，UBM）的精度也只有20～40μm。因此，光学相干断层扫描术检查就像做活体的组织病理检查一样。

（二）时域 OCT 系统

传统 OCT 系统主要部件包括光源、可移动的参考镜、光耦合器件、探测仪、数字处理芯片及计算机系统，通过测量反射光束与参考光束间的时间差来获取图像，主要使用干涉仪测量后向反射或后向散射光的回波时间延迟，故又称为时域 OCT 系统。通过机械改变参考路径的长度，在不同时刻，测量回波延迟和光的幅度。缺点是设备较低的扫描速度无法避免图像在眼球运动时所形成的像差，而提高扫描速度却会降低图像的分辨率。在获得最大分辨率（1024个点／6mm组织面积）的情况下，时域 OCT 每1.6秒可完成一次 B-SCAN（即每秒400次 A-SCAN）。传统 OCT 由于获得的信息有限，主要用于眼底病尤其是黄斑疾病的诊断或观察。改变光路系统，还可以进行眼前节的 OCT 成像。

（三）频域 OCT 系统

近年来开发出一种称之为傅里叶或频域 OCT 的新技术。该技术采用不同的图像采集模式，通过在探测臂上安装分光计，来测量组织反射光束与固定式参考臂光束间的波长之差，再运用傅里叶分析处理所记录的波长值，从而对所得图像进行分析处理。这项技术避免了移动参考臂的麻烦，取而代之用分光计来分析反射光的光信号。其优势在于获得了每秒高达27 000次 A-SCAN 的高速扫描，使得在临床上获得高保真三维图像变得切实可行。这种高频扫描的显著优势在于它极大地降低了由眼球运动而使图像产生伪影的可能。特别是对人工晶状体眼、高度近视以及屈光介质浑浊的患者进行检查时，操作者仅需通过调整光束位置及其集中程度即可方便地控制图像质量。这种高分辨率图片对视网膜的细节的清晰呈现几乎能和组织切片相媲美。运用频域技术获得的高清视网膜图像同样可用于三维重建。仪器光源波长为840nm，采样频率是每秒27 000次 A-SCAN。仪器可快速地自上而下完成200～512次连续 B-SCAN，然后通过排列 B-SCAN 进行视网膜地形图的三维重建。由于视网膜地形图的精确性取决于采样速度，故高速采样的频域 OCT 使获得精细的视网膜地形图成为可能。与时域 OCT 相比，频域 OCT 更快的速度、更精确的图像以及更多的细节展现为全面深入地分析奠定了基础。频域 OCT 能够从横断面、前节及三维像上呈现视网膜结构，这不仅使我们能够对青光眼以及眼底的疾病作出诊断，而且还能用于对治疗效果的评估。在出现频域 OCT 之前，没有任何方法可以研究脉络膜。频域 OCT 脉络膜检查能够帮助我们了解更多的脉络膜视网膜病变的病理变化。

频域 OCT 与 B 型超声检查的数据虽类似，但有着明显的优势，比如 B 型超声的分辨率约为150μm，时域 OCT 的分辨率是10μm，而频域 OCT 的分辨力则达到了5μm。频域 OCT 在视网膜检查中体现了较高的可重复性。通过对视盘边缘若干点或视网膜血管追踪定位，即能够轻松地完成对特定目标区域的多次定位随访扫描。

频域 OCT 不仅能够运用于临床观察和测量，而且能用于识别一些其他方法很难观察到的视网膜外层组织，比如外界膜（external limiting membrane，ELM）和光感受细胞的内外结连（IS/OS）。它还能通过形态异常、折射率变化及光学空白区域来显示不同病变。包括以下功能：测量视网膜厚度、测量视网膜神经纤维层、测量视网膜容积、生成视网膜厚度地形图、独立呈现内界膜和视网膜色素上皮层的地形图、测量视盘的多种参数、建立三维立体图、提供水平组织切面图、提供视网膜色素上皮（RPE）匹配功能，用于显示组织切面。

频域 OCT 获取的图像可用于分析、量化、存储、比较及联合荧光素眼底血管造影、吲哚菁绿脉络膜造影和微视野计等其他检查。频域 OCT 检查结果准确并且可靠，图像可重复性好，图像采集简单快捷，并且不需要注射静脉造影剂。在某些情况下，如对于视网膜水肿病人，OCT 比荧光素眼底血管造影更适合用于随访，因为后者是一种有创检查，可能引起相关并发症。

（四）OCT 在冠状动脉血管内成像

2000 年 Jang 首次将 OCT 技术引入在体冠状动脉检测。时至今日，OCT 技术已经在冠脉介入诊疗中发挥着日益重要的作用，被广泛应用于临床心血管介入治疗导管室。既往有创的冠状动脉造影（coronary angiography，CAG）检查一直作为评估冠状动脉粥样硬化程度的金标准，但是它只限于提供血管平面管腔的信息，而非血管壁内部微观结构。血管内超声成像（intravascular ultrasound，IVUS）穿透力强，可以显现血管病变全貌，测定斑块面积斑块负荷，显示血管的正性重构和负性重构，可定量分析某种治疗手段对斑块负荷的影响，但有对支架患者 IVUS 检查时支架金属丝过度反射回声干扰支架周围结构成像的缺点。OCT 检查分辨率高（10μm）是 IVUS 的 10 倍，比 IVUS 快 40 倍速度获取图像。借助 OCT 技术，我们可以清楚地观察到冠状动脉三层结构，即内膜、中膜、外膜，这是既往任何在体血管内成像技术无法达到的，对冠心病患者及接受支架治疗患者，OCT 分辨率高，可清晰显示内膜下的病变或斑块，识别易损斑块、稳定斑块、血栓、钙化、夹层、支架及支架表面的内膜增生和支架内再狭窄，因此，在易损斑块、介入治疗、再狭窄机制临床研究和疗效评价方面，具有重要的应用价值。

二、OCT 的临床应用

（一）眼底应用

OCT 可用于黄斑区视网膜病变观察，黄斑区视网膜的主要视功能为人类明视觉、精细视觉及色觉，该部视网膜病变患者可出现明显视力下降，视物变性，眼前中心暗点，严重影响患者生活。利用 OCT 技术可以发现及观察黄斑前膜，黄斑裂孔及黄斑水肿的进展，对病变进行定量分析，对比治疗前后变化。动态观察黄斑下新生血管膜变化，精确定位新生血管膜位置，指导病变治疗。借助 OCT 可发现视网膜色素上皮及脉络膜相关病变。近年来频域 OCT 的应用能更清晰地看到视网膜内部的解剖结构，如：节细胞层、光感受器细胞层、外界膜和色素上皮层。加强对黄斑区视网膜病变的理解，尤其是对视网膜外层结构的清晰显示，使我们对视网膜功能损伤的评估有了更深入的认识，成为有效的预后指标。该项技术还可帮助预测玻璃体视网膜手术后的功能恢复以及评价各种治疗方式的疗效。OCT 技术结合眼底荧光血管造影，吲哚菁绿造影检查，并将图像结合可有助于病变区域精确定位，了解病变区域血管屏障受损程度，指导治疗尽量保留病变区视网膜功能。在出现频域 OCT 之前，没有任何方法可以研究脉络膜。因此，我们有理由相信脉络膜 OCT 能够帮助我们了解更多的视网膜病变的病理变化。

最近新的 OCT 分析软件可以针对黄斑变性进行分析，这是 OCT 对干性年龄相关性黄斑变性（ARMD）的革新，它将能够测量地图状萎缩和玻璃膜疣，这将对干性 ARMD 的治疗起到监控作用，尤其是那些使用补体抑制物的病例。我们可以对地图样萎缩进行定期观察，并且对其改变进行非常可靠的测量，使用自动的视网膜分层功能，我们能够勾勒出玻璃膜疣的轮廓，这些玻璃膜疣与视网膜照片，二维和三维的图片都相吻合。可以使用自动分层技术对玻璃膜疣进行定量分析，再计算玻璃膜疣的面积和容积，并对玻璃膜疣的变化进行长期随访。因此应用 OCT 观察黄斑视网膜临床医生可以：发现病变，评估疗效，量化病变的厚度和容积，追踪疾病的进程，评估术后状况，研究三维视图。

（二）青光眼

青光眼是一种以视网膜神经纤维层缺损为主要体征的不可逆性致盲眼病。视网膜神经节细胞损害发生于视网膜功能损害之前，研究表明许多原发性开角青光眼患者在视野缺损被查出之前有多达 50% 的节细胞轴索受损，所以准确定量检测视网膜神经纤维层厚度是开角型青光眼早期诊断和监测的关键。OCT 能够定量检测视网膜神经纤维层的厚度，可作为原发性开角型青光眼早期诊断的重要指标。但由于正常眼、高眼压症、青光眼中视网膜神经纤维层厚度之间有很大的重叠区，限制了 OCT 的敏感性和特异性。所以 OCT 在早期青光眼的诊断中敏感性不是很高，但可以准确测量出中、晚期青光眼的视网膜神经纤维层缺损，观察病变进展，指导相关治疗。将 OCT 技术用于眼前段结构的观察，由于其具有非接触操作和成像清晰的特点，成为房角检测重要方法，但因其是光学设备，在睫状体和后房的显影成像方面并不理想，不能完全替代传统的房角镜和超声生物显微镜的检查，但可帮助提供更详细和完整的诊疗信息，有助于我们提高闭角型青光眼的发现及对治疗进行评估。

（三）泪膜的检测及分析

泪膜是一层覆盖在角膜和结膜表面 7～10μm 的薄膜。分为脂质层、水层和黏液层，能够形成一个完善的角膜光学表面，并湿润、营养和保护角膜、结膜。任何原因引起的泪液质或量及动力学的异常，均可导致泪膜不稳定和（或）眼表异常，从而出现眼部不适症状，这一类疾病被称为干眼症，临床发病率高，有关泪膜或泪液的检测和分析至关重要。对泪膜形态学研究方面的大量探索发现，泪新月是判断泪液容积的重要参数，泪液缺乏性干眼时，相应于泪液容积的减少，泪新月亦减少，故泪膜形态学如泪新月参数的测量在评价此类干眼症时是十分敏感的指标，采用 OCT 测量的泪新月高度比通过其他方法观察的泪新月高度更加精确。在干眼症的诊断、严重程度的评价和各种治疗方法疗效（如泪液替代品的动力学情况以及监测泪小点栓塞后的泪新月情况）的评估等方面将会发挥较大的作用。同时，频域 OCT 的发展，图像分辨率提高到 3μm，并可得到三维图像，较现有的横截面扫描能采集到更多的信息，也更接近泪膜和泪新月的真实情况，使泪新月各参数测量更精确。这一技术因有较高的分辨率，对角膜层次以及角膜和泪膜分界显像清晰，故为泪膜厚度的直接测量提供了可能。

（四）冠状动脉介入治疗应用

应用光学相干断层成像（OCT）检测技术评价冠状动脉内粥样硬化斑块的稳定性。并指导支架置入，检测血管对置入支架后即刻和中远期的反应，常用的冠状动脉影像学检查有冠脉造影（CAG）、血管内超声（IVUS）及光学相干断层扫描（OCT）技术。传统 CAG 不能显示支架贴壁情况和内膜增生程度，对斑块及血栓判断较局限；IVUS 由于分辨率较低，无法检测 100μm 以内的内膜覆盖率，对不稳定斑块识别能力有限；OCT 是目前最先进的血管内成像技术，其最高分辨率可达 4μm，临床上主要用于：①识别易损斑块；② DES 置入后定量分析内膜覆盖、支架贴壁、支架内再狭窄及血栓形成等情况。OCT 评估冠脉病变严重程度能够准确描述冠状动脉斑块的形态特点，识别血栓类型，观察内膜破裂，脂质沉积斑块，纤维帽厚度。OCT 还可以通过准确定量测量血管情况决定是否行介入治疗。对植入支架的冠脉病变患者应用 OCT 检测支架后新生内膜覆盖情况是其非常重要的应用。新生内膜覆盖对预防支架内血栓形成有重要意义，反映了血管内膜愈合的完整性。

三、OCT 展望

（一）长波长 OCT

目前的 OCT 波长为 840nm，长波长使用 1050nm，这样就能更好地穿过白内障而进行扫描，在中国可能更有意义，因为我们有很多严重的白内障病人，并且能更好地获得脉络膜的影像，当然与之相关的是更快的 OCT 扫描光源。

（二）高速率 OCT

高速率 OCT 每秒钟完成 100～200 000 个扫描。超高速扫频光源 OCT 可以达到每秒钟扫描 400 000 次，我们现在就可以做到 12mm×12mm 范围的扫描，从 OCT 眼底成像图片上，我们可以获取大量的信息，比如锥细胞镶嵌的影像，可以看到视网膜的正面影像以及各个层面的结构（所有的层面）。

（三）术中 OCT

在显微镜中整合 OCT 使得术中可以直接观察到断层结构，通过将显微镜的内部光路和 OCT 扫描采集光路融合在一起，比如在玻璃体视网膜手术以及眼前节手术过程可以获取视网膜及前节断层高分辨率实时采集到的图像。

（四）血流成像 OCT

传统的荧光血管造影技术作为一种侵入性血管造影技术并不能实现这种程度的多次随访监测。通过独特算法的血流成像方法，建立了一系列的视网膜分层后的血管图像，包括浅层视网膜层，深层视网膜层，视网膜无血管层，脉络膜毛细血管层以及脉络膜层。这些血管图有着极高的准确性，可以观测到以前难以观测到的血管组织，还可以详细地展示视网膜微血管以及结构组织的二维以及三维信息。未来 OCT 极有可能取代现在临床应用的荧光血管造影和吲哚菁绿造影，成为对视网膜、脉络膜血管进行评估的新的金标准。

（五）便携式 OCT 系统

嵌入式处理平台在计算机中的应用，由于其配有单一或多核数字信号处理器（digital signal processor，DSP），与传统运算方式相比，DSP 每毫瓦功耗所能达到的处理效能更高，不需要使用高成本的电源供应和散热器件。并且 DSP 系统能够让功能强大的信号处理器与相当接口进行数据处理，帮助设计人员缩小系统尺寸并降低耗电量，由于采用 DSP 平台可缩小系统实际尺寸，并降低耗电量，未来将会出现电池供电的便携式 OCT 系统。

随着 OCT 技术在临床的深入应用，需要更加快速，且易于学习和操作，既满足高端临床研究、也可以满足日常临床实践的需要的设备。总而言之，OCT 代表了图像诊断技术的一大进步，适用于医院和大学中心机构，在眼科应用获得巨大成功，为视网膜专家、玻璃体视网膜手术医生以及青光眼专家提供重要临床诊疗信息。

（吴航）

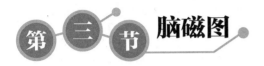

第三节 脑磁图

一、脑磁图概述

脑磁图（magnetoencephalography，MEG）是一种无创测量大脑中电磁信号且能进行精确定位的技术。对于位于大脑皮质的信号源，MEG 检查以其毫秒级的时间分辨率和毫米级的空间分辨率，已经成为越来越不可或缺的临床诊断技术。

MEG 的独特价值体现在如下几个方面：

1. 直接测量大脑活动　功能性磁共振成像（functional magnetic resonance imaging，fMRI）、PET、和 SPECT 都是对大脑功能的间接测量，只有 MEG 是直接测量大脑生物电活动。

2. 超高时间分辨率　以毫秒级速度解析大脑活动，记录神经快速波动，正是 MEG 系统与其他神经成像技术不同之处。

3. 卓越的空间分辨率和精确度　与脑电图（electroencephalogram，EEG）相比，MEG 具有卓越的空间分辨率，可以毫米级的精度进行源信号定位。

4. 无创检查　MEG 检查不需要注射放射性物质，不需要暴露在 X 线下或磁场中。整个检查过程是安静、无创的，即使是儿童、婴儿和孕妇也可以反复接受测试，受试者无任何不舒服的感觉。

（一）脑磁图（MEG）发展简介

1965 年，伊利诺伊大学的物理学家 David Cohen 首次测量了大脑的 MEG 信号，那时使用超导量子干涉设备（superconducting quantum interference device，SQUID）进行采集还没有开始应用，David Cohen 用铜制感应线圈作为探测器。为了消除背景噪声，测量是在一个具有磁屏蔽效果的房间里进行的，但是由于探测线圈的敏感度极度不足，结果并不理想，混杂了太多噪声的 MEG 测量结果难以采用。

1969 年，Cohen 在麻省理工学院精心制作了一个更好的磁屏蔽室，并首次采用了由 James Zimmerman 刚刚和其同事一起研发出来的 SQUID 探测器，他第一次获取了清晰的可媲美心电图的心磁图（MCG），以及第一次来自骨骼肌的磁信号，更引人注目的是，他也采集到了纯净的 MEG 信号！他测试了一个健康受试者的自发反应和一名癫痫患者的异常脑部活动，结果几乎和那些 EEG 信号一样清晰。《科学》期刊将这一事件称为生物磁学的诞生。而这一系列成果，极大地激发了那些尚对 SQUID 技术持观望态度的物理学家的兴趣。由此开始了对各种类型，包括自发的和诱发的 MEG 信号的采集和测量。

采用 SQUID 磁强计进行的人体生物磁信号的研究，通常称为磁源成像（magnetic

source imaging，MSI），有时也称为磁场断层成像或者电流成像。最初，单个SQUID探测器被成功地用于大脑生物磁信号的测量，为此需要环绕受试者的头部测量大量的点，工作起来异常烦琐而且笨重。随后出现4通道、7通道、24通道、37通道及64通道等生物磁仪，但是均需要不断地转动传感器的位置以获得全脑信号，费时费力，且无法得到同步的脑电磁信号。到了80年代，脑磁图生产厂商推出多个传感器阵列，被装置在头盔型的真空装置内，可以覆盖头部更大的面积，有148通道、248通道、275通道及306通道的脑磁图系统。国外某公司生产的306通道脑磁图系统，同时具备平面梯度计和磁强计，探头设计可轻松覆盖全脑。至此，脑磁图检查变得快速高效起来。

（二）脑磁图信号的产生

人类大脑是众所周知的结构最复杂、也是最重要的器官。大脑皮质覆盖于大脑表面，由灰质构成，大脑皮质有超过10^{10}个神经细胞，这些细胞构成一个巨大的信号处理网络。我们知道，神经冲动的传导过程是电化学的过程，信号在神经上传递时表现为电位变化，也是说神经信号本质上是一种电信号。而这个电信号可以被我们所熟悉的脑电图探测到。

1820年丹麦物理学家汉斯·奥斯特（Hans Christian Orsted）著名的奥斯特试验揭示了电流周围存在磁场，磁场的方向遵循右手法则，即用右手握住通电直导线，让大拇指指向电流的方向，那其余四指所指的方向即为磁场方向，此法则同样适用于生物电电流。

人体生物磁场的来源主要分为：生物电流产生的磁场、由生物磁性材料产生的感应磁场和侵入人体内的强磁性物质产生的剩余磁场。其中，第一种就是产生脑磁场的磁源，记录下这种磁场变化即获得脑磁图（MEG）。

大脑的神经活动产生的磁信号是非常微弱的：为$10^{-12} \sim 10^{-15}$T（特斯拉）。相比于其他的磁信号，可谓微乎其微：由心脏产生的磁场比大脑产生的磁场大100倍左右，而地球的磁场则是脑磁场的十亿倍，甚至更大，两者相比，犹如在音乐大厅音乐演奏时一根针掉到地上的声音。而唯一有能力探测到这个微弱磁场的设备，就是MEG。

MEG信号主要由大脑皮质灰质神经元的神经电流产生。并不是所有的神经细胞都会产生可测量的电磁。脑电活动主要有三个来源：①跨膜电流；②细胞内电流；③细胞外容积电流。每一个电流成分均有其相关的磁场，MEG所测量的磁场反映了所有电流成分的磁场的叠加。

跨膜电流不产生可探测的磁信号，因为细胞膜内外的电流大小相等、方向相反，所产生的磁场相互抵消。头颅的内表面近似一个球形导体，根据物理学公式可以推导出，在一个容积导体内呈放射状的电流源在容积导体外产生的磁场为零，因此，细胞外容积电流所产生的磁场在颅外为零。基于以上原因，只有细胞内电流的正切成分才能产生可探测的磁场。突触后电位为细胞内电流，将突触后电位看作一个电流偶极子，脑磁场测量实际上是测量突触后电位中与大脑表面呈正切方向的电流产生的磁场，主要是大脑皮层的锥体细胞产生的磁场。

EEG 主要是测量平行于颅骨的神经细胞的活动，而 MEG 主要是测量垂直于颅骨的这些细胞的活动。与 EEG 相比，MEG 的一个主要优点是，大脑和头皮之间的头骨和其软组织并不会扭曲及衰减磁信号。而 EEG 测量的电信号则不然，电场在穿越头骨、大脑皮层、脑脊液时会有衰减，且因其不均匀的电导率，使得信号的处理的分析变得更加复杂。

到目前为止，还没有任何其他的无创成像方式，能够像 MEG 一样提供毫秒级时间分辨率和毫米级的空间分辨率（<3mm）。

二、脑磁图设备原理和构造

（一）脑磁图系统原理

MEG 系统具有对来自大脑生物电活动产生的非常微弱的磁场的探测能力。这些信号通过放置在紧贴头皮的超导量子干涉仪（SQUID）进行采集。SQUID 与超导采集线圈协同工作，后者的作用类似天线。当一个来自大脑的磁信号穿过线圈，由此产生的电流被 SQUID 测量到，将微小磁场转换成电流，并在后一级的放大电路中将其转换成可以记录的电信号。

SQUID 的基本原理是约瑟夫森（Brian Josephson）的隧道效应（tunneling effect）和磁通量子化（magnetic flux quantization）现象，本质上是一个含有约瑟夫森结的超导环。到目前为止，SQUID 是探测微弱大脑磁信号的唯一手段。

1962 年，22 岁的剑桥大学学生约瑟夫森预言了隧道效应，也称之为约瑟夫森效应（Josephson effect），该理论不久被实验证实，约瑟夫森因此获得 1973 年诺贝尔物理学奖。

SQUID 探测器固定在非常紧凑的头盔式装置内，浸泡在装在真空杜瓦瓶的液氦内，温度为 −272.2℃ 的液氦可以保障 SQUID 在超导状态下工作。每组探测器独有的编码代表其所在位置。

就其功能而言 SQUID 是一种磁通传感器，实质是一种将磁通转化为电压的磁通传感器，也可以测量能转换为磁通的其他物理量，如电压、电流、电阻、电感、磁感应强度、磁场梯度、磁化率等。MEG 系统采用 SQUID 作为探测器，可以测量出 1～1.1mT 的微弱磁场，仅相当于地磁场的一百亿分之一，比常规的磁强计灵敏度提高几个数量级，是进行超导、纳米、磁性和半导体等材料磁学性质研究的基本仪器设备。

（二）脑磁图系统构造

脑磁图系统由屏蔽室内外设备及屏蔽室部分组成。

1. 屏蔽室内的主要设备

（1）探测装置：又称之为探头（probe），由 SQUID 和采集线圈组成，装置在充满液氦的真空杜瓦瓶内，杜瓦瓶固定在机架上，机架可根据受试者体位变换角度；目前大多数的脑磁图设备的探测单元使用梯度计或磁强计，或两者皆有。国外某公司设计的最新系统同时具备梯度计和磁强计，两种不同的薄膜式传感器整合在102个晶片上，3个传感器一组，以灵敏性方式排列在每个晶片上。每个传感器单元包括一个磁强计，用于测量正常的场分量，这些传感器与所有信号高度协调，无论是来自深部还是表浅的信号源—也无须考虑方向；另外每个传感器单元还包含2个正交排列的平面梯度计，用于探测梯度分量。3个传感器设计的优势是提供一个由3个独一无二的和彼此独立的测量，避免了像其他那些只具备轴向梯度计或磁强计的脑磁图系统那样对同一信息的过度采样。

合并在每一个传感器单元的三个通道的主场彼此成正交关系。来自其中任一通道的信号不会与来自其他两个通道的信号混淆。

（2）检查床和检查椅，以及儿童检查座椅装置：受试者可采取坐位（直立／后仰）和卧位进行检查。

（3）头部位置指示器：基于贴附在头部已知位置上的头部定位线圈，主要是以双侧耳前点、鼻根处建立坐标系，通过固定在头表面的四个或五个线圈确定头的位置，对采集到的位置信息进行数字化处理，建立头坐标系统，以便与磁共振影像叠加时共用一个坐标系统进行配准。

（4）刺激系统：为了获得脑诱发磁场，需要对某些部位施以刺激，以兴奋脑的某些重要功能区，主要包括视觉、听觉、触觉、体感等刺激设备。如用电流刺激双侧腕部正中神经，使脑体感皮质兴奋；给予听觉刺激，获得听觉皮质区的定位，声音的产生及传导等。这些系统要与数据采集计算机及刺激计算机相连。

（5）内部通话和视频监测系统：用于室内外沟通、传达指令并保障受试者安全。

2. 屏蔽室外的主要设备

（1）数据采集工作站和数据分析工作站：由数据采集计算机获得的脑磁图信号通过分析工作站进行分析，带有大脑解剖结构信息的磁共振影像资料通过计算机网络也传送到数据分析工作站，二者叠加形成磁源性影像。同时与MEG采集同时获取的脑电图信息也可以用于脑磁图信号的分析和比较。

（2）低温设备（液氦灌装装置）：为了保持SQUID的超导状态，需及时补充杜瓦瓶内挥发掉的液氦，目前所使用的MEG设备需要每周灌注1～2次，每次灌注80～100L。医科达公司推出了内置氦回收装置，这是一套闭路循环的氦液化系统，运行时间可根据用户需要进行设置，不影响正常工作，每年仅需补充一次液氦，实现突破性的液氦零损耗技术。带有内置氦回收装置MEG系统的灌注周期延长到一年一次，且仅需补充50L液氦。且机架位置改变后，可最快速度恢复到稳定状态。

3. 磁屏蔽室（MSR）　　是采集大脑磁信号必不可少的装置。除了地球磁场外，环境噪声也不可避免，即便是在实验室内。比如机动车、电梯、地铁、输电电缆等，都会引发噪声干扰，如果实验室靠近交通干道，行驶中的摩托车和公交车也会产生干扰信号。

不同的实验设备和医院设备同样可能会带来不同的噪声信号，比如刺激发生器、磁共振成像设备。

另外还有生物性噪声，如受试者眼睛的移动和眨眼动作是重要的生物性噪声源之一，并且受试者身体随呼吸或心跳节律移动也可能产生伪像，当然，受试者在开始检查前必须取掉所有带有磁性的和金属物品，如手机、钢笔、眼镜、手表、发夹等。除人为因素外，地球磁场自然产生的波动带来显著的噪声源，特别是低频波动。

通常以上噪声可以通过硬件方法和软件方法进行噪声隔离、消除或补偿。硬件方法即必不可少的磁屏蔽室。屏蔽的方法有很多种，如铁磁屏蔽法、涡流屏蔽法和近年来发明的高温超导屏蔽法，作为解决外界干扰噪声最直接最可靠的办法，磁屏蔽室整合了如上技术。为了提高磁屏蔽室的屏蔽性能，更好地消除噪声，还可以通过参考通道抵消噪声（梯度计）；或是基于参考通道的自适应回馈系统（磁屏蔽室外加上额外线圈，根据参考通道的取样值，往线圈中注入相应电流，其磁场可以反向抵消外部磁场）。

除此之外，脑磁图厂家还研发出各种软件技术，进一步消除噪声提高信噪比。如空间信号空间分离技术（spatial signal space separation，SSS）、时空信号空间分离技术（spatiotemporal signal space separation，tSSS），合理使用可有效消除来自远处和近源处的噪声信号；以及头部运动补偿技术，通过持续的头部位置追踪消除运动噪声。

三、脑磁图的临床应用

脑磁图的临床应用涉及神经内科、神经外科、精神医学及心理学各个领域，目前在癫痫患者进行致痫灶定位及对神经外科病人手术前进行脑重要功能区定位两个方面应用最为成熟，并且有扩大应用趋势。

（一）致痫灶定位

癫痫是由多种疾病引起的慢性脑部疾患，以脑部神经元过度放电导致突然、反复和短暂的中枢神经系统功能失常为特征。根据所侵犯神经元的部位与放电扩散范围，可表现为运动、感觉、意识、行为、自主神经功能等不同障碍或兼而有之。在我国癫痫患病率约为5‰，癫痫病人总数约为650万，其中应用抗癫痫药物治疗无效的难治性癫痫病人约占20%，可以寻求局部切除致痫灶或进行伽马刀放射治疗。为了保证外科手术或放射治疗的有效性，必须要做到两点：术前精确地对致痫灶定位；术前对脑重要的功能区进行精确定位，以免手术切除致痫灶时损伤脑的重要功能区造成功能障碍。

在临床上，脑磁图提供了一种可以精确定位致痫灶的无创检测方法。在研究对比脑磁图、头皮视频脑电图（V-EEG）对致痫灶的定位结果后，表明MEG检测到发作间期的棘波，80%是在临床上可用的且有价值的，通过对发作间期的棘波进行溯源计算，可以在患者的MRI图像上形象地表示出致痫灶的位置。

原发性癫痫又称特发性癫痫，是指通过目前所能做到的各种检查还未能证明脑部有引起癫痫发作的器质性病变或存在全身性代谢性疾病迹象的一类癫痫。由于原发性癫痫在 CT、MRI 形态学上表现为正常，通过脑磁图可以发现发作间期的棘波，经过溯源算法，可与 MRI 图像叠加形成磁源性图像，可对致痫灶进行精确的定位。

继发性癫痫又称症状性癫痫，是指能够找到病因的癫痫，一般情况，继发性癫痫患者能在 CT、MRI 图像上找到明确的病灶，如：脑肿瘤、大脑皮质发育不良、结节性硬化、病毒性脑炎后遗症、海马硬化、软化灶等，在大多数情况下，这些病灶和致痫灶有密切关系。通过脑磁图检测发作间期的棘波，经过溯源算法，可与 MRI 图像叠加形成磁源性图像，可以明确病灶与致痫灶的位置关系。

（二）脑功能区定位

脑的重要功能区主要有体感区、运动区、听觉区、视觉区及语言区等。由于脑的功能区在个体间存在差异，并且，对于继发性癫痫，病灶有可能会对周围正常结构挤压，从而造成功能区的移动，因此对于准备进行致痫灶切除及颅内病变切除的患者来讲，术前对上述脑的重要功能区进行精准定位具有重要意义，可以指导神经外科医生在尽可能减少术后神经功能障碍的基础上最大范围地切除病灶，提高患者术后生活质量，对某些不适合手术的患者，脑磁图还可以应用到伽马刀的治疗计划制订中。

1. 体感诱发脑磁场（somatosensory evoked magnetic fields，SEF） 通过脑磁图可以采集到正中神经电刺激诱发的大脑磁场变化，通过溯源算法可以获得磁源性图像，由于脑磁图具有毫秒级的时间分辨率及毫米级的空间分辨率，因此，可以精确定位脑皮质的体感功能区位置，通过 MSI 可以明确显示出功能区、病灶和致痫灶之间的位置关系，为外科医师术前制订合理的手术方案，并对患者及其家属交代术中易出现的问题及手术后果提供了极大的帮助。

2. 听觉诱发脑磁场（auditory evoked magnetic fields，AEF） 通过脑磁图可以采集到给予声音刺激诱发的大脑磁场变化，通过溯源算法可以获得磁源性图像，采用不同的声音刺激，可以获得听皮层等重要功能区的定位以及其功能状况的评估，从而为手术方案的设计及采取的保护措施提供非常有价值的信息。

3. 视觉诱发脑磁场（visual evoked magnetic fields，VEF） 通过脑磁图采集到不同视觉刺激诱发的大脑磁场变化，通过溯源算法可以获得磁源性图像，由于磁源性图像的定位精度可以达到 2~3mm，因此可以精确地获得视觉皮层的分布并对患者的视觉功能状态进行评估，从而为手术方案的设计及采取的保护措施提供非常有价值的信息，另外，视觉诱发脑磁场也有助于临床探寻某些疾病病理学基础，更好地了解疾病发生和发展机制。

4. 替代韦达测试（Wada test）**定位语言功能区** 语言和记忆功能区可能位于大脑半球的某一侧或者双侧，为避免损伤语言和记忆中心，在切除手术前确定其所在位置至关重要。长期以来，韦达测试被视为标准，但其过程是创伤极大并经常伴有并发症。MEG 提供了直观无创的检测方法，且具有极佳的时间分辨率。

（三）颅脑损伤及神经系统失调

脑磁图也被广泛地应用在如颅脑损伤、创伤后应激障碍的评估中。对某些轻度脑外伤患者，CT 及 MRI 检查正常，但是患者还有外伤后的临床症状，MEG 可以提供客观的证据，从而确定脑外伤损害的程度。脑磁图还可以应用于神经系统失调导致的发育障碍领域，如自闭症、读写障碍等，以及精神性疾病，如抑郁症、双相性精神障碍和精神分裂症；目前在神经退行性病变（如阿尔茨海默病）中的应用研究也在逐步开展。

（四）脑磁图的其他临床应用

1. 基于语言本身的研究，作为一项人类独有的功能，这是一个非常快速的神经反射过程，是功能性磁共振成像或其他神经成像技术所无法解析的。

2. 儿童和新生儿的大脑反应。

3. 大脑活动模式，可能成为解决大量疾病的生物学标记。

4. 在诸如阅读或音乐的发展方面进行教育性干涉的神经效应。

5. 记忆、智力、思想和情感。

6. 阅读能力的发育和阅读障碍的纠正。

7. 人类注意力的神经基础。

8. 认知的神经基础，特别是触觉的神经关联性，以及认知领域与年龄相关的变化。

四、脑磁图的未来发展

观察人脑主要有 3 种方法：① MRI 和 CT 扫描：主要提供脑结构形态和解剖学方面的信息；②正电子发射断层扫描（PET）和功能性磁共振（fMRI）：提供有关脑血流量，脑耗氧量及脑代谢功能方面的信息；③脑磁图和脑电图：提供的是有关人脑在信息处理方面的功能性信息。MEG 通过非侵入性的、对人体完全无危害的测量，能提供精确的皮层电流源的定位，是对大脑皮质活动的直接反映，能提供较好的时间分辨率。也正是由于各种成像技术的特点，开展多模态的研究成为脑功能研究的新趋势。

但是当前的脑磁图设备还存在这样那样的不足，除外设备本身的原因，也存在研究室和研究人员的不足，还有更多的临床和科研领域有待开发，特别是实验数据的积累。

在其未来发展中，如何通过对探测器及采集技术的改进，实现更高的采样率和更低的系统噪声成为主攻方向，下面是正在进行中的研究：

1. 寻求液氦的替代品，降低冷却费用　比如已有一些实验室开展并取得一定成果的高温超导技术（High-T$_c$ SQUID），但当前高温 SQUID 的灵敏度还不能满足 MEG 测量的要求。

2. 无自旋交换弛豫（spin exchange relaxation-free，SERF）磁强计　是 21 世纪初美国普林斯顿大学研发的，也称之为光抽运碱金属原子磁力计。其原理是通过激光探测气室内碱金属原子与磁场之间的相互作用。与传统 SQUID 探测器相比，SERF 技术在每个单位容积内具有更好的灵敏度、无须液氦、全光测量消除了干扰等优势，但潜在的不足是：①只能在零场工作；②传感器气室必须加热。

3. 此外，有关 MEG 分析方法的一些工作也正在进行中，比如建模方法和各种生物实验。

（吴航）

第八章

新型外科手术技术与设备

外科手术简称手术，透过外科设备或外科仪器，经外科医师或其他专业人员的操作进入人体或其他生物组织，以外力方式排除病变、改变构造或植入外来物的处理过程。早期手术仅限于用简单的手工方法，在体表进行切、割、缝，如脓肿引流、肿物切除、外伤缝合等。因此，手术是一种破坏组织完整性的操作。随着外科学的发展，手术领域不断扩大，已能在人体任何部位进行。应用的器械也不断更新，如手术刀即有电刀、微波刀、超声波刀及激光刀等多种，新的设备、材料和技术几乎渗透到了外科的每一个角落。

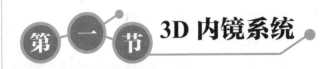

第一节 3D 内镜系统

一、3D 内镜系统简介

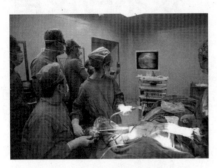

图 8-1　电子内镜手术操作过程

使用冷光源提供照明，经口腔等天然孔道或医源性创口将镜头插入体内，运用数字摄像技术使内镜镜头拍摄到的图像通过光导纤维传导至后级信号处理系统，并且实时显示在专用监视器上，然后医生通过监视器屏幕上所显示患者器官不同角度的图像，对病人的病情进行分析判断，并且运用特殊的内镜器械进行手术治疗，这一整套设备称为电子内镜。电子内镜手术操作过程如图 8-1。

在普遍使用的电子内镜中，一般情况下获取的是二维的图像和视频显示，二维图像只能表示出某个断层的信息，缺少了目标区域的深度信息，在观察时看不出不同组织间相互的深度位置关系，不能够准确提供人体内部器官和组织的结构，医生通过二维的图像和视频只能根据自己的主观经验，估计病灶形态结构以及病灶与其周围组织间相互的关系，容易造成偏差，具体反映在实际临床手术实际操作中，对解剖层面的把握、切缘距离的判断或缝合打结等对空间距离判断要求较高的精细操作均会产生一定影响，降低了手术过程中的准确性和安全性。

3D 电子内镜便是在这种形势下发展起来的。它是以立体图像观察人体内部的新型内镜系统，提供给手术操作者清晰的视野纵深感和更强的空间定位性的三维实时图像，使医生感觉置身于患者的体腔，能够完成更加精细的定向操作。另外，由于 3D 高清手术视野更接近于人眼视觉，使用 3D 内镜可缩短学习曲线、减少手术操作误差，让青年医生更快地接受内镜下手术操作，使内镜手术不再依赖于临床经验。

二、3D 内镜目前应用概况

随着内镜技术的不断发展，20 世纪 90 年代开始，基于不同原理的 3D 内镜陆续出现，如德国 KARL STORZ 公司、日本 OLYMPUS 公司、德国 Aesculap 公司、美国 CONMED Viking 公司等都具有生产医用 3D 内镜的技术。

在传统内镜手术中，对深度的感知主要依赖术者的经验，而 3D 内镜系统还原了真实视觉中的立体手术视野，从而使组织抓取、解剖、分离、止血、缝扎、吻合等精准定位得以完美体现，降低了手术难度，同时可减少术中出血量及周边神经、组织的误伤。

此外，在视觉效果上还可以提高术者景深和空间位置感，降低图像扭曲变形程度。许多脏器，如前列腺、直肠等位置较深，周围组织结构复杂，开放手术操作困难，二维内镜手术缺乏层次，且放大倍数有限，对于精细操作难度较大。而 3D 内镜系统可更清晰地显示血管搏动、组织分层、病灶边界、神经等，使定位更加精准，术中一旦发生出血，医师可迅速找到出血点进行止血。

3D 内镜系统几乎适用于各科微创手术，其中在泌尿外科、普通外科和妇科中应用较为广泛。正是因为医学界和患者对医疗器械质量、稳定性和技术含量的要求不断提高，3D 技术更好地迎合了创伤小、疼痛轻、恢复快的微创精准治疗需求，所以 3D 腹腔镜正在逐渐被医疗市场认可，如今越来越多的医院开始配备 3D 腹腔镜。

3D 内镜另一个重要的应用是外科手术机器人系统。在欧美国家，机器人手术近年来发展迅猛，能得到腹腔镜外科医师青睐的重要原因之一就是外科手术机器人具备三维立体视野。它装备有灵活的机械臂，可完全模仿人手腕动作，在狭窄空间内甚至比人手更加灵活，而它的"眼睛"是一部高分辨率的 3D 腔镜，可获得放大 10 倍的高清立体图像。利用外科手术机器人进行手术后，绝大多数病人无须输血，在术后第 1 天即可下床活动，患者的康复比传统手术方式要快得多，住院时间缩短，这让手术离"痛苦"一词越来越远，医生的工作负担也得以减轻，省出了更多精力来服务病人。

手术机器人系统与一般腹腔镜手术相比具有多方面的优越性：

1. **安全性高** 由于手术机器人系统的 3D 视野效果和机械臂的稳定性，术中可以精准地按照解剖层次进行操作精细，对正常组织损伤小和出血少。

2. **精准性高** 由于放大的视野和精细操作，利用其做器官的手术时能最大限度地保留器官的功能而不影响肿瘤控制效果。例如解剖性前列腺癌根治术中能很好地保留阴茎勃起神经血管束，膀胱与尿道的吻合也更精准，可获得良好的控尿效果，部分患者还保留了性功能。而机器人肾部分切除术能在完整切除肿瘤的同时可保留更多的正常肾单位，从而能最大限度地保留术后肾功能。

3. **术后恢复快** 机器人手术后患者第 1 天即可下床活动，3～5 天可出院。

4. **疗效好** 手术机器人系统由于操作精细术中较少出现切缘阳性，术后不会复发，达到根治的目的。

5. **远程手术** 通过电子远程控制设备，"远程手术"将成为现实，本地患者将可让异地的著名医师"操刀"。

当然机器人手术系统也有不足之处，如费用较高，与普通腹腔镜手术相比，所用器械和耗材的费用要高出近 3 万元左右，但具有出血少、功能保留好和术后恢复快以及住院时间短的优势，总住院费用与开放手术相当或略高。

三、3D 内镜原理与系统组成

3D 影像的基本成像原理在于，观察者的左眼和右眼由于视差的原因对于真实世界中的物体分别会观察到不同的图像，之后图像信息经过大脑进行叠加重生，会感觉到构成了一个具有前后、上下、左右、远近等立体方向效果的影像。

医用 3D 内镜系统的基本原理与此类似，立体视觉的实现通常是用两台性能相同、位置固定的摄像机，获取同一景深的两幅图像，计算空间点在两幅图像中的视差。由于内镜探入到人体腔内，我们借助两个 CCD 拍摄到两幅具有视差相关性的图像并传输显示到二维屏幕上，在显示端使用相应的图像分离技术使左右图像分别进入人的左右眼，则人脑就可以自动融合成立体图像，得到深度信息，以实现内镜图像的 3D 可视化。3D 内镜系统主要包括立体摄像系统、图像处理系统和立体显示系统。立体摄像系统包括位于内镜远端的照明系统、光学镜头系统、图像传输系统。当内镜远端被放置到人体内部需要检查的部位之后（图 8-2），冷光源作为系统的照明模块，整合后导入光纤，在光纤的另一端导出作为照明光源。光学镜头系统借助于内镜的照明系统能够对感兴趣的组织部位进行拍摄；两个 CMOS 相机组成双目内镜摄像模组，通过传感器电路与两个数据采集卡相连接，数字图像数据由这两个数据采集卡双通道同时采集数据。图像传输系统通常使用图像传感器和图像编码芯片。图像传感器一般使用 CCD 等微型图像捕获装置，将光学镜头所产生的图像转换成数据；然后对图像数据进行预处理，比如自动校准、自动测光等；视频编码信号能够把图像的数据进行编码、压缩，从而使得数据能够高质量地传输并显示出来。

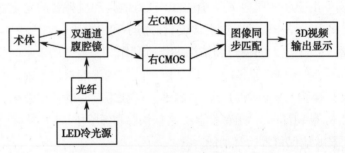

图 8-2　3D 内镜系统组成

在使用医用 3D 内镜系统时，例如操作外科手术机器人时，操作者通常坐在远离手术床的图像工作站，通过操作计算机上的人机交互装置对机器人进行控制。其中在操作者处，病人的 3D 图像通过两个独立的显示器分别显示对应于左眼和右眼的图像。由于应用了 3D 内镜的技术，外科手术机器人能够完成许多传统 2D 内镜无法实现的更加复杂的外科手术。3D 内镜与二维内镜最大的区别在于立体图像的生成，因此下面对立体显示系统进行深入描述。

3D 显示的过程也就是模拟人体眼睛的立体视觉形成的过程，人的左右眼对同一个物体产生具有不同角度的图像，即双目视差，然后左眼和右眼获取到的不同图像传送至大脑，经过大脑的合成，产生立体感，不仅能感受到物体与我们自身的距离，也能够感受到物体之间的距离。

在 3D 视频的显示方面，医用 3D 内镜系统使用的技术与消费类电子产品所使用的显

示技术基本相同。3D 视频的显示技术是在
直接面对操作者的终端上所采用的显示技
术，其主要类型包括眼镜式 3D 显示技术和
裸眼式 3D 显示技术（图 8-3）。其中，眼镜
式 3D 显示技术是通过佩戴眼镜的方式来观
看 3D 显示内容的技术，而裸眼式 3D 显示
技术是指不需要佩戴眼镜或其他类似工具，
而直接通过眼睛观察到 3D 显示内容的技术。

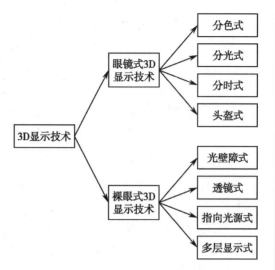

图 8-3 3D 显示技术的分类

眼镜式 3D 显示技术主要包含四种实现
方式：

1. 分色式　分别用不同的颜色对左眼
图像和右眼图像进行显示，观看者需佩戴相
应的补色眼镜来进行观察，获得 3D 显示感觉。

2. 分光式　也被称为光偏振式，其原理为是采用偏振片使得不同偏振方向的光进入
不同的眼睛，经偏振眼镜的"检偏作用"，左眼和右眼分别接收左眼图像和右眼图像，再
经过大脑合成，产生立体感。

3. 分时式　又可以称为"主动快门式技术"，该方法是将左、右眼的图像按照帧或
场的顺序在显示器上交替显示，同时观看者佩戴眼镜，该眼镜上设置有快门，该快门受
显式控制设备中发出的红外信号控制，并与显示器中交替显示的左、右眼图像相对应，
此时，观看者通过左右眼分别接收到显示器显示的左右眼图像，再经过大脑合成，可产
生立体的显示感。

4. 头盔式　将 3D 显示的显示屏幕和眼镜合二为一，形成观察者头戴式的结构，观
察者通过观看头盔式装置所携带的眼镜上显示的不同内容，产生立体感。这种显示方式
只用于一人观察，但可以更好地排除外界干扰，适于精确的交互操作。

在裸眼 3D 显示技术中，也包含四种主要的实现方式：

1. 光壁障式　也被称为视差屏障或视差障栅式，其利用显示面板间的视差障壁，在
3D 显示模式下，应该由左眼看到的图像显示在液晶屏上时，不透明的条纹会遮挡右眼；
同理，应该由右眼看到的图像显示在液晶屏上时，不透明的条纹会遮挡左眼，通过将左
眼和右眼的可视画面分开，使观者看到 3D 影像。

2. 透镜式　也被称为双凸透镜或微柱透镜 3D 式，其是在液晶显示屏的前面加上一
层柱状透镜，使液晶屏的像平面位于透镜的焦平面上，这样在每个柱透镜下面的图像的
像素被分成几个子像素，这样透镜就能以不同的方向投射每个子像素。于是双眼从不同
的角度观看显示屏，就看到不同的子像素，以此来产生立体的显示效果。

3. 指向光源式　搭配两组 LED，配合快速反应的 LCD 面板和驱动方法，让 3D 内
容以排序方式进入观看者的左右眼互换影像产生视差，进而让人眼感受到 3D 显示效果。

4. 多层显示式　其通过在一个显示器内放置两个或更多的显示面板，这些面板之间

存在一定的间隔，并且利用特定的显示控制装置将影像从一个移动到另一个显示面板，使得两个面板显示的是同一幅图像，但具有不同的景深，使得观看者在不使用眼镜的情况下，观看到的文字、图像及视频均具有 3D 立体影像的效果。

四、3D 内镜发展方向与展望

3D 内镜的技术研究涉及材料科学、电子技术、计算机技术等相关学科，随着这些学科的不断发展，内镜在品种、性能上不断增加和完善，未来可能会与其他技术相结合，谋求更深、更广层次的发展。

1. 光学相干断层成像术　具有特定波长的近红外光能够穿透数毫米的人体组织，可对特定结构的组织内部进行 3D 成像，例如视网、动脉和皮肤等。

2. 荧光标记及成像术　用荧光标记染料对病变组织进行染色，通过特定波长的射线照射激发染料，实现对病变组织的成像，这种技术能够实现对很多癌症及肿瘤的早期诊断。

3. 虚拟现实（virtual reality，VR）技术　以病人的解剖或影像数据为基准，用计算机仿真出虚拟场景，建立起器官甚至人体的立体模型，医师戴上 VR 眼镜后就能有如身临其境般进入手术室，从术者的视角参与到整个手术进程中。利用这个立体模型，医生可以在真正操刀前"打个草稿"，进行术前模拟，并由此设计出最适合患者的方案，这也符合愈来愈流行的"个体化医疗"理念。

伴随着科学技术的不断进步，材料科学、电子技术和相关学科的不断发展，内镜在品种、性能上不断增加和完善。三维内镜通过三维重建二维数据，以达到重构人体内组织器官及病灶部位的目的，提高了诊疗过程的准确性、可行度和科学性，在为医生提供诊断信息、模拟手术、临床诊断及治疗等方面都发挥着不可忽视的作用，目前在临床上得到普遍的认同与应用。但目前市场基本上被国外企业所垄断，因此我们国家很需要加强三维内镜方面的研发，对于带动相关产业及技术的发展，缩小和国际先进技术的差距，消除垄断，提高我国的内镜技术水平等方面都有着非常关键的重要意义，而且对提高我国医疗水平和改善人民生活质量有着相当积极正面的影响力。

（路婧　张海军）

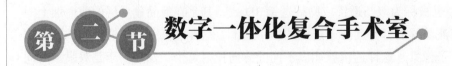

复合手术室（hybrid operating room）配备了各种先进的影像、腔镜、监测、手术设备，是具备数据传输网络软、硬件平台的洁净手术室，是为了满足多种技术联合在一起开展手术的手术室，是多学科发展后融合的产物。

一、复合手术室建设的意义

随着外科技术、介入技术、腔镜技术的发展，普外、心胸外科、神经外科、大血管、大出血等学科的疑难危重急症的治疗更及时，更微创、成功率更高；介入技术、腔镜技术等微创技术的联合应用、微创介入手术的开展都必须在具备血管机、腔镜、百级层流等设备的复合手术室内完成。

建设一间各临床学科都可以使用的数字化百级层流复合手术室，在手术室内能开展心脏科的介入与外科联合手术、大血管疾病的外科与介入联合手术，介入引导下消化系统疾病的双镜联合手术，神经外科的介入与外科联合手术，脊柱外科的介入与腔镜微创联合手术，大出血病人的紧急抢救等学科的复杂手术。医院拥有多学科运用复合手术室之后，可促进多学科技术的融合，打破内外科及介入的技术壁垒，拓宽临床疑难重症的治疗范围和治疗方法，使介入和腔镜技术应用领域更广，原来很多难以完成，难以成功的手术在复合手术室内都可以简单地完成。

复合手术室的信息整合系统可以实现术中各种病人信息的调阅、存储、传输，实现教学及实时视频会议，帮助临床医生收集汇聚重点环节资料，对临床带教及技术宣传有很大意义。各种术中数据的通过信息化的手段收集存储，是病人的大数据收集很重要的一个组成部分。

二、复合手术室类型及国内外现状

（一）心脏专业复合手术室

心脏专业复合手术室可以进行冠状动脉介入术与冠状动脉旁路移植术联合手术，在完成旁路移植术的同时可以给病人在另外的病变血管安放动脉支架，利用复合手术内的外科或者腔镜设备可以完成旁路移植术，利用 DSA 可以对病变血管造影介入手术及术中评价。另外心脏瓣膜病的手术，心律失常手术、主动脉瘤手术在复合手术室内完成会安全高效，具备更多的硬件条件让医生操作更放心，术中评价更便捷。TAVI（经皮主动脉瓣置换术）更是需要在复合手术室内完成，利用 CT 的主动脉 3D 成像融合 DSA 的软件计划系统，加上实时的 2D 血管造影图像可以很好地为手术医生进行术中导航，这类复杂手术只有在复合手术内才具备这些齐全完善的医疗设备。

心脏专业复合手术室主要配备完成介入、电生理和心脏外科手术的专业设备主要包含 DSA、电生理记录仪、射频消融仪、心脏超声、血管内超生、3D 电标测电生理记录仪，体外循环机，及麻醉机、监护仪等手术设备。在侧重心脏专业的复合手术室中一般还具备 CT 和 DSA 三维血管的处理工作站，DSA 的安装位置与其他手术室也不同，一般 DSA C 型臂与手术床成 15°夹角安装，更方便各类心脏介入手术对 C 型臂位置的特殊要求。另外心脏专业的电生理信号模块一般可以挂在手术床床边，只用一根信号线就可以把电生理模块采集到的信号传输到监测设备上，方便术中病人和手术医生的运动及 C 型臂的旋转。心脏专业复合手术室一般还会配备较多的显示器，方便各种图像的调阅和术者与助手方便地观察病人的生命体征。

（二）神经专业复合手术室

神经专业手术室可以完成颅内血管瘤手术、颈动脉内膜剥脱术，椎体间盘椎间孔镜手术、脊柱椎体融合手术等复杂的神经外科、脊柱外科专业手术，更重要的是在神经专业复合手术室内可以随时进行外科手术，保证介入手术失败之后，还可对病人进行及时的外科手术，患者的安全得到最大的保证。C 型臂下可以进行颈动脉、椎动脉、颅内血管的成像，还可以进行类 CT 的成像，对术中颅内情况进行实时评估。脊柱专业的微创手术利用 C 型臂可以进行透视的实时引导，还可以类 CT 成像，进行横断面的术中引导，微创脊柱手术 C 型臂是必不可少的影像引导设备。配 CT 和 MR 的复合手术室是神经专业手术室另一种配置方式，神经外科肿瘤手术，利用 CT 或者 MR 图像可以引导手术路径，利用 MR 的功能成像也可以避开颅内功能区，可以评价颅内血管旁路移植的通畅情况，可以和导航结合开展精细的神经外科肿瘤、血管旁路移植术、三叉神经疼痛微创手术的引导等。

神经专业复合手术室一般配置 DSA 或者 CT、MR，神经外科专用手术显微镜、脑电图、诱发电位、肌电图、颅内压监护仪、麻醉深度检测等神经电生理检测、还配备神经外科专用手术设备、麻醉、监护等设备。

（三）介入腔镜多学科运用复合手术室

外科腹腔镜手术逐渐的取代传统的开腹、开胸手术，具备创伤小、恢复快等诸多优点，随着腹腔镜手术开展的等级越来越高，难度越来越大，以及教学、演示的需求越来越多，腔镜数字化手术室也是将来建设手术室的必选之路。传统一般手术室数量会逐渐减少。复杂的腔镜手术，DSA 也是必不可少的设备，影像对病灶的定位和腔镜路径的引导都作用很大；外科腔镜和内镜的联合使用（双镜联合手术）对下消化道肿瘤的微创治疗也是一种微创手术方式，对病人的创伤较小，恢复时间短。介入腔镜多学科运用复合手术室是现在医院建设的复合手术室的主要类型，这种手术室多种学科都可以使用，能满足绝大部分各专业手术的需要，因为复合手术室投资较大，医院都是建一间能满多学科运用的复合手术室。

介入腔镜复合手术室的主要配置：DSA、外科腹腔镜、内科内镜、麻醉、监护、外科设备、心脏介入设备、神经外科专用设备等，这种手术室内可以满足介入、心脏、神经外科、普通外科等多学科手术的需要。

（四）手术机器人复合手术室

主要是配置手术机器人的复合手术室，运用手术机器人做手术，在手术室建设是铺设网络链路，同时配备必要的外科设备及数字化传输存储设备，把手术内容传输用于教学和存储。

三、复合手术室的建设

（一）复合手术室房间的布局和要求

复合手术室包括：手术间、操作间、设备间、示教室、会议室、家属谈话间。

1. 手术间　手术室要安装吊塔、无影灯、腔镜设备、存储视频会议设备，还要考虑血管机的运动范围，因此手术间的最小面积应为 7m×10m。一间完美的复合手术室总面积需要约 120m²。

（1）手术间房间高度：手术室内血管机安装及吊塔安装有一定的高度要求，根据百级层流各种风道的尺寸和布局，房间净高一般需要 4.5m 以上，天花板高度的设置首先要考虑血管机的运动高度，以及手术灯和吊塔的运动高度，一般要在 2.7~2.9m 之间。

（2）手术间百级层流净化：按照手术室建设规范只有百级层流手术室才能开展各级手术。在设计层流罩覆盖面积时，要充分考虑复合手术区域需要的面积，特别是要覆盖手术床的运动范围。配备血管机的复合手术室的百级层流罩的尺寸要比一般的百级层流的面积大，一般要在 3.1m×3m。百级层流的风机、风道、风量、单位体积内尘埃细菌的含量按照国家标准执行。

2. 操作间　血管机、及各种工作站需要操作间，操作间需要 30m² 左右。

操作间千级或万级层流：按照层流净化手术室的设计规范，百级层流手术室的周边区域应该是千级环境，操作间的层流环境应该设计为千级环境。

3. 设备间　附属设备间在 15~20m²。

设备间主要放置 DSA 机柜、信息整合系统的机柜、手术床的控制机柜，设备的运转环境是 18~22℃，需要配独立的空调，保证设备间各种高压部件和控制部件以及核心计算机的正常运转。

4. 示教室或会议室　为了教学和会议，还要具备合适的示教室和会议室以及远程网络通信设施。

5. 病人家属谈话间　为了术中向病人家属交代病人病情，需要调用术中的各种图像，还要考虑建一间谈话室，传递实时的造影图像或者腔镜信号到谈话室，方便医生与患者家属谈话。

手术室防护：复合手术室内安装影像设备 DSA，根据 DSA 的最大射线剂量，一般设计防护为 3 个铅当量，在手术间的四个墙面和房顶、地面（若不是在一楼）都要用铅皮或者铅板进行防护，保证没有射线泄漏。另外操作间和手术间之间的观察窗应在 1.5m×3m 左右。

（二）复合手术室设备的配置

1. 平板血管造影机　现在市场上有多款 DSA 适用于手术室，如八轴血管造影机、落地移动式、天吊式血管造影机等，都可以满足手术室百级层流设计的需要，主要特点是在手术室内运动范围灵活，停止位多样，满足各种造影手术的需要，还可以节省手术室空间，对外科手术不会造成影响。医院可以根据三款机型的特点及临床学科配置的需求选择所需的机型和机器的配置。血管机的特点我们另辟文章再专门描述。

2. 复合手术室专用的手术灯　现阶段有各种高端的手术灯，复合手术室选择的手术灯主要考虑手术灯的灯臂长度要满足百级层流尺寸的要求，因百级层流罩的尺寸较普通百级层流手术间的百级层流罩要大，所以手术灯的灯臂要比一般的手术灯灯臂长。

手术灯的安装位置和安装高度：首先要满足术者的各种站位的需求，其次要避免影响血管机的运动，再次避免与其他悬吊设备碰撞，手术灯的安装基座还要配置一些悬吊显示器的吊臂，这些吊臂的长度和高度也要考虑术者的舒适观看范围以及对其他设备的影响。

3. 复合手术室吊塔　在配置复合手术室时首先要根据血管机的类型确定吊塔的数量和位置；如果选择落地式血管机要配置三个吊塔，分别是外科塔（含体外循环机功能）、腔镜塔、麻醉塔。百级层流的尺寸较大，需要这些吊塔是双臂塔，并且在确定好手术间尺寸之后再确定吊塔臂的长度，确保手术时吊塔能到达所需要到达的位置。

吊塔内部终端的配置：根据吊塔的具体功能设计吊塔的气体终端（特别要考虑麻醉塔的废气排放）和电源、网线、高清视频信号（DVI 或者 S-DI）以及外科塔的体外循环功能和麻醉机气源及监护仪信号的传输等。根据腔镜手术的不同类型，腔镜的位置会随着手术的不同而发生变化，高清视频信号的传输可能会在手术床的多个方位用到，所以需要在三个吊塔上都具备传输视频信号的接口，还要具备数量较多的网络接口。

4. 手术床　复合手术室之所以能被多学科使用，主要原因是市场上已经有方便更换床板的碳纤维多功能电动手术床，手术床可以配备两个床板：一个是与 DSA 机器配备的导管床相同的全碳纤维床板，这种床板能满足外周血管造影和心脏介入造影使用，二是多关节的手术床板，能满足各种外科手术的需要。两种床板可以通过专用的更换车进行更换，根据不同的手术选择不同的床板，这也是这种手术室能被多个学科使用的基础。很多复合手术室只能被心脏介入手术使用，都是因为只有血管机配套的导管床，没有多种关节床，不能满足各种外科手术对各种体位的需求，原来很多手术只能在血管机下完成介入手术然后再移动到其他手术间内去完成外科手术。这种多功能手术床的运动要与血管机的运动进行位置的配准，一体化控制，否则在手术过程中会发生碰撞，造成机器的损害。手术床根据神经外科，脊柱外科，骨科、泌尿外科等学科的特殊需求，还需配置头架，腿板，手板等附件。

5. 显示器　复合手术室内让术者和助手在术中各个不同位置能实时调阅各种病人信息，能实时观看造影图像，能实时与外界进行交流，能实时把手术过程展示给年轻医生，能向病人家属解释病人病情。这些都需要足够的显示器安装在手术室、操作间、示教室、会议室。市场上已经有各种各样能满足手术室需要的专用显示器，可以配置显示十多路信号的医用显示器，通过床旁控制模块对显示器设计各种分格尺寸，能显示高清视频、PACS、血流动力学、超声等各种制式的信号。这样一台大屏挂在医生眼前，医生可以自行调阅需要的病人的各种信息，术者非常满意。另外在医生的背后、侧面还配有29寸、42寸的医用液晶显示器，方便术中助手、麻醉师、护理、学生了解手术的进行情况。一定数量的医用显示器是建设复合手术室不可缺少的设备。

6. 腔镜设备　在复合手术室内开展双镜联合手术已经是临床上迫切的需求，吊塔设计时已经为了腔镜信号的方便传输设计了多个传输点，确保在手术床的多个方位可以传输图像，不会造成手术间内出现很多妨碍手术的线缆。双镜联合手术需要在复合手术室内配置外科腹腔镜和内科软镜，再有血管机的造影图像，对于双镜联合手术或者ERCP手术在这样的手术室内开展会提供极大的方便。这就需要在手术室内配置高端的内镜主机和全高清的腔镜主机，在内镜主机上还可以接外科腔镜，满足医生使用外科医生使用腔镜的不同习惯。

7. 气动臂手术录像设备　手术的教学和视频会议，需要存储、转播术野的图像，有时需要腔镜信号。原有的手术灯配置的术野摄像机一般信号清晰度较差，为了满足开放式外科手术视野的录像，配置气动臂手术录像设备是比较好的选择。这种设备利用高清腔镜主机和光源作为手术摄像机的主机，利用大尺寸的镜子匹配高清摄像头来采集手术图像，图像清晰度要比普通的摄像机清晰很多。气动臂能够满足手术时需要不同位置或者不同方位的摄像，方便固定，位置多样。

8. 信息整合系统　数字化复合手术室实现各种病人信息的存储、传输、调阅以及整合需要具备服务器、存储、数据库的信息整合系统。它的主要作用：图像采集、传输、显示；数据库系统与PACS、HIS、LIS、通过国际标准的传输协议进行病人信息的交换、调阅与存储、整合；数据库系统和刻录设备之间进行手术过程的存储和导出；通过国际的标准协议实现对灯、床、塔、电外科设备的一体化控制；实现学术会议音视频的双向实时交流和远程会议。信息整合系统也是复合手术室实现数字化、图像传递实时、外围设备的一体化控制等功能最重要的组成部分，如果信息整合系统的信号传递数量和传递方式设计不合理、不到位、就不能为临床术者提供实时方便的手术环境，失去了复合手术室的意义，复合手术室信号整合系统的信号拓扑结构是设计的重点。

9. 血流动力学设备　心脏介入手术中血流动力学信号的监测对观察病人生命体征是非常重要的，为了在术中不会有太多的信号电缆跨接在手术床外面，可以在手术床下安装血流动力学工作站，血流动力学采集前端设备直接挂在手术床的支架上，各种导联线不会连在手术床的外面，通过一根电缆连到血流动力学工作站主机上，就可以监测各种血流动力学信号了，还可以实时传输到术者面前的56寸液晶显示屏上。

除了上述特殊的关键设备之外，还需要根据不同的手术配置超声、电刀、超声刀、能量平台、体外循环机、氩气刀、血管 OCT 等很多种不同学科、不同手术需要的特殊辅助设备。

（三）复合手术室建设的技术要点

手术室专用血管机与手术床是两个厂家生产，两个设备间的匹配，是否会造成血管机的一些功能有部分不能完全实现。目前没有文献和相关技术资料供参考，需要使用过程中发现总结，与厂家研发人员加强沟通，实现设备间的无缝配合。

国外厂家的信息整合系统与 PACS、HIS、之间的通信协议是否能够无缝通信，也需要信息工程师与厂家的设计工程师就接口代码进行沟通，保证调阅是在 DICOM 的通信协议下进行，避免制式 VGA 或者其他视频信号级别的图像通信。

信息整合系统与图像大屏之间的图像信号的传输模式，是视频矩阵间的信号推拉式交换还是单纯的视频矩阵与显示器之间的信号传递，笔者认为若是推拉式信号交换，大屏本身需具备视频矩阵控制软硬件，这是最理想的信号传输模式；但现在单纯的视频矩阵与显示器之间的视频信号显示，那么在大屏上显示图像信息的能力就会受到很大的限制。

在大空间范围内集中存放这么多设备，将来的管理中如何保证百级层流手术室达到国家卫计委医院感染基本要求也是我们管理的难题。

在这样一个多学科使用的手术室内，要想每个细节都能让医护技人员满意是非常不容易的事情。要综合各个学科的知识，充分发挥技术整合能力进行科学的整合，把手术室建成国内一流的复合手术室。建设成功以后对学科发展，对医院发展的促进都具有很大的意义。

四、大数据时代的复合手术室

随着医疗大数据时代的到来，所有的手术室都会建成数字化的复合手术室，数字化手术室将是复合手术室的统称，数字化手术室在医疗大数据的组成部分中是一个很重要的环节，数字化复合手术室将是医院手术室的主要类型，手术部就是网络数字化的，手术室的所有工作都要以信息化作为手段，整个手术部将是一个物联网的手术部。手术部的工作流程，医疗护理、麻醉等各环节的工作内容，PACS、LIS、HIS、EMR 及各种物流、手术过程各种生命体征记录、手术过程各种音视频信息都会以病人编码为索引而自动生成大数据存储到医院的存储里面。这种可以包含数字化手术部内容的医疗大数据，对医疗技术水平的提高会起到很大的推动作用。

（史朴军　张海军）

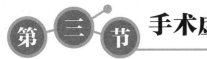

手术虚拟现实与术前计划

一、概述

（一）虚拟现实技术简介

虚拟现实技术指借助计算机技术及硬件设备，通过视觉、听觉、触觉、嗅觉和味觉等多种感觉通道的实时模拟与实时交互，为用户提供直观、自然的实时感知，使人们感受到虚拟环境。虚拟现实技术的历史始于 20 世纪 60 年代，以美国为代表，最早期的 VR 技术产品可追溯到 1962 年美国 Morton Healing 研制的街道模拟器。1965 年，美国高等研究计划局信息处理技术办公室主任 Ivan Sutherland 在其论文《终极显示》（*the Ultimate Display*）中提出使计算机显示屏成为观察客观世界窗口的设想，并研制了头盔式图形显示器。这被看作是研究虚拟现实技术的开端。

作为一项综合集成技术，虚拟现实涉及计算机图形、计算机仿真、人工智能、传感显示等技术的最新成果。虚拟现实技术用于医学技术领域，称为虚拟医学（virtual medicine）、医学虚拟现实（medical virtual reality）或仿真医学。在教育培训、疾病诊断、手术模拟、康复治疗、远程医疗等方面为临床医学的创新与发展提供了一种全新的技术支持。

（二）术前计划／手术规划的意义

三维虚拟影像术前计划系统是可实际应用于临床的一种术前计划系统。它作为一种先进的虚拟现实技术，将术前二维 CT/MRI 影像进行三维重建，还原病灶与其周围脉管结构的真实立体解剖构象，并根据个体解剖特点辅助术者进行术前规划。利用虚拟现实技术，对外科手术术前、术中、术后所涉及的各种程序进行计划制订和手术演练，可优选出手术方案、手术路径，减少手术损伤、提高手术成功率。此外，利用虚拟现实技术，还可以实现对同一情况采取不同术式治疗效果进行量化对比，推动手术理论上的发展。

虚拟现实术前计划系统最早的成功案例是 2001 年 Goh K 教授在新加坡进行的一对垂直头连双胎婴儿脑手术分离。事实证明，对于神经外科手术等在解剖复杂、功能重要的部位进行的手术，现在已经越来越依赖技术的进步。利用虚拟现实技术进行术前规划甚至是在虚拟平台上进行专家会诊，将更加直观和具有针对性，有利于缩短手术时间、减小手术损伤、减少并发症、提高患者生存质量，是外科手术尤其是复杂、难度较高的神经外科、肿瘤手术未来发展的突破点。

二、虚拟现实技术的研究现状

（一）仿真模拟与医学教学

虚拟现实手术系统是一种有效的临床外科手术和培训教学工具，它的出现使得年轻医生能够在最短的时间、以最低的成本和最小的风险，熟练准确地掌握各种复杂外科手术的临床操作。系统可提供理想的培训平台，让受训者在不对病人造成伤害的前提下，重现高风险、低概率手术病例，反复练习。数字化模拟的手术系统可通过对切口的压力与角度、组织损害及其他指标的标准测定，评价受训者手术操作技术的进步。早在 2000年，Kockro 等就报道了运用 VIVIAN 对 21 例针对颅内外肿瘤和脑血管病患者应用的成功案例。

（二）虚拟现实技术与 3D 打印的结合

利用虚拟现实系统，将 CT/MIR 等二维医学影像资料处理成三维动态实景，再结合3D 打印技术将这些三维实体模型数据（虚拟出的组织或器官的三维结构）分成片层模型数据，快速成型机根据这些数据，利用特殊的材料，可迅速创建出实体模型供医学教学和手术预演。2016 年，马隽等将 Synapse 3D 虚拟现实系统与 3D 打印结合实施医学教学实践的研究，在骨科手术教学中取得了显著的效果。

（三）力反馈技术

缺乏真实的力反馈信息，是虚拟现实手术系统的发展的瓶颈，并且进一步阻碍机器人、远程手术和太空手术的发展。例如，在实际手术操作过程中涉及经过脑组织的入路时，会出现脑组织"漂移"，因而不能进行相应体现和预判。模拟手术入路操作缺乏触觉感和力反馈，影像融合易受人为主观因素影响。要使仿真效果更逼真及保证反馈力的精度，虚拟仿真系统的力学反馈应当具备如下特征：

1. **实时性** 虚拟力反馈的首要要求就是实时性，力触觉的产生需要手柄的震动频率达到 10^3 Hz 量级，这就对力反馈的频率提出了较高要求。一旦反馈力存在滞后或者虚拟场景的图像无法实时更新，那么整个系统就失去沉浸感。

2. **逼真性** 即要实现柔性碰撞把人体的组织或器官简化为刚体来处理，虽然能保证交互的实时性，但逼真性欠佳。合理的柔性碰撞假设将能有效保证虚拟仿真的逼真性。

3. **精确性** 在保证实时性和逼真性的基础上，需要研究碰撞对象的力学特性，建立符合实际的力反馈计算模型。

解决上述问题最直接、有效的方法包括对临床手术操作中所涉及的力反馈参数进行测试和采集，建立具有柔性的血管、组织仿真模型，建立更为合理的力学反馈机制等。力学反馈技术的发展，是促进虚拟现实技术进一步应用的关键之一。

三、手术虚拟现实技术的研究和应用领域

（一）神经外科手术

2001 年 Goh K 教授利用 RAdioDexter 在新加坡进行的一对垂直头连双胎婴儿脑手术分离，成为虚拟现实系统在神经外科的首次成功应用。Destroscope 虚拟现实系统能对 CT、MRI 等影像资料进行三维重建，并进行融合、分割处理。目前国外文献报道的还有基于此系统的 VIVIAN、用于立体定向神经外科的 StereoPlan 及用于伽马刀的 Virtual faming 系统等。

此外专用于神经外科的虚拟手术系统还有 NeuroTouch，该系统是加拿大研究委员会的 50 名专家和 20 名医生共同开发，主要组成部分有立体投影系统、双手操作的触感操作器和一个高端计算机，此软件虚拟临床比较困难的肿瘤切除术，切除过程中能避开正常组织。该系统在对 CT、MRI 等资料进行融合后，可以通过工作站对颅骨、脑、血管、肿瘤等不同组织类型以不同颜色进行标记，同时具有"虚拟磨除"功能，通过模拟不同手术入路，对颅骨进行不同程度的"磨除"，显示暴露范围，明确病灶与重要神经血管的相对位置关系，提高手术的精准性，减少神经功能的损害。

总结虚拟现实系统在神经外科手术中的作用包括：①对颅内正常解剖关系及病变引起的异常空间关系有一个快速良好的理解；②通过在虚拟环境中反复练习有利于选择最优化的开颅及颅底显露范围；③很好地模拟术中所见；④系统的可视化及易操作性在颅底外科中尤其有用；⑤重建的三维影像可包含多种影像资料的信息，如可用 MRI 显示软组织，用 MRA、CTA 及 MRV 显示血管，用 CT 显示颅骨。

（二）心血管手术

虚拟心血管手术系统主要以介入手术为主。血管介入手术是指通过医学影像设备的引导将手术器械从血管引入人体病变部位对其进行诊断和治疗的过程。它具有出血少创伤小、恢复快、并发症少等优点。但进行该手术的医师必须具备相当熟练的技术。传统的手术训练方式缺乏交互性和沉浸感，而基于力反馈的虚拟手术弥补了这方面的不足，并能够提供多人合作式虚拟手术。其中具有代表性的系统为美国 Simantha，该系统能够虚拟腹主动脉瘤血管内修复，经导管主动脉瓣移植。此外国外某公司开发的心血管计入模拟训练器系统，也是经过完全验证的 VR 模拟器系统，具有实时纠错的能力。

心血管领域虚拟现实系统改进有赖于系统力学反馈的实时性和改善力反馈精度，模拟介入导管与血管的虚拟力触觉。"质点 - 弹簧"等先进的计算模型和理念被不断探索。力反馈技术的研究有利于促进心血管外科手术模拟训练系统的应用。冯安洋等基于 Novint Falcon 三维力触觉交互设备和计算机，在设计和优化的同时加入了手术力学反馈系统。

（三）骨科手术

骨科虚拟手术系统是近年来发展迅速的一个领域，显示了良好的应用前景。国内外目前已有相关软件应用于医学临床和教学，但尚未完善。虚拟现实系统在虚拟骨科手术、定制手术方案、辅助临床诊断、远程医疗、辅助教学培训及考核、康复治疗、定制假肢模型及术中引导等方面具有应用前景。

早在 1998 年，王晓峰等就对虚拟增强现实技术在正颌手术中的应用做了阐释。发展至今，骨科、整形外科方面出现了较成型的虚拟手术系统如计算机辅助三维虚拟截骨系统 CAVOS 等，并且形成了"数字化骨科"概念。刘登均、贺小兵等报道了虚拟仿真手术在腰椎转移性肿瘤治疗中的应用。随着骨科虚拟手术系统的日趋成熟，将会显著节约骨科手术的时间、降低手术的风险，给骨科手术带来深刻的变革。

（四）腹腔镜手术

腹腔微创手术领域是目前虚拟现实技术在手术领域应用研究最多、最典型的手术领域。代表性产品较多，如 tech Simendo，Haptica Pro-MIS，Mentice Procedicus MIST，Realsim Systems LTS2000/ISM60 and LTS3E，Select-IT VSOne，Simbionix LAP Mentor，SimSurgery SEP，Surgical Science LaoSim，Cerefi Tehnologies EndoTwer，RapidFire/SmartTutor，Head2Head 以及 Xitact LS 500 等。2016 年 5 月 30 日上午，上海交通大学医学院附属瑞金医院胃肠外科／上海市微创外科临床医学中心主任郑民华教授成功为一名 82 岁的女性患者实施 3D 腹腔镜右半结肠癌根治术，并首次借助虚拟现实技术展现手术室全景、3D 腹腔镜画面同时通过 VR 眼镜直播。

此外，该领域也是虚拟现实技术与机器人技术结合最成功的领域之一。机器人手术具有创伤小、恢复快、医生疲劳感较小等优点，目前，机器人手术能够适应的术式几乎遍及整个外科，接受机器人手术的患者越来越多，新研制的手术机器人也越来越多。达芬奇和宙斯作为典型的外科手术机器人，已经能够适应腹腔和胸腔的大部分手术。

（五）其他

除上述应用，虚拟现实系统在外科手术中的应用已经遍及各个领域。耳鼻喉科的虚拟手术系统侧重于对颧骨摘除术的研究；眼科虚拟手术系统主要应用于虚拟白内障超声乳化术、玻璃体切除、人工玻璃体植入；肝癌切除术中应用的三维可视化软件，包括国内早期推出的 Op3D 虚拟手术系统、Myrian 影像分析软件、肝脏手术规划系统软件 Liv 1.0、南方医科大学珠江医院开发的 MI-3DVS 软件等。

（张海军）

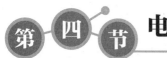

第四节 电外科技术的发展与应用

电外科（electrosurgery），即电子技术应用于外科领域，将高频电流作用于人体组织达到切割、止血、凝固及失活等多项外科治疗。电外科自诞生至今得益于电子学、生理学、材料科学、医学领域等众多学科的发展而进展迅猛，电外科设备也衍生出多个分支。电外科产品已成为外科手术室中必备设备，外科医师手中的利器。

一、概述

（一）电外科的发展与基础理论

1. 电外科的发展 早在 1881 年，莫顿（William T.G.Morton）发现当频率超过 100kHz 的交流电穿过人体时，无疼痛感、肌肉抽搐或灼伤，高频电流开始进入临床应用领域。之后，波齐、杜瓦扬和克拉克等极大地拓展了高频电的临床应用范围。

1923 年，德国工程师爱尔博（Christian Otto Erbe）创立了电外科发展史上的一个里程碑，创新地利用内部钨丝端的火花放电技术与可控电流技术，设计并研发出世界上第一台电刀——Erbotherm 900HC（图 8-4），可为各类临床手术提供稳定安全的组织切开与凝固功能，这也成为了现代电刀的基本功能与特征。

1926 年，美国波士顿的布里格姆医院，外科医师库欣（Harvey Cushing）采用了伯维（William T. Bovie）研制的电刀（图 8-5），成功完成一例颅内肿瘤切除术，是历史上第一例在手术室中采用电刀完成的外科切除手术。

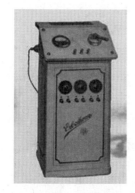

图 8-4 爱尔博研制的第一台电刀

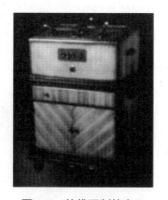

图 8-5 伯维研制的电刀

随着晶体管的诞生，人们开始不再依赖火花塞或真空管产生电流，1968 年固态发电机技术被引入电外科领域，出现了"浮地式"电刀，其部分解决了电刀因电流分离所造

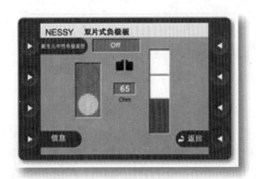

图 8-6　中性电极安全系统

成的意外灼伤。伴随着电子技术的不断创新，又诞生了中性电极安全系统（neutral electrode safety system，NESSY），此监控系统能实时根据患者组织自身变化进行动态监控，连续监测患者贴敷中性电极的接触质量，如监测到阻抗异常情况，设备将自动停止输出（图 8-6）。

电外科技术的一个分支是氩等离子凝固术（argon plasma coagulation，APC），又称氩气刀。氩等离子凝固术是通过高电压，将惰性气体氩气电离成导电的氩等离子，氩等离子将电流传输至病灶部位，从而进行电凝及组织失活的外科治疗。氩等离子凝固术通常用于开放手术，20 世纪 90 年代初，Grund 和 Farin 率先将氩等离子凝固术引入到了内镜和腔镜治疗领域。氩等离子凝固术是单极技术，因其组织非接触、电凝深度可控、浅表止血效果等诸多优势，现已广泛应用于各类手术。

20 世纪 90 年代，随着组织感应技术的发展组织热融合技术——大血管闭合技术出现了，这是电外科技术发展的又一重大突破。器械的压力和电外科设备输出的能量改变了被夹持组织之间的胶原组织性质，使其永久融合，其血管闭合效果可承受三倍正常收缩压。该项技术的使用明显减少外科医师对于缝线、钛夹等传统止血器械的需求，如可重复使用的大血管闭合系统可以直接闭合大约 7mm 的血管和组织束，且因采用了双极设计，无须考虑患者的电路回路，在闭合大血管的同时显著减少对体内植入器械的影响。

进入 21 世纪以来，电外科技术除了融合电子技术和计算机技术外，又与水刀精细分离、冷冻等多种技术相结合，产生了水刀、冷冻治疗仪、射频刀以及电外科工作站等多种设备与器械，为外科治疗领域的拓展发挥了积极作用。

2. 电外科的基础理论　电外科设备工作原理是将 220V/50Hz 的低压低频电流通过高频能量发生器变频变压，变频为频率 0.3～5MHz、电压达千伏以上的高频交流电，此高频交流电能量作用于组织后仅产生热效应，达到对组织的切割和凝血效果，而不会对人体产生电击风险。电外科设备切割和凝血所使用的电压应选择临床所需的尽可能低的电压，以减少对医者及其他精密医学仪器的影响。

根据其电流回路的特性，常将电刀的技术划分为单极技术和双极技术。

单极技术工作时通常由电外科设备主机、作用电极（单极手柄）和回路电板（中

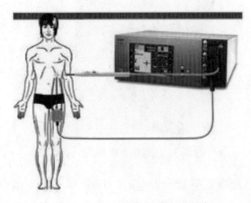

图 8-7　单极技术工作回路

性电极）三部分组成。工作时，电外科设备主机产生的高频电流通过单极手柄传导至靶组织，再经由人体传导至中性电极，最终流回设备主机，形成一个工作回路（图8-7）。

双极技术工作时通常由电外科设备主机、作用电极（双极器械）两部分组成。工作时，设备主机产生的高频电流通过双极器械的一极发出，通过人体组织到达另一极，最终回流至设备主机，形成工作回路。此时双极器械两极间的组织及细胞破裂或凝固干燥，从而达到离断或止血的目的。双极模式下的电极，一端为作用电极，另一端为接收电极，使用双极器械时无须使用中性电极，它的作用只限于器械两极间，对人体组织的影响范围远比单极模式小，因此双极技术通常应用于脑外科、显微外科、五官科、腹腔镜等较精细的微创手术。双极技术的安全性已广泛被认识，其使用范围和适应证也不断扩大。

人体组织是导体，因而当电流通过人体组织时将产生三种效应（图8-8）：电化学效应、法拉第效应和热效应。

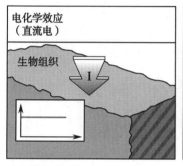
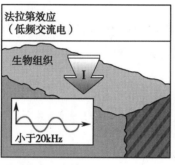
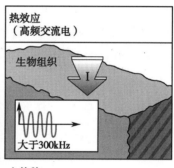

图8-8　电流的三种效应

（1）电化学效应：当使用直流电时，主要表现为电化学效应，即引起离子在组织中的迁移，带正电荷的离子向阴极移动，而带负电荷的离子向阳极移动。由于电在生物体内普遍存在，当电流通过人体组织时，会破坏体液的电解质平衡，体液中的阴阳离子产生方向相反的定向聚集运动，若阴阳离子两端浓度差过大将产生离子灼伤，而对人体造成伤害，故在电外科设备中不能采用直流电作为能量输出形式。

（2）法拉第效应：当频率较低的交流电流经人体组织时，会造成对人体的神经肌肉刺激、甚至心室颤动而危及生命，称为法拉第效应，因低频交流电与人体神经传导的频率相似而引起的刺激和神经系统传导中断的效应。

生物学家们实验研究表明，当频率大于100kHz时，法拉第效应显著减少，电流对神经肌肉的刺激可几乎忽略不计，主要原因为高频交流电方向变化速度提升，对细胞离子的位置变化几无影响，不会发生细胞离子极化效应。鉴于以上原因，国际电工委员会标准（IEC60601－1）规定电外科设备的频率不应低于300kHz。然而，若频率过高也会带来辐射风险，对环境产生污染。因此，电外科厂家通常将设备频率设定在0.3～5MHz间，此时的高频电流对人体组织仅有热效应，而无电化学效应或法拉第效应，可安全用于人体。

（3）热效应：根据焦耳定律，当电流通过导体时电能会转化成热能。同样，当高频电流通过人体组织时，由于组织电阻的存在而产生热效应。

电外科设备是利用高频电流通过机体时产生的热效应而工作，在进行高频切割时，使用头端细小的电极，因接触面积小、电流密度大，可在瞬间产生大量的热量，微观上细胞液蒸发致使细胞破裂，手术中表现为组织离断切开。而高频电凝时，电流密度较之高频切割小，产生较大热量使细胞液受热丢失、细胞凝固，达到组织电凝干燥。热效应的强弱取决于组织阻抗、电流密度以及高频电流的作用时间。

（二）电外科设备及其附件

1. 基础电刀（单极电刀）　指的是具备单极纯切、单极混切、单极柔和电凝、单极强力电凝或快速电凝的基本功能或称基本模式，为不同等级的医疗机构提供外科手术的基本应用支持——代替传统手术刀，实现切割和止血的基本手术操作的电刀。这些模式可以基本满足不同手术类型、不同手术步骤对于切割速度、切割过程中凝固效果、止血速度和强度的不同需求。基础电刀常见的配件有：单极电刀笔（图8-9）、单极电极（图8-10）、腔镜用单极电钩（图8-11）、单极汽化电切环、中性电极（图8-12）等。

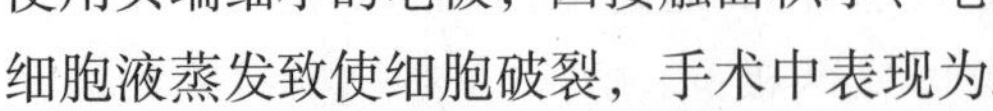

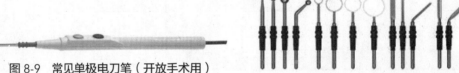

图 8-9　常见单极电刀笔（开放手术用）

图 8-10　不同类型可重复使用
单极电极（开放手术用）

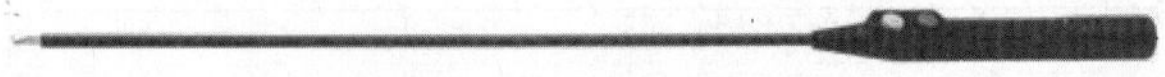

图 8-11　腔镜用单极电钩

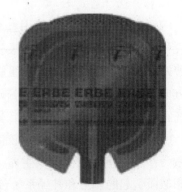

图 8-12　中性电极（Ω型）

2. 双极电刀　指具备双极功能的电刀。多数双极电刀仅具有双极电凝功能，此类电刀通常又称为双极电凝器，部分双极电刀同时具有双极电切和双极电凝功能。双极技术是通过高压电流在双极器械两极间流动实现电切或电凝的外科手术操作。双极电刀因其热损伤较小，电切速度与电凝深度可控，被广泛应用于各类精细外科手术中，如脑外科、血管外科、显微外科、整形外科等。

双极器械最典型的代表是双极镊子，由于其便利性、安全性和有效性，以神经外科为代表的、组织结构复杂、组织类型敏感、对电流安全性要求高的手术操作通常使用双极技术及器械。双极电凝使用时输出功率要求一般在 120W 以下，双极电切使用时的输出功率要求一般在 100W 以下。双极电刀常见的器械有双极镊子、双极切割针、双极等离子电切环等（图 8-13）。

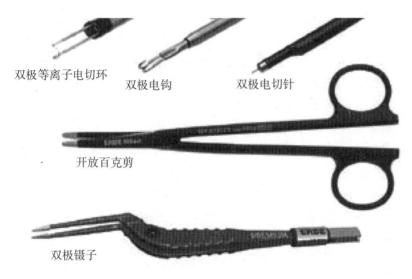

图 8-13　常见的双极器械

3. 氩气刀（图 8-14）　又称氩等离子凝固术（APC），是一种特殊的单极技术，是电外科应用的一个重要拓展。氩气刀利用电刀所提供的高压电来电离氩气，使氩气这种常态下无色无味的惰性气体电离形成能导电的氩等离子束，并通过氩等离子传导高频电流产生止血或组织凝固作用。

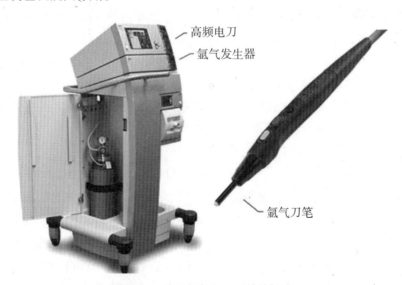

图 8-14　常见的氩气刀系统的组成

通过氩等离子束来传导高频电流的优势是，出血点凝固完成后，被凝固组织的阻抗相对于周围出血组织的阻抗高，根据电流的特性，具流动性的氩等离子会自动流向低阻抗区域（出血点），这样有效凝固面积就得到扩大，同时电流不集中于一点，可有效控制对组织的热损伤深度。

氩气刀由高频电发生器（电刀）、氩气流量控制器和氩气电极构成，高频电发生器提供电离所需的高压电，氩气流量控制器负责控制和调节氩气流量以适应不同氩气电极和不同手术的要求。

4. 大血管闭合系统　指的是一种特殊智能的双极电凝电流，配合以特殊设计的双极钳形器械，使血管组织的胶原蛋白迅速融合，完成对最大至 7mm 直径血管的快速热能闭合，同时也能对大部分创面进行止血，不仅可用于传统开放手术，也可用于对止血的紧迫性、有效性和安全性要求更高的微创手术，特别是在狭小空间内的腔镜手术中，操作更为简便、快速有效，显著提升了手术安全性、缩短手术时间、提高手术室的运营效率。

开放式大血管闭合系统（图 8-15）与腔镜式大血管闭合系统（图 8-16）均可有效闭合直径大至 7mm 的血管，且为可重复使用器械。

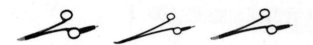

图 8-15　开放式大血管闭合系统

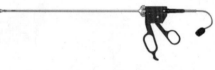

图 8-16　腔镜下开窗型大血管闭合系统

二、电外科专项技术在临床的应用

（一）大血管闭合器械在临床的应用

1. 原理及优势　大血管闭合技术通过电外科主机双极技术能量的智能输出，使血管组织的胶原蛋白融化，结合器械钳口压力，使靶血管组织永久闭合，抗血管破裂压能力强。优秀的血管闭合技术可承受人体正常收缩压的 3 倍以上，达到对最高达 7mm 直径血管的闭合能力。其独特之处是以组织反应发生器作为电流和电压的能量来源。组织反应发生器感应钳口之间将要熔合的组织密度，将信息传回发生器，发生器控制系统自动调整释放能量的大小，使血管和其周围组织的胶原蛋白及弹性蛋白变性，结合血管钳口的压力，使变性的蛋白重组，熔合成一透明带。

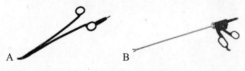

图 8-17　开放（A）、腔镜（B）
大血管闭合系统

目前市场上的大血管闭合器械包括大血管闭合系统、安速刀和结扎速等。以大血管闭合系统（图 8-17）为例，其能有效地用于对血管丰富组织的凝固，被 FDA 认可能安全闭合直径大至 7mm 的血管。其作用机制与电外科工作站的新型高频发生器所产生的特殊双极波形及电压密切相关，在激活的同时可以监测和计算输出功率，当达到最佳的电凝效果，即钳口间组织达到高阻抗时，其"自动停止功能"启动，因而减少或避免对周围组织的热损伤。

2. 大血管闭合器械在肝胆外科的应用

肝实质离断是肝切除手术的重要步骤。断肝方法选择不当，可引起出血、胆瘘及残肝大范围坏死感染等严重并发症，其中尤以出血对患者的死亡威胁最大。大血管闭合器械在减少出血的同时，减少了手术时间。

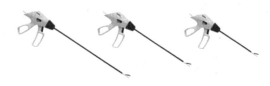

图 8-18　三种型号的开放／腔镜安速刀

近期一些回顾性研究总结了大血管闭合系统的切肝效果，主要与同期的传统钳夹法切肝作比较，结果显示，大血管闭合系统组较传统钳夹法切肝组在术中出血量、术中输红细胞比率、切肝时间等方面均有优势。耿小平等对使用大血管闭合系统进行肝组织离断的体会总结如下：①操作简便省时，肝组织分离和电凝同步进行；②集组织止血、解剖、脉管永久闭合功能于一体，切肝过程快，可明显减少肝门阻断时间甚至不用行肝门阻断；③不同于传统的双极电凝，大血管闭合系统具有自动停止功能，可避免周围组织过度热损伤；④手术时可根据切割组织大小选用不同型号大血管闭合系统；⑤器械可高温高压消毒，重复使用，费用明显低于超声刀；⑥对肝脏切缘有一定范围的热损伤，理论上可降低切缘癌残留，降低术后肿瘤切缘复发率。大血管闭合系统还可应用于处理粘连的网膜组织、胆囊三角系膜血管、残留的胆囊壁切缘、粘连索带等富含血管的组织。此外，国内王琛等应用安速刀（图 8-18）切肝也取得了不错的精细分离止血效果。

3. 大血管闭合器械在妇科的应用　新的手术器械对于提高手术质量和减轻副损伤是目前妇科探讨的热点。大血管闭合器械的应用加强了切割、止血效果，在妇科手术中发挥了重要作用，包括腹部子宫切除、腹腔镜辅助下经阴子宫切除、腹腔镜宫颈上子宫切除术、开放／腹腔镜下卵巢输卵管切除术、经阴开腹子宫切除术、粘连松解术、卵巢囊肿切除术等。2004 年 Zubke 等在 382 例子宫切除术中的研究表明大血管闭合系统相比传统方式，在常规阴式子宫切除术中是可行的、安全的，手术并发症和患者舒适度与传统方式相近，但失血量和对镇痛药物的需求量少，并因此缩短了术后住院时间。国内刘慧丽等在探讨大血管闭合系统用于阴式子宫切除术中的安全性和可行性中发现，大血管闭合系统组在手术时间、术中出血量方面优于传统阴式子宫切除术组，且并发症少，这可能与大血管闭合系统可靠的凝血效果和极小的热扩散有关，患者阴道残端愈合快，患者恢复快。而传统缝合组因手术需暴露视野、钳夹、分离、切断、缝扎及剪线等烦琐过程，造成出血增多，手术时间延长。另外，由于腹腔镜手术在妇产科的广泛使用，对电外科器械引起的并发症安全引起了不少关注。国内石钢等人对电外科器械对子宫组织的热效应和损伤作了比较，发现大血管闭合系统对子宫组织的热损伤小，适用于子宫腹腔镜手术，特别是保留生育功能的手术，作用于子宫浅表面较安全，如浆膜下子宫肌瘤剔除，为合理、高效、安全地临床使用各种电外科器械提供了借鉴。

4. 大血管闭合器械在其他专科的应用 由于泌尿外科手术常常部位较深、解剖复杂，术野小，操作不方便，容易发生缝扎滑脱或打结不牢而引起出血，而大血管闭合器械强大的凝固能力优点逐渐得到认可，在泌尿外科手术中广泛用于，包括膀胱切除术、腹腔镜肾切除术、开放性肾切除术、开放／腹腔镜下根治性前列腺切除术等。另外，大血管闭合器械在甲状腺手术中也有应用，Oussoultzoglou 等对甲状腺全切除术后发生低钙血症程度的前瞻性研究发现，使用大血管闭合系统手术患者术后发生低钙血症程度轻于结扎速，无死亡或复发喉神经麻痹。肺叶切除术中，大血管闭合系统可作为替代吻合器用于叶间裂隙剥离，其安全性和可行性已得到证实。

（二）氩气刀在临床的应用

1. 氩气刀的原理及组成 氩气是一种性能稳定、无毒无味、对人体无害的惰性气体，它在高频高压的作用下，被电离成氩等离子，氩等离子具有极好的导电性，可传递电流，到达组织上的高频电流可产生凝固效应，从而避免了电极与组织的直接接触（图8-19）。

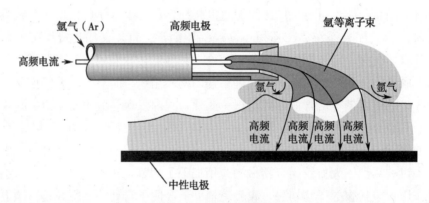

图 8-19 氩气刀原理

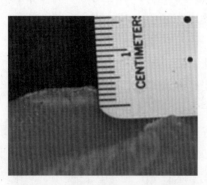

图 8-20 氩气刀的组织损伤深度

2. 氩气刀的特点及其优势 氩气刀的特点是氩等离子体沿最低电阻路径扩散，当由于热干燥或电凝导致组织阻抗增加，等离子体将改变路径方向而向未电凝组织扩散，因此电凝深度浅表可控、无炭化，而这些优点均是由其作用原理及氩等离子自身的特性决定的：①氩气是一种惰性气体，对机体无毒无害；②氩等离子流不仅能够沿电极轴向直线扩散，还可以侧向扩散，治疗效果较为均匀；③结合激光和智能高频电刀的特点，操作时无须接触组织，不会引起粘连，尤其适用于激光、微波等治疗难以达到的区域，且操作容易；④并发症少，没有炭化或汽化组织，热扩散有限，组织损伤深度多限制在 3mm 以内（图 8-20／文末彩图 8-20）。

随着电外科设备的不断发展，氩气刀技术日新月异，新型氩气刀设备具有可控制组织电凝深度的特点以及三种氩气治疗模式可选，分别为强力（forced APC）、脉冲（pulsed APC）和精细模式（precise APC），同时生产的氩气刀电极具有多种直径和喷口，可即插即用，器械能自动识别并调节参数，使用安全简便。术者可根据病变的大小、所需电凝的深度、治疗目的以及操作的精细程度来选择合适的器械，从而达到最佳的治疗效果。

3. 氩气刀在肝胆胰外科的应用 肝胆外科手术中因其组织血管丰富，尤其有胆管和毛细胆管系统，创面处理较为复杂，术中尤其以创面弥漫性渗血和毛细胆管瘘较难处理。通过氩气电弧对创面喷射，可使组织浅表止血、结痂，其与组织不直接接触的特性尤其适用于弥漫性渗血的创面，不仅对小血管和毛细胆管起到凝固封闭作用，同时在创面形成一层薄韧的保护痂膜，可明显降低术后渗血、胆瘘的发生率。使用氩气刀止血可保护创面深部重要的胆管、血管免受热损伤。由于某些创面呈一深坑状，普通电刀伸入坑底止血时，因电刀电能被坑沿组织吸收，导致止血效能下降，而由于氩气刀系非接触式止血工具，因此对包括"死角点"的出血亦有良好的止血效果。

4. 氩气刀在消化内科的应用 基于临床试验的研究结果以及不断地探索，目前氩气刀已被广泛应用于消化道出血、息肉、腺瘤以及 Barrett 食管等疾病的治疗，包括如下适应证：①部分粘连的肿瘤组织或部分邻近器官壁的肿瘤组织失活；②内向生长的肿瘤组织或对放置支架后的增生组织失活；③生长在有穿孔危险的组织中的肿瘤组织失活；④多发性小息肉的治疗；⑤广泛生长的腺瘤组织或高频切除后残余组织失活或止血；⑥小出血或局部渗血的止血，如 EMR/ESD 术后出血、血管畸形出血、大面积渗血或其它扩张术后出血等。

5. 氩气刀在呼吸内科（介入）的应用 1994 年，氩气刀技术被引入呼吸内镜，由于自身特点及安全性，其优势逐渐显现出来。近 10 年来，国外开展经验表明，氩气刀在支气管腔内治疗方面可取代高频电刀和激光，且安全性高、经济节省，成为支气管腔内治疗的主流技术。在呼吸内镜领域，其主要可用于：①增生性（良恶性肿瘤）、肉芽肿疾病；②支架置入后肿瘤、肉芽增生狭窄；③气管腔内弥漫性出血等。由于其组织穿透程度较表浅，仅为 2～3mm，只要操作得当，用于治疗腔内肿瘤是很安全的，不会有气管壁穿孔之类的严重并发症，即使存在出血，也可以使用氩气刀迅速凝固止血。

6. 氩气刀在胸外科的应用 涉及肺部外科、食管外科、纵隔外科、微创胸外科等亚专科。其在各个亚专科领域应用的主要作用在于切开、离断、止血。对于肺手术过程中表浅的创面止血，如肺门处纵隔胸膜或脂肪、肺创面，调整氩气刀氩气流量，在吹走表面出血的同时可使创面出血点获得精确止血，因此大多可获得满意的效果。食管癌前病变由于病变部位不深，因此是应用氩气刀治疗的重要领域。而对于无法手术的晚期食管癌，氩气刀常作为一种姑息性治疗，用于解除梗阻和止血。此外，对于纵隔外科手术中的创面渗血多可通过氩气凝血获得满意效果。

7. 氩气刀在妇科的应用 根据氩气刀的特点和优势，近年妇产科医师尝试将氩气刀技术应用于妇科治疗领域，主要涉及弥散性渗血的止血和术后创面的处理，如巧克力囊肿剥离术、肌瘤剥离术、巢癌切除术和腹膜癌切除术等开腹和腔镜手术。日本专家已经开展氩气刀治疗子宫内膜异位症，但对于深度浸润型子宫内膜异位症不适用，仍需以手术切除为主。Glukhov 等研究联合治疗严重子宫内膜异位症中氩气刀的作用，研究发现在给予地诺孕素或促性腺激素释放激素（GnRH）受体激动剂和氩气刀联合治疗的患者中，疼痛综合征和术后粘连症状有所减轻，并且应用氩气刀和地诺孕素治疗后患者的受孕率比传统方法合并 GnRH 受体激动剂治疗高 1.5 倍。

（三）水刀在临床的应用

1. 原理及组成　水刀通过其特有的蠕动泵系统对水压进行精确调控，形成高压水束。恰当的高压水束产生机械冲击作用，可分离脆软的实质性组织，而柔韧的血管、胆管、淋巴管及神经等可以保留下来（图 8-21、图 8-22／文末彩图 8-21、彩图 8-22）。通过改变水束压力可以达到有选择性地解剖人体不同组织的目的。

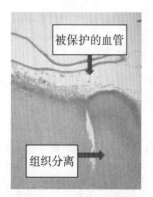
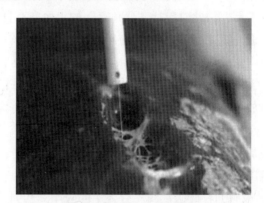

图 8-21　水刀分离血管　　　　　　　　　　图 8-22　水刀分离肝脏

　　水刀由主机、抽吸泵和脚踏组成。水刀主机可产生高压水束，将无菌生理盐水泵出，通过水刀手柄内的喷嘴形成高速射流。水刀手柄喷嘴直径为 120μm，精细的水束用于组织精细分离。部分水刀手柄前端带有单极电凝功能（图 8-23）。水刀不仅可用于开放手术、腔镜手术，还可用于机器人手术，常见水刀手柄见图 8-24。

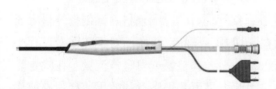
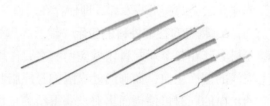

图 8-23　带有电凝功能的水刀手柄　　　　　图 8-24　不同类型水刀手柄

2. 水刀的特点　水刀作为精准微创外科器械，具有两个显著特点：一是对组织分离的高度选择性，使血管、胆管、淋巴管及神经等特定组织得到最大限度的保护；二是水刀是利用高压水束来分离组织，不产生热能，其切割效果源于细胞或组织间在高压水束的机械冲击下分离，因此不会导致如高频电刀、激光、超声刀等热技术所致细胞破裂而形成分离产生的热损伤。如图 8-25／文末彩图 8-25 所示，电外科和激光分离的组织微观上可见不同程度的空泡、焦痂、炭化，而水刀切面非常精细，无任何热损伤。

3. 水刀在肝胆胰外科的应用 水刀的精细分离可轻易将肝脏组织分离，留存脉管系统，使肝脏实质内脉管骨骼化，减

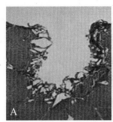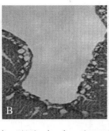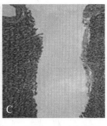

图 8-25 电外科（A）、激光（B）、水刀（C）分离组织学结果

少术中出血。Rau 等研究发现水刀切割技术快速、可行且在肿瘤学上安全，可以在腹腔镜与开放式肝切除术中使用。陈佑江等也对水刀在腹腔镜肝切除术中应用进行了研究，发现腹腔镜下应用水刀断肝的创面清晰，较好地解决了肝切除术中管道处理不够清晰的问题，且术后无胆瘘、出血等严重并发症。温浩等回顾性对比分析水刀、超声刀和钳夹法在肝叶切除术中的应用，结果表明，水刀组和超声刀组在术中出血量、术后引流量方面两组无明显差别，但较钳夹法组明显减少；而水刀组和钳夹法组在术中断肝时间上，较超声刀组明显缩短，从而说明水刀在肝叶切除术中有优势。

4. 水刀在泌尿外科的应用 Penchev 等首次在临床上用水刀进行肾部分切除术来治疗肾鹿角形结石和肾错构瘤，发现切割断面清晰、出血少、损伤小。Basting 等利用水刀对 5 例肾细胞癌患者进行了肾部分切除，可以大大减少术中出血和周围组织损伤，且无明显术后并发症。高轶等对 35 例肾细胞癌患者行水刀辅助的不阻断肾动脉腹腔镜下肾部分切术，结果表明，水刀辅助的不阻断肾动脉腹腔镜下肾部分切术是安全可行有效的，可避免术中缺血再灌注损伤肾脏。Fernandez 等对比了保神经前列腺根治术与传统前列腺根治术，结果表明由于水刀有效保留神经血管丛，术后勃起功能也得到了提高。Parekattil 等利用水刀对局限性前列腺癌患者进行了机器人辅助腹腔镜前列腺癌根治术，也发现水刀可有效的保留神经血管丛。Shekarriz 等对 5 例睾丸癌患者进行了保神经的腹膜后淋巴结切除术，也初步证明了水刀有利于保护血管和交感神经。

5. 水刀在神经外科的应用 Piek 等将水刀用于胶质瘤切除术、癫痫病灶切除术、血管网状细胞瘤的切除、脑膜瘤切除术等多项手术，效果良好，发现水刀特别适用于富含血管的胶质瘤及正常脑组织的切除，显著减少了术中失血。Keiner 等利用水刀对 208 例各种颅内神经外科病症患者进行手术，评估水刀的实用性和应用程度，发现水刀使用容易安全，可保护血管、进行精确的组织分离，且没有更大的并发症风险。

6. 水刀在其他专科的应用 Honl 等应用水刀在微创脊柱外科手术中进行的研究，说明利用水刀对治疗椎间盘突出和腰间盘脱垂的有效新方法。Wagner 等对水刀切除滑膜进行了体外研究，证明水刀技术有望替代其他成熟的用于滑膜切除的技术。Köckerling 及 Sidorov 等的研究结果表明，水刀能在全直肠系膜切除术最大限度地保护自主神经，使全直肠系膜切除术简便化。张冬坤等对腮腺良性肿瘤切除的患者进行分析，发现应用水刀可以明显减少术后引流量和引流时间。吴鸣等的水刀与常规器械行腹腔镜保神经宫颈癌根治术前瞻性随机对照研究的中期结果也显示水刀可有效的保留神经。

7. 水刀创新的应用

（1）水刀技术与电外科技术整合：软性手柄水刀（图 8-26）在消化内镜中主要用于内镜黏膜下剥离术（ESD）、经口内镜肌切开术（POEM）、内镜经黏膜下隧道切除术（STER）等。使用时将无菌生理盐水注射至黏膜下层，在黏膜层和肌层间形成水垫，从而在切除黏膜病变或建立黏膜下隧道时保护肌层，减少出血和穿孔。对比研究水束辅助内镜黏膜下剥离术与传统内镜黏膜下剥离术治疗早期胃癌，发现两组手术技术治疗局部性早期胃癌的有效性和安全性相当，水刀技术可以加快和简化手术过程，且减少器械更换次数。众多研究证实了水刀在消化内镜切除中对消化道肌层的保护、黏膜下隧道建立、减少出血、操作简便的独特优势。

在膀胱镜应用中，水刀可用于非肌层浸润性膀胱肿瘤内镜黏膜下剥离术（bladder tumor-endoscopic submucosal dissection，BT-ESD）（图 8-27 / 文末彩图 8-27）。Nagele 等利用水刀对 5 例确诊为膀胱浅表性乳头状肿瘤的患者行经尿道黏膜下切除术，结果证明了水刀技术在切除膀胱肿瘤中的可行性。Kufner 等对比分析了经尿道黏膜下切除术与传统经尿道膀胱肿瘤切除术，也发现水刀技术有利于保护固有肌层，可实现整块切除，提高组织病理学评价准确率。水刀治疗非肌层浸润性膀胱肿瘤的临床研究中，证实其可得到完整病理切片，对患者预后诊断意义深远，而且可降低二次电切率。

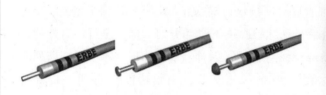

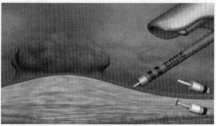

图 8-26　软性手柄水刀　　　　　　　　　图 8-27　新型水刀行 BT-ESD 技术

（2）水刀技术与氩等离子凝固术整合：新型结合水刀技术与氩等离子凝固术，应用于消化内镜手术，是治疗 Barrett 食管等黏膜病变的多功能器械（图 8-28；图 8-29 / 文末彩图 8-29）。黏膜下隆起，氩等离子凝固术消融无须更换器械，降低氩等离子凝固术治疗过程对肌层的热损伤，减少术后食管狭窄。双重过滤功能，防止反流导致的二次污染。新型水刀还有望应用于消化道易穿孔部位的治疗，如结肠病变等。

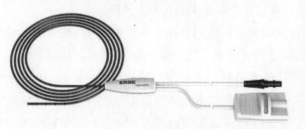

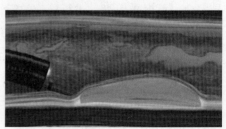

图 8-28　新型水刀　　　　　　　　　　图 8-29　新型水刀治疗 Barrett 食管

（张海军）

第九章

新型放射治疗技术与设备

20 世纪下半叶以来计算机技术、影像技术、网络技术等应用于放射治疗，放疗技术已经从传统的二维技术发展到三维适性放射治疗（3D conformal radiotherapy，3D-CRT），并逐步向调强放射治疗（intensity-modulated radiotherapy，IMRT）、影像引导的放射治疗（image-guided radiotherapy，IGRT）、容积调强拉弧治疗（volumetric-modulated arc radiotherapy，VMAT）、立体定向体部放疗（stereotactic body radiotherapy，SBRT）、自适应放疗（adaptive radiation therapy，ART）和质子重离子放疗技术发展，进入精确放疗时代。随着容积调强加速器、CT/MR 影像引导加速器、螺旋断层放疗系统、射波刀系统、质子重离子放疗系统等高端放疗设备应用于临床，放疗的疗效有了明显提高。本章将从高端直线加速器、高端立体定向放疗、螺旋断层放疗和质子重离子放疗几方面阐述新型高端放射治疗设备技术前沿、临床应用及技术新进展。

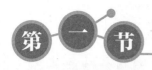

第一节 高端直线加速器技术与设备

一、直线加速器概述

直线加速器的雏形概念最早由英国科学家 G.Ising 在 1924 年提出，1924 年他在一篇名为《产生高压极隧射线方法原理》的文章中提出了一个直线加速器的设计图样。根据 G.Ising 的文章，直线加速器由一个直的真空管道和一系列的带孔的金属漂移管组成。粒子的加速是通过相邻的漂移管之间的脉冲电场完成的，电场和粒子的同步是由电压源和相应的漂移管之间的传输线长度的时间延迟来实现。同时他在文章中写道："现在来深入讨论实现这一想法的细节问题和可能遇到的困难为时尚早，我希望不久能做一个实验。"这个建议受当时电磁技术水平的限制的确难以实现。但是这个概念相当重要，对直线加速器的发展产生了里程碑式的影响。到了 1928 年，直线加速器的概念正式被德国科学家 Rolf Wideroe 提出，他完成了世界上第一台直线加速器。R.Wideroe 在《产生高电压的新原理》一文中描述了这台加速器的原理，同 G.Ising 的理念不同，加速器的漂移管是交替的接高频电源和接地。漂移管的长度随着粒子速度的增加而变长，保证粒子每次可以在正确的时间到达间隙从而被加速。在该加速器中，束流首先形成束团，然后进行高效率的加速。束流在加速时间内处于加速间隙感受加速电场，当电场反向的时候，束团处于漂移管中，这时漂移管屏蔽了减速电场，从而使整个过程成为一个加速过程。

医用电子直线加速器是生物医学上的一种用 X 线或电子线来对肿瘤进行放射治疗的加速装置；带电粒子加速器是用人工方法借助不同形态的电场，将各种不同种类的带电粒子加速到更高能能量的电磁装置，常称"粒子加速器"。要使带电粒子获得能量，就必须有加速电场。以上两种设备简称"加速器"，目前国际上，在放射治疗中使用最多的是电子直线加速器。

医用电子直线加速器分成四个时代。第一代医用电子直线加速器的时期大致为 20 世纪 50 年代至 70 年代，那时候的医用电子直线加速器一般射线能量较低，由于波导管和微波源的设计，加速器的输出功率小，并且这个时期的加速器一般都没有配备影像引导设备（图 9-1）。第二代医用电子直线加速器的时期大致为 20 世纪 80 年代至 90 年代，那时候的加速器开始配备电子射野影像系统，加速器可以采集二维的兆伏级影像，加速器控制系统一般为模拟电路控制和数字化控制系统，代表性的加速器如西门子、医科达和瓦里安的加速器。第三代医用电子直线加速器的时期大致为 2000 年后至 2010 年左右，在加速器系统上增加了千伏级影像系统，例如 Synergy、Axesse、Trilogy 和 TrueBeam 机器（图 9-2）都是在加速器机架垂直于兆伏级射线的方向集成了 X 线球管和影像探测面板，影像设备可以有透视、采集平片和采集锥形束 CT 影像用于影像引导放射治疗。市场上也出现了安装在机房地板和机房天花板上的千伏级影像系统，可以采集二维的 X 线平片用于位置的验证。当前市场上主流的可以用于影像引导放射治疗的加速器，大多数都归属于第三代影像引导加速器。而随着放疗技术的发展，去均整块的高剂量率能量模式开始用于临床，立体定向放疗大剂量分割立体定向放疗技术越来越普及，自适应放疗技术也越来越成为放疗技术发展的一个方向。

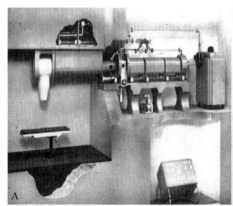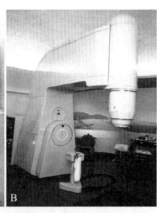

图 9-1　A.1953 年 Hammersmith 医院安装的 8MeV 加速器模型；
B.Velindre 医院安装的 4MeV 医用电子直线加速器

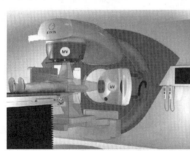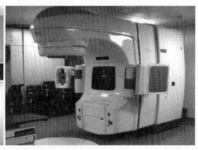

图 9-2　第三代影像引导加速器的代表机型

第四代影像引导加速器应该要解决分次内的器官运动、具备功能成像的技术特点，对肿瘤放射治疗的个体化自适应放疗技术提供可能和保障。加速器能够在患者治疗的同时采集 2D、3D、4D 影像，进行实时的位置验证；针对软组织肿瘤，例如前列腺癌，配备了超声成像影像引导系统，具备自动扫描探头，能够适时监控、修正肿瘤的位置。

有别于传统体表标记追踪以获得患者呼吸运动曲线的方式，四维影像引导技术不需要应用任何外部辅助设备，可以在患者平静呼吸时从体内解剖结构的运动中直接计算出呼吸曲线，并且对 4D 容积数据进行在线式重建，从而在每个投影图像中观察解剖结构的运动，来确定排序归类的时相；最后在呼吸周期中的每一个时相上重建的图像，都可与一幅 3D 参考影像进行自动匹配并校正位置偏差，同时可以得到时间加权中位位置三维图像，也可以此作为配准图像。

千伏级四维影像技术很好地帮助我们解决了肺癌、肝癌治疗时的运动问题，特别是肺癌，由于较为清晰的肿瘤与肺组织对比结构，仅需很小的额外成像剂量就能够清晰分辨体积很小运动幅度很大的下肺叶病灶。

容积旋转调强 VMAT 技术的临床应用，也为千伏级 X 线四维影像引导（图 9-3）打开了更大的空间，治疗期间同步采用二维、三维、四维成像引导技术，实时动态监测病灶运动变化；为实时式个体化自适应放疗的开展带来了可能。荷兰 NKI 国家癌症中心 M.VanHerk 等的报告显示：在容积旋转调强实施中，同步进行 3D 和 4D 立体定向放疗图像引导扫描，监测和修正潜在的治疗中器官运动，并对肿瘤区域的影像进行登记及完成 4D 影像引导运动偏差分析，如图 9-4 所示。

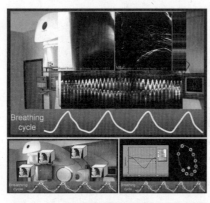

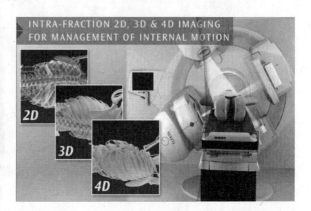

图 9-3　在线千伏级 X 线四维 IGRT 原理及基本工作流程

图 9-4　千伏级 X 线实时四维影像引导加速器

这种出束治疗实时同步成像技术，真正做到了全程实时肿瘤治疗监测。但是软组织肿瘤仍然是我们面临的挑战，由于 X 线成像原理，对于这些部位的肿瘤，我们很难通过 CT 及立体定向放疗图像来清楚辨别肿瘤边界及形态，近几年在临床应用的三维四维超声影像引导及磁共振（MRI）影像引导技术，就是为了解决这些问题而开发的。这是一种使用方便、无创、无辐射的应用于软组织结构的影像引导技术。与 4D 立体定向放疗相比，4D 磁共振影像能够更清晰地显示肿瘤和周边软组织，而且不受超声影像由于成像原理限制仅对部分器官影像敏感的限制，能够对于全身部位器官成像，所以将会是未来影像引导放疗的发展方向。目前在美国已经开始使用 MRI－^{60}Co 治疗机。但是由于 ^{60}Co 治疗机受很多其他放疗技术的限制，该解决方案将只是一个过渡方案。MRI 加速器将会真正引领未来的影像引导放疗。磁共振加速器已经开始在荷兰、美国、加拿大等国家 5 个癌症中心开始Ⅲ期临床试验。该机器将能够实时获取 MRI 图像，自动生成器官轮廓，自动完成计划调整优化，加速器出束治疗时自动进行四维 MRI 图像检测，根据临床医嘱要求自动做出偏差判断并做出决定。

二、高端直线加速器原理结构及技术特色

高端直线加速器的原理结构及技术特色如图 9-5、图 9-6 所示。

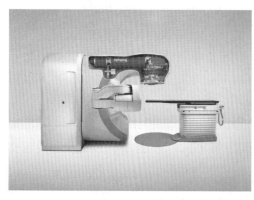

图 9-5　直线加速器系统结构简图

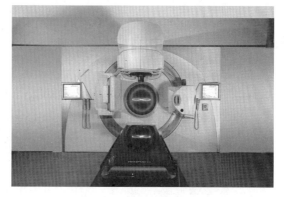

图 9-6　直线加速器外形图

1. 与传统直线加速器相比核心部件的改进

（1）采用平场耦合波导，用于获取连续可变能量的射线；可调能量开关技术，能够确保系统可以在"连续能区"调整；简化整合的偏转磁场，能够确保每个能量配置的能量变化范围足够狭窄，确保治疗束流输出的稳定和连贯；增强的能量过滤／箔转盘和靶系统，确保高强度模式的 X 线能量配置，提供多种传统 X 线和电子线能量配置选择。

（2）实时栅控电子枪技术，可通过对电子枪进行实时控制实现治疗束的连续剂量调制及门控照射。在主控系统的操控下千分之一秒内可停止照射，即便在最高剂量率治疗时，束流精度仍可达到 0.04MU；在速度得到保证的同时，将剂量误差降至最低，实现剂量的精准控制。剂量调控系统灵活性最大化，从较低剂量率（< 5 MU/min）直到 2400MU/min 的高剂量率均能支持，且实现了剂量率的连续实时调制。

（3）高速、高分辨率的多叶光栅系统（图 9-7 / 文末彩图 9-7）：具有 160 片叶片，每片叶片在加速器等中心处的投影宽度都为 5mm，叶片的最大运动速度达到 6.5cm/s，MLC 叶片漏射率低于 0.5%，半影小于 5.5mm。这些技术特点极大地增加了 IMRT 动态调强放疗和 VMAT 容积旋转调强放疗计划优化的自由度，使放疗物理师在设计靶区形状复杂的治疗计划时，优化的自由度大大增加，更易得到高质量的计划。整个射野范围内所有的 MLC 叶片宽度都为 5mm，这对于一个照射野中包含多个病灶或肿瘤范围较大时，

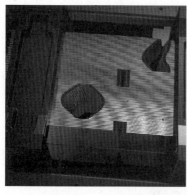
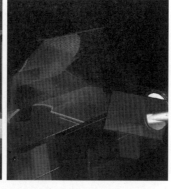

图 9-7　多叶光栅系统及其荧光红宝石光学定位系统

优势也将更为显著。对于靶区复杂的患者，多叶光栅系统将靶区复杂的患者带来更多的剂量学优势，进一步减少危及器官的受照剂量，改善患者的放疗副作用，提高患者生存质量。MLC 叶片运动速度的提高，也使得 FFF 高剂量率能量模式的临床优势更加地明显。叶片高速运动结合加速器剂量率的提高，可以帮助放疗科物理师和放疗医生改善计划质量、进一步缩短立体定向放疗等技术的投照时间。

（4）一体化门控治疗技术，提供在 10 毫秒之内完成束流门控并在呼吸门控时精准地协调系统动作的先进技术。呼吸门控技术目前已经可以全面支持包括调强放疗和旋转拉弧放疗在内的主流治疗技术。

2. 影像引导技术的改进　一体化的千伏级影像引导系统；搭载机械设计一体化的千伏级 X 线成像系统，并配备位置校正软件，确保成像系统的等中心与加速器的等中心位置保持高度一致。采用机器人技术自动操控成像系统的空间精准定位。提供正交 2D 图像配准，基于立体定向放疗成像技术的自动 3D 图像配准影像引导，及透视和四维立体定向放疗成像技术的动态影像引导技术。针对头颈和体部病灶实现各种先进的具有高清影像的影像引导放射治疗。

根据不同部位肿瘤生理学特点进行在线的千伏级（kV）二维、三维和四维影像引导放疗。分次内影像引导模块，在患者接受兆伏级（MV）射线出束治疗时，可以实时地采集二维平片、三维或四维 CBCT 影像，使得放射肿瘤医生和物理师可以评价和控制分次内肿瘤靶区运动，为医院开展 VMAT、SBRT 等放疗新技术提供保障。

超声影像与 CT 和 CBCT 结合使用，可以更准确地实施针对胸腹部软组织肿瘤的影像引导放射治疗。四维自动控制扫描超声探头，可以获得软组织肿瘤的超声影像，并自动进行靶区的追踪勾画，同时进行图像的自动配准、分析，从而真正实现对软组织肿瘤靶区的实施监控，减少分次内肿瘤运动对放射治疗带来的不利影响。

3. 高强度治疗模式（图 9-8 / 文末彩图 9-8）　是针对临床上开展大剂量立体定向放射外科和放射治疗的需求而研发的一种新模式，通过移出常规的均整过滤器，形成尖峰状束流分布，在照射野中心区域强度最大，边缘区域强度自然降低。剂量率从 400MU/

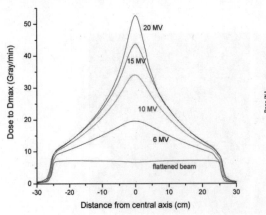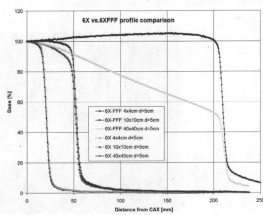

彩图 9-8　高强度模式的剂量分布示意图

min 扩展到最大，其调强放射治疗的能量配置能够覆盖放射外科和放射治疗的各种要求。目前可以达到的最高剂量率为：6MV 能量 X 线可达 1400MU/min，10MV 能量 X 线可达 2400MU/min。由于剂量率的提高，高强度模式可将束流投照速度提高 40% ～ 140%。当应用于小射野调强治疗（IMRT，VMAT）时，得益于束流中心的高剂量率和边缘的强度大大降低，这能使投照剂量更好地避开正常组织和关键器官。而且，在高强度模式下即使应用呼吸门控也不会延长整个治疗时间，这对于采用自由呼吸或屏气技术的立体定向体部放射治疗和常规放射治疗而言，大有益处。

4. 超高速智能集成主控系统平台（图 9-9） 基于控制技术和通信标准，主控系统创造性地实现了对加速器治疗过程中的全部核心组成部分，即束流生成系统，束流调制系统（包含 MLC），X 线影像引导系统，治疗床和机架系统的实时同步控制。其 10 毫秒的超高速主控系统，可在治疗过程中进行每秒 100 次的全部节点检测、控制及同步预测，是真正全数字化的加速器集成控制系统，为加速器的束流精准投照提供了核心技术保障。作为目前唯一实现影像引导与治疗射束同步控制的系统，提供影像引导下的肿瘤追踪及同步进行动态照射的领先技术，为前沿的精准放射治疗临床应用提供了高标准的技术平台支持。

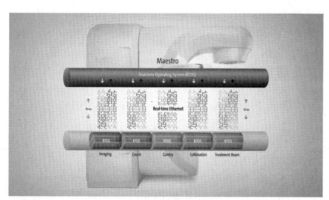

图 9-9　高速智能主控系统

5. 智能化操控系统 将加速器操作、患者治疗处方的调入、图像系统采集和配准等进行了系统性整合，当在控制台上调入患者的数字治疗文件后，系统会按照预定的程序自动完成影像引导和治疗过程，操作十分简便。特别是图像匹配后的体位修正，在操作台一键移位同步驱动治疗床即可完成摆位误差的纠正。视频监控系统采用了虚拟现实技术，在监控屏幕上显示丰富的信息，并使之总是处于操作人员的视界中，即时监控加速器的运行状态以及患者的体位变化，确保治疗计划的准确实施。

三、直线加速器的临床应用

随着人类寿命的延长、生活水平的改善，肿瘤的发病率呈现上升趋势，WHO 预计到 2020 年癌症的发病率和死亡率将会是现在的两倍。作为肿瘤治疗的三大主要手段之一，放射治疗在现代肿瘤临床治疗的地位举足轻重，约 70% 的肿瘤患者需要接受放疗来治愈或改善病情，并且这一比例将随着放射治疗技术的提高而增加。近年来，放射治疗主要设备医用电子直线加速器在多叶准直器精度、治疗床位置精度特别是六维床技术、图像引导放疗（IGRT）等技术方面有了进一步发展，容积旋转调强放疗和无均整滤线器技术令治疗速度明显加快。新一代直线加速器的临床应用技术特色如下。

（一）容积旋转调强新技术

容积旋转调强技术（volumetric-modulated arc radiotherapy）是新一代加速器，在调强照射技术的基础上开发了全新的照射技术。该照射技术在直线加速器机架连续旋转的过程中通过动态多叶准直器连续运动形成一系列子野，并配合调整剂量率、机架旋转速度形成可变束流强度来完成的调强放疗，其兼有旋转照射和动态调强的特点，通常为 1～2 个 360° 弧的照射，具有很高的投照效率，可以在 1～2 分钟内完成 2Gy／次的常规放疗。国内外大量研究表明几乎对所有适合放射治疗的肿瘤，其计划质量显著优于三维适形放疗，与传统 IMRT 效果相当或更好。因为其具有旋转特性，所以在射野方向选择上具有较大自由度，使得剂量分布趋向更紧密，降低了与靶区相邻危及器官的高剂量受照体积，靶区的适形度更好，同时对危及器官的保护更好。作为一种容积调强放疗技术，在旋转过程中辐照范围是整体靶区，其实施效率远高于螺旋断层放疗。

（二）立体定向放射外科新技术

放射治疗利用高能射线聚焦肿瘤靶区给予癌细胞以损毁性照射，独立或配合外科手术及化疗对恶性肿瘤实施根治性治疗，成为肿瘤治疗的三种主要手段之一。传统的放射治疗方式由于受到照射过程中治疗设备不具备肿瘤追踪能力等物理因素的限制，而采取每天应用较小照射剂量，一个疗程持续几个星期的分割照射方式，这种方式在较好地保护了正常组织的同时也相对降低了肿瘤生物剂量，进而限制了放射治疗疗效的进一步提升空间。作为放射治疗的技术突破，放射外科通过单次大剂量照射颅内病变，起到了代替神经外科手术治疗的作用，获得了良好的临床效果。肿瘤放射外科特指通过单次或 3～5 次大剂量照射（8～30Gy／次）对肿瘤进行的损毁性消融治疗，包括针对颅内及脊椎病变的立体定向放射外科和针对颅外病变的立体定向体部放射治疗（SBRT）技术。相对于照射次数 20～35 次（分次剂量 2Gy）的常规放射治疗，少次大剂量照射对肿瘤细胞的杀伤效应具有明显的生物学优势，可显著提升生物等效剂量，进而提升肿瘤控制率。基于对放射外科发展趋势的深刻理解，新技术成功地突破了常规放射外科设备临床应用的局限性，全面支持颅内放射外科和体部放射外科治疗，引领着放射外科新技术广泛应用于对颅内肿瘤、椎体肿瘤、肺癌、肝癌和胰腺癌等胸腹部肿瘤的根治性治疗。

新一代直线加速器的多模态图像引导系统创造性地将四维电磁追踪技术，kV 级靶区追踪成像技术，光学表面追踪技术，3D/4D 图像匹配技术，大尺寸高速动态 EPID 成像技术和呼吸门控技术集成为一体，针对不同的临床需求提供全方位四维影像引导和靶区追踪。为满足放射外科对射束精确投照的要求，特别配备针对小病灶颅内放射外科治疗的锥形限光筒，用于全身立体定向放射治疗的超精细多叶准直器系统（5mm/2.5mm 叶片宽度），全自动操控精准定位的六自由度治疗床。提供业界最高的剂量率（2400MU/min），控制系统响应速度（10 毫秒）和亚毫米系统精度（0.5mm）。智能操控系统在其敏锐视角的指引下自动实施包绕病灶的精确剂量雕刻投照，通过共面或非共面的新型照射技术，其手术刀般锐利的大剂量高能射束瞬间给予肿瘤损毁性消融照射，同时其物理上陡峭的剂量跌落特性给予周边正常组织更好的保护。

在早期的 SRS 治疗过程中，微创的立体定向头部框架被作为确保提供精确的颅内定位的前提条件，金属头架起到了确定立体空间坐标和固定及定位患者的双重作用。新一代直线加速器的多模态图像引导系统发展了无框架、非创伤性的图像引导靶区定位方法，基于面膜的无框架定位方法可以提供与头部框架方式相同的颅内定位精度，使用无框架、单次无创放射外科手术治疗颅内和中枢神经系统病变已经获得了广泛的临床应用，包括恶性和良性肿瘤、血管畸形和神经功能障碍等。且可应用于临床上需要多分次治疗的较大体积病灶，同时避免将金属头架附加到患者头骨的创伤性损伤。

相比于常规放射治疗技术，立体定向放射外科对体位固定，影像引导和靶区追踪，照射方式的优化，实施过程的精准性等方面均提出了更高的要求。颅内放射外科的照射技术包括 ^{60}Co 治疗机的非共面锥形束照射，基于加速器的非共面锥形束拉弧照射（锥形限光筒）和调强照射（MLC）等。最新进展为容积调强照射技术（VMAT），其通过在 360° 旋转照射过程中连续调整 MLC 的位置和速度，剂量率和机架转速，实现了分布最优化和效率最大化的调强治疗。基于一系列的比较研究证明，新的照射计划取得了最佳的靶区覆盖和对功能器官的最好保护，完全满足颅内放射外科的治疗要求。结合无均整器的高强度模式（2400MU/min），新的照射技术用于大剂量的放射外科治疗，可在几分钟内完成照射，确保了治疗的精确性和病人的舒适性。

常规 IMRT 技术应用于立体定向放射外科的一个挑战为大剂量照射带来的照射时间显著增加，从常规治疗的 8～15 分钟提升到 30 分钟以上，而体部立体定向放射治疗的治疗目标如肺癌和肝癌等在长时间照射过程中会有明显的不规则运动，造成瘤体偏离高剂量区域而受到较低剂量的照射，进而显著影响到治疗效果。新的照射技术凭借其更高的投照效率，可以在 2 分钟之内完成常规治疗，结合高强度模式，可进一步将立体定向放射治疗的照射时间控制在几分钟之内，有效地避免了潜在的不规则运动对胸腹部肿瘤受照剂量的影响，提升了病人的治疗舒适性和设备的治疗效率。鉴于新的照射技术具有超越 IMRT 技术的物理剂量学优势和实施效率优势，结合呼吸门控技术，其在对胸腹部移动肿瘤的立体定向放射治疗上也取得了良好的临床应用。

综上所述，全新一代高性能直线加速器为临床上成功开展常规放射治疗和放射外科治疗搭建了一个专业化的平台，为精确，高效和安全地利用无创伤放射外科技术对全身各部位恶性肿瘤及颅内良性病变进行治愈性治疗提供了最佳解决方案，有力地促进了放射治疗和放射外科的发展。

四、高端直线加速器技术新进展

（一）磁共振影像引导 MRIGRT

MRIGRT 是先从低场 0.2T 头部治疗系统开始的，原型结构图见图 9-10 / 文末彩图 9-10。后来开始了全身 MRIGRT 系统研发工作，现在 1.5T 全身 MRI 系统 + 直线加速器项目（图 9-11 ~ 图 9-13）已经基本完成系统原理设计、论证和研究工作，开始临床测试。

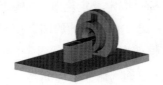

图 9-10　原型结构图

中间灰黑色为 MRI 扫描部分，外围蓝色环为直线加速器旋转机架，红色方块表示直线加速器在 0°位置

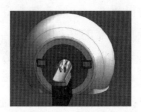

图 9-11　1.5T 全身 MRI 系统 + 直线加速器 MRIGRT 外形设计图

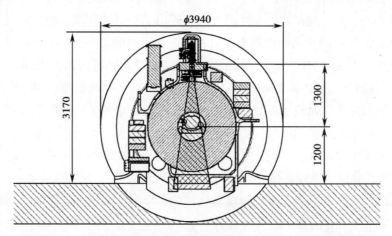

图 9-12　1.5T 全身 MRI 系统 + 直线加速器 MRIGRT 系统剖面结构图

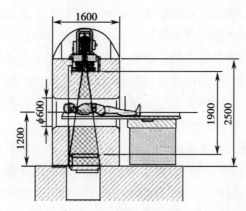

图 9-13　1.5T 全身 MRI 系统 + 直线加速器 MRIGRT 系统矢状剖面结构图

利用 MRI 对人体软组织结构的清晰成像的特征，为放疗中的靶区勾画和跟踪带来前所未有的便利（图 9-14、9-15 / 文末彩图 9-14、9-15）。

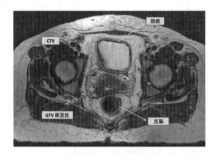

图 9-14　宫颈癌的 MRI 成像 T_2 加权

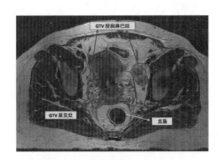

图 9-15　宫颈癌 MRI 成像
GTV 原发灶附近的浸润淋巴结清晰可见。T_2 加权

另外，由于 MRI 具有的纯电磁扫描特征，借助于强大的计算机实时处理能力，MRI 的实时运动成像为 MRIGRT 的跟踪放疗提供了基本手段。

MRIGRT 技术优势：

1. MRI 在线式的成像质量优异。

2. 由 MRI 的低温槽壁及线圈组件引起的射线散射，相当于常规楔形板的作用，在 TPS 的优化设计中可以避免。

3. ERE 电子回转效应引起的局部剂量增加的现象，必须给予解决；似乎可通过改进投照模式，例如 IMRT、旋转投照等，得到改善。

4. MR 成像的几何误差问题，目前用来纠正 B_0 场与梯度场的几何误差的补偿校正算法能够保持 1～2mm 的精度。通过进一步的改进，把校正精度提高到亚毫米级，使 MR 成像能够正确地引导射线投照。

（二）无均整器技术 FFF

FFF 就是在"无均整滤线器（flatten-filter free，FFF）"运行模式下，对加速器束流性能的影响，以及最终对治疗效果的影响的研究。随着各直线加速器生产厂家新型号加速器的研发推出，加速器的 FFF 模式，继 IMRT、IGRT 之后，俨然引领了即将到来的放疗加速器技术革命的第三次浪潮。

1. FFF 模式　又称为"无均整块"。常见的传统放疗加速器机头内，都安装有适配不同 X 线能量的 flatten filter 均整滤线器。加速器机头内部 flatten filter 的位置和作用见图 9-16。

加速器机头内的"flatten filter"（在此称为"FF"），其作用是在一个射野内对光子线强度进行均整，使射野平面内的剂量处处均等，达到"射野内的平坦度"的要求；通常在平野或楔形野照射时，对射野内的平坦度有所要求。无均整块，就是把图中的那块 FF 均整滤过器给拿掉了。在 FFF 模式下，X 线能量较低时，例如 6MV，常常在原来的均整块位置放置一定厚度的铜盘片，以减少电子线污染；而在高能 X 线 FFF 模式，例如

18MV 时，则不放置任何东西。

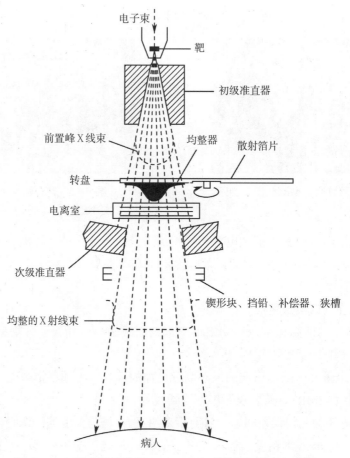

图 9-16　加速器机头内部 flatten filter 的位置和作用示意图

2. FFF 模式的优势

（1）深度剂量变浅。

（2）皮肤剂量略微提高，随射野面积增大而变大的效应较不明显。提高射线能量，皮肤剂量变小。

（3）d_{max} 值随射野面积变化而较少变化。

（4）离轴剂量跌落较快，野外剂量较小。

（5）总散射因子 Sc，p 更靠近常数 1，变化较小。

（6）MLC 的透射因子减小；主要表现在中心区域更明显。

（7）剂量率明显提升（至少达到 2 倍）。

（8）中子辐射大幅减少（至少 50%）。

（9）"病人平面泄漏"大幅降低。

（10）楔形因子减小，随射野大小而变化减少。

（11）图像质量提高。

（徐子森）

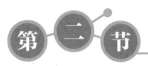

高端立体定向放疗技术与设备

一、立体定向放疗设备概述

立体定向放射治疗（stereotactic radiotherapy，SRT）通过运用立体定位和摆位技术，将来自多个放射源、具备多个放射野、表现为多线束的高能射线，通过三维空间聚焦于目标靶区之内。立体定向放射治疗的实现需要结合特殊的射线装置，其治疗优势在于使得肿瘤病灶组织受到足够剂量照射，周围正常组织受量尽可能少，以此获得较好的临床疗效，并有效减少因为放射治疗所引起的副作用。

根据所用辐射源的不同，立体定向放射治疗设备可分为以下两种：基于 ^{60}Co 放射源的立体定向放射治疗称为伽马刀，基于直线加速器的立体定向放射治疗称为 X 刀。

（一）伽马刀

1967 年瑞典 Leksell 和不同学科的专家合作，制成了由 179 个钴源组成的第一代头部 γ 刀，将多个伽马射线源产生的射线集中照射到肿瘤组织，在临床最先应用于立体定向外科治疗疼痛和精神障碍的病人。1974 年第二代头部 γ 刀采用 201 个 ^{60}Co 放射源，提高了设备的精确性，成功地用于治疗脑动静脉畸形和颅内肿瘤病人。1984 年，由 Bunge 设计的第三代头部 γ 刀采用电子计算机和图像分析仪进行放射剂量的计算和方案设计，大大推动了立体定向放疗技术的发展。我国在 1994 年研制成功了第一台旋转式头部伽马刀，采用 30 个 ^{60}Co 放射源，通过旋转聚焦方式实现剂量聚焦照射。考虑到胸、腹部肿瘤的位置运动及定位技术的复杂性，在欧美发达国家，伽马刀早期的适用范围仅限于颅脑及头颈部肿瘤。

1998 年作为我国自主创新、拥有完全自主知识产权的立体定向体部 γ 刀放疗技术投入临床应用，至今已有近 100 家使用体部 γ 刀技术的临床治疗中心，治疗了大量病人并且积累了丰富的临床经验。特别是在治疗早期非小细胞肺癌、肝癌及胰腺癌等肿瘤上取得了令人鼓舞的结果。体部 γ 刀采用伽马射线几何聚焦方式小野照射，通过精确的立体定向将经过计算机设计的一定剂量的伽马射线从不同方向集中射于体内的预选靶区，由于射线束的准直，单个小野的离轴剂量分布逐渐接近高斯分布现状具有剂量分布集中，聚焦效应使靶区产生伽马射线高剂量区。靶区周边剂量变化梯度较大——靶区内及靶区附近的剂量分布不均匀，靶区周边的正常组织剂量很小，可以一次性或分几次、致死性地摧毁病变组织以达到外科手术切除的效果；相对地，体表和靶区以外的正常组织仅受到很小剂量的照射不受损伤。

立体定向伽马射线治疗的剂量分布要求有较好的靶区定位精度和摆位精度，当采用单次大剂量γ射线照射，必须采用刚性的有创固定，来保证治疗时靶区位置和靶体积的精确性，以达到高剂量、高精度、高疗效、低损伤的治疗效果，实现精确聚焦适形放疗的目的。

（二）X刀

1982年Colombo首先提出将直线加速器用于立体定向放射治疗；1987年Winston和Lutz创立了基于直线加速器照射的模式，用6MV X线实现了多个非共面拉弧等中心旋转小野照射，称为X刀。与γ刀比较，两者治疗精度相同，但是X刀适应面宽，具有易普及、价格效益比方面的优越性，因而在世界各国得到迅速发展。X刀历经几十年的发展，逐步发展到立体定向体部放疗（stereotactic body radiotherapy，SBRT），采用分次剂量较大，治疗次数相对较少的大分割放疗模式。靶区剂量分布高度适形，靶区边缘剂量下降非常陡峭，是一种采用高剂量摧毁肿瘤的无创立体定向放疗技术。按照使用设备的不同分为两类：基于常规直线加速器的立体定向放疗和基于射波刀（cyber knife）系统的立体定向放疗。

1. 基于常规直线加速器的立体定向放疗 用常规加速器和治疗计划系统实现立体定向体部放射治疗，即利用CT或MRI及三维重建技术，迅速实现三维图像重建和计算，确定病变和邻近重要器官、组织的准确位置和范围，并在加速器上装配限光筒和立体定向器，用多个弧非共面旋转射线聚焦进行放射治疗。采用常规直线加速器开展立体定向放射治疗在本章第一节直线加速器的临床应用中作了相关介绍。

2. 基于射波刀系统的立体定向放疗 射波刀是一种将加速器与智能机器人相结合的新型高端全身肿瘤立体定位放射治疗系统，该系统将X波段的小型直线加速器安装在机器人治疗臂上，实时影像引导治疗前和治疗中的靶区，用追踪系统结合影像引导系统提供的信息对治疗过程中的肿瘤运动进行实时的六维修正，由精确、灵活的机器人治疗臂完成肿瘤运动的实时六维修正追踪，从而实现精准的放射外科手术治疗。

射波刀和其他立体定位治疗系统相比，具有实时追踪照射、无须有创定位框架的特点，使得射波刀可以同步追踪与呼吸运动或器官运动相关的肿瘤，实现同一部位多次大剂量的照射，提高了全身不同部位肿瘤的放射治疗精度。它整合了先进的机器人技术和智能影像实时监控、追踪系统的放射治疗系统，尤其擅长对颅内肿瘤进行精确的立体定向放射治疗、对体部运动器官进行精准的追踪照射治疗，临床应用范围覆盖了颅内、头颈部、胸腹部等全身肿瘤发生部位。

二、高端立体定向放疗设备技术前沿

随着适形设计与逆向治疗计划的应用，目前国内的立体定向放射治疗装置如X刀、γ刀单次放射剂量与常规照射相较提高至4~8Gy，但是治疗精度无法进一步提高。射波刀与之相比，在固定方式、实时位置验证、影像引导及动态追踪病灶等方面具有明显的技术优势，实施短疗程单次高剂量精准放疗模式，引领高端立体定向放疗技术的发展。

射波刀（图 9-17）是由 John R. Adler 教授于 1987 年研发出的无创放疗外科手术治疗系统，将 X 波段的小型直线加速器安装在机器人治疗臂上，用实时的影像引导系统获得治疗前和治疗中的靶区影像，用追踪系统结合影像引导系统提供的信息对治疗过程中的肿瘤运动进行实时的六维修正，精确、灵活的机器人治疗臂完成肿瘤运动的实时六维修正追踪，从而实现精准的放射外科手术治疗。

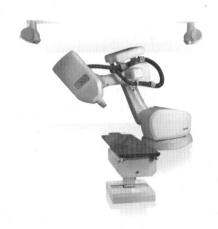

图 9-17　射波刀示意图

射波刀和目前的其他立体定位治疗系统相比，整合了先进的机器人技术和智能影像实时监控追踪系统，具有实时追踪照射、无须有创定位框架的特点，可以同步追踪与呼吸运动或器官运动相关的肿瘤，实现同一部位多次大剂量的精准照射。射波刀系统的核心是交互式机器人技术，接收患者位置、肿瘤位置和患者呼吸运动的反馈，并实时调整治疗床的位置和加速器的照射角度，保证治疗前、治疗中 X 线照射的准确性，提高了治疗的准确性。

（一）加速器和机器人治疗臂交互技术

射波刀系统采用小型化的 X 波段加速管，加速器采用无均整滤线器技术，剂量率可达到 1000cGy/min。加速器的机头可以在靶区周边 270° 左右的球面上 1200 个射线束方向作非等中心照射。通过逆向治疗计划系统，可以制订治疗计划使剂量在靶区内分布均匀、准确，处方剂量线与肿瘤靶区形状高度一致，周围正常组织受照极少。

机器人治疗臂在一个预置的固定不变的工作空间里运动，工作空间的设计考虑治疗机房内物体的位置，包括治疗床、成像源、探测器、地板和天花板，并建立合适的移动路径以消除碰撞危险，图 9-18 显示了机器人治疗臂空间运动范围。此外，工作空间由预先分配的空间中的点（称为节点）构成，机器人治疗臂允许在节点处停止，以便于传输辐射剂量。在每个节点处，直线加速器可以提供多角度的辐射。

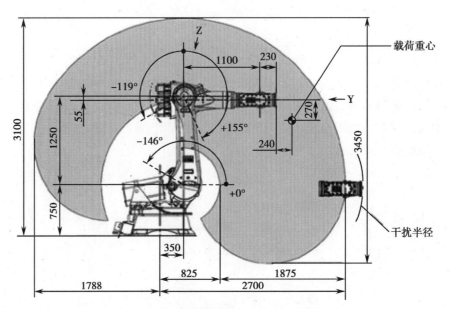

图 9-18　机器人治疗臂的空间运动范围

　　机器人治疗臂有 6 个活动关节，如图 9-19 所示，由计算机自动控制，在工作空间上有 150 以上的节点，每个节点有 10 个投射方向，由此最多可提供 1700 个射束选择，治疗计划系统根据计划设计的要求自由选择 100 ～ 300 条射束进行治疗。

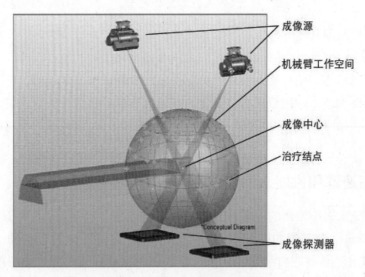

图 9-19　机器人治疗臂治疗节点

（二）实时影像引导技术

　　射波刀系统提供千伏级的 X 线成像系统，可以在治疗中进行靶区定位和验证。实时影像引导系统包括 2 个装在顶棚的 X 线源和 2 个装置在地板上的图像探测器，可自动调整加速器照射角度，行实时体位验证（治疗前和治疗中），以弥补体位的不一致性（最大到 10mm 或 1°的体位差别）。验证准确度到 1mm。X 线源的位置保证产生相互正交的射束，成像中心距离地板 92cm。射波刀系统上进行的所有治疗都是以成像视野为基础，实时图像被数字化重建，和患者 CT 数据得到的合成图像进行对比。这项技术可以用于确定分次内放疗靶区的移动以及治疗实施过程中的自动补偿。当使用呼吸追踪系统时不需要移动患者即可进行补偿的运动。系统可以补偿任意方向上不超过 ±25mm 的靶区平移运动。

（三）靶区追踪技术

射波刀治疗系统拥有治疗中追踪靶区技术，该系统与其他加速器最明显的不同之处在于使用了机器人系统可以实现精确的六自由度控制，包括一个固定于机器人手臂上的 X 波段的直线加速器、两个固定的 X 线影像系统及一个实时呼吸监控跟踪相机。影像系统及相机为机器人的控制提供位置信息数据。射波刀根据临床应用部位不同、靶区特点不同，而分门别类设计多种不同的专用追踪系统，主要分为呼吸、自适应、标记点、脊柱、肺部和颅骨等追踪系统。

1. 呼吸运动同步追踪系统　呼吸追踪系统有 3 个红外线发生器（固定于患者体表）和红外线照相系统组成，能够连续同步治疗射束和由于呼吸引起运动的靶区，用于探测患者的呼吸运动建立相应模型，引导加速器照射运动中的肿瘤。系统实时监测患者的呼吸模式，并创建呼吸模式与靶区内多个点在一次呼吸中的位置的校正模型。通过 X 线成像确定靶区的位置，对器官病变、内部标记进行可视化。同时，通过外部标记（基于 LED、光学追踪标记）对呼吸模式进行实时追踪和监视。

通过呼吸节奏与肿瘤运动节奏的相关性预测肿瘤的位置进行引导，可以降低因为呼吸运动导致的治疗边界扩大，减少正常组织受照体积，治疗精度进一步大幅提高。而传统的呼吸门控和呼吸抑制技术需要 5～10mm 肿瘤外放区域以弥补摆位和靶区的不确定性。美国 Gerogerytown 大学医学院模拟呼吸运动和肿瘤运动模型，对呼吸运动同步追踪系统预测肿瘤位置的准确性验证结果为 0.1mm 的误差。

2. 自适应成像系统　是一个基于时间的运动跟踪技术，用于补偿靶区分次内的非周期运动。自适应成像系统是专门针对前列腺放疗中遇到的运动补偿而设计的，在自适应成像系统中，当靶区运动高于用户设定的阈值时，用户可以选择让系统触发自适应成像。超过这一阈值，系统自动降低最大允许的图像年龄。用户也可以选择允许系统继续治疗，不再触发急停。

3. 标记点追踪系统　可以用于软组织或脊柱的追踪，适用范围非常广泛，可以用于颅骨外的所有部位的靶区追踪。

4. 脊柱追踪定位系统　是一种影像分析工具软件，主要针对脊柱位置的分析计算校正邻近肿瘤治疗位置和定位位置的一致性。在 X-Sight 系统帮助下能够不用向体内植入任何基准标记物的情况下准确在进行脊柱及邻近肿瘤的立体定向放射治疗。相关研究显示，在颅内病灶的治疗中，射波刀的系统误差低于 1mm，在体部肿瘤的治疗中，系统误差在 1.25mm。

5. 肺部追踪系统　不使用标记点，而是利用图像中病变和背景的强度差异直接追踪肺部肿瘤。肺部追踪系统和脊柱追踪系统联合使用，追踪病变的平移运动。利用脊柱追踪系统里的脊柱分割功能完成患者对准，在治疗过程中肺部追踪系统跟踪肿瘤的平移运动。

6. 6D 颅骨追踪　射波刀立体定向放疗系统中的 6D 颅骨追踪功能可以直接、非侵入式地追踪颅内病变。利用 DRR 图像和实时图像间的强度、亮度梯度来识别和跟踪刚性颅骨解剖结构，从而完成靶区追踪和运动补偿。能够非侵入式地进行患者摆位、对准以及病变追踪，不需要使用刚性头部支架。

三、高端立体定向放疗设备临床应用

放射治疗作为治疗肿瘤的三大手段之一，是一种局部治疗手段。立体定向放疗作为一种精确放疗，使高剂量分布区与靶区的三维形状的适合度较常规放疗大有提高，进一步减少了周围正常组织和器官卷入射野的范围，提高了放射治疗的增益比和肿瘤的局控率。自从以射波刀为代表的高端立体定向放疗技术应用于临床以来，治疗了大量的良恶性病变，并取得了满意的疗效。

（一）立体定向放疗临床应用技术

1. 非共面立体定向放疗技术　常规直线加速器机架旋转轴，小机头旋转轴与治疗床旋转轴相交于一点，此点称为机械等中心。在其治疗投照过程中，治疗床相对固定，机架固定在共面的某几个角度，或者某段扇形区域进行照射，此种照射方式为共面照射。射波刀采用了六轴机器手臂驱动紧凑型加速器，其射线方向可由机器臂控制，机器臂有较高的灵活度，可以驱动紧凑型加速器到达非共面的多个角度，实现类似球面方向的聚焦照射，又称非共面照射方式。共面照射和非共面照射的图示见图 9-20。

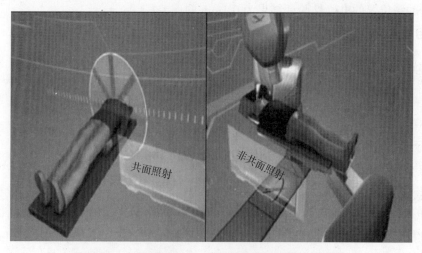

图 9-20　两种照射方式：左共面照射和右非共面照射

临床上存在一些病例由于危及器官与靶区距离较近，且在相同横截面，利用共面照射的方式实现理想的剂量比较困难，如颅内邻近视神经的良性病变等。而非共面照射方式可以在球面方向上选择入射角度，尽可能避开危及器官，在给予靶区足够剂量的同时，合理地保护周围正常器官。

2. 等中心立体定向放疗技术　对于一些形状相对规则的靶区，可采用等中心照射方式。射波刀可生成数千个球面聚焦的射野方向集，计划系统可以根据靶区的位置和追踪方法从中选择合适的射野，这些射野方向聚焦至一点，该点称为射束等中心，一般接近靶区几何中心。这种球面聚焦至一点的照射方式称为等中心照射。图 9-21 ／文末彩图 9-21 为等中心照射的示意图，图中蓝色的线代表三维方向的射束。

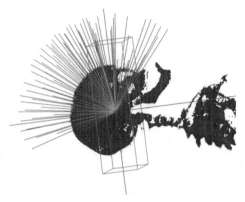

图 9-21　等中心照射示意图

等中心照射的等剂量分布有以下特点：

（1）类似圆形的等剂量线：由于各个方向的圆形射束聚焦至一点，靶区周围就形成了近似同心圆的等剂量线分布。

（2）较陡峭的剂量跌落：等中心照射圆形射野是由圆形准直器作为二级准直器对原射线进行束流限制而形成，射野外的剂量较低，主要由次级电子的散射造成，因此射野外的剂量跌落较快。

3. 非等中心立体定向放疗技术　对于一些不规则的靶区，等中心照射方式不能够达到较好的剂量适形度，这种靶区可采用非等中心照射方式。非等中心照射的射束也是从包含数千个照射方向组成的射束集里进行选择，与等中心照射方式不同的是，这些射束方向并非聚焦至一点，而是没有固定的聚焦点，根据靶区的形状不同而异。系统会根据靶区的剂量分布选择射束集，以达到靶区剂量高度适形的目的。图 9-22 ／文末彩图 9-22 为非等中心照射方式的示意图，其中蓝色线为射束方向，从图中可

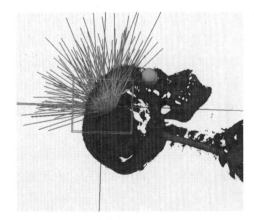

图 9-22　非等中心照射示意图

以看出所有的射束并未聚焦至某一点，而是围绕靶区体积分布。

非等中心照射的等剂量分布情况不同于等中心照射，虽然仍使用立体定向圆形准直器进行束流限制，但其等剂量线并非类似同心圆分布，而是与靶区的形状相似。这是由于靶区形状相对不规则，射波刀系统可选择非等中心照射方式以实现靶区的剂量适形目标。

射波刀在颅内肿瘤与体部肿瘤的治疗，尤其是针对许多无法手术切除或正常放疗耐受剂量受限的病灶，取得了较满意的临床结果。

（二）射波刀技术临床应用优势

射波刀技术整合了实时影像引导系统、高精度机器人追踪系统及产生 X 线的轻型电子直线加速器，该技术应用于全身多种疾病的治疗，技术可行性、安全性和有效性已经得到广泛认可，代表了立体定向放疗技术的领先水平。

在临床实践中，射波刀技术与其他 X 线立体定向放疗技术、伽马刀及直线加速器的调强技术相比较，具有以下临床应用优势：

1. 治疗精度高 在实时影像引导下，治疗前和治疗中验证肿瘤位置，保证治疗靶区治疗精确性，并可根据不同解剖部位的特殊结构，选取不同的追踪方式，进一步提高治疗精度。

2. 无痛无创 与头部伽马刀相比无须安装头部固定架，减少了手术风险及手术并发症的发生，避免了患者在治疗过程中及治疗后的疼痛与不适，克服了伽马刀治疗靶区必须小于 3cm 的局限，可以治疗直径达 5cm 的肿瘤。

3. 治疗疗程短 由于射波刀治疗的精确性，可以提高每次治疗的分割剂量，一般常见肿瘤仅需 1～5 次照射，缩短总治疗疗程时间。

4. 毒副作用小 射波刀技术治疗精度的提高，可以最大限度地保护肿瘤周围的危及器官和正常组织。

射波刀突破传统立体定向放射治疗装置的精度限制，实现真正意义上的高分次剂量短疗程放疗模式，大幅提高单次剂量和生物剂量，带来临床效果的明显改善。生物学损伤基础是解释、理解与发展放疗模式的根本。与常规分次放疗模式相比，射波刀高分次剂量短疗程放疗模式产生了良好的临床效果，治疗效果出现质的飞跃。

四、高端立体定向放疗设备技术新进展

目前的立体定向放疗是利用影像设备采集肿瘤及周围正常组织的图像，在治疗计划系统的配合下，利用立体定向原理和技术，对人体内肿瘤实施精确定位，将窄束放射线聚集于靶点，给予较大剂量照射，使肿瘤产生局灶性破坏，而正常组织受损伤的程度降到最低，达到根治性治疗的目的。立体定向放射治疗的临床应用逐渐增多，已有一些回顾性的研究显示，其对肿瘤的治疗效果与传统的外科手术或射频消融相当，可作为早期肿瘤的根治性治疗手段之一。

立体定向放疗技术需要精确的放疗设备，诸如射波刀、螺旋断层放疗系统、旋转拉弧适形放疗技术以及带有 CT 的图像引导下的放疗设备等。射波刀系统将直线加速器固定于轻巧的机器人手臂上，在图像引导下采用非等中心射线实施立体定向放射治疗，该系统的设计优势在于治疗过程中的主动影像引导方法，最近在系统硬件及软件的进展显著提升了其功能：

1. 优化断层扫描路径，显著缩短了机器臂移动的时间，整个治疗过程缩短了 5 ~ 10 分钟。

2. 通过引入蒙特卡罗算法，优化了治疗计划 / 实施阶段剂量计算的准确性。

3. 通过应用新型 IRIS 准直器降低了机器跳数，提高了治疗速度，改善了治疗计划的适形度和剂量的均匀性。

4. 采用一种无须内置标志物的肺追踪方法——X-Sight 肺追踪技术，可用于对直径大于 15mm 的实性周围型肺癌进行治疗。

5. 采用顺序优化计划过程，能够更灵活地对现用的多种复杂治疗计划标准进行优化。

高端立体定向放疗技术的应用和发展，给传统的放射治疗注入了活力，扩大了放疗的适应证，提高了疗效，使少数以往不能治疗的疾病（如脑功能性疾病）和常规治疗难以收效或疗效较差的肿瘤（如脑干部肿瘤、纵隔肿瘤）以及位置较深难以手术的肿瘤取得了令人鼓舞的治疗效果。经过多年的发展，立体定向放射还有不少问题有待解决：如亚临床灶的界定即临床靶体积的确定，单次最佳剂量，时间 - 容积 - 剂量的最佳关系，总剂量与常规放疗配合的最佳方案，治疗设备的精度，立体定向放射治疗的质量控制和质量保证。随着三维适形调强放疗和质子加速器的应用，伴随着图像融合技术的不断发展和治疗计划系统的日臻完善，无疑给立体定向放射治疗指明了发展方向。

（姜瑞瑶）

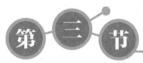

第三节 螺旋断层放疗技术与设备

一、螺旋断层放疗设备概述

螺旋断层放疗系统（helical tomotherapy，HT）是从 1990 年开始，由美国威斯康星州立大学 ROckwell Mackie 和 Paul Reckwerdt 等受到诊断 CT 的启发和影响，提出了一种叫作"断层治疗"的方法，将加速器和螺旋 CT 完美有机结合起来，造就了螺旋断层放疗系统，用螺旋狭缝状光子束实行调强治疗。螺旋断层放疗系统外形和结构就是一台兆伏级的螺旋 CT 机（图 9-23 / 文末彩图 9-23），只是在传统 CT 机 X 线球管的位置上换成了一个 6MV 的小型加速器。该加速器

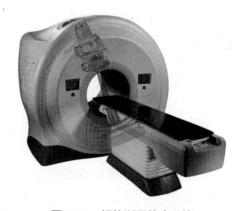

图 9-23　螺旋断层放疗系统

323

可产生双能兆伏级 X 线，既可以像传统螺旋 CT 一样扫描病人，也可以用调强后的射线来治疗癌症病人。

螺旋断层放疗系统使用安装于环形机架内的 6 兆伏直线加速器，当治疗床上的患者通过机架中心时机架连续旋转。机架每旋转一周被分成 51 部分（称为投影），每个投影对应的角度约为 7°（360/51）。射野形状类似扇形，其纵径可为 1cm、2.5cm 或 5cm，横径为 40cm。在横向上射线束由多叶准直器（multileaf collimator，MLC）分为 64 个部分。MLC 为二进制准直器，每个叶片的状态非开即合，在每个投射方向上，通过控制每个叶片的特异性开放次数实现对线束的调制。因此，机架每旋转一周，治疗计划软件需计算的叶片开放次数为 51×64（3264）次。制订治疗计划时，在 3 个预设宽度（1cm、2.5cm 或 5cm）的射野中选取其中一个用于特定的患者。宽度较小的射野有助于改善纵向方向上剂量分布的适形性，但治疗时间延长。最常使用的是宽度为 2.5cm 的扇形射束，由此获得的剂量适形性和治疗时间均在可接受的合适范围内。

螺旋断层放疗治疗过程相当于逆向 CT 重建，可以产生非常精确的按照肿瘤形状分布的理想剂量分布，能在治疗前产生传统的 CT 影像，根据该 CT 影像快速计算当天病人所受剂量，依据肿瘤和解剖的变化重新优化计划，产生自适应后的新计划来完成剩余的分次照射，从而保证原始处方、计划和目标能够在整个治疗过程准确无误地得以实施。螺旋断层放疗系统可以进行的放疗技术包括调强放疗、影像引导的调强放疗、剂量引导的调强放疗、大分割治疗及 X 刀。意大利 Milano Biocco 大学的研究成果表明螺旋断层放疗系统对前列腺癌的治疗明显减低了通常的急性毒性反应。City of Hope 和 UCLA 医学中心的临床研究显示螺旋断层放疗系统对食管癌的治疗能取得更加适形并且更均匀的靶区剂量分布。螺旋断层放疗和以传统加速器为基础的调强放疗相比，在口咽部肿瘤的治疗上不仅降低了正常组织的剂量而且改善了剂量均匀度，从而减低了由靶区内的剂量热点产生并发症的风险。

螺旋断层放疗系统是一种 CT 影像实时引导下以调强治疗为主的放疗设备，集逆向调调、影像引导、自适应放疗（包含剂量引导）为一体，可实现 360°全角度薄层照射。二元气动多叶光栅、实时影像引导和自适应计划等技术能更好地保护正常组织提高放射治疗精度。螺旋断层放疗技术适应证广泛，主要用于头颈部肿瘤、复杂的腹腔及盆腔肿瘤、全脑全脊髓照射、间皮瘤等治疗，几乎覆盖所有适合放射治疗的病例。

二、螺旋断层放疗设备技术前沿

（一）螺旋断层放疗系统结构原理及技术

1. 大孔径 CT 滑环机架技术　螺旋断层放射治疗系统（图 9-24）是直线加速器和螺旋 CT 扫描机的结合，外表与 CT 扫描机相似，在其环形机架内同时装有 CT 扫描机和直线加速器，机头安装在滑环上，等中心精度，高达 0.1mm，孔径为 85cm，可以进入乳腺托架，无须考虑楔形板角度、挡铅、患者和机头碰撞危险、机架角度、准直器角度、床角度、MLC 和托架、MLC 马达、照射野尺寸、电子线、电子线限光筒等常规加速器需要考虑的计划要素。CT 探头用于 2.8MV 扇形束 CT 扫描，为治疗提供摆位验证用的影像，兆伏级射野探测器用于提供剂量分布和断层重建。螺旋断层治疗机治疗时像螺旋 CT 一样，采用加速器产生的 6MV 扇形束进行调强治疗，机架和床同时运动，提高了治疗速度并且使扇形射束之间连接平滑，射束可以从各个方向入射到病人身上，不受角度限制，瞬间调节的缝状多叶准直器的叶片按一定顺序进出一个狭缝，可以根据需要切割扇形束得出束分布，便于控制和验证。

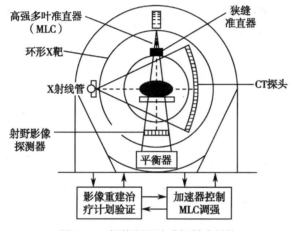

图 9-24　螺旋断层治疗机基本结构

2. 二元开 / 关式气动多叶准直器（multi-leaf collimator，MLC）技术　螺旋断层放疗系统采用扇形束来进行调强治疗，机头旋转过程中扇形束通过瞬间调强二元开 / 关式气动多叶光栅来实现束流强度的控制，它的优点是控制验证简单，叶片间射线漏射比较小，开 / 关式气动多叶光栅可根据需要来切割扇形束的出束分布，每个多叶光栅从关闭状态运动到张开的位置定义为一个子束流，输出一个小的出束强度可以在每一段弧形子野的中点前打开光栅，过中点后关闭。螺旋断层放疗系统多叶光栅叶片移动的速度相当于 250cm/s，是传统多叶光栅叶片速度的 125 倍，因此在相同的时间里对射线的调制能力也是传统 MLC 的 100 倍以上，以利于实现治疗靶区既有高适形度又有优异剂量均匀性的剂量分布。由于螺旋断层放疗系统的加速器机头安装在 CT 滑轨上，所以在 360°范围都可以出射线，加上二元气动多叶光栅可以在任意角度进行调强照射，子野数目多达 2 万多个，可以获得较好的剂量分布，更好地保护相邻的要害器官和正常组织。

3. 扇形束兆伏级 CT 技术　螺旋断层治疗设备包括了一个基于扇束扫描螺旋采集的兆伏级 CT 影像系统，在治疗开始前采用去谐直线加速器产生 3.5MV X 线同时降低光子输出量完成 MVCT 容积影像的采集。X 线探测系统由 738 通道的氙气电离室阵列组成，X 线光子与钨隔作用释放电子电离氙气，探测效率是常规加速器采用的非晶硅探测器探测效率的 10 ～ 15 倍以上。与兆伏电子射野影像装置相比，兆伏级 CT 中光子成像效率更高，可以得到高精度、高分辨率（512×512）、低散射的 CT 图像，单次成像剂量在 0.5～3cGy 之间，与传统 CT 系统相似。由于兆伏级光子主要以康普顿散射形式与物质发生作用，因此其影像中不易出现高原子序数材料如牙科汞合金或金属假体等所致的伪影。扇形束兆伏级 CT 探测器在治疗过程中实时记录加速器照射能量，该 CT 图像可以用来做准确的剂量计算，进行剂量验证和自适应计划。

4. 螺旋断层放射治疗系统治疗模式　螺旋断层放射治疗系统的主要目的是对病灶区实现高度适形的辐照剂量分布，同时最大限度地保护危及器官，对疾病进行有效治疗的同时降低辐射诱导毒性。其三个主要治疗实施子系统为：

（1）螺旋断层放疗系统 Helical 模式：即当直线加速器围绕缓慢通过机架孔的患者旋转时以伴随上千个子野的螺旋断层模式建立高度适形的 3DCRT 或 IMRT 剂量分布

（2）螺旋断层放疗系统 Direct 模式：即从两个或两个以上静止机架角度对缓慢通过机架孔的患者实施照射，每个机架角度分别进行一次照射。

（3）螺旋断层放疗系统 Edge 模式：这是一项新近的创新技术，即当患者穿过机架孔时铅门准直器，以动态方式打开或关闭，从照射开始时的 1.0cm 射野宽度逐渐打开至设定宽度，当靶区组织通过加速器后再逐渐关闭。

（二）螺旋断层放疗技术优势

螺旋断层放疗系统的独特性在于将现代诊断螺旋 CT 和医用直线加速器进行有机结合，构成了同时具有影像扫描功能以及调强放射治疗能力的螺旋 CT。6MV 的直线加速器安装在特制的螺旋 CT 滑环机架上，可出射 3.5MV 的扇形束 X 线，经螺旋扫描而产生兆伏级的三维 CT 图像，也可出射 6MV 的扇形束 X 线，经射线出口处的 64 片 0.625cm 宽的二元多叶光栅快速调制，从而实现 360°螺旋断层调强照射治疗。

1. 螺旋断层放疗系统可从 360°经由超快速气动式二元多叶光栅调置射线强度，可同时照射多靶区，以致 IMRT 计划和实施靶区剂量分布高度适形，正常组织和敏感器官剂量迅速减低。螺旋断层放疗优异的剂量分布不仅可在一个薄薄断层上或小病灶范围内实现（立体定向放疗），还可通过治疗床的连续移动（螺旋扫描）实施全身调强治疗（范围长达 160cm）。

2. 螺旋断层放疗系统本身就是一台兆伏级螺旋 CT，在治疗前进行 CT 扫描获得相当清晰且无金属伪影的治疗体位三维（3D）影像，该影像的一次成像 FOV 达 40cm，自动化的图像融合功能可将临放疗前采集的 CT 影像和计划用 CT 影像进行配准和融合，验证靶区和敏感器官的位置，然后自动调整病人床位，从而可使照射剂量准确无误按照计划实施（即影像引导放射治疗）。

3. 螺旋断层成像和治疗采用同一放射源——兆伏级射线。由于有兆伏级的 CT 图像，每天照射到病人身体内的剂量及分布可以迅速而准确地计算出来，自适应计划软件包可让放疗医生对实际照射剂量和原来计划剂量进行定量分析，从而决定在整个放疗过程中初始治疗计划是否要修改，何时修改以及如何修改等关键问题（即根据实际照射剂量引导的自适应放疗）。

4. 螺旋断层放疗系统可以一次治疗的肿瘤范围长达160cm，可治疗的横断面（直径）最大可到60cm。在60cm（直径）×160cm（长）的范围内实现精确的调强治疗，不需要考虑多野衔接问题。可进行全身性、大范围的胸部、腹部和全中枢神经系统照射，比如全身骨髓调强治疗。

5. 螺旋断层治疗系统安装在一个类似CT的滑环机架上，滑环机架为整合CT影像系统提供了一个稳定的平台。螺旋断层放疗系统的X线成像射线源就是加速器在影像状态下的低能输出，保证成像源和治疗源完全相同，成像精度和照射精度都是±0.1mm，远远高于传统加速器的±1mm。由于螺旋断层放疗系统采用兆伏级扇形线束，影像质量优于传统加速器使用的锥形千伏级CT影像质量，它可以在每个病人的每次治疗前进行极低剂量的CT扫描，验证病人的摆位精度。因为螺旋断层放疗系统的CT影像和传统的CT影像本质一样，其CT值和电子密度之间成精确的线性关系，所以可以用来重建放射剂量，这种重建的剂量分布代表了实际接受的剂量，并且可以在CT图像上分层显示，与治疗计划剂量分布作比较，提供剂量校正。

6. 螺旋断层放疗系统在治疗开始前可再次对患者的解剖位置进行评估，对患者实际接受的辐射剂量加以计算，将剂量结果叠加于治疗前的CT影像上，并与初始治疗计划比较，从而实现剂量引导适应放疗。典型的自适应计划流程见图9-25，可以每周评估实际剂量，然后根据需要修正计划，尽可能保证治疗计划的准确实施。

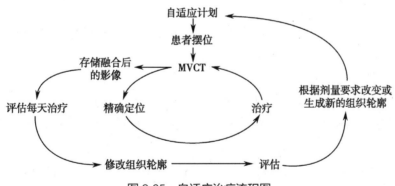

图 9-25　自适应治疗流程图

物理师可以利用螺旋断层放疗系统的自适应计划功能，来评估和确定实际照到病人体内各个器官的剂量情况。

三、螺旋断层放疗设备临床应用

螺旋断层放疗的临床应用范围非常广泛，既可以用无创、无框架的立体定向方式精确治疗直径0.6cm左右的颅内外小肿瘤病灶，也能做到对60cm直径的横断面和160cm长的全身范围进行影像引导下的调强治疗（如全脑脊髓和全身骨髓调强照射）。该项技术于2004年底获得美国FDA批准，2005年正式应用于临床，目前已在超过20个国家的

300多所医院或肿瘤中心运用其独有的技术（3D影像引导螺旋断层调强）治疗癌症病人。其结论是：螺旋断层放疗系统能够应用于身体任何部位甚至最复杂的病例（例如多靶点脑部肿瘤，头颈、肺、肝腹部多靶区，妇科肿瘤、前列腺、全脊髓以及全身放疗等）。螺旋断层放疗系统也适合做颅内及颅外（体部）的放射手术治疗。兆伏级CT扫描改善了靶区定位的精确度从而使放疗医生在充分保护正常器官的前提下，可以提高靶区照射剂量。

目前，我国共开展TOMO系统临床治疗患者4000余例，主要应用于头颈部肿瘤（特别是鼻咽癌）、胸部肿瘤（主要是肺癌）、全身多发性肿瘤、腹部肿瘤（宫颈癌和前列腺癌）。在临床治疗的过程中发现，螺旋断层放疗系统装备在恶性肿瘤临床治疗应用方面具有下述特点：

1. 不同靶区衔接处剂量分布均匀　螺旋断层放疗系统采用直线加速器与CT扫描联合的设计，把6MV直线加速器安装在CT滑环机架上，扇形窄束射线可以围绕患者做360°连续旋转照射，机架旋转的同时移动治疗床，射线围绕患者进行螺旋形照射，治疗过程中机架按照特定的恒速旋转，每旋转一圈有51个方向的调制射野，连续螺旋照射方式解决了不同靶区衔接处的剂量不均匀问题。

2. 肿瘤靶区剂量分布适形度高　螺旋断层放疗技术未让患者做360°连续旋转照射，更多的子野角度意味着在设计治疗计划时有更多的调制能力，使得肿瘤靶区剂量分布适形度更高，提高了治疗精度，更好地保护靶区周围危及器官和正常组织。

3. 评估和调整治疗计划方案　螺旋断层放疗兆伏级CT具有CT值与电子密度之间成线性关系的特点，不仅可以利用患者治疗前的兆伏级CT影像进行影像引导摆位，校准患者的摆位误差，而且可以检测放疗过程中由于肿瘤、危及器官或体重减轻引起的解剖位置和结构的变化，通过剂量重建，将照射的实际剂量投射到患者的CT图像上，推算出肿瘤实际吸收的射线剂量，用于评估和调整分次治疗计划方案。

4. 临床治疗适应证较广泛　螺旋断层放疗系统作为技术性能优化的第二代通用机，治疗肿瘤范围、肿瘤位置均不受限制，并且可以同时照射多靶区，临床应用范围非常广泛，适应证几乎覆盖所有适合放疗患者，尤其是调强放疗的病症。螺旋断层放疗系统既可以通过无创、无框架的立体定向方式精确治疗0.6cm左右的单个或多个颅内外的小肿瘤病灶（如多靶点脑部肿瘤），也能够对60cm×160cm的全身范围内的多发性复杂肿瘤进行图像引导下的调强放疗（如全脑脊髓和全身骨髓的调强放疗）。

螺旋断层放疗系统能使得既往不能进行放射治疗的患者可进行放射治疗，使不治变为可治。如对胸腹部肿瘤出现颈、胸、腹多发性区域淋巴结转移、胸膜间皮瘤及胸膜转移瘤患者，普通加速器无法做出安全放疗计划而螺旋断层放疗系统能够完成根治性的放疗。

目前螺旋断层放疗系统设备使用成本高、技术要求高。相对的，在临床上螺旋断层放疗系统在以下情况下将更显优势：

（1）解剖结构复杂、解剖结构特殊的恶性肿瘤放疗：包括头皮恶性肿瘤、胸壁恶性肿瘤等。螺旋断层放疗系统能显著提升治疗效果。

（2）病灶较多、病变比较长的恶性肿瘤放疗：包括容易通过淋巴转移产生多病灶恶性肿瘤、全骨髓照射等，超出普通加速器治疗所能达到的范围。

（3）靠近重要器官的恶性肿瘤放疗：肿瘤周围有重要的器官，如肝脏、肾脏、肺、鼻咽及前列腺等，这些脏器对射线敏感，制约常规放疗放射剂量的提高，螺旋断层放疗系统能够避开这些脏器在降低不良反应的同时有针对性地提高放射剂量。

5. 临床治疗治愈率较高　螺旋断层放疗系统定位准确且能够进行分割式定向放疗，能够对多发性转移病灶进行有效治疗，提高治愈率。以肺癌为例，中晚期肺癌治愈率低，很难选择安全的放疗和化疗剂量，传统放疗方法不能在提高病灶放射剂量的同时保护健康组织，降低放射性肺炎和食管炎等不良反应的发生率。螺旋断层放疗系统通过提高分次剂量、减少放疗分次数和总疗程的大分割放疗，在实现有效分次剂量的同时使正常肺组织受照体积最小化。中国人民解放军总医院应用螺旋断层放疗系统以晚期为主的鼻咽癌患者 121 例随访结果发现，3 年总生存率达到 90.4%。

6. 缩短患者临床治疗疗程　螺旋断层放疗系统能有效缩短放射治疗疗程，让患者得到更及时的治疗。以上海中山医院螺旋断层放疗系统临床使用数据为例，针对 160 例胸腹部肿瘤患者 164 个部位行断层放疗，平均每例患者接受 15.9 次照射，即 3 周结束放疗，与常规放疗时间 6～7 周相比缩短疗程 50%。

7. 患者正常组织不良反应轻　螺旋断层放疗系统因其理想的剂量分布，能够提高恶性肿瘤根治性治疗的概率，同时更好地保护健康组织，辐射损伤相对较小，患者不良反应相对较轻。在同样的放疗剂量下螺旋断层放疗系统的并发症发生率较传统放疗低许多，患者对治疗的耐受性更好。

四、螺旋断层放疗设备技术新进展

近年来，螺旋断层放疗技术开发出了"断层径照"新技术，这是在螺旋断层放疗技术的基础上又一重大突破，使得螺旋断层治疗系统除了具有螺旋断层治疗模式外，还可以通过"断层径照"实现类似常规加速器的固定角度照射野的治疗模式。这项技术可以通过选择多达 12 个固定治疗角度、结合二元气动 MLC 对射线快速调制以及治疗床的移动，以产生高度适形的剂量分布；可以显著缩短治疗计划优化时间和治疗执行时间，取代部分常规三维适形和固定野角度的 IMRT 放射治疗，能够进一步提高螺旋断层放疗系统的临床应用能力和效率。

美国 MD Anderson 肿瘤中心的 LANGEN 博士对用螺旋断层方式和断层径照方式在 APBI 乳腺癌治疗的计划对比研究中发现，对靶区的适形度上，螺旋断层的剂量分布要更好，但是断层径照对同侧肺的保护上，明显超过螺旋断层方式。Alyson Mcintosh 等在运用断层径照研究乳腺癌治疗上也得出同样或类似的结果，即对肺、心脏等关键器官的保护上，断层径照优势明显。在威斯康星大学与螺旋断层放疗系统 Therapy 公司联合发表的 WHITE PAPER 里，也对断层径照与传统加速器治疗乳腺癌的剂量分布做了详细的研究和分析，结果是断层径照对健侧乳腺的保护，即使加上每次的 MVCT 图像引导也显著低于常规加速器对健侧乳腺和肺的剂量。

Pierfrancesco Franco 等发表了关于断层径照的临床应用结果，其结论是在一些不太复杂的病例中（例如：乳腺癌骨转移等），断层径照可以快速有效对其进行治疗，并且能保证良好的治疗质量和临床效果。总之，断层径照（螺旋断层放疗系统）使得计划优化时间和治疗执行时间都将大大缩短，可以广泛取代常规三维适形和一般不复杂的 IMRT 照射。但对于比较复杂的肿瘤治疗如头颈肿瘤、全身骨髓放疗等，螺旋断层治疗方式仍将是最佳选择。断层径照将进一步提高螺旋断层放疗系统整体的临床应用的能力和效率。

总之，随着计算机技术、影像技术、网络技术等快速发展，患者三维影像数据已经越来越多地应用于放射治疗系统。螺旋断层放疗将加速器和 CT 完美有机结合起来，进一步提高了肿瘤的剂量适形度、剂量均匀性和对正常组织的保护，促进了三维适性放射治疗技术、调强放射治疗技术、影像引导的放射治疗技术和自适应剂量引导放疗技术不断发展。

（姜瑞瑶）

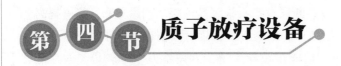

第四节 质子放疗设备

一、质子放疗设备概述

整个质子放疗主要硬件设备由加速器、能量选择系统、束流输运系统、旋转或固定治疗头、剂量监控系统以及治疗与装置数据库、专用准直与补偿器加工中心、呼吸门控制等部分组成。在此基础上，还要配基建、水、电、气通用设备及辐射的屏蔽与安全等配套装置。在临床观点的质子放疗设备，可分成三大部分：

1）质子束流控制系统，其包括加速器／束流输运分控制、治疗头与控制室分控制／剂量监控系统。

2）周边治疗辅助系统，其包括患者六维移动的治疗床、影像导引定位系统，和呼吸门控制等。

3）治疗计划系统（TPS），其包括治疗计划系统本身三维图像软件包，和与治疗有关的服务的工作站与数据库。将依据临床观点的质子放疗设备，来讨论质子放疗设备的原理结构及其发展历史。

1. 粒子束流控制

粒子束流控制结构中最重要的部分为质子，首先需要明确治疗要求，如粒子类型、肿瘤深度与体积大小和治疗参数的确定。其次确定需采用的束流传递方案（散时或扫描）和工作模式（常规或调强等），确定治疗需要的加速器束流技术参数，如束流能流强、能散度等。最后根据所需的束流参数，结合人力、资金、工期等其他方面的要求，综合选择粒子束流控制的具体方案。

（1）粒子加速器：有两个基本类型：静电式和电磁式加速器。但静电加速器限于电气击穿的加速电压，所能达到的粒子动能有限。在 20 世纪 20 年代后，大型加速器是电磁式，利用变化的电磁场（或磁感应或振荡射频场）来加速粒子。在这些类型中的粒子可以通过相同的加速场的倍数，输出能量不受限于加速场的强度。专用粒子（质子和重离子）治疗中心，基本上采用这三种不同类型的加速器：回旋加速器、同步加速器和直线加速器。回旋加速器，其主要特点是体积小、重量重、引出能量固定不变、须用外设的能量选择器调节能量、束流是稳定连续、平均流强大、可加速质子和重离子、可用常温磁铁、也可用超导磁铁。同步加速器，按引出束流时间可分为快脉冲和慢脉冲周期，按聚焦方法可分为弱聚热、强聚焦、交变梯度聚焦（FFAG），其特点是环形、大直径、重量轻、束流是脉冲周期、引出能量可变、不需外设能量选择器、平均流强较低、可加速质子和重离子，可用常温磁铁，也可用超导磁铁。

因粒子加速器一般是用于物理实验，加速各种不同核粒子到高能的装置。一些特定和基本的临床加速器束流技术参数列在表 9-1

表 9-1　特定和基本的临床加速器束流技术参数

加速器物理量	技术参数
最高能量	质子：体内最大射程 30cm 时，为 250MeV 碳离子：体内最大射程 30cm 时，为 425MeV/u
能量精确	体内射程的精度 ±0.5mm
引出束流	质子：在 20cm×20cm×20cm 照射容积剂量率为 2Gy/min，对束流强是 1E10/s，考虑流强损失后，引出流强为：1E11/s 碳离子：相同质子剂量率，对束流强是 1E8/s，考虑流强损失后，引出流强为：1E9/s

1）回旋加速器的基本原理（图 9-26）：两个实心磁极中安放 Dee 形真空盒，在磁铁中心有离子源的注入。离子源有内附或外注方式。当离子在盒内旋转，每次经过 Dee 的间隙时，因间隙的高频电压而获得加速。间隙后加速离子因能量增加，而旋转的半径也随之增加。离子的运动轨迹是从中心到外圈，半径不断增加的回旋曲线，因此称"回旋"。虽离子在外圈比在内圈时的运动路径长，但同时离子的旋转速度（能量）也变大，从而保持束流每转一圈的时间始终不变，因此称为"等时性回旋加速器"。当粒子加速到最高能量也对应转到最外面一圈时，用偏转板引出。

现代回旋加速器有数个 Dee 形盒，且要求磁场能给磁极隙中运动的束流提供旋转和聚热双重的作用，设计有规则的凸曲面，磁极空气间隙不是一个常数，形成峰和谷，在

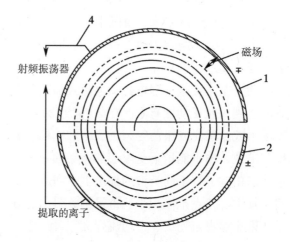

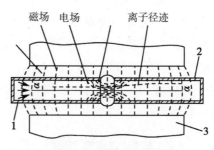

图 9-26　回旋加速器原理

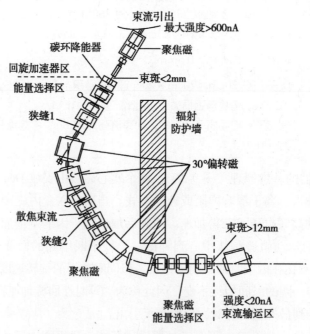

图 9-27　IBA 系统的能量选择系统总体结构

两个谷间内安放高频腔，形成一个具有一维变化的磁场的平匀磁场，以达到稳定加速粒子的目的。超导回旋加速器的使用，允许磁极间有更大的间隙，能减少束流非线性效应，将引出效率提高到80%以上，减少束流损失，降低活化辐射本底。

回旋加速器可引出最大束流 > 600nA，但引出束流是固定能量，须用一个外置的能量选择系统（选能系统），符合治疗使用的能量。该选能系统包括轻元素材料的降能器及监测的"狭缝"组件。选能系统改变能量，但不会影响治疗本身。选能系统的功能很简单，只是将235MeV的质子变成70～235MeV的不同能量的质子。在实际运行时，最主要的质子束参数，如束流中心、束流截面、强度、发散度、能散度、束流的时间分布等，有严格的质控。通常是把整体能选系统分为若干个不同段，有特定的功能。将各分段串接后就组成一个完整实用的能量选择系统（图9-27）。

2）同步加速器的原理：将粒子入射进一个固定半径的环形空心轨道中，外加磁场使束流在环内不断地旋转，当粒子通过高频 RF 加速腔，能获得一定能量，使粒子的速度更快。粒子能量加高时，相应外加磁场也提高，使粒子旋转于固定半径轨道中。这样循环旋转，最终粒子获得所需的能量，变成高能粒子，再将高能粒子从环内引出应用于肿瘤治疗。要实现上述要求，许多子系统都必须在时间上、功能上严格按一定规律进行配合。最主要的配合规律是：磁场强度、粒子能量和高频 RF 间，必须遵守严格的规定，通常简称"同步"。这样产生高能粒子的装备，通常称同步加速器（图9-28）。同步加速器的选能，是由加速器本身决定，不用外置的能选系统。

3）直线加速器的基本原理：直线加速器的主要部件有离子源、聚束器、加速射频腔。直线粒子加速器在一条直线上有不同类型的直线加速段，加速带电离子，包括电子、质子和重离子等（图9-29）。每个加速段原理上都是质子和高频电场相互作用，而加速细节各有各的原理。

以下作简要说明：离子源进入聚束器生成珠束流，可使每珠束流进入高频（RF）腔同步加速。在旧的直线加速器中，漂移管的结构沿轴线分布。现代 Jefferson 实验室的高频腔中没有漂移管，从而缩小了整个加速器的长度。直线加速器的选能，是由加速器本身决定的。现代加高频腔的电压梯度，在超导射频腔可以达到40MeV/m；紧凑型双束加速直线对撞机（CLIC）可以达到100MeV/m；介质壁（dielectric wall）加速器，可以达到100MeV/m；介质尾波场加速器（dielectric wakefield）可以达到1GeV/m；激光离化（laser plasma）加速器，可以达到30GV/m。

束流输运系统的中心任务是加速器引出的可变能量质子，由导向磁铁，改变粒子流方向，分别按质按量地送到各个治疗室，并能按控制的命令启动或停束流。另外要求在传送过程中的束流强度损失小，既不影响治疗，也不产生超过允许的辐射值。因束流在传送中会发散，需有四极聚焦磁铁聚焦，从而能继续在一个有限管道内传送。

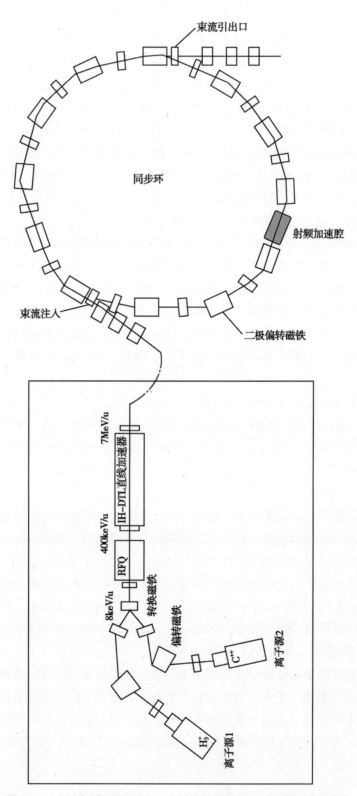

图 9-28　同步加速器的原理：同步加速器的注入、加速和引出系统

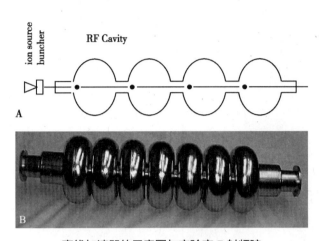

直线加速器的示意图与实验室 7 射频腔

图 9-29　A.直线加速器的示意图；B.优化现代 Jefferson 实验室 7 射频腔

（2）治疗头与控制室分控制：质子治疗只用一个照射方向，皮肤与肿瘤间的正常细胞，至少受到30%～70%的辐照剂量值，形成不应的伤害。为减少这部分伤害，一般治疗时，要用若干个不同方向来辐照。因此，在质子治疗中心都装置一个能转动的旋转治疗头，这个转台内含许多磁铁，总重量超过百吨，要求在旋转时，等中心的误差小于1mm，是质子治疗系统中的一个关键装置。另外一种方法是旋转患者同时固定治疗头，其成本远比旋转治疗头少，但需较复杂的 CT 及定位系统。

目前为止还没有一种公认的标准型旋转机架，不同的旋转机架各有产品特点。但根据临床的需求，旋转治疗头的技术要求和参数可决定旋转机架的品质和特点。基本参数有：

1）源轴距（SAD）要小些，以小化旋转机架，但不能太小，以提供足够的照射野，或不能太大，损失过多的束流。

2）要给旋转机架的等中心点处留有足够的空间，以给患者提供足够的活动空间。旋转机架可粗分为 180°半旋转和 ±180°全旋转（图 9-30A、B）。利用刚性好的铁结构做为作机架主体，转动时靠左右两个圆环依靠摩擦力使之转动，机架重量为 50～100 吨，中心点晃动幅度为 2～3mm。

利用机器人的修正，可使等中心点的晃动在 ±1mm 的临床要求之内。为防止热胀冷缩机械变形带来的等中心点误差，在旋转机架室内任两点间的温度在 ±1.5℃内。使用半旋转机架的特色是足够的活动空间，以加上 C 形 CT 等患者定位系统等。根据旋转轴相于中心点有等中心和非等中心（图 9-30C）。非等中心旋转机架，需将病人安放在上下和横向移动的病人装置，跟踪束流；其类似旋转患者于固定治疗头，但患者是平躺在治疗床上，所受的重力相等。

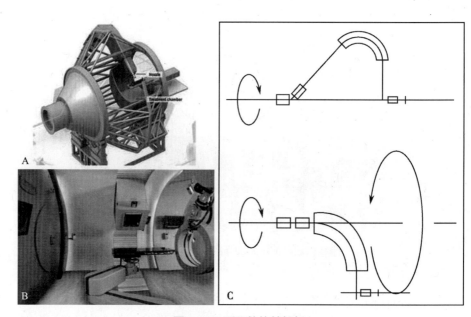

图 9-30 质子的旋转机架

A. 全 360°；B. 半 180° 及 C 环 CT；C. 等中心和非等中心旋转方式

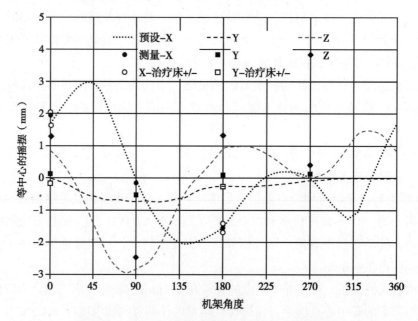

图 9-31 IBA 质子旋转机架，旋转时等中心的摇摆

从治疗头的功能看，治疗头由三部分组成：①性能转换，如横向束流扩展、纵向能量调制、能量转换等；②性能监控，如各种游离室、位置监视器等；③适形器，如患者孔径、患者补偿器、喷嘴等。依据束流横向扩展有散射式、摆动式及笔扫描的治疗头（图 9-32）。如图 9-32A 所示，一个双散射束流扩展法，输入束流先后打在两个散射板上（A 和 E）。质子束流穿过散射板介质，质子在介质内要受到多次小角度弹性散射，从而偏转扩展成二维正态分布，达到在横向束流扩展的目的，用二次相继的散射方法，通常

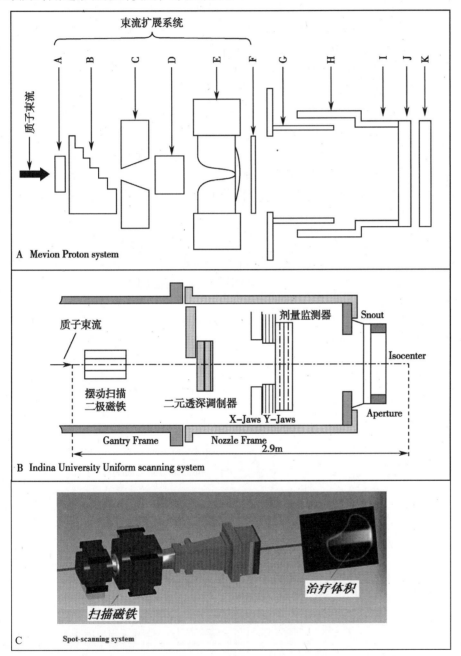

称为双散射方法。束流二次散射后，能得到较大视野且均匀的照射野。但仅此还不能治疗，必须另外用适形器配套使用，才能治疗。

图 9-32　质子的散射式（A）、摆动式（B）及笔扫描（C）的治疗头

图 9-32B 表示的是 X/Y 混合二极磁铁摆动扫描系统的原理，束流线经过二极磁铁的正交偏转，可以获得一个均匀照射野，可以采用不同的扫描方式。当使用被动散射法，难以获得 30cm 照射野时，可采用主动摆动扫描方式。图 9-32C 表示的笔扫描方式，该方式是主动扫描方式之一，扫描磁铁使束斑停在一个点位置，在此点位置的能量沉积达

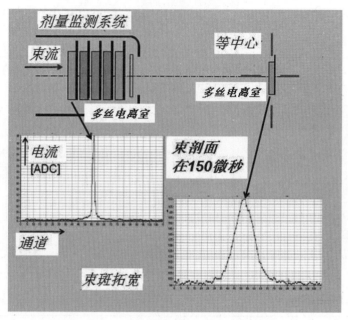

图 9-33　笔扫描的治疗头剂量监控系统

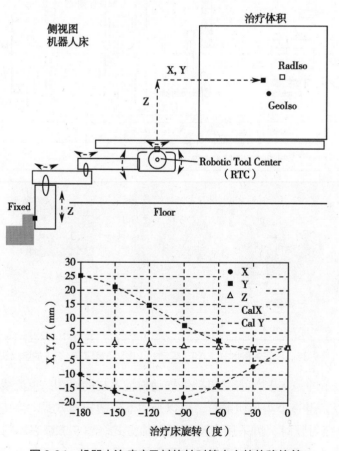

图 9-34　机器人治疗床及其旋转时等中心的位移偏差

到设定值后，再移到下一个点位置进行照射。这种以一个点一个点方式来控制照射，可调适三维剂量分布，以达到任何要求的精度。剂量监控系统，由各种游离室、位置监视器等组成。图 9-33 / 文末彩图 9-33 所示是数个多丝电离室，监视束斑的位置，及数个平面电离室，监视束斑的剂量。

2. 周边治疗辅助系统　肿瘤放疗的基本原则是用一束粒子流正确照放射剂量在肿瘤的体积内，但肿瘤外的正常组织放射剂越少越好。周边治疗辅助系统，如精密定位和准直，是必须的。患者肿瘤固定装置分为两类：治疗床的固定模具与治疗椅的坐姿头颈部固定装置。前者主要适用于体部内脏肿瘤，后者主要适用于头颈与眼鼻部。如图 9-34 所示，机器人治疗床虽有 0.1mm 的重复及精准，但如旋转中心偏离束流等中心，可造成 2~3mm 的治疗偏差，因此治疗床旋转中心必须对准束流等中心。

患者躺在定位床，移动定位床，使患者的肿瘤部位放置在治疗头的等中心点。患者定位完毕，下一步是患者的精密准直。数字化影像定位系统（digital imaging positioning system，DIPS）准直，患者精密准直系统的核心技术是数字化影像定位系统，其硬件配置是需用两套相互正交的摄像管和平面数字影像板。数字化影像定位系统是一种治疗室内的数字放射图像法（in-room digital radiography），设备简单、使用方便、高精确度，从而得到广泛的临床应用。

3. 治疗计划系统　设计和制订患者治疗计划和治疗方案是一项十分复杂的任务，其中有大量计算任务、图像处理和数据处理，必须应用软件和含有各种功能的应用程序，快速、准确地完成各种复杂的剂量计算。对任何一个治疗计划系统，可以允许有各种特色和侧重面，但至少要具备下列基本功能：

1）非共平面束流的剂量计算。

2）多次散射的 3D 剂量计算：内含多次散射效果的 3D 剂量计算必须有一个适用的差分铅笔束（DPB）算法。

3）模拟束流传递系统：不管是散射法，还是扫描法，治疗计划软件必须具有全面模拟现实束流传递系统的能力。对任何一个治疗计划系统，允许各有各的特色

二、放疗设备技术前沿的特色及新进展

至今所建的专用质子治疗中心，都具有四个重大缺点：①价贵，要上亿美元；②占地大，要上万平方米；③建成时间长，超过 3 年；④仅适用于大城市。这四条在发达国家，也令大多数医务人员和投资商望而却步。向"价贵、地大、器重"方向发展的质子治疗装备，不能解决质子治疗的全面普及和推广问题。有关方面在分析当前推广质子治疗的关键"瓶颈"后，提出两个新前沿质子放疗设备：①必须在全国建立质子治疗推广的新商业模式；②要用"创新跨越发展"的新思路，设计出"价廉、体小、建快"的紧凑型质子治疗装备，如图 9-35 所示，建成时间不过 1 年。另外一种方法是单一固定治疗头，使用小体积旋转椅，如图 9-36 所示。这将成为今后推广和普及质子治疗的有效工具。

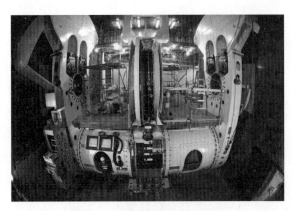

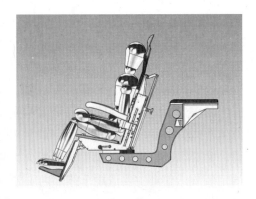

图 9-35　紧凑型质子治疗装备　　　　图 9-36　旋转椅与固定治疗头

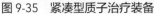

近五年来，美国至少有两家公司在研制新原理的低价质子治疗系统方面取得了很大的进展，虽然因技术难度而没有达到原计划进度，但是美国各界都看到了此新鲜事物具有光辉的前景，给予了极大的经济、技术和人才方面的支持。相信这种新型下一代质子治疗系统一旦被医疗界、癌症患者和商界认可，那就是全球质子治疗的普及。

这里介绍的前沿质子设备有 MEVION S250，CPAC Radiance 330TM，及介质壁型加速器（DWA）。MEVION S250 系统的核心是超导磁铁制成的回旋加速器，如图 9-35 所示，是目前世界上最紧凑的质子加速器。MEVION S250 系统安装超导回旋加速器在旋转机架上，能随机架一起转动。在同步加速器束流品质很高，发射度很小，闭轨控制很好，仅需很细的束流真空管道，这样磁间隙很小，可使磁铁很小很轻，磁场耗电很低。但是，如此小的曲率半径，需要很高的磁场才能加速质子到 330MeV，不用超导而用常规磁铁达到高磁场也是公司的保密专利。同步加速器的外环直径小于 4.9m，周长约 16m，全部总重约 15t。另外旋转机架有下述特点：一是由于束流发射度很好，束流管道很细，这样电子光学用的磁铁可以较轻，机架全重约 40 多吨，相当于 IBA 用的旋转机架重量的一半；二是旋转机架只用旋转 180°，加上移动治疗床 180°，也能达到对肿瘤 360°的照射；三是采用机器人作患者定位，且 330MeV 用于影像定位。

介质壁加速器是一个约长 2m 的直线形加速器，能加速质子能量到 150MeV。束流是脉冲型，其脉冲宽度是毫微秒级，脉冲和脉冲之间的每一个脉冲的能量、强度和宽度都是可变化的，工作重复频率至少有 50 周期／秒，旋转机架有 200°的旋转，有很低的中子剂量本底，在完成临床试验后，系统能提供先进的 IMPT 调强治疗法。但在后来的研制实践中，认识到此新技术内含很大的技术难度，经过改装可适用于许多种癌症，其价格要远小于目前的市销质子治疗系统，占地大大减少，建造周期大大缩短，能满足所有需用质子治疗的用户。

三、质子放疗设备临床应用

（一）临床使用

质子治疗的发展历史大致分为三个阶段：

1. **研制开发阶段** 没有专用的质子产生装置，利用核物理实验的质子束来研究质子治疗，着重学术研究工作，以了解质子治疗所需的专用技术与癌症治疗技术。在这阶段，因质子治疗的经济效益比较低，对某些成熟有效的癌症，许多病人经过临床研究的治疗，来确定质子治疗疗效。这个阶段的质子治疗研究，早期集中在研究所，包括美国的加州大学 Berkeley 实验室、哈佛大学 HCL 实验室，瑞典的 Uppsala 大学的 Gustaf Werner 研究所，前苏联的莫斯科理论与实验物理研究所、前苏联杜布纳联合核子，及日本的千叶放射科学研究所。

2. **实践与应用阶段** 主要是利用研制开发阶段所取得的经验，规模应用。经过近二十年的质子治疗研究工作，质子治疗技术与经验方面都取得极大进步，质子治疗相关专业技术基本上已得到解决，质子临床治疗方面也积累了相当丰富的实践经验，质子治疗的优越性也获得社会各界的认可。20 世纪 80 年代一系列先进诊断设备的出现，如三维 CT、MRI 以及随后的 PET 极大地解决肿瘤精确诊断与定位的难题。在这种形势下，质子治疗专用装置缺乏与市场需求两者之间的碰撞促使有关人士提出建造专用质子治疗中心的建议。

3. **推广与市场开发阶段** 这一阶段的主要任务是开始转向用经济手段与市场规律来发展专用质子治疗项目。推广与市场开发阶段大约从 1998 年以后，估计会延伸到以后的几十年。从 20 世纪 90 年代到 21 世纪初，专用质子治疗中心每年可治疗近千例患者，年收入除去日常开支外，收回投资已属现实可行。

从 20 世纪 50 年代至今，经三个阶段发展，在质子治疗肿瘤方面积累了大量丰富的临床经验，全世界用质子治疗装置共治疗了 3 万～4 万名患者。从医学和经济综合观点来看，各种粒子射线和治疗方法各有特定的最佳治疗范围。质子治疗也有它特定的医疗范围，质子治疗不能代替、不能取代其他的粒子射线。质子治疗仅补充其他粒子难以见效的肿瘤类型，但也不是唯一治疗方法。

（二）维护保养

质子系统设备复杂，包括每日及定期的维护保养，以减少故障发生的几率。维护保养的范围包括服务、预防维护、纠正维修和文档记录。维保的目的是安全和治疗控制系统，包括故障排除指南，更换主要和外围系统部件、调整、配置和提供所有子系统的接线图表。定期的预防保养是通过一个定义期间的例行检查，找到磨损的部件。为了有效地进行预防维护，每个主要系统必须有维护指导的文件；包括每个系统的一般信息、维护时间间隔、时间与安全警告、工具和辅助设备。在指导的文件中主要系统的维护间隔应被列为Ⅰ级、Ⅱ和Ⅲ类，如1、3或5年。此外，如果子系统直接关系到病人的治疗安全，也有不定时的维护。

（三）质量保证

放射治疗的精确度和疗效是由放射粒子的类型、射线和病灶靶区间的定位方法、射线和靶区相互作用的治疗原则、病灶诊断、剂量计算、治疗计划、旋转束流等中心点的定位精度和束流中心本身的定位和稳定性等多种复合因素来决定的。由于设备本身的稳定度和不可避免的故障，医学物理计算处理中的误差和专业人员操作水平的高低和可能的失误等因素，任何一位肿瘤患者在放疗时，都存在没有疗效的可能性。为了确保在放疗中患者的正常疗效，消除一切非正常治疗，杜绝一切严重事故和死亡，近十年来，放疗的质量验证和控制越来越显得重要，并得到各界的重视。

因质子治疗精确的放疗，对同一个参量误差（如粒子射程，定位误差等）质子治疗带来的危害大于常规的X线和电子放疗危害。另外质子系统设备越复杂，故障概率越高。系统整体可靠性、重复性和稳定性愈低，系统运行的统一性和协调一致性愈低。因此，在质子治疗时，为了保障患者的安全和正常疗效，防止一切事故，就必须对质子治疗的质量验证和控制予以特别地重视，严格制定和执行各种质量验证和控制制度和规定。

1. 质子治疗质量验证和控制的主要内容

（1）在对患者用诊断仪（CT、MRI、PET等）进行肿瘤诊断后，必须通过质量验证，明确回答3个问题：第一是否有肿瘤，第二是否恶性，第三是诊断肿瘤的空间是否与实际病灶相符，即"肿瘤病灶的诊断体积"和"肿瘤病灶的空间体积"相符。

（2）制订治疗计划（TPS）时，最后治疗计划中的"肿瘤照射空间体积"应包括"肿瘤病灶的空间体积"以及必要的扩充区，既不超过，也不减少。

（3）治疗方案中的治疗参数，必须预先用验证水箱来实际测量验证，确保在患者正式治疗时，达到治疗计划中规定的治疗参数，其实际偏差在允许容差内。

（4）质子治疗系统中有关关键参数，必须经验证，并确保在允许范围内，如旋转机架的等中心误差、剂量率和角度的关系等。

（5）患者在治疗定位床（椅）做照射治疗的准备工作时的质量验证。

2. 质子放疗的主要四项QA

（1）束流传递系统：在用回旋加速器和散射治疗法情况下，加速器输出能量固定不变，因此为了保证治疗质子的最高能量相当于肿瘤的下降后沿边缘（加补偿器）的射程，使束流的展宽Bragg峰宽度等于肿瘤本身宽度，完成束流传递系统的QA任务。

（2）患者固定和定位：放射治疗的首要条件是必须确保将患者肿瘤部位放在治疗头等中心点处的PTV的空间，要确保此条件的QA。其主要包含下面几个步骤：首先将患者固定在治疗床，严格而言应是固定患者肿瘤部位在床上某个固定的坐标空间，简而言之称患者固定；其次是将载有患者的治疗床安放在治疗头等中心处，严格而言将患者肿瘤部位放在治疗头等中心点处的 PTV 的空间，简称患者的精确定位。对此总过程的确认称患者固定和精确定位的 QA。

（3）图像系统：通常相对于束流中心轴和等中心点的患者准直情况是通过两个正交的 X 线获得的放射图 DR 和 CT 产生的 DRR 图进行比较后来验证，而图像所需 QA 是检查 X 线轴相对于质子束流轴和旋转机架转动轴间的情况。

（4）常规 QA（日、周、月、年的 QA）：全部 QA 过程都是安排在患者治疗过程中的某个特定点或在定期时间内重复进行，按时间安排的 QA 过程大多数和设备的特定功能有关，这些功能又和剂量传递设备中的剂量、机械、安全性能指标的验证有关，这些剂量传递设备是指加速器束流传递系统和治疗头。

（四）辐射安全

质子治疗的辐射安全连锁系统有三个目的：①保护个人的安全，这里个人是指一切会接触辐射的人员，包括工作人员、患者和参观陪同人员；②保护患者在治疗时不会受到不正确的照射和过量剂量的危害；③保护环境和设备不会因热、电、辐射和活化而受损。确保人身安全仍是首要任务，将人身安全控制系统和机器控制系统区别处理是必要的。这一原则，除去机器控制系统，新建的独立安全系统，由 3 个子系统组成，即个人安全系统（PSS）、患者安全系统（PASS）和运行允许系统（RPS）（图 9-37）。将安全和装置控制区别对待，可以减少系统的危险和复杂度。某系统有一非正常的输入信号，此时有关的安全系统都能反应，使断开束流或阻止再接通的状态信号，这些详细的状态信号，可作为事故诊断信号，能进一步帮助操作员深入分析，并找出不正常或事故的根本原因。质子治疗系统的"辐射危险分析"和"安全决定"，不但要考虑单个设备故障的危险事件，也要考虑多种设备同时故障的危险事件，还要考虑因故障处理不当的危险事件。

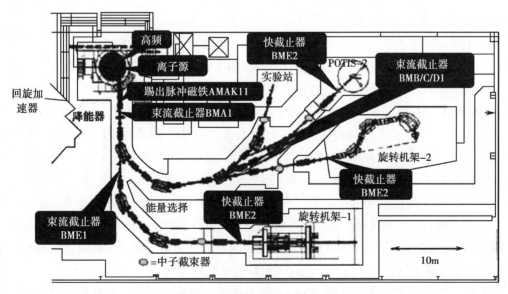

图 9-37　束流截止器安置系统图

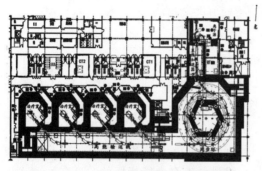

图 9-38　γ 及中子剂量率检测位置示意图

以下是质子重离子放射治疗设备工作场所，放射治疗工作场所辐射防护的检测项目。检测依据，电离辐射防护与辐射源安全基本标准 GB 18871 - 2002，及放射治疗机房的辐射屏蔽规范第 1 部分"一般原则"。使用仪器设备及其编号：FH40G + FHZ672E-10 型 X、γ 剂量率仪及 J-280 FH40G/FHT762 型中子周围剂量当量率仪。检测时的条件是分别使用质子和碳离子在最高能量、最大束流强度条件下出束。质子出束时能量为 221MeV、束流强度为 2.6×10^9 粒子 / 秒，碳离子出束时能量为 430MeV、束流强度为 6.5×10^7 粒子 / 秒。治疗室辐射防护检测，分为使用水模（水模为 30cm×30cm×30cm）和不使用水模两种情况。检测区域分：离子源室，直线加速器室，同步环室，高能输运线及治疗室。图 9-38 为检测位置示意图，"■"为 γ 剂量率检测点，"●"为中子剂量率检测点。

（许纹健）

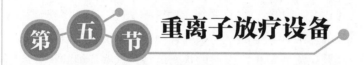

第五节　重离子放疗设备

一、重离子放疗设备概述

重离子放疗主要硬件设备相似于质子，由加速器、能量选择系统、束流输运系统、旋转或固定治疗头、剂量监控系统以及治疗与装置数据库组成。虽然碳离子束的硬部件类似质子束的硬部件，重离子束有透过物质的分裂效应，而产生大的横向阴影和后沿下降。因此，原则上不提倡用固定能量引出的加速器和石墨降能选择器。在此说明，不是绝对不允许用固定能量加速器。如已建重离子治疗中心：日本的 HIMAC 和兵库，德国的 Heidelberg，中国的 SPHIC，意大利的 CNAO 和奥地利的 MeD-AUSTRON 等，都无一例外地采用能量可调的同步加速器。随着技术的进步，同步加速器的周长也越来越小，如日本的 HIMAC 同步加速器，周长约为 130m，在 1994 年，兵库的周长约为 93m；在 2001 年，德国的 Heidelberg 和中国的 SPHIC 的周长为 64m；在 2007 和 2013 年，日本群马的同步加速器周长为 61m；在 2008 年，更小周长的新一代重离子同步在研制中。绝大多数的同步加速器，基本采用由 ECR 离子源，和 RFQ 和 Alvarez 直线加速器，所组成的注入器。同步加速器可调节束流能量，不需要能量选择器。碳离子束流输运系统除去要求更高磁铁以外，与质子治疗束流输运系统相类似。

需要一个束流扩展系统（图 9-39），将加速器引出的几毫米束流截面扩展到厘米，可辐照到整个肿瘤的横向面。目前重离子的束流扩展系统主要有两种：一种是日本重离子医学研究中心和兵库离子治疗中心，使用的散射摆动法。它们用束流光通过一个散射体形成一个半径较大的粗束，再用两个摆动扫描磁铁进行扫描；另一种是德国 GSI 研究所重离子研究中心，使用调强的铅笔扫描法，将加速器引出的细束直接通过两垂直的扫描磁铁进行扫描。同样，使用能量调制器，使离子束照射整肿瘤的纵向深度。能量调制方法，主要有两种：一种是散射摆动的"峰刑过滤器"，又称"搓板式过滤器"。另一种是德国 GSI 研究，所使用的直接调速器引出能量的方法，其将 80MeV/u 和 430MeV/u 之间的能量细分为 256 步，从而在每层扫描时，改变能量阶步，达到能量调制。

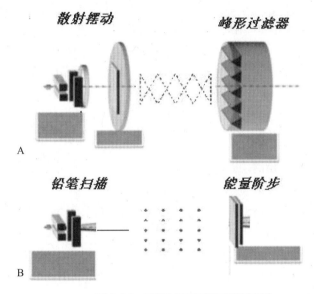

图 9-39　束流扩展和能量调制方法

束流扩展：散射摆动（A）及铅笔扫描（B），和能量调制方法：峰形过滤器（A）及能量

　　重离子旋转治疗台的基本结构比质子的复杂。碳离子偏转 100 多度，要求磁铁有一个很大的磁刚度，而加大曲率半径，即将装置做成又大又重，需要更大的占地和空间，大大增加投资。因此早期建的日本重离子中心，都用固定治疗头，分别是 0°（水平）、90°（垂直）和 45°（倾斜）来代替旋转治疗台的功能。德国海德堡建有一台重 600t 的碳离子旋转治疗台，日本 HIMAC 重离子治疗中心建有一台重 300t 的碳离子旋转机架。还有更多的实验室，如美国 BNL 等在设计新型的方案。

　　重离子治疗同样要一个重离子治疗计划系统应用软件，与质子治疗计划系统相比，除去许多功能（如重建三维立体图像等）相同外，主要的差异是质子治疗计划基于物理剂量，如常规光子，但是重离子治疗计划是基于生物剂量。两者的基点完全不同。质子计划将生物效应（radiation biological effectiveness，RBE）作为一个定值，而重离子治疗计划必须将生物效应作为一个变量来考虑，即癌位置、癌种类和生长周期等的函数。此外，重离子治疗计划系统中还必须考虑核分裂效应所带来的一切影响。因此，当前重离子治疗还处于发展阶段。

二、重离子放疗设备技术前沿及新进展

在 20 世纪 70～80 年代，使用 Berkeley Bevatron 粒子束流在医学和生物学研究，是重要的初始阶段。不幸的是，经过 17 年，在为超过 2000 例患者治疗后，Berkeley 终止了所有的放射治疗计划。在 Berkeley 临床研究的鼓励下，世界各地的其他设施出现了。1994 年，日本国立放射科研所建成第一个重离子加速器，称千叶（HIMAC），开始了碳离子 Berkeley 离子束治疗的经验与临床应用。2004 年，在日本政府领导下，集中放疗装备的精英，千叶国立放射科研所、千叶加速器工程公司（AEC）和群马县群马大学的二十多名放疗装备专家，基于日本 HIMAC 的设计研制经验，共同联合设计出一台日本新型重离子治疗装置。该装置计划年治疗 600 名以上患者，不用旋转机架，只在同楼层设有水平治疗、垂直治疗和水平／垂直双向治疗三个治疗室，采用同步加速器治疗的最大射程 250mm，照射野直径 220mm，扩展布拉格峰宽 150mm，研制出了螺旋形摆动法和光栅扫描法两种治疗头。

三、重离子放疗设备临床应用

1994 年日本政府建造了一所专用重离子治疗研究的研究所。至今国际上已用碳离子治疗了近 7000 名患者，良好的治疗效果促使日本政府和各县地方政府大力推广碳离子放射治疗。日本政府于 2003 年已正式授予"重离子治疗"为"先进高科技治疗"。欧洲方面的情况和日本相近。1997 年德国 GSI 进行碳离子治疗，显示了碳离子治疗的优越性，因此在德国的海德堡市（Heidelberg）和马堡市（Marburg）、意大利的帕维亚市（Pavia）、奥地利的约克镇等地都计划建造重离子治疗中心。这与美国放疗界目前没有重离子治疗而更倾向于质子治疗的策略是有所不同的。

（一）临床使用

各种类型的离子种类中，碳离子生物效应的剂量分布被认为优于其他离子。从 1994 年 6 月至 2015 年 3 月，日本重离子医学研究中心（NIRS）治疗超过 7000 多例患者。德国也在 1997 开始碳离子治疗，直到 2005 年治疗了 440 例患者。目前，世界上有 8 个碳离子治疗设施和一些其他设施正在建设中，包括中国兰州科学院近代物理研究所（IMP）及上海质子和重离子中心（SPHIC）。在 NIRS 共有 70 多个治疗方案进行了尝试，以确定最佳的剂量分割和照射方法治疗特定疾病。疾病的类别，如图 9-40／文末彩图 9-40 所示，可在常规临床实践治疗包括肺癌、前列腺癌、头颈部肿瘤、颅底肿瘤、眼部黑色素瘤、骨及软组织肉瘤、肝癌、盆腔复发直肠癌、胰腺癌、子宫颈癌与常规放疗后再照射等。临床试验开始于小剂量每次分割治疗。首先，分数的平均数为 18 左右。随低分割治疗可使用，分割数的平均数可从 18 减少到 12 至 13。分割数的减少，使每天的治疗人数

可显著增加。许多治疗使用了"第一代"散射摆动碳离子放射治疗设备。调强的铅笔扫描碳离子放射治疗设备，需要被用来改善治疗的效果。

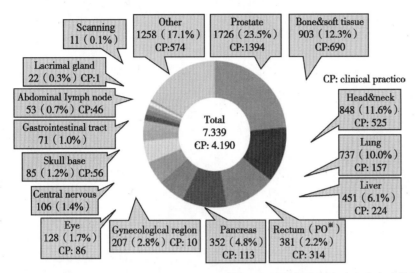

图9-40　从1994年6月至2015年3月，在日本国家放射科学研究所治疗疾病的类别

（二）维护保养

碳离子系统设备极复杂，包括每日及定期的维护保养，以减少故障发生几率。其细节类似于质子系统。

（三）辐射安全

碳离子治疗的辐射安全，与质子治疗相似，但有关中子的防护需要更仔细地考虑。

（许纹健）

第十章

新型有源植入式装置

植入式医疗器械是通过外科手段全部或部分插入人体或自然腔道中或替代上表皮或眼表面，并在体内至少存留 30 天，且只能通过外科或内科手段取出。植入性医疗器械有很多，总的来说分两类，一类是无源植入器械，包括骨与关节替代物、心血管植入物、人工心脏瓣膜、乳房植入物、眼内晶状体植入物、血管支架、人工器官等；另一类是有源植入器械，包括植入式心脏起搏器、植入式神经刺激器、植入式人工耳蜗、植入式血糖测量仪等。本章主要针对这些有源的植入式装置进行介绍。

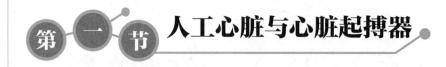

第一节 人工心脏与心脏起搏器

心脏病是人类死亡的第二大杀手。在人体心脏因病损而部分或完全丧失功能不能维持全身正常循环时，可移植一种用人工材料制造的机械装置以暂时或永久地部分或完全代替心脏功能、推动血液循环，这种装置即人工心脏。心脏起搏器是一种植入于体内的电子治疗仪器，通过脉冲发生器发放由电池提供能量的电脉冲，通过导线电极的传导，刺激电极所接触的心肌，使心脏激动和收缩，从而达到治疗由于某些心律失常所致的心脏功能障碍的目的。

一、发展背景

人类对起搏与电生理学的认识起始于意大利生物学家 Luigi Galvani 的"动物电学"研究。他在实验中无意发现当电流刺激死去的青蛙腿部肌肉时，可以引起这些肌肉收缩。这一结果证明肌肉可以导电，而且当电流刺激神经时，肌肉可以收缩。

1949 年前后，美敦力公司的创始人 Earl Bakken 在他的车库里创立了美敦力公司，制造了他的第一台起搏器。Bakken 从《现代工程》一篇关于"机械原理基础"的文章中，找到了合适的电子脉冲发生器的线路图，Wilson Greatbatch 和 William Chardacha 博士设计出第一台原机。1960 年，Lillehei 完成了美国历史上第一台人工心脏起搏器的植入术。

值得指出的是，此后大多数起搏器技术的创新都是由起搏器制造商完成的，这些技术包括 20 世纪 70 年代出现的双腔起搏器，80 年代的频率应答起搏器，Jacques Mugica 发明的螺旋电极，起搏器的双向程控技术、心腔电图记录、自动模式转换功能等。

二、起搏器脉冲发生器

起搏系统包括 4 个重要而相互联系的组成部分：

（1）脉冲发生器或植入装置。

（2）电极导线，将脉冲发生器与心脏相连。

（3）程控仪（台式电脑），用于与脉冲发生器对话。

（4）患者。

脉冲发生器是起搏系统的中心，尽管还有其他三部分的协作，但是起搏器多指脉冲发生器。除基本工作原理外，现在起搏器与第一台起搏器大不一样。

从功能上讲，起搏器能够精准地发放输出电压很低的起搏脉冲，为完成这一功能需要计时器和电源。起初，起搏器功能只限于发放起搏脉冲，随着科学技术的发展，现代起搏器已经相当于一台微型电脑（图10-1），能接收并分析起搏器工作的信息，并能根据患者心脏自身电活动决定是否发放起搏输出脉冲，上述各项功能都通过起搏器复杂的电路完成。起搏器具有存储功能，一些先进的起搏器还可存储患者的心腔内图而便于医生查阅。

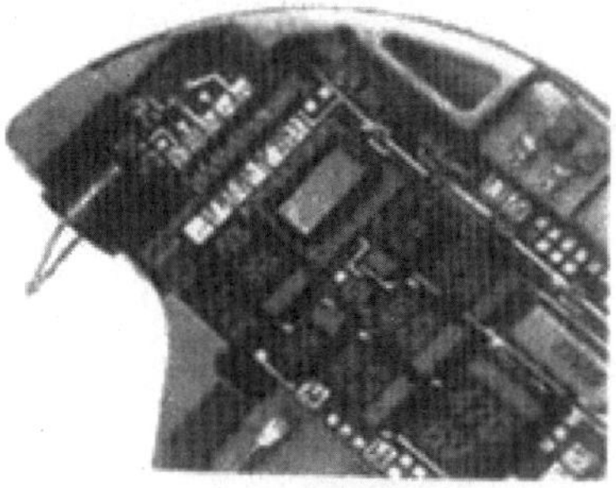

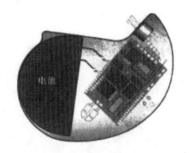

图10-1　起搏器芯片技术

起搏器通过电极导线"感知"心脏的自身心电活动并评定心脏的自身工作情况，如发现心脏自身节律太慢或心脏停搏时，起搏器立即起搏。起搏器接收的心脏自身心电信号由电极导线识别，以电能形式传回起搏器。上述工作方式能带来一些问题，第一代起搏器未设感知功能的原因之一就是人体不断产生多种电信号，包括肌电位、肌电噪声等，较大的心室电能有时可淹没较低的心室电能使心房电极导线误感知心室电信号。如何能分辨并正确感知这些电信号是最初起搏器设计者面临的主要问题。

滤波器解决了这一问题，它允许适当频率的电信号通过，同时阻挡无关和干扰信号。程控感知灵敏度值时就是调整滤波器（感知灵敏度值越高，感知越不灵敏，感知灵敏度越低，感知越灵敏）。滤波器是外来电信号的第一道防线。恰当心腔的信号可能相当微弱，一般起搏器需通过感知放大器将信号放大。该系统还包括许多计算机系统使用的称为比较仪的部件。比较仪滤过及放大的信号与基础信号进行比较，并进行逻辑计算，确定信号的大小。

起搏器发生器（以下简称起搏器）的功能是发放起搏电脉冲。每个起搏器的钛壳内都有一块电池。电池是起搏器最大的部件，占总容量的50%（图10-2）。大多数起搏器都是低电压锂碘电池，约2.8V的电脉冲时，电压倍增器先将输出增强到相应的输出能量，再释放出来。

锂碘电池通过锂和碘之间严格控制的化学反应产生电能。电池的内在阻抗随着电池的耗竭而增加。锂碘电池的电压为2.8V，阻抗大约10 000Ω。当电池压降到1.8V，阻抗增加到40 000Ω时，认为电池已经耗竭。当电池电压在2.0～2.2V，阻抗在20 000～30 000Ω时，通常会显示电池即将耗竭的警告，需要更换起搏器。

图10-2　起搏器电池

锂碘电池比其他电池的最大优点是其耗竭过程可以预测，而且可靠，不会突然发生电池耗竭，但脉冲发生器的实际寿命不仅依赖于电池，还与电池使用有关。因而大多数生产厂家注明起搏器寿命时谨慎地增加一项内容：电池寿命与多个变量相关。任何起搏器的实际寿命都与其起搏频率和相关参数的设置相关。

每种电池都有一定程度的基础消耗电流，锂碘电池的基础消耗能量非常低（通常每年小于1%）。当然，基础消耗电能不是起搏器寿命的主要影响因素。

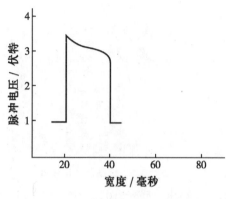

图 10-3　起搏脉冲的特定参数

决定起搏器寿命的最主要因素是起搏耗能：起搏脉冲发放的频率及输出电压值。起搏脉冲电压的高低是影响起搏器寿命的最大可程控参数。起搏器起搏脉冲包括两个特定可程控参数：脉冲电压（伏特）和脉冲宽度（毫秒）。脉冲电压是指输出脉冲为多少伏特。脉冲宽度是指输出脉冲的时限。二者的乘积决定了能量的消耗（图 10-3）。脉冲电压和宽度两个变量中，前者是决定能量输出的主要因素。既然输出能量是决定起搏器寿命的关键因素，临床医生必须将输出电压尽量设置较低，但不能低于起搏阈值。输出电压必须确保能有效起搏心脏，如果起搏电压设置过低将造成起搏脉冲起搏心脏无效。医生程控起搏器的一项重要目标就是测定"起搏阈值"，确定能起搏心脏的最小输出能量，然后设定起搏电压。低于起搏阈值的输出电压不会引起心脏除极与收缩。

决定起搏器寿命的还有一些次要因素，包括起搏器电路的有效性（是否浪费能源），以及电极导线的阻抗。高阻抗的导线要比低阻抗的导线节能多。

起搏器包含很多复杂精细的组件，过滤器、记忆卡以及其他电脑元件等，都集中在一张称为"混合体"（hybrid）的小芯片上。

芯片旁是占据很大空间的电池。芯片和电池被包裹在钛合金支撑的金属外壳内，用激光密封后与外隔绝，防止液体进入。钛合金是起搏器最佳的金属包装材料，重量非常轻，而且比钢更结实，生物兼容性好。

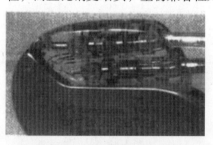

图 10-4　起搏器连接器及接口

钛合金外壳的上方是环氧乙烷消毒的连接器，包括电极导线全部进去或拔出的接口。单腔起搏器有一个接口（单腔和单电极），双腔起搏器有两个接口（分别为心房和心室的电极导线接口）。三腔起搏器至少有三个接口，包括右室电极，左室电极和心房电极接口。因而，仅从外观就能判断出是单腔、双腔或三腔起搏器（图 10-4）。

起搏器最后的部分为弹簧开关，其控制着起搏器的磁铁频率。弹簧开关是指电路内含有两片相互平行的薄磁铁，互不接触。正常时，金属弹簧片互不接触，电路未接通而不形成回路，将体外磁铁放在起搏器上方时，金属弹簧片将连接在一起形成闭合电路，起搏器表现为固定的磁铁频率或磁铁工作模式。

电磁场（electromagnetic field，EMF）影响起搏器和其他植入装置的工作状态。电磁场无处不在，磁场强度随距离相差很大，有些家用电器的电磁场非常低，而另一些家电设备的电磁场可能很强。正因如此，受电磁场困扰的患者需要检测出电磁场的来源。但并非所有的电磁场都能被检测到，比如一些地下电缆线或商店的防盗系统产生的电磁场则不易被发现（表 10-1）。

表 10-1　一些潜在的电磁干扰源

潜在的电磁干扰源
高空和地下电缆
家用电器类：开罐器、搅拌机、真空吸尘器、电炉、洗衣机和烘干机
焊接设备、钻孔机、机械装置
电热毯
空气过滤器
办公仪器：电卷笔刀产生的电磁干扰比复印机更强
个人用具：吹风机、电动刮胡刀
荧光灯

　　起搏器患者遇到 EMF 时，起搏器受影响的程度取决于 EMF 的强弱。受影响时，离开电磁场或关掉电磁来源后，患者常有如释重负的感觉，起搏器功能不会永久地受到损害，但有可能使起搏器进入备用工作模式，需要重新程控。

　　不同厂商的起搏器有不同的磁铁模式，但磁铁模式通常表现为固定频率的非同步起搏。双腔起搏将变为双腔非同步起搏器（DOO），单腔起搏将变为非同步心房起搏器（VOO）或非同步心室起搏器（AOO）。非同步起搏意味着只有起搏，没有感知功能。有时需要放磁铁才能打开一些程控仪，进而再程控各项参数。

　　磁铁模式在测试起搏器的工作状态以及临时应用方面都十分有益。但是非同步起搏能使部分患者感到不舒服，很多现代起搏器允许将磁铁模式程控为"开"或"关"。若磁铁模式程控为"关"时，即使将磁铁放置在起搏器上方，也不会转换为非同步起搏模式，这对于容易受到 EMF 干扰的患者有益。

三、起搏器的导线技术

　　电极导线是特制的绝缘金属丝，经过该系统送入心脏，其尾端连接到起搏器脉冲发生器的接口。每根电极导线内部有两根金属线，一根将起搏脉冲传送至心脏；另一根将心脏自身心电信号传送回起搏器。目前电极导线使用寿命长达数年至数十年。电极导线看似简单，却是起搏系统的关键元件。为适用不同患者的不同需求，工程师设计了多种不同类型的电极导线（图 10-5），与起搏器不同，电极导线不能程控，术者可根据起搏器的型号、患者的解剖特点、电极导线的可操控性以及术者的习惯和经验选择电极导线，最终选择有一定的主观性。

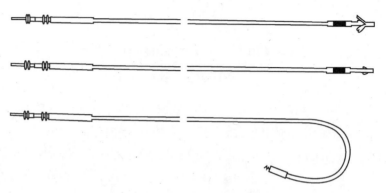

图 10-5　不同类型的电极导线

（一）电极导线的组成

电极导线的尾端插入起搏器连接器的接口，每根电极导线有一个或两个尾端，电极导线包括接收和发送心脏信号的两条导线。头端有一些特殊的电极导线固定装置，将电极导线固定于心脏。连接尾端和头端的是一条包绕线圈和电缆的绝缘线。电极导线尾端的接头与起搏器接口紧密连接，头端固定于心脏，接收和发送电信号（图 10-6）。

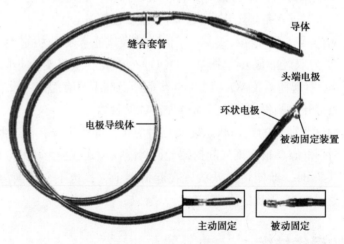

图 10-6　电极导线的结构

（二）固定装置

电极导线的稳定性是起搏系统能长期稳定工作的基础。以电极导线嵌顿在心脏解剖结构上，还是旋入心肌或其他方法固定在心脏内为依据，将固定装置大致分成被动固定装置和主动固定装置。以往，被动固定电极导线用得更多，但目前临床主动固定的电极导线越来越常用。

被动固定电极导线依靠头端的附属装置固定在心脏的肌小梁中。其附属装置因大小、形状及结构的不同而命名为翼状、鳍状或稳定器。目前使用的大部分被动固定电极都是翼状电极。将电极导线常规植入右室，通过电极导线的翼嵌顿在心内膜密集的肌小梁内而固定。

主动固定电极导线有一个必须旋入心肌组织的螺钉、挂钩或螺旋用来固定电极导线。经静脉置入过程中，锥状螺旋完全缩在电极导线的头端鞘内，术者找到恰当位置后，可以操作电极导线的尾端旋转螺旋并伸出保护鞘。主动固定电极导线到位后旋出螺旋，将电极导线固定在选定的位置上。术者随后测试参数，如果主动固定电极导线需要变换位置时，可以反向旋转"缩回螺旋"后脱离原位，然后再次重新固定电极导线。电极导线永久放置后，电极导线和组织界面将生长出纤维包裹，保护电极导线牢牢固定在原位。

（三）被动固定和主动固定的比较

被动固定电极导线比较多见，尤其是右心室电极导线，其植入相对容易，并在长期使用过程中性能稳定可靠。然而，电极导线头端的被动固定装置使电极导线的直径加大，比主动固定电极导线需要更粗的穿刺鞘。如果患者的入路静脉较细，从另一条静脉中又需要插入两根或更多的电极导线，或术者喜欢应用尽可能小的穿刺鞘时，被动电极导线有其局限性。

主动固定电极导线相对较细，可以匹配较细的穿刺鞘，但在电极导线与组织的界面可能发生损伤。已经观察到被动电极导线更容易被纤维组织向内生长覆盖。这意味着，被动固定电极导线比主动固定电极导线能更快地被固定并产生良好的慢性期阈值。心房内应用主动固定电极导线时应特别慎重，此处肌小梁较少（表10-2）。

表 10-2　被动固定和主动固定电极导线的比较

	主动固定电极	被动固定电极
电极导线的直径	较细	较粗
穿刺鞘大小	较细	较粗
电极 - 组织界面	损伤	无损伤
纤维组织覆盖	较慢	较快
植入时重新放置	容易	容易
右室应用	不常见	非常常见
心房应用	非常常见	非常常见
微端操作固定电极	是	否
慢性期阈值	略升高	略降低

（四）激素释放

过去几十年中，电极导线技术的一项重要进展是在电极导线的头端含有少量的激素

（地塞米松磷酸钠）。有些是在电极导线内的一个小部分放置激素，而其他的设计则在电极导线的头端放置一个激素拴或做成头端激素涂层（图10-7）。

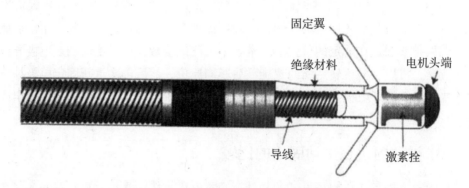

固定翼

绝缘材料

电机头端

导线

激素拴

图 10-7　激素拴在激素释放电极导线上的位置

植入后初始阶段起搏阈值非常低，紧接着快速升高，然后下降并稳定在一定水平（图10-8）。对这种急性期-慢性期阈值升高的解释认为，这是电极导线接触的心肌处发生炎症反应的结果。初始，没有炎症反应，所以起搏阈值低。当电极导线与组织界面发生炎症反应时，阈值可能急剧上升。随后炎症减轻、瘢痕形成，阈值则会下降，但不会降到原来水平。激素释放电极导线可使炎症减轻到最低程度，几乎可以消除非激素释放电极导线阈值升高的特征，但其工作原理不完全清楚。

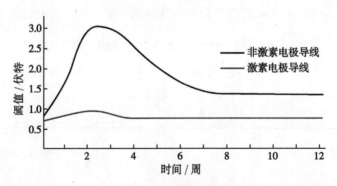

非激素电极导线

激素电极导线

图 10-8　不同电极导线阈值的比较

（五）电极导线的结构

电极导线的双向功能包括接收心脏的自身心电信号并传输回起搏器，以及将起搏器发放的电脉冲传给心脏。电极导线有一个或两个尾端，尾端与起搏器的连接口相连。

按照惯例，只有一个头端和尾端的电极导线叫单极电极导线，有两个尾端或两个头端的电极导线叫双极电极导线。不同之处不是电极有多少，而是阳极和阴极位于哪里。单极电极导线上只有一个阳极或阴极，双极电极导线上既有阳极也有阴极（表10-3）。

表 10-3　双极和单极电极导线的比较

	双极电极导线	单极电极导线
起搏信号	小	大
胸部刺激	几乎没有	可能
肌电干扰	几乎没有	可能
直径粗细	较粗	较细
柔软性	粗大、较硬	较细、较柔软
记录的可靠性	出色	几乎完美

单极电极导线将头端电极作为阴极，把起搏器的外壳作为阳极，这样组成了一个大环路，相应在体表心电图上形成高的起搏脉冲信号。因为单极起搏的环路大，它可能引起邻近的胸部的肌肉刺激。单极电极导线使用单导体简单技术，比双极电极导线细且柔软。人们对其可靠性和出色功能非常满意。

双极电极导线使用头端的两个电极构成阴极和阳极，形成较小、较短的环路，产生较小的起搏信号而且不会有肌肉刺激。双极电极导线必须有两条导线或线圈传导两个电极的信号，所以通常比较粗大，柔软性可能不如单极电极导线。目前，随着双极电极导线技术的进展，已经发明了实际上比老的单极电极导线更细、更柔软的双极电极导线。新的资料显示目前的双极电极导线的功能更加可靠。

人体每天产生很多电能，包括肌电位，电极导线可以识别的一种"肌肉噪声"。双极电极导线比单极电极导线在接收心脏自身心电信号方面有独特的优势，其极少感知杂波或干扰信号，而单击大环路更容易感知肌电位。

（六）电学与电极导线的设计

电流流经起搏器导线时，无论是把心脏的自身心电信号传送到起搏器，还是把起搏器发放的脉冲信号传输到心肌组织，工程师都把它称为"电流"。任何对抗电流正常流动的东西叫做"阻抗"。我们测量电压最好的办法，是取电流乘以阻抗的结果。

起搏专家引用最多的数学公式是欧姆定律。通常表达式为 $V=IR$，V 是电压，I 是电流，R 是电阻。从欧姆定律看，阻抗越低，电流越大。相反，阻抗越高，电流越小。因为电流与起搏器消耗电池的功率有关，因此电阻值，即阻抗是预测起搏器寿命最重要的参数。阻抗低意味着起搏器可以释放更多的电流或电能。对于起搏器来说，阻抗低，效率高。

阻抗是电学环路中对抗电流力量的总和。一般来说，起搏电极阻抗的范围为 300 ～ 1500Ω。电极阻抗可有轻微变化，不能程控。但电极阻抗的任何明显变化（≥200Ω）都有提示电极出现问题的意义。随着时间的推移，不十分显著的阻抗变化也可能是电极出现问题的征兆。另一个影响起搏器电极的电学因素是极化，它表示电学系统中带电粒子的可预测流动模式。当发放一次起搏脉冲时，阴极将吸引阳离子而排斥阴离子，阳离子不断增加。一定时间后，这些离子的增加可以影响甚至阻滞其他的离子流，使电流流动困难，需要更多的电压来中和极化（图10-9）。已经明确极化现象与电极的表面积有关，电极表面积越大，极化电位就越低。

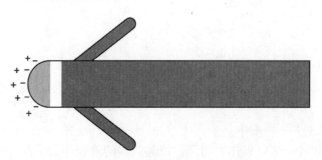

图 10-9　显微镜下电极表面的特写照片

　　工程学面对这样的双重挑战：既要使电极体积很小（增加阻抗），又要使其表面积很大（降低极化）。现代电极通过设计小电极，并在表面富于纹理以创造相对较大表面积的新技术解决了这一难题。

　　电极通常由铂铱、埃尔吉洛伊非磁性合金（一种特殊合成材料）、铂钛涂层、铂、氧化铱制成（图10-10）。这些合金材料具有生物学惰性、耐腐蚀和良好的传导特性。

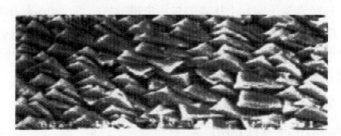

图 10-10　显微镜下电极表面的特写照片

（七）电极导线

　　金属电极与脉冲发生器通过电极导线相连。由于人体和心脏不断地运动，起搏电极导线自植入后极容易受到机体机械压力的影响。因此，电极导线必须柔软、足够细，还要具有抗金属腐蚀性（金属腐蚀性甚至可以使牢固的导丝因经常弯曲而产生裂变或断裂）。多丝（或多层）电极导线的强度、柔软性以及抗金属腐蚀性已能满足要求（图10-11）。

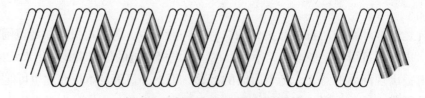

图 10-11　电极导线中的多丝导线

多丝导线的设计是将多股细导丝（"多丝"）包在一起，使导线具有一定的强度、韧性和柔软性。单丝导线（图 10-12）只有一条线圈导线，双丝（图 10-13）或三丝导线则包裹两条或三条线圈导线。更新设计的多丝方案已使用 6 条或 6 条以上的导丝。大部分导线由一种叫 MP35N 的镍合金制成。另一种常用的导线是拉制铜线。

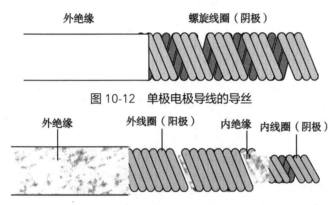

图 10-12　单极电极导线的导丝

图 10-13　双极电极导线导丝

多年来，工程师已经提出多种机制使一条电极导线容纳两条线圈导线。在起搏技术早期，两条绝缘导线平行排列在电极导线内，使双极电极导线相对粗大。后来发展为"同轴双极电极导线"技术，两条导线一内一外，两者间以绝缘层相隔。同轴电极导线比单极电极导线粗、柔软性稍差。平行螺旋线圈技术和更细导线的导丝已使现代双极电极导线的直径相当细、柔软和性能可靠。

（八）绝缘

起搏电极导线是一根绝缘导线，世界上有两种主要的绝缘材料：硅酮和聚氨酯。两者各有明显的优缺点。

硅橡胶是早期使用的起搏电极导线的绝缘材料，至今已有 40 年历史，其性能可靠。硅酮柔软并容易生产，但容易被切伤和磨损。硅酮接触血液后摩擦系数相对较高，在静脉中不容易操作。聚氨酯绝缘材料较晚才被使用。因其具有较好的强度，抗磨损，以及在血液中较低的摩擦系数，最初认为是完美的绝缘材料。然而，聚氨酯在早期有临床失败的历史，因此未得到广泛的应用。其失败的原因是 P80A 聚氨酯使电极绝缘层裂变和断裂。从后续的调查研究中发现，这些裂变是生产过程中的环境压力造成的，而不是电极导线在体内受损引起的。聚氨酯（P55D）和硅橡胶绝缘性能的比较见表 10-4。

表 10-4　电极导线的硅橡胶和聚氨酯绝缘性能的比较

	硅橡胶	聚氨酯
跟踪记录时间	较长	较短
抗撕裂性	较弱	较强
柔软性	较大	较小

续表

	硅橡胶	聚氨酯
切割伤、撕裂、磨损	可能性大	可能性小
血液中的摩擦力	较大	较小
生产	容易	更复杂
环境压力裂变	不易	可能容易
金属离子氧化	不容易	容易，不能和银合用
评价	好，有长期跟踪记录	早期 P80A 曾有失败的挫折；目前应用的型号较新

（九）连接器

电极导线的尾端插入起搏器接口而与起搏器连接。早期起搏器连接器接口有多种，因而需要不同的适配器而使植入手术复杂。当今的连接器已经标准化，这使多数电极尾端可以和大部分起搏器匹配。因电极导线上的电极必须与起搏器内的电极相连接，所以双极起搏器需要双极电极导线，而单极起搏器需要单极电极导线。有些双极起搏器可以程控极性（双极或单极），但必须使用双极电极导线。

现代起搏电极导线采用国际标准（IS-1），电极导线尾端连接杆直径 3.2mm（图 10-14）。临床工作中，旧式起搏器的接口没有密封环，长连接杆，甚至直径 5mm 或 6mm 的旧电极导线都可见到。遇到这些情况时，可以通过适配器将这些旧型号的电极导线与现代起搏器接口相连接。

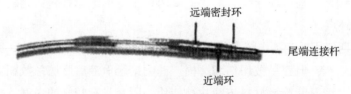

远端密封环

尾端连接杆

近端环

图 10-14 IS-1 连接器使用近端环和远端密封环

（十）心房和心室的应用

对于右心室的电极导线，多数植入医生偏爱直形被动或主动固定电极导线。对于右心房而言，其比心室小很多，壁薄而光滑，很多医生喜欢用主动固定电极导线且电极导线有一定的弯度而有利于找到心房内较好的位置。因此，很多医生偏爱心房预置 J 形电极导线放置心房。

（十一）特殊的电极导线

当今，多数起搏器系统应用经静脉电极导线，也就是说，电极导线经静脉进入心脏。其他电极导线很少在临床上常规使用。

临时起搏电极导线也称"心脏导线"，经静脉到达心脏，尾端在体外连接临时起搏器。临时起搏器可以在不影响起搏器寿命的情况下发放较高能量的起搏脉冲，所以临时起搏电极不需非常精确地定位。因而也不需要仔细寻找临时起搏电极导线在心脏内的最佳位置以取得最低的起搏阈值。临时起搏器简单来说就是：短期使用，常在住院期间使用，患者出院时应将临时起搏电极导线彻底取出。

四、单腔起搏

单腔起搏器具有永久心脏起搏器的两个基本功能：起搏夺获心脏和感知心脏的自身电信号。

（一）夺获

起搏器通过心内膜的起搏器电极发放足够的电能，是心脏除极达到起搏的目的。这种来自脉冲发生器的电能引起的心脏除极称为"夺获"，这一概念是起搏功能的基石。

起搏器输出脉冲在体表心电图表现为一条窄而垂直的线，称为"钉样信号"或"脉冲信号"，在体表心电图或心内电图观察起搏脉冲信号是否夺获心脏十分容易。这个脉冲信号有时也称为起搏波，当脉冲信号后紧随 QRS 波时表明起搏器发放了起搏脉冲并引起心室除极，也可认为是夺获了心室。同样，P 波之前的起搏脉冲表明起搏脉冲发放之后夺获了心房，也将其认为是心房起搏。心房夺获不容易看到，这是因为心电图上 P 波幅度较低。因此，评价起搏脉冲信号后是否引起心脏除极有时困难。

心脏失夺获在体表表现为几种不同的形式。最常见的一种是起搏脉冲信号后无相应的 P 波或 QRS 波群。这表明起搏器发放了脉冲信号，但没有引起心房或心室的有效除极。

由于很多因素可影响起搏器的工作，因而分析起搏器的工作状态时，都必须采用一整套系统的方法。有时初始的起搏心电图图形或第一印象可能误导诊断。如果起搏脉冲信号在心电图上不能引起随后的心脏除极（心电图表现为 QRS 波群或 P 波），这种现象应该首先被称为"外观性失夺获"。有时可出现"功能性失夺获"，当起搏脉冲落入患者自身心率的不应期时可出现这种情况。还有另外一种常见原因也可能引起失夺获，当起搏器的输出设置（脉冲的电压和脉宽）太低时不能夺获心脏。患者的心脏具有除极能力，但需要重新调整起搏脉冲的输出参数。这种失夺获很容易通过调整输出起搏脉冲的参数而纠正。

那么，如何将起搏脉冲的输出能量调整为最佳

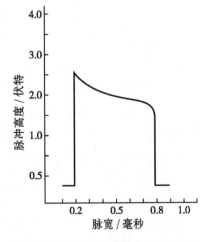

图 10-15 起搏器的强度 - 时间曲线

值呢？

起搏脉冲的输出能量等于输出电压乘以脉宽，也就是说一定时间内的电能量要充足，增加电压或脉宽都能增输出脉冲能量。可通过程控仪调整两个参数而改变输出脉冲的能量——脉冲电压和脉宽（图10-15）。

起搏器植入过程中，需要测定起搏夺获阈值（也称起搏阈值），是指能稳定而持续起搏心脏所需的最低能量。起搏阈值是夺获心脏的最低能量。

夺获阈值并不是固定或恒定不变的。在植入起搏器后的几周内随时存在阈值的变化，而且在起搏器的使用过程中，这种波动将一直持续。随着现代起搏电极导线新的材料和激素涂层电极导线的应用，现在已很少出现阈值的大幅度增加。

（二）感知

起搏器相关的另一个基本概念是感知功能，这是指起搏器识别心脏自身电活动的能力。具有感知功能的起搏器能够在感知自身心率后，调整起搏器的工作状态，如感知自身心搏后，就会抑制下一次起搏脉冲的发放、起搏脉冲不会竞争或干扰患者的自身心率。多数植入起搏器的患者都有自身心率，至少在一段时间内能占主导地位，因而感知功能十分重要。

起搏器通过位于心内膜的电极导线有段电极进行感知。心脏除极产生的心电信号被电极获取，然后传递回起搏器。有效的感知是指起搏器能可靠地监测自身心电信号。当然，心电信号的幅度可发生变化（即使在同一天中）。电极导线的植入部位和植入方式能影响到达电极的心电信号的高低，从而影响感知功能。可通过心电图判断感知功能是否正常。自身心搏出现时能抑制下次起搏脉冲信号的发放（心电图没有起搏脉冲信号）。则提示起搏器的感知功能正常（图10-16）。

感知过度在心电图常表现为两个钉样信号之间有异常的长间歇。即规律发放的起搏脉冲信号突然停止，在应该发放的时间没有发放脉冲信号而使心电图出现长间歇，此时起搏器发生了"感知过度"，或感知到了不存在的自助心电信号（图10-17）。

起搏器应该感知到心脏自身事件（P波或QRS波群）时，由于某种原因没有感知到时将发生感知不良（图10-18）。心电图上典型的感知不良表现为心脏自身事件后紧随有起搏脉冲信号，或起搏器未能被自身心搏重整计时周期，并发放下一次起搏脉冲。

遇到起搏器感知问题时，首先要搞清起搏器感知器是否没有看到应该看到的（感知不良）或看到了不应该看到的（感知过度）电信号。感知功能通过程控的感知灵敏度来控制，感知灵敏度的单位为毫伏（mV）。感知灵敏度能调整起搏器的输入信号，确定信号的幅度高低，让起搏器做出适当的反应。

虽然灵敏度设置不需要考虑能量的消耗（输出脉冲值会影响夺获），但临床上仍需谨慎设置合适的灵敏度数值。由于许多心脏自身信号是低幅信号，起搏器感知应该设置得足够灵敏，以感知心脏自身的心电活动并做出反应。

临床医生程控起搏器的起搏频率时，实际就是设置了"起搏间期"或"自动间期"

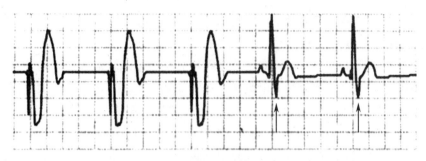

图 10-16　VVI 起搏器起搏和感知功能正常心电图

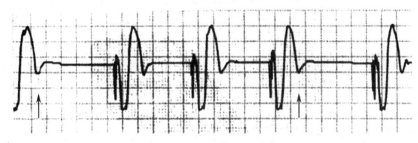

图 10-17　感知过度的心电图表现

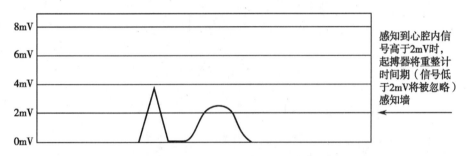

图 10-18　感知不良常表现为过多起搏

（图 10-19）。起搏频率的程控单位以次／分（ppm），起搏间期以毫秒（ms）计算。

　　起搏器感知心脏自身的活动，从感知事件到下一个起搏事件称为"逸搏间期"（图 10-20）。因此，从感知自身信号开始到下一个起搏事件之间的时间定义为"逸搏间期"。

　　为更好地理解起搏器如何发放起搏脉冲，有其感知自身心搏后，我们将基础起搏周期分成不同的时间间期。在起搏或逸搏间期内，起搏器对感知到的心脏自身心搏可做出反应的一段时间称为"警觉期"。在警觉期，起搏器可感知并对任何进入该期的自身心脏活动能产生反应。对大多数起搏器而言，起搏期间中最长部分是警觉期。

　　然而，起搏器并不是在整个起搏或逸搏间期中都处于警觉期。因为有很多潜在的电信号能干扰起搏器，例如：①来自上一个起搏脉冲的剩余电流；②心肌组织的极化点位，也能产生很多能量；③心室除极后的 T 波。

　　为预防起搏器对上述电信号产生反应（也为了避免 R on T 现象），起搏或逸搏间期中有一段时间称为感知器的"不应期"。在不应期中，起搏器的感知器对任何电信号不发生反应（图 10-21）（注意：在不应期中起搏器仍可"看到"信号，但不发生反应）。

目前，单腔起搏器中，多数的起搏模式为心室按需型起搏（VVI）和心室频率应答型起搏（VVIR）。心房单腔起搏器临床应用相对较少。

触发模式主要用于临时诊断或避免因干扰所致的不适当抑制。触发模式是指感知到自身心电事件后触发一次起搏脉冲的发放。R 波触发型起搏器（VVT）和 P 波触发型起搏器（AAT）模式使用相同的计时间期，起搏器感知心脏事件后触发起搏脉冲的发放〔而不是 R 波抑制型起搏器（VVI）或 P 波抑制型起搏器（AAI）模式时的抑制反应〕。

比较少见的情况时，有可能将单腔起搏器程控为非同步起搏，如只有起搏而无感知功能。图 10-22 为 VOO 和 AOO 工作模式图。这些工作模式时，只有起搏而无感知功能，

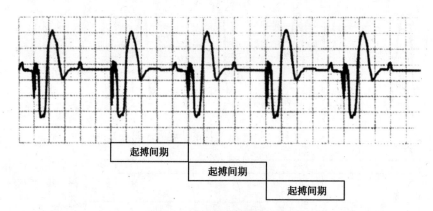

图 10-19 VVI 起搏心电图

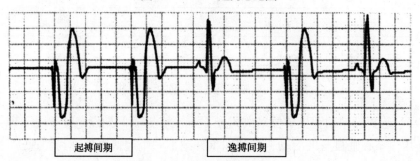

图 10-20 起搏和逸搏间期

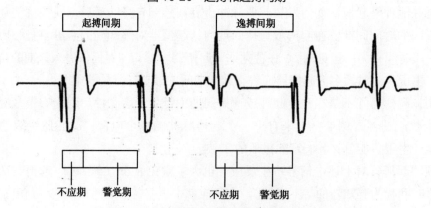

图 10-21 起搏器感知器的不应期与警觉期

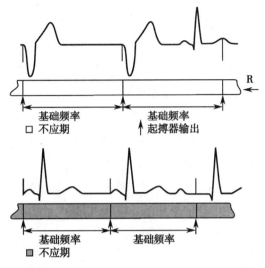

图 10-22　VOO 和 AOO 起搏

进而无警觉期。非同步起搏主要在临床情况时应用。

　　虽然单腔起搏器越来越多地被双腔起搏器取代。但认真理解单腔起搏器的计时间期有助于更好地理解双腔起搏器的计时间期。

五、双腔起搏器

　　双腔起搏不是心房起搏与心室起搏的简单叠加，其计时间期更加复杂。双腔起搏的主要益处在于方式同步，心房与心室能够协调地工作。健康的心脏能保持房室 1∶1 的同步关系，即心房收缩一次，心室跟着收缩一次，房室同步可保证心脏更有效地泵血，维持良好的血流动力学。为达到这一目的，起搏器的心房通道和心室通道有一些预设的计时间期。

　　心房通道主要有 3 种计时间期，心室通道也有 3 种（表 10-7）。心房通道与心室通道有一共同的计时间期：即警觉期。起搏器在警觉期内可感知自身的心电信号并做出反应。起搏器并非一直处于警觉期，单腔起搏器也不例外。持续处于警觉期的起搏器可能会感知一些不应当感知的电信号并对其做出反应。为保证能够正常感知，起搏器旨在心房信号（心房警觉期）或心室信号（心室警觉期）最可能出现的一段时间段设置为警觉期。

表 10-7　起搏器的计时间隔

心房通道	心室通道
心房警觉期	心室警觉期
AV 间期或 PV 延迟	心室空白期 / 交叉感知窗
PVARP	心室不应期

（一）心房警觉期

心房警觉期是指起搏器心房通道能搜索并对自身心房信号做出反应的一段特定间期（图10-23）。

如果心房警觉期内出现P波，心房警觉期则立即终止，即只要感知到自身心电信号警觉期就立即终止。

心房与心室通道的警觉期都是精确的计时间期。如果在心房警觉期内未感知到P波，起搏器就发放一次心房起搏脉冲。

心房警觉期只是感知自身心房信号，即感知到P波后才被终止，或者是在警觉期结束后发放心房起搏脉冲。

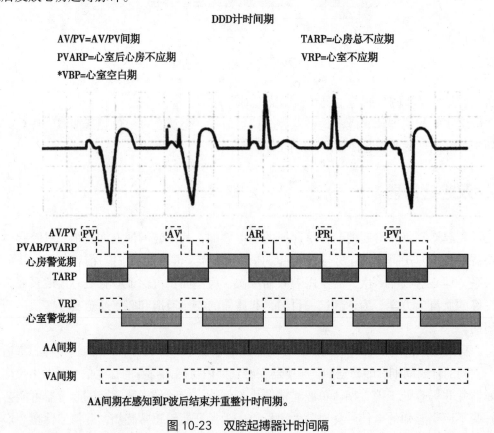

图 10-23 双腔起搏器计时间隔

（二）AV/PV 延迟

健康心脏中，心房除极后延迟一段时间才除极。电激动在房室结的短暂延迟可保证适当的房室同步，从而保证心脏更有效地泵血。心房收缩与心室收缩之间的延迟有助于心房收缩对心室的充盈。双腔起搏器通过预设的计时间期，从而在心房事件（起搏或感知）和相应的心室事件之间设置了一个计时间期，用于模拟正常人体的心脏。

AV 或 PV 间期从心房事件开始计时，在起搏器搜索心室活动时，出现的一个精细的计时间期。尽管 AV 或 PV 间期通常被认为属于心房的计时间期（由心房事件触发），但它要靠搜索心室通道的活动来终止。AV 间期和 PV 间期的主要区别在于触发的事件。AV 间期由心房起搏事件触发，PV 间期由心房感知事件触发。AV 间期也称为 Ap-Vp 间期，而 PV 间期也称为 As-Vp 间期。

对多数患者而言，AV 间期应当比 PV 间期长。这不是因计时间期的功能差异，而是在于起搏器如何启动计时间期，AV 间期是从发放心房起搏脉冲开始，而 PV 间期实际是从起搏有效感知 P 波时开始。因此，PV 间期计时间期的起始存在一个很短的 P 波起始到被感知的"滞后"。大多数现代起搏器可单独程控 AV 和 PV 间期，通常建议 PV 间期比 AV 间期短 20 毫秒。

出现自身心室事件后，PV 间期（优势也称为"感知的 AV 间期"）即可终止。如果适时出现一个心室事件，PV 间期在出现 R 波后终止。如果适时出现一个心室事件，PV 间期在出现 R 波后终止，如果 PV 间期内未感知到心室的任何自身电活动，起搏器将发放一次心室起搏脉冲。

（三）PVARP

双腔起搏器的一个非常关键的计时间期为心室后心房不应期（post-ventricular atrial refractory period，PVARP）。顾名思义，PVARP 是心房感知器通道在任何心室激动出现后将处于不应期的计时间隔。这意味着心房通道在这一段时间对任何心室电活动（起搏或感知）和其他进入的电信号不做任何反应（心室信号通常较大）。PVARP 设置的目的在于确保心房感知通道不感知任何不适宜的信号（可被误认为心房事件而启动 PV 间期）。心室事件启动 PVARP 可使感知器对输入信号不反应。

有些起搏器的 PVARP 还包括 PVAB 间期。心室后心房空白期（post-ventricular atrial blanking period，PVAB）位于 PVARP 之前，两者（PVAB + PVARP）共同组成了心房通道的不应期。

PVARP 每次都延续到该期终止时间，随后开始心房警觉期。因此，心房通道的时间间期的顺序为：

（1）心房警觉期。

（2）心房事件（P 波或心房脉冲）。

（3）AV 间期或 PV 延迟。

（4）PVARP。

这种间期循环持续进行，可以因起搏时间或自身事件而有所不同，但总是包括心房警觉期、心房事件、AV 或 PV 间期、PVARP 期。

（四）心室不应期

心室不应期由心室通道上任何感知或起搏的心室电活动触发。心室事件启动心室不应期后，此期起搏器心室感知器对任何输入的信号不反应。同心房通道一样，该不应期实际也由两部分组成：第一部分为绝对不应期（此时心室感知器不能感知输入信号），第二部分为相对不应期（心室通道可感知输入的信号，但不做出反应）。心室不应期的设置可防止心室感知器将其他输入信号误判为心室事件而发生不恰当的反应。

心室不应期结束后，下一个心室警觉期才能开始。任何类型的心室事件都将启动心室感知器的不应期，同时启动心房感知器的 PVARP 期。

（五）心室空白期和交叉感知窗

心室电极导线感知心房电信号的现象称为交叉感知，交叉感知的危险在于交叉抑制，心室感知期感知心房脉冲后抑制心室起搏。心室空白期（ventricular blanking period，VBP）和交叉感知窗这两个计时间期相继紧随出现。空白期内，心室通道对输入的各种电信号绝对不感知。在交叉感知窗内，心室通道仍可感知输入的电信号，但不会对其做出反应。

（六）心室警觉期

同心房感知期一样，心室感知期也有相对较长的间期可检测自身心室电活动并做出反应。心室警觉期在心室不应期结束后开始。

（七）心房逸搏间期

心房逸搏间期（atrial escape interval，AEI）的另一个更容易记忆的名称为 VA 间期。双腔起搏器的节律中，心房逸搏间期并不是一直出现，它仅在心房起搏事件后跟随一个心室事件（起搏或感知）后才出现。心房逸搏间期或 VA 间期代表起搏器发放下一个心房脉冲前等待的时间（注意起搏器可能以心室或心房为基础计时，心房逸搏间期或 VA 间期仅适用于心室为基础的计时起搏器）。

（八）频率应答性 AV 间期

频率应答性 AV 间期（rate-responsive AV delay，RRAVD）是更加模拟正常的心脏而设置的功能。正常情况时，心率的增加将使心电信号在房室结的传导时间缩短。RRAVD（也称频率应答性 PV 延迟）可使起搏或感知的心房事件后的房室间期根据增快的心率适当缩短。其可发生在感知驱动性频率应答性起搏中，也可发生在患者自身窦性心率增快时。心率增快时，起搏器自动缩短 AV 或 PV 间期。

PVARP 和心室不应期（ventricular refractory period，VREF）是其他可能受心率增快影响的计时间期，同样，可程控为高、中或低三挡，高挡代表缩短程度最大。设置同时缩短 PVARP 和 VREF，但保持 PVARP 与 VREF 之间 25 毫秒的差距，即保持 PVARP 比 VREF 长 25 毫秒。

起搏器在较高频率起搏时能自动缩短不应期（PVARP 和 VREF），可感知更多的自身事件，否则这些时间将落入较长的不应期而不能被起搏器感知。更多的感知可减少竞争起搏，即有自身心动活动时不发起搏脉冲。

（九）房室万能型起搏器（DDD）的 4 种模式

研究双腔起搏的另一种方式是从基本点着手。起搏器只能做两件事情：起搏或感知。将这些活动与心房、心室两个通道联系起来只有 4 种组合，即房室万能型起搏器（DDD）的 4 种模式（表 10-8，图 10-24）。

表 10-8　DDD 起搏的四种模式

模式	含义
AV	心房起搏，心室起搏
AR	心房起搏，心室感知
PV	心房感知，心室起搏
PR	心房感知，心室感知

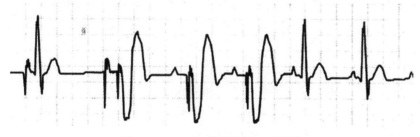

图 10-24　DDD 起搏器的 4 种模式

为简便起见，心房起搏标注为 A，心室起搏事件标注为 V，心房感知事件标注为 P，心室感知事件标注为 R。DDD 起搏的四种模式为 AV，AR，PV 及 PR。

（十）心房追踪

PV 起搏模式有时称为"心房追踪"，因为心室起搏跟随心房的电活动。只要心房频率根据活动量保持在正常范围内，这种起搏模式就可良好工作。植入具有心房跟踪功能起搏器的患者，在心房率增快时，心室起搏频率可高达 100 次 / 分或 120 次 / 分。因此，起搏器提供了频率上限或"频率限制"，有时也称最大跟踪频率（maximum tracking rate，MRT）。最大跟踪频率是指心室能够 1∶1 跟踪的上限频率，即跟踪心房活动时最高的心室起搏频率。在 PV 间期上强加一个频率上限和计时间期，迫使起搏器推迟一次心室起搏脉冲的发放，直至频率上限间期结束。

（十一）频率上限行为

DDD 起搏治疗的目的是补充心脏的任何漏搏。但出现异常的心率时起搏器如何处理？例如，心房频率增快时双腔起搏器如何工作？DDD 起搏器的计时间期只允许心室跟踪频率。然而有些患者自身的窦性心律或房性心律可超过这一跟踪频率的上限。

DDD 起搏器对这些事件有特定的反应，称为"频率上限行为"。落入不应期的自身心房信号仍能被检测。因此，心房事件此时将多于心室事件。如果心房事件落在 PVARP 之外时，则启动 PV 间期，PV 间期结束时的心室起搏与上限跟踪频率冲突时，起搏器将推迟心室起搏脉冲的发放，直至上限频率冲突时，起搏器将推迟心室起搏脉冲的发放，直至上限频率间期结束。

PV 间期延长以等待最大跟踪频率结束的现象称为起搏器文氏现象，它模拟生理性的文氏现象。如果心房频率一直较快，PV 间期将逐渐延长直至 P 波后的心室脱漏。接下来随后的 PV 间期缩短恢复，文氏周期重新开始。

DDD 起搏器的参数程控后将产生一个不应期，称为心房总不应期（total atrial refractory period，TARP）。TARP 实际是 PVARP 加上 PV 间期。当心房率超过 TARP 时将出现房室之间的"高度房室传导阻滞"。高度房室传导阻滞发生时，心室起搏频率突然减半，多数患者因此感觉明显不适。

当患者心房率超过 120 次 / 分时，DDD 起搏器的心室起搏将间隔一个 P 波跟踪一次，结果心室起搏率将减半。这是 DDD 起搏器的重要功能，但未必符合患者血流动力学的需要。

另一方面，当患者自身心房率超过 TARP 时，起搏器就将出现高度房室传导阻滞，实际上起搏器一直计算着自身心房率并作出相应的反应。

从血流动力学的角度看，心室 1:1 跟踪最符合生理特征的反应。然而心房率过快时 1:1 跟踪就不适应了。因此，需要程控起搏器，强制执行频率上限行为。

现代起搏器的一种十分实用的功能称为模式转换，当心房率过快时可通过关闭心房通道来避免频率上限反应带来的问题。

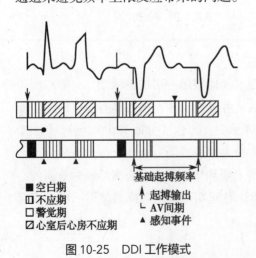

图 10-25 DDI 工作模式

■ 空白期　　　↑ 起搏输出
▥ 不应期　　　L AV 间期
□ 警觉期　　　▲ 感知事件
▨ 心室后心房不应期

基础起搏频率

（十二）双腔起搏模式

目前起搏器最常见的双腔起搏器工作模式为 DDD（或 DDDR）。这种模式的特点是同时起搏和感知心房及心室，心室跟踪心房。

双腔按需型起搏器（DDI）和频率应答型（DDIR）模式时起搏和感知两个心腔，但心室不跟踪心房。DDI 工作模式时，过快的心房率不会导致心室起搏的相应增加（图 10-25）。

DVI 模式的起搏不是一个常规的程控选择，但对一些相对少见的情况有帮助，例如心房静止需要双腔起搏，但不需要心房感知（图 10-26）。这种工作模式时，起搏器同时起搏心房和心室，但只感知心室。

DOO 模式是非同步的，其意味着起搏活动不受自身心率的影响（图 10-27）。这种工作模式时，心房和心室都起搏，但均无感知功能。因此，起搏器对自身活动不感知而非同步起搏。有竞争性自身节律时，DOO 工作模式属于禁忌。

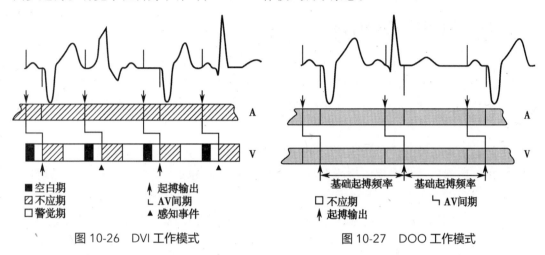

<table>
<tr><td>■ 空白期</td><td>↑ 起搏输出</td></tr>
<tr><td>▨ 不应期</td><td>∟ AV间期</td></tr>
<tr><td>□ 警觉期</td><td>▲ 感知事件</td></tr>
</table>

图 10-26　DVI 工作模式

<table>
<tr><td>□ 不应期</td><td>↲ AV间期</td></tr>
<tr><td>↑ 起搏输出</td><td></td></tr>
</table>

图 10-27　DOO 工作模式

选用心房同步心室抑制型起搏器（VDD）作为双腔起搏器的工作模式时需谨慎。大多数双腔起搏系统可程控为 VDD 或频率应答性（VDDR）工作模式，也有专门的 VDD 及 VDDR 起搏器，后者通常使用单导线（导线可以起搏和感知心室，植入的漂浮电极导线通过血液感知心房），这就是所谓的单电极导线起搏器。VDD 模式只适用于窦房结功能正常的房室传导阻滞患者（图 10-28）。房性心动过速或病态窦房结综合征是 VDD 起搏器的禁忌证。

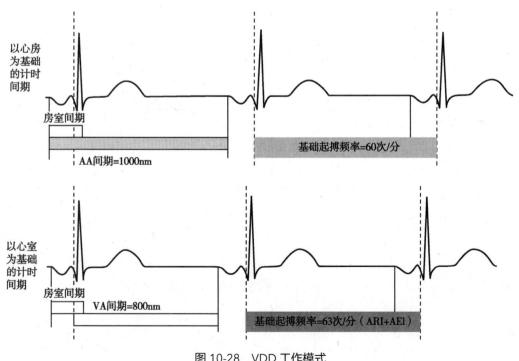

图 10-28　VDD 工作模式

如果患者起搏器植入后出现窦房结功能不全的情况，则将限制 VDD 起搏系统的应用。这种患者只能选用心室起搏模式。

（十三）心室与心房计时

早期的双腔起搏器都是用以心室为基础的计时间期。在感知或起搏心室事件后启动 VA 间期，亦称心房逸搏间期（AEI）。心房逸搏间期结束时未感知到心房活动，起搏器将发放一次心房起搏脉冲信号。基于程控的下限频率和 AV 间期，VA 间期将成为一个固定值。

在以心室为基础的计时间期系统中，总以程控的基础频率进行房室起搏。

如果心房起搏后患者房室结能自身传导，则感知的 QRS 波将启动固定的 VA 间期。这将使心房起搏快于程控的基础频率，在起搏心电图上常令人费解。

20 世纪 80 年代中期，起搏器厂家决定应用以心房为基础的计时间期，是心房事件（感知或起搏）启动 AA 间期，该间期与程控的基础频率相同。心房事件同时启动 PV 或 AV 间期。因此，起搏器下一次起搏心房的时间由上一次心房除极的时间决定。以心房为基础的计时间期应用时，无论房室结的传导是否加快，起搏频率也不会超过程控的基础频率。以心房为基础的计时系统起搏时，测量起搏的 VV 间期将先得比程控的基础频率稍慢。实际上这是心房计时驱动的结果，基础频率并未改变（图 10-29）。

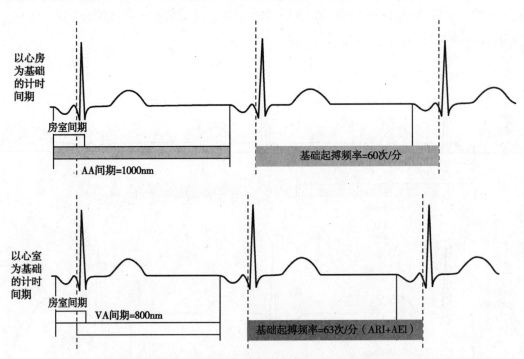

图 10-29　以心房或心室为基础的计时间期的比较

以心房为基础的计时系统的另一个特点发生在室性期前收缩时，大多数起搏器会暂时转换成心室计时。起搏器在警觉期内感知到室性期前收缩 PVC 时，由基础频率减去程控的 AV 间期后得到的 VA 间期终止时，将发放下一个心房起搏脉冲。

目前，大多数植入的起搏器采用以心房为基础的计时间期，对于患者来说最重要的是，无论使用哪种类型的计时间期，患者并不知道其差别。因为计时转换差别非常小，对血流动力学无影响或影响轻微。

六、频率适应性起搏

频率适应性（也称频率反应性或频率调节性）起搏器是为满足起搏器患者获得足够的心输出量而设置的一项重要功能，单一的起搏器可以满足体弱、卧床不起或久坐少动患者的代谢需要，可能无法满足活动量较多的患者，因此需要频率适应性起搏以满足机体的代谢需要。大部分现代起搏器把频率适应性起搏作为一个"标准"功能。

血流动力学方面，活动多的人比久坐不活动者需要更多的心输出量。心输出量（cardiac output，CO）定义为每分钟心脏泵出的血量（升），等于心率（heart rate，HR）和每搏量（stroke volume，SV）的乘积，后者是每一次心脏搏动泵出的血量（升）。心输出量的计算公式很简单：心输出量（CO）= 心率（HR）× 每搏量（SV）。

起搏器厂家通过各不相同的参数寻求心输出量的方法。最初认为增加心室起搏频率将能提高心输出量。其实不然，提高患者在休息时的频率可能使每搏量降低，其改善心输出量的作用极其有限或几乎没有改变（图 10-30）。

如果患者的窦房结功能和变时性功能正常时，则机体的活动增强将引起心房率的加快。程控恰当的起搏参数能在自身心房率升高时提高心室起搏频率，起搏频率的升高可

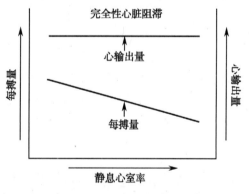

图 10-30　心输出量的影响因素

以提高心输出量。但唯一的阻碍是上限频率，程控上限频率时应了解患者的活动水平并对其可能达到的心率水平进行测试。

（一）变时性功能不良

变时性功能不良是指患者的心率在机体代谢率增高时不能快速升高或升得不够高，一直不能充分满足机体代谢需要，在起搏器患者中十分常见，可以由年龄、心脏疾病或某些药物引起。患者没有做变时功能不良的测试或没有相关征兆，医生也常给患者植入频率适应性起搏器，因为患者即使没有相关病史也会突然发生变时性功能不良。

为了在集体活动时能代偿变时性功能不良，起搏器内装置了传感器，用来帮助识别机体是否需要较快的心室起搏。频率适应性起搏对患者提高心输出量可能是唯一和最重要的因素。

（二）传感器技术

最早的传感器测量静脉血的 pH 值，还有些传感器测量血液的温度。这些都是根据生理改变来评估代谢需要的增加。

当今最常使用的传感器是体动传感器。包括压电晶体和加速计，两者都用于测量与活动有关的物理变量。起搏器内的体动传感器会采集震动（压电晶体传感器）或运动（加速计）信号，起搏器环路分析这些信号并做出反应。如果频率适应功能打开，当起搏器识别到上述活动时，将引起起搏频率增加而提高心输出量，进而保证患者在高水平活动时的代谢需要。同样，当传感器识别到活动减少或不活动时，起搏频率就下降到程控的基础起搏频率。

加速计和震动传感器不像血液温度传感器那么生理，但是快速反应的优势使这项技术广为流传。另一个已经被开发的传感器技术是每分通气量传感器。每分通气量（minute ventilation，MV）是基于呼吸（测量每分钟肺产生多少运动）的传感器。有每分通气量传感器的起搏器需要特殊的电极导线以测量与呼吸相应的胸腔运动。如果传感器识别到快速的呼吸时，起搏器的反应则是提高起搏频率。

每分通气量传感器需要双极起搏电极导线。如果只有单极电极导线，不可能应用这种传感器，除非准备植入新的双极电极导线。

还没有哪一种起搏器的传感器十全十美。传感器的两个主要问题是它们对生理反应的程度和时间。加速计的反应迅速但生理反应不理想。每分通气量传感器生理反应较好但不是很迅速。温度传感器能反映代谢的需要，但生产和实施有困难。

除上述缺点外，现代起搏器的频率适应性起搏器工作良好而且可靠。如果患者有过不适当频率适应性起搏的经历，要告诉患者避免可能引起这些情况的行为。

（三）频率适应性起搏器的程控

频率适应性起搏包括一系列由传感器启动的可程控参数。有些起搏器可将传感器设置为打开、关闭或监测。监测是指传感器识别和储存感知的信号但对起搏器起搏脉冲信号不反应，不提高起搏器频率。监测功能用于起搏器打开传感器前观察起搏器将怎样进行频率适应。

频率斜率是活动量水平与传感器驱动的起搏频率之间的比例。例如，较大的斜率将决定在一定活动水平传感器驱动的频率体感程度相对较高。缓和的斜率将使在相同活动水平时，传感器驱动的频率仅有轻度升高。程控斜率与程控传感器的其他参数一样，应考虑到患者的生活方式和活动水平。对老年患者传感器的设置不能像运动员那样积极。

最高传感器频率是用于帮助控制起搏器起搏频率的一个重要参数，即使是很用力的体力活动也需要控制最高起搏频率。程控最高传感器频率适合患者的生活方式很重要。非常活跃的患者比久坐少动者需要更高的最高传感器频率。

（四）双传感器系统

随着心脏起搏技术的进展，已经出现了双传感器系统的新技术，试图平衡各种传感器之间的强点和弱点，配出"两全其美"的组合。一种双传感器系统每分通气量传感器（益于生理性）和加速计或压电晶体（快速反应）体动传感器组合，另一种双传感器组合是温度（生理）加体动（快速反应）传感器。

双传感器系统中，两个传感器都在起作用，但是只有一个传感器在传感器驱动起搏的每一刻都在控制起搏频率。起搏器环路可以接收、分析和整理来自传感器的信号和选择某一时刻更加适宜的信号。理论上，反应速度较快的传感器能提供活动刚开始时的频率适应，而较生理的传感器负责"速度维持阶段"的频率适应。

双传感器系统目前在临床正逐渐得到广泛应用。尽管多数医生的经验表明这些起搏器工作效果更好甚至在某种程度上优于更普及的单传感器系统，这型起搏器没有得到更广泛使用的理由很简单：频率适应稍有改善但价格却明显升高；程控更复杂和随访更耗时。恰当程控两个传感器额外所花的时间与其只能轻度改善患者频率适应性（患者也许并未察觉）而言，显然不值。

（五）频率适应性起搏的参数设置

先进的起搏系统已全面简化了频率适应的程控方法。大多数频率适应的参数可由医生程控，主要是决定对传感器输入信号反应的积极程度。一般认为，患者活动越多、频率适应的设置可以越积极。久坐少动者、身体虚弱或体力活动受限的患者只需要最低程度的频率适应方式。

随访时，应下载传感器数据图并回顾传感器驱动的起搏活动计数。传感器驱动的起搏活动计数和传感器驱动的频率应与患者的年龄、活动能力和生活方式一致。如果坐轮椅的患者其传感器反应设置为"高"，应进行参数调整设置为"低"。

七、起搏器的特殊功能

心脏起搏发展史是一部真正的、从未停止过的发明史。经过几十年的发展历程，现代起搏器的功能更优化，使用寿命更长，治疗方法进一步改进，随访更加便捷、更有利于起搏器医生的随访。

由于某些特殊功能对患者及医生非常有价值，这些特殊功能已逐渐被认为是起搏器的"常规功能"。面对大量的特殊功能，初学者肯定会感到困惑。不同起搏器厂商的起搏器功能又都有差异，例如为起搏器功能的命名及具有功能的差异。即使同一厂家的同一生产线，由于某些特殊功能的不断改进、更新、强化，使同一功能都可能出现或多或少的变化。

由于这一原因，从事起搏器随访的医生（包括频繁接待起搏器患者以及偶尔做起搏器随访的医师）必须备有所有起搏器的技术手册（有时称为医师手册）。大多数国家法律要求所有的生产厂家在每个独立包装的起搏器盒中提供印刷版的起搏器手册。虽然现在很多地区都提供网上或电子版手册，但生产厂家依然坚持提供给医生印刷版的起搏器手册（并且常常具有法律意义）。起搏器的销售者也能提供起搏器手册以及其他与销售起搏器有关的信息。大多数生产厂家都在提供培训项目、教育材料以及学习起搏器特殊功能的机会。起搏器厂家的代表应该能提供关于起搏器特殊功能的最详尽和最直接的资料。因此，本章的阐述尽可能采用已被广泛使用的术语。

由于这些特殊功能不仅能优化起搏器患者的起搏治疗，而且还能为临床医师提供准确的诊断信息，使临床医师在随访时对起搏器评估得更便捷，因而很有必要深入了解和掌控起搏器的这些特殊功能。这些特殊功能还将影响到心电图，因此分析起搏心电图时，需注意这些特殊功能相关参数的程控情况。

（一）自动模式转换

模式转换的概念很简单，即双腔起搏器患者发生快速性房性心律失常时，起搏器的心房感知器关闭，直至心房率恢复正常。关闭心房感知器意味着起搏器对过快的心房率不进行跟踪，从而避免不适当的快速心室反应（具有潜在危险性）。

当患者发生快速性房性心律失常时，DDD 或 DDDR 起搏器会突然关闭心房感知器，引起起搏器工作模式发生转换。程控模式转换功能时，医师必须设置一个可以引起模式装换的自身心房最低频率，有时称为模式转换的心房频率。遗憾的是，目前还没有一个公认的识别频率。

当某段时间内的自身心房频率达到或超过模式转换的心房频率时，模式转换功能将被激活。这种情况时，起搏器将发生模式转换，其意味着起搏器对快速性房性心律失常不发生快速心室跟踪起搏。

在应用第一代具有模式转换功能的起搏器时发现，许多患者发生快速性房性心律失常触发模式转换时，心室频率突然降低。

因此，先进的模式转换算法中有一个重要的可程控参数——"AMS base rate"，模式转换时的基础起搏频率。即发生模式转换时，起搏器将以该频率起搏心室。模式转换时基本起搏频率可比通常的基础起搏频率程控得高一些，但不能高得令患者感到不适。起搏器可以计数发生模式转换的次数并能跟踪记录。这些信息可作为诊断资料并以柱状图的形式下载，有助于临床医生评估患者已经发生了多少次的模式转换。

（二）滞后

当患者自身心率极其低下或自身心率的频率低于起搏频率时，低限频率或基础起搏频率决定起搏器的起搏频率。滞后功能是建立在自身心律基础上的一种起搏频率。具有滞后功能的起搏器，只要感知到自身心搏，脉冲发生器就会以程控的滞后频率（60 次 / 分）工作。没有感知到自身心率时，脉冲发生器将以程控的基本频率（70 次 / 分）工作。

简单地说，程控滞后是为了避免过多的起搏。设置一个很低的滞后频率，可以尽可能减少起搏心率，进而鼓励自身心搏出现。

为进一步鼓励自身活动，近年来，起搏器又增加了一个滞后搜索功能。具有搜索滞后功能的起搏器，每隔一定数目的起搏后，起搏器将从基础起搏间期自动延长到滞后频率起搏。

对于大多数起搏器而言，临床医生可以程控滞后频率以及其他参数来控制频率滞后搜索功能（间隔多少起搏周期搜索一次）。

（三）自身传导的自动搜索（AICS）

自身传导的自动搜索系统（AICS）功能通过周期性将 AV/PV 间期延长到一个程控值用来搜索自身的房室结传导（鼓励自身房室结传导）。由于自身活动优先于起搏活动，因此该算法鼓励起搏器患者的自身房室结传导。AICS 功能通过鼓励尽可能多的自身房室结传导优化起搏（图 10-31）。

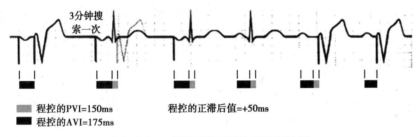

图 10-31　起搏器房室结有线传导功能

心电图第 6 个心动周期出现典型的 AICS 功能。这是心室警觉期延长，使原本需要心室起搏被感知的自身心室事件取代。

如果在延长 AV/PV 间期的情况下在延长的警觉期内没有检出自身心室事件，则起搏器马上恢复原程控的 AV/PV 间期值，直至下一次搜索时间。

（四）PMT 终止算法

起搏器介导的心动过速（PMT）是一种快速的心室起搏事件，虽然其不是由起搏器引起，但起搏器的存在促进了 PMT 的发生，即起搏器是 PMT 发生的必要条件。要发生PMT，首先患者植入的一定是双腔起搏器，其次患者的房室结具有逆向传导功能，另外必须有一触发事件（通常为室性期前收缩）起到触发作用。PMT 的触发因素常是室性期前收缩、房性期前收缩、心房起搏失夺获、心房感知功能低下等。起搏器成为这种反复循环的心动过速的折返路径。

逆向传导是指激动传导的方向与正常方向相反（从心室向心房或从心尖向心底部），心脏的正常传导系统是一条单向前传路径。然而，有些患者的房室结具有逆向传导能力。

PMT 发生时需要一个触发因素，例如，该折返性心动过速由自身心室事件引发，PMT 最常见的触发因素是室性期前收缩，室性期前收缩在健康人及植入起搏器的患者十分常见。其他常见的触发因素是房室同步性的丧失，尤其多见于心房失夺获或心房感知功能低下引起的心房不适当的过度起搏。

当室性期前收缩或其他事件发生时，不像正常前传引起的心室波，该 QRS 波能够逆向传导引发逆向 P 波，当逆向 P 波因落入心房警觉期能被感知，导致起搏器发放心室起搏脉冲。从此引发周而复始的折返性心动过速：前向传导从心房经起搏器传导至心室，再从心室经房室结逆传至心房。逆传心房激动的电信号被心房通道感知而引起心室起搏（图 10-32）。结果引起由起搏器维持的周而复始的心动过速。

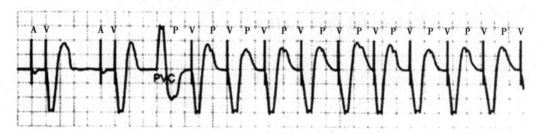

图 10-32　室性期前收缩引起 PMT

由于 PMT 发生时需要心房感知，因而几乎每种应对 PMT 的方法都试图暂时关闭心房感知从而打破环路。此时发生 PMT 时，心房通道感知的不是前行的心房活动，而是逆传的 P 波。

不少患者有发生 PMT 的潜在风险，但多数 PMT 可通过程控足够长的 PVARP 而避免（图 10-33）。PVARP 决定着心房感知器对心房信号不发生感知时间的长短。单纯将PVARP 程控为 325 毫秒时，可以预防大多数 PMT 的发生。如同其他起搏参数的设置，这是个临床经验值。

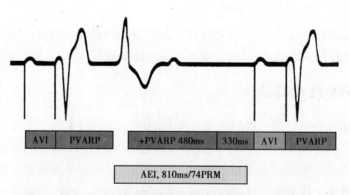

图 10-33　DDD 起搏器自动预防和终止 PMT

现代起搏器有一些特殊算法来应对 PMT。程控这些算法时，首先需程控一个名为PMT 识别频率的参数，其定义为起搏器开始评估是否发生了 PMT 的心房频率。100 次 /分是一个较好的 PMT 识别频率标准。最早的 PMT 算法使用一个简单的频率标准来评估心脏活动；如果达到或超过 PMT 识别频率的连续心室起搏事件出现时，起搏器将该段连续的快速心室起搏事件诊断为 PMT，然后抑制一次心室脉冲或延长 PVARP。如果是真正的 PMT，这些方法则有效。如果这段快速心室起搏是心室对自身的窦性心动过速或房性心动过速的 1∶1 跟随，则这些应对 PMT 的方法可能引起心脏停搏。

最新的 PMT 功能增加了自动识别（auto detect）功能。当连续心室起搏率达到 PMT 的识别频率时，起搏器监测连续 8 个心动周期的心室起搏间期（VP 间期），如 8 个心动周期的 VP 间期稳定，起搏器则诊断这段心率为 PMT，于第 9 个心动周期时，起搏器将自动改变 PV 间期。如果确实是 PMT，PV 间期的改变将不影响 VP 间期，则起搏器诊断这段心率为"可能的 PMT"。

另一方面，如果起搏器仅仅跟踪可快速的窦性心律时，则 PV 间期的变化肯定将引起 VP 间期的改变，则起搏器诊断这段心率为"不是 PMT"。

当起搏器诊断某段心率为"可能的 PMT"后，起搏器将抑制 1 次心室脉冲的发放，从而打破恶性循环，终止 PMT（图 10-34）。

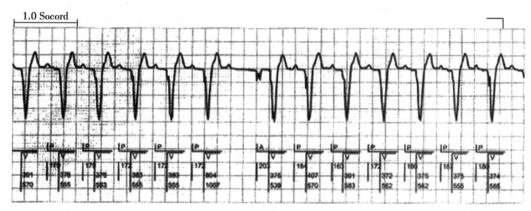

图 10-34　DDD 起搏器自动终止 PMT

PMT 算法可以感知下一个心房事件，感知器在 330 毫秒后发放心室脉冲。330 毫秒的计时间期足以使心房跨过生理不应期而引起心房夺获，这样紧随其后的心房信号将落入心房感知器的不应期而不能经起搏器下传心室，因此对于折返性心动过速其相当于一次终止 PMT 的治疗。

无论如何，在随访时检查房室结的逆向传导时间对程控起搏器很有益，尤其存在过高比例的高频率心室起搏事件时。对于那些自述心悸的患者或某些诊断资料使医师怀疑患者存在 PMT 时，更应该测量逆向传导情况。为评估双控起搏器患者的逆向传导能力，可暂时将起搏频率程控得略高于自身心房率而强制起搏。然后暂时将起搏器工作模式程控为 VVI 模式，观察心电图的 ST 段是否变形，ST 段出现变形时提示可能存在逆向 P 波。如果 VVI 工作模式时，可同时记录到心房电活动，可以观察心房通道并判断是否逆向 P 波产生。虽然各种方法不准确而且尚无证据支持，但通过这种方法可以判断许多患者是否存在逆向传导。对于其他患者，如果不能断定他们是否存在逆向传导时，最好的方法是设定他们具有发生 PMT 的潜在风险。

（五）自动休息频率

理想的起搏器应该始终最准确地模拟健康人的心脏。人在运动时心脏可自然提高心率（起搏器的频率适应性就是模拟该功能），当休息或睡眠时则心率降低。多年来，起搏器已能随着患者体力活动的变化调整起搏频率。有些患者提出他们在白天使用的起搏频率在睡眠时快得不能忍受。

最早自动降低夜间（或休息时）起搏频率是采用时间依赖的方法，起搏频率能在某一特定的时间段自动降低起搏心率。这对于作息时间严格的患者效果很好，但若其生活不规律或到其他时区旅行时，则有可能当患者清醒时起搏频率下降或者当患者想睡觉时起搏频率反倒更快。

自动休息频率功能的设计宗旨是根据患者的活动水平决定何时降低起搏频率。即使传感器被程控为监测（passive）而不是打开（on）状态，带有体动传感器的起搏器都有自动休息频率功能。打开该功能时需要设置一个低于基础起搏频率的静息频率，即患者在睡眠或休息时的起搏频率。

理论上，自动休息频率功能提供了一个可程控的休息频率（比基础起搏频率低）。只要起搏器（基于患者的活动水平）判断患者处于睡眠或休息状态时，无论何时，将按这个较低的频率起搏心脏。当传感器感知到患者处于不活动（或休息）的时间超过15分钟或20分钟时，起搏器将启动自动休息频率。

自动休息频率这一功能根据患者活动量的大小启动或结束休息频率，但其不采用直接的传感器数据，而是将传感器采集的短期活动数据与过去7天的长期传感器活动的数据进行比较，通过这种算法，起搏器不会被短时间的休息所左右，也不会将较长时间的卧床当成真正的睡眠。

通过模拟健康心脏，自动休息频率功能给患者提供了一个更为生理的睡眠和觉醒周期，并有助于某些起搏器患者获得质量更好的睡眠。

只有熟悉起搏器的某些特殊功能的特点才能更好地解释起搏心电现象。另外，了解起搏器这些最新的功能有助于解决起搏器患者的特殊问题或理解其主诉。

尽管这些复杂的功能优势很难理解，但实际上，它们设计得既直观又容易程控。但许多功能可能不是全自动的，也可能是半自动的（必须将某些功能程控为打开或调整一项至两项程控参数）。临床实践中，除了大多数少见的病例外，即使起搏器专家也很少将所有的特殊功能统统程控为开启。

（张和华　张海军）

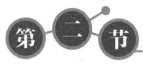

第二节 脑起搏器（植入式神经刺激器）

人类的神经系统疾病和精神疾病一直是困扰人类生活和威胁人类生命的主要疾病，这些疾病包括：老年痴呆症、帕金森病、精神疾病以及目前的严重的社会问题毒瘾等。随着电子技术的发展和生物相容材料的开发，为植入式的神经刺激系统逐步的发展创造了条件。

植入式神经刺激器是一种对中枢神经系统或外周神经系统进行电刺激的有源植入式医疗器械，目前主要指的是脑起搏器。一个植入式神经刺激器可以是一个独立的物体或者是包含一系列组件或附件的系统，这一系列组件或附件相互作用达成制造商规定的性能。并不是所有的组件或附件都要全部或部分植入，例如程控仪、测试用刺激器和射频发射器。经过几十年的发展，植入式神经刺激器逐步在临床治疗方面取得显著效果。其微创性与安全性，已成为治疗神经功能失调的有效方法。

一、脑深部电刺激概述

（一）植入式神经刺激器历史

人类最初的神经刺激可以追溯到古罗马医生 Scribonius Largus（罗马皇帝克劳迪亚斯的医生）曾经描述了如何利用电鳐向颅骨释放电流来缓解头痛。1786 年 Galvani 发现，如用两种金属组成的回路把新制备的蛙的神经肌肉连接起来，马上会使肌肉搐搦、抖动。

植入式神经刺激（implantable neuro stimulation）疗法的研究在 20 世纪末取得了重大突破，并开始大量应用于临床，主要治疗功能性神经和精神疾病，对 20 多种神经功能失调症具有显著疗效。主要应用领域如下：①脑深部电刺激（deep brain stimulation，DBS）：帕金森病、特发性震颤、扭转痉挛（肌张力障碍）、癫痫、抑郁症、强迫症；②脊髓电刺激（spinal cord stimulation，SCS）：肢体和背部疼痛、恶性心绞痛、糖尿病足、皮层刺激治疗中枢痛、植物人苏醒；③迷走神经电刺激（vagus nerve stimulation，VNS）：治疗难治性癫痫、抑郁；④骶神经刺激（sacral neuro stimulation，SNS）：急迫性尿失禁、尿频尿急、尿潴留、间质性膀胱炎、大便失禁、特发性便秘；⑤膈肌起搏器：呼吸障碍。各种植入式神经刺激器的应用领域虽有不同，但原理相通，均以一定的电信号刺激不同的中枢或外周神经以达到治疗的目的。下面以脑深部电刺激为例向大家介绍植入式神经刺激在临床中应用。

（二）脑深部电刺激（DBS）发展

脑深部电刺激疗法（DBS）于20世纪80年代由法国神经外科专家Dr. Benabidf发现，90年代由美敦力公司开发出第一代DBS产品，1997年在欧洲正式推向市场治疗帕金森病。1997年美国食品和药品管理局批准Medtonic公司的Activa脑深部电刺激系统治疗原发性震颤和帕金森震颤，2002年批准治疗帕金森病，2003批准治疗肌张力障碍，2009年批准治疗强迫症。2006年美国国家神经科学委员会将DBS定为运动障碍疾病（包括特发性震颤、帕金森病、扭转痉挛）的有效治疗方案。据了解，到目前为止，全球已经有12.5万名帕金森病患者安装了脑深部电刺激系统，研究证实该疗法的效果优于最佳药物治疗，疗效经过了广泛的临床验证和美国神经病学学会（AAN）的肯定。同时，该技术是一种可逆、可调节的治疗手段，对脑组织没有永久性的创伤，不会造成永久性的并发症，其治疗的安全性和有效性得到公认，已成为帕金森病的首选外科治疗方法。

近10年来，临床研究发现，DBS治疗技术对多种人类难治性的疾病，包括强迫症、抑郁症、癫痫、厌食症和药物成瘾（戒毒）等均有可预见的治疗效果。DBS打开了人类治疗神经精神疾病的新的大门，同时，DBS技术也成为国际脑科学研究的主要手段和方向之一。正是由于DBS技术的先进性和对人类难治性神经精神疾病的治疗意义，2014年Dr. Benabid获得拉斯克医学奖。

由于这一治疗技术的先进性和广泛的应用前景，国际权威人士明确预见此治疗技术的市场将形成爆发性增长。特别是这一技术在人口基数超大和日趋老龄化的中国有着巨大的市场前景。脑深部电刺激技术代表了医疗器械的最高水平，目前被少数几家美国和欧洲公司垄断。

我国在植入式神经刺激器领域的研究起步较晚，同国际先进水平存在较大差距。从事相关开发的科研机构及企业较少，国家级研发机构"神经调控技术国家工程实验室"已成功将科研成果转化，其产品已上市销售。

二、脑深部电刺激基本原理

（一）DBS工作基本原理

人体大脑中的部分核团由于产生了异常的电活动，导致由于核团活动异常而形成某些疾病，例如帕金森病等。深部脑刺激器是采用立体定向手术把电极植入到预定脑核团中，然后经延长导线与脉冲发生器相连。本项目中植入体内的部分包括：用于植入大脑特定核团的电极导线、植入胸部皮下的脉冲发生器和连接两者的延长导线。DBS电极为四触点电极，其延伸导线通过头、颈皮下隧道与埋植在皮下的脉冲发生器相连。医生可以通过体外的程控设备对脉冲发生器进行设置，使脉冲发生器产生特定的电脉冲信号，脉冲发生器由电池和一组微电路系统组成，接受外部控制器的调节，可发放不同类型的电刺激。

目前临床采用的脉冲发生器包括两种，一种是单侧脉冲发生器，一种是双侧脉冲发生器。单侧脉冲发生器治疗方法，是将脉冲发生器与一根延长导线及一根电极相连；双侧脉冲发生器的方法是连接两根延长导线和两根电极，也可采用两套单侧刺激装置替代双侧脉冲发生器。脉冲发生器由原电池供电，常用的锂碳电池可维持若干年，使用年限主要取决于所选择的刺激参数水平，平均使用寿命在 4～5 年，到期后应通过手术对脉冲发生器进行更换。深部脑刺激器，主要技术指标包括电极触点数量、脉冲幅度、脉冲频率、脉冲宽度。DBS 刺激的靶点是通过术前影像学立体定向方法结合术中微电极记录及电刺激定位来最终确定，信号由延伸导线传送至埋植于脑中活动异常的核团的电极导线，从而调整大脑特定核团的异常电活动。DBS 治疗的常用靶点包括大脑丘脑腹中间（Vim）核，苍白球内侧（Gpi）核和丘脑底（STN）核。

（二）DBS 应用优势

既往治疗神经运动障碍性疾病常用方法之一是外科毁损手术，通过切除或射频毁损病灶达到治疗效果，但是手术存在极大风险，脑组织一旦毁损可能有不可预知的恶性后果，如偏瘫和其他并发症等。临床观察显示 DBS 的疗效与损毁相似，但又明显优于损毁，有其独特的优越性：①对脑组织非破坏性和可逆性：为未来出现更好的治疗方法保留机会；②可调节性：可在术后进行无创性调节，电刺激反应因人而异，可以根据患者的症状来调整刺激参数以达到最佳症状控制，减少并发症和副作用的发生；③安全性高和疗效长期：可同时实施双侧 DBS 刺激，安全性高，效果肯定，临床随访显示丘脑底核（STN）-DBS 治疗帕金森病的疗效能够维持 4 年以上；约 50% 的特发性震颤患者症状得到全面消除，一些日常生活能力如书写、饮水、进食以及参与家庭及社会生活的能

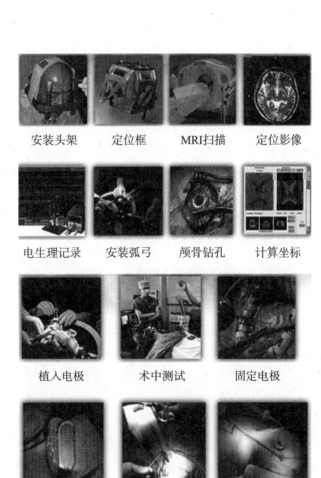

安装头架　　定位框　　MRI扫描　　定位影像

电生理记录　安装弧弓　颅骨钻孔　计算坐标

植入电极　　术中测试　　固定电极

植入电池　连接延伸导线　摆体位画线

图 10-35　手术流程

力等均恢复正常；④永久并发症发生率低于1%。损毁手术所引起的神经功能缺损，如偏瘫、感觉障碍、吞咽困难、视野缺损等的发生率达2%～25%；而DBS损伤范围小，其所造成的永久并发症的发生率低于1%。因此在过去10年中，DBS逐渐替代了损毁手术。手术流程（制作DBS手术全过程的3D动画）见图10-35。

三、DBS的临床应用

现阶段DBS手术应用于帕金森病已经非常成熟，并达到了非常好的疗效。同样地，特发性震颤、扭转痉挛（肌张力障碍）、癫痫等运动障碍病也在临床中收到了非常明显的治疗效果。临床医生还发现刺激脑部不同的核团对精神类的疾病也有一定的作用，比如抑郁症、强迫症等。现简单介绍DBS在功能神经外科疾病中的应用：

（一）特发性震颤（ET）

ET是一种常见的运动障碍性疾病，震颤为本病的唯一症状。ET是最早采用DBS治疗的疾病，其震颤控制的有效性及长期疗效均获得了肯定。双侧Vim核的DBS可以使震颤完全消失，没有语言障碍和智能损害的并发症，北美的研究表明，80%的ET病人称其达到了中等到良好的症状改善程度；欧洲的多中心实验研究也表明，丘脑DBS对改善ET非常有效。特别是双侧症状病人，是DBS的绝对适应证。头部震颤对丘脑DBS反应最好，术后震颤评分显著降低。大部分病人的残疾状态得到明显改善，一些日常生活能力如书写、饮水、进食等恢复正常，由疾病带来的低落和抑郁情绪也得到缓解，远远超过目前药物治疗所达到的效果。现今在ET的治疗中，欧洲和美国均已将脑深部电刺激丘脑腹中间核（Vim）作为首选。

（二）帕金森病（PD）

随着社会人口的老龄化，PD已成为威胁人类健康，严重影响中老年人生活的常见疾病。临床症状包括静止性震颤、僵直、运动徐缓和姿势反射异常等，病变部位主要在黑质、纹状体、苍白球等基底核区。该病早期对药物敏感，但随着病情进展，疗效逐渐减退，并出现严重不良反应，如异常运动、剂末现象、开关现象等，逐渐丧失独立生活能力。DBS的出现为那些对药物不敏感或不良反应较大而无法耐受药物治疗的PD病人带来了希望。正确选择手术适应证是PD获取最佳DBS治疗效果的关键，其基本选择条件应为：①药物难治性原发性PD；②左旋多巴制剂有效或曾经有效；③对侧做过毁损手术并出现并发症；④无手术禁忌证；⑤无痴呆及精神障碍。现今DBS治疗PD的常用靶点主要有三个，即STN、Vim、苍白球内侧部（Gpi）。其中STN对PD症状的改善比较全面且术后能够减少抗PD药物的需要量，应用较多；而Vim主要用于震颤；Gpi则用于僵直、运动徐缓等治疗。有报道低频刺激大脑脑桥脚核（PPN）也能改善PD的运动障碍症状。

（三）肌张力障碍

肌张力障碍是一组以持续肌肉收缩、频繁扭转和重复动作的异常姿势为特征的综合征。早在 20 世纪 50 年代，人们即开始采用损毁术治疗某些肌张力障碍性疾病，获得了一定的疗效，其损毁靶点为丘脑腹外侧核和苍白球腹后部。单侧损毁术对早期肌张力障碍有一定的治疗作用，而双侧损毁术因并发构音障碍和认知功能障碍的概率较高，现已很少应用于临床。目前，DBS 已成为治疗肌张力障碍的首选方法。

（四）癫痫

DBS 对难治性癫痫的治疗作用日益受到人们的关注。尝试将 DBS 用于治疗癫痫已有很长的历史，早在 1978 年就有人报道从硬膜下刺激小脑可以减少癫痫的发作频率，1987年 Velasco 等首次报道对人的双侧丘脑中央核（CM）进行电刺激以治疗顽固性癫痫，至今国外已治疗上百例癫痫患者。DBS 能够显著降低强直 - 阵挛性发作的发作次数和发作间期突发性脑电放电次数，并通过增加背景电活动频率而使脑电图正常化，已被证明是一种安全有效的治疗方法。有关患者的选择，目前尚无统一规范的标准，但必须依据电生理检查、影像学检查、临床资料、患者及家属的态度确定。

（五）顽固性疼痛

顽固性疼痛是一种较剧烈或持久的难以治愈的病痛，这种疼痛虽经反复应用止痛剂或其他非外科性镇痛方法治疗，甚至长期使用麻醉药品止痛，直至成瘾亦难奏效，如丘脑痛。DBS 是治疗慢性顽固性疼痛的一种有效方法。1965 年，Melzack 和 Wall 首次提出疼痛是由"中枢控制"机制调节的理论。随后的研究中，对脊髓后束和脑的电刺激均可激活丘系通路而使患者的疼痛区域出现感觉异常，以缓解疼痛。作为治疗疼痛的方法之一，即致感觉异常脑（paresthesia producing brain stimulation，PPBS），它是通过刺激丘脑腹后核、内侧丘系、内囊或丘脑放射实现的；该方法主要用于神经性疼痛的治疗。Mundinger 研究发现刺激中脑导水管周围灰质和丘脑枕部引起内啡肽的产生，而且在刺激停止后其仍持续产生，表明 DBS 治疗慢性疼痛可能与影响内源性的疼痛相关递质的产生有关。

（六）DBS 在其他疾病中的应用

目前，临床上应用 DBS 治疗其他方面的疾病还包括脑瘫、舞蹈病、抽动秽语综合征等；甚至还用于摄食障碍、戒毒等治疗。还有应用 DBS 刺激脑干特殊部位治疗植物状态的患者、促进清醒等尝试，因病例少无法评价。另外，国内少数中心也应用 DBS 治疗某些精神类疾病（如强迫症、抑郁症等），也显示出良好的效果。

四、DBS 未来发展及技术融合

随着技术发展，DBS 功能越来越细化，各种创新技术不断涌现。小型化技术（将神经刺激器放置在颅骨上）、无线充电技术、分片及定向刺激电极技术推动着植入式神经刺激器发展，未来发展趋势介绍如下：

（一）价格将趋于下降

目前的各种植入式神经刺激器价格高昂，国内通常达十几万元，且不包含在基本医疗保险范围内。用于帕金森病治疗的深部双侧脑刺激器的价格更为昂贵，寿命周期仅为5 年，平均每年的费用达 4 万~5 万元，国内患者普遍感到难以承受。而国产化是降低价格的最有效途径。

（二）使用寿命将延长

除价格外，使用寿命也是刺激器推广应用的关键因素。寿命周期长，平均每年的费用就相对低，同时对患者而言意味着手术更换刺激器的周期也延长，有效减轻了患者的痛苦。延长刺激器使用寿命关键在于扩充电池容量，并缩小尺寸、减轻重量。解决方案是采用可充电电池，每隔若干几周充一次电。如今，国际市场已出现技术较成熟的植入式可充电锂电池刺激器。

（三）可靠性将提高

与心脏起搏器类似，植入式神经刺激器需植入病人体内，而且是一次性使用，无法进行维修，发生故障后，要到医院通过手术进行更换，这意味着患者要承受更多痛苦。美国 FDA 召回（Recall）公告显示，植入式心脏起搏器、除颤器和神经刺激器被召回的原因通常有：电容和存储器等电子元器件失效、元器件未连接或短路、密封部件发生泄漏、导线绝缘层出现破损，以及软件发生故障等。2005 年 6 月至 7 月间，Guidant 公司发生了几次召回事件，造成很大影响。其产品有数万个仍存留在患者体内，给患者造成极大痛苦与恐惧，甚至威胁到患者生命，为植入有源医疗器械行业带来严重负面影响。

（四）软件实现升级

通常在出厂时，神经刺激器内的软件便安装在程序存储器之内，而无法更改。若软件发生问题或存储器个别单元发生失效，只有采取召回方式，对患者采取手术方式进行更换。如今，神经刺激器在硬件架构方面技术已十分成熟，而在医学技术不断进步的背景下，人们对疾病机制也在不断取得更深入的认识，由此推动新算法的出现及新治疗模式的采用。这一切都需要通过软件的升级来完成。如今，在手机、计算机和交换机等 IT行业，软件升级已经十分普遍，神经刺激器软件也必将获得升级。具体方式是，专业人员控制患者体外程控器同植入患者体内的神经刺激器建立起双向无线通信，将新版本软件写入程序存储器，完成软件升级任务，可提高或增加治疗功能。由于不再通过手术方式更换神经刺激器，减轻了患者痛苦，并降低了治疗费用。

（五）闭环控制

开环 DBS 通过植入的刺激电极以高频脉冲持续对目标核团进行刺激，刺激参数由外科医生根据临床经验以及神经刺激器的出厂设计确定，利用外部编程器进行调整，患者刺激参数调节的平均周期为 3～12 个月。而闭环植入式神经刺激器能根据患者生理信号的变化自适应地调整刺激参数的特性，提高刺激效率使其成为研究的热点，患者的临床需求不断推动其设计开发的进展。闭环植入式神经刺激器的作用机制和刺激参数评估的理论研究以及临床应用现状，是目前研究热点。

DBS 是临床证明一项相对安全的治疗手段，优良的效果和独特的价值将使其在未来的神经系统疾病治疗中发挥更大的作用。

（吴航　张海军）

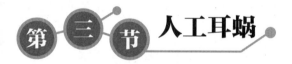

第三节　人工耳蜗

人工耳蜗（又名：仿生耳、电子耳蜗、耳蜗植入）是一种可以帮助听力障碍人士恢复听力和言语交流能力的生物医学工程装置，人工耳蜗植入涉及医学、听力学、生物医学工程学、教育学、心理学和社会学等诸多领域，需要医师、听力学家、言语病理学家、言语治疗师、康复教师、工程技术人员及家长等共同完成工作。人工耳蜗经过 40 多年的发展，30 多万重度耳聋患者因人工耳蜗植入的成功告别了无声世界。

一、人工耳蜗简介

人工耳蜗的历史可以追溯到至少 200 年以前。意大利科学家 Alessandro Volta 发明了电池，电压单位伏特（Volt）就是以他的名字命名的。他最早利用电池为研究工具证实了电激励可以直接激起人体的听、视、嗅和触觉感知。在此后的 150 年里，没有出现关于听觉系统的电刺激效果的安全而系统的研究的相关报道，直至现代电子技术的出现。1937 年，S.S.Stevens 和他的同事运用真空管振荡器和放大器，证实了至少三个与"电声感知"有关的机制。第一个机制是"电动机械效应"，具体指电刺激使耳蜗中的纤毛细胞振动，从而使人在与电刺激相对应的声刺激信号的频率点上感觉到一个音调信息。第二个机制是鼓膜将电信号转换成声学信号，从而使人在 2 倍信号频率点上感觉到另一个音调信息。Stevens 等之所以能将第二个机制从第一个中分离出来是因为他们发现鼓膜破损或缺失的病人只能感觉到原始频率的音调信号。第三个机制与听觉神经的直接电兴奋有关，因为有一些病人称他们在正弦电激励信号中感到有类似噪声的声音，随着电流变化有着剧烈的响度增加，并且时常会引起面部神经兴奋。

在 1957 年，法国医生 Djourno 等成功地运用电刺激使两个完全耳聋的患者产生了听力感知，他们的成功刺激了 20 世纪 60～70 年代美国西岸一系列恢复耳聋患者听觉的深入研究。虽然早期研究的方法与现在的技术相比很原始，但是它们指出了许多关键问题和一些为了能成功实现听觉神经电刺激而必须考虑的限定条件。例如，他们发现，与原声听觉相比，听觉神经的电声听觉的动态范围小很多，且声音变化幅度剧烈，时域音调也仅限在几百赫兹范围。Bilger 对这些早期的实验进行了详细的说明和分析。1972 年第一台与单道人工耳蜗相配套的声音处理器问世，1977 年奥地利人研制出世界第一个多通道人工耳蜗植入系统，1978 年澳大利亚人格雷姆·克拉克发明了世界上第一个人工耳蜗，证明人类研究电刺激替代装置在整个人类世界的成功探索。人工耳蜗技术经过几十年的发展，特别是随着近年来生物医学工程等高新技术的出现，已经从实验研究进入临床应用，成为目前全聋患者恢复听觉的唯一有效的治疗方法。

二、人工耳蜗技术

人工耳蜗是一种高科技的电子装置，可以完全替代受损的内耳毛细胞，它可以将外界的声音转化为神经电脉冲信号，绕过听觉系统里坏死的毛细胞，直接刺激听觉神经的螺旋神经节，将信息传递到大脑。在听力损失严重的情况下，人工耳蜗是耳聋患者的唯一希望和选择。与助听器等其他类型的听觉辅助设备不同，人工耳蜗的工作原理不是放大声音，而是对位于耳蜗内、功能尚完好的听神经施加脉冲电刺激。大多数人工耳蜗设备由植入部分和体外部分组成。体外部分由麦克风、语音处理器以及用于向植入部分发送指令的信号发射器组成。植入部分由信号接收及解码模块、刺激电极阵列组成。

人工耳蜗的工作过程大致如下：

（1）语言处理器上的麦克风收集声音。

（2）信息传到言语处理器。

（3）语言处理器将声音进行数码化、滤波、编码等处理，分析编码为特殊形式的字信息。

（4）将编码讯号经导线送到传输线圈。

（5）传输线圈将编码讯号通过无线电传送到皮下的接收／刺激器。

（6）接收／刺激器对编码讯号进行译码。

（7）电子讯号被送到在电极系列特定的位置，刺激耳蜗内的神经纤维。

（8）听神经接收到电信号，并将它们传送到大脑的听觉中枢，大脑将这些电信号识别为声音。

人工耳蜗技术是把人工耳蜗作为治疗重度聋至全聋的方法，可以代替病变受损的听觉器官，由体外言语处理器将声音转换为一定编码形式的电信号传入人体的耳蜗，通过植入体内的电极系统刺激分布在那里的听神经纤维，直接兴奋听神经，来恢复或重建聋人的听觉功能。人工耳蜗是现代医学的重要成果之一，对于轻度到中重度的听力损失，助听器可以有较好的补偿效果，而对于重度或极重度耳聋，人工耳蜗的植入是目前国际公认的能使双侧重度或极重度感音神经性聋患者恢复听觉的唯一有效装置。

三、人工耳蜗的研究现状

外界声音通过人工耳蜗系统最终在大脑中引起感知的过程，是一个完整的信息通路。首先，声音经过麦克风进行采集和前端处理；然后被声音处理器中的数字电路进行分析处理，压缩转换为电信号；信号经过无线射频传输至植入人体电路中的刺激发声器，产生有序组织的双相脉冲；电脉冲由位于鼓阶的电极释放，同听神经构成一个界面，在此界面中完成刺激系统的工作；随后声音信息便通过听觉通路最终传达至大脑听觉中枢，产生听觉。以下将就人工听觉的各个环节，简要介绍当前人工耳蜗系统设计和研究的现状。

（一）声音的采集和前端处理

在声音输入端，人工耳蜗普遍借鉴助听器的相关设计，不同厂家麦克风的设计略有差异。在声音前端处理中，声音输入动态范围决定了患者收听外界声音的实际强度范围，近年来也在不同的人工耳蜗系统中得到扩充，并在调机系统里可以灵活配置，适应患者的不同听音环境需求。国外有公司生产的麦克风设置在外耳道口，利用耳郭功能提高信噪比，使用电话和耳机更自然方便。也有公司生产的在处理器的设计上采用多个麦克风实现声音的聚焦成束 BEAM 功能。

（二）声音处理与转换

声音处理与转换系统是人工耳蜗系统信息处理的核心，以正常听觉完整的信息接收端为基准，以最大可能实现信息的完整性，如国外某公司的高分辨率系统提供声音强度域、时域和频域信息的高精度表达方式。时域方面，涉及声学信号分析和电刺激信号释放 2 个过程。当前主要采用的声音处理策略都是基于包络提取来获得时间变化信息，精细结构处理越来越多地应用到分析过程。人工耳蜗的刺激速率问题一直是业界争论和分歧较多的热点，焦点仍然在于人 - 机界面的匹配问题，即刺激率是否匹配听神经的感受能力。但是，随着新产品新系统的推陈出新，人工耳蜗的电刺激率也在逐渐呈上升趋势。电流定向技术突破了物理电极数目的限制，为人工耳蜗系统提供了更多的通道，丰富了频域信息。目前人工耳蜗普遍存在噪声环境中聆听、多人交谈、噪声识别和音乐欣赏方面等诸多困难，提高低频信息的分辨率非常重要。电流定向技术是较为常用的手段，此外，某公司采用 FSP 在低频段以可变刺激速率来提高低频区域的分辨能力；Zeng

等提出频率幅度调制编码策略来提高低频区域的分辨能力。电声混合刺激目前是研究发现的改善低频分辨能力最重要、最有效的方法，它将为适用的耳聋患者提供自然的低频信息，在噪声环境中聆听和音乐欣赏方面的效果也逐渐为临床试验所验证。

（三）电极神经界面

作为人工耳蜗声音处理的释放器件，处在刺激接受界面的刺激端是构成人 - 机耦合系统的关键部分，在外界声音环境和大脑皮层感知之间建立联系。电极 - 神经界面的耦合效率会直接影响信息通路的畅通，即有可能形成瓶颈，使得精细处理的声音信息在传达到神经通路时出现质量损失或缺失，因此造成个体差异。当前鼓阶内电极的设计仍然延续刺激独立性的思路，系统所提供的通道数目同患者实际感知通道数目之间的落差是主要问题，主要原因来自于电刺激信号之间的电场叠加。电极设计及放置位置影响着人工耳蜗的实际临床应用。耳蜗轴内电极可使刺激完全贴近听神经元，初期试验表明可获得比传统电极更多的独立刺激点，且手术方法和制造工艺均可实现。当前，人工耳蜗的刺激形式都是电脉冲，而电信号在人体介质中的扩散效应非常强。为此，红外光刺激成为人们开始探索的新的刺激形式，当前已经开始评估手术方法和刺激参数等技术细节。耦合界面的另一端，即神经接收端，是听觉通路的输入端。螺旋神经节细胞的存活数量和功能关系着整个系统的应用效果。但是当前在活体中精确测量螺旋神经节细胞的数量尚不可行，只能大概判断听神经的发育情况。通过向耳蜗释放神经营养药物来维持听神经的活性，或促使神经突出朝向电极方向生长的方法都将协助建立一个更有效的神经接受界面。

四、问题和展望

2002 年欧洲进行的大规模调查显示，在进行人工耳蜗植入 16 年以后 90% 以上患者继续使用原产品。说明传统的电流式人工耳蜗产品性能稳定。人工耳蜗能够使患者得到基本正常的听觉，并无障碍地进行听觉言语交流，但提供的声音失真，患者仍然不能像健康人一样欣赏音乐。在最近几年的人工耳蜗领域，为解决人 - 机界面的完美耦合，探索中的新技术和新方法仍然处在不断积累阶段，大部分距离临床应用阶段尚需时日。为了克服电流式人工耳蜗的缺陷，人们开始尝试利用激光代替电流刺激听神经治疗感音神经性聋，即植入光学人工耳蜗。以激光作为能量来源的光学人工耳蜗或许将成为一种可精确刺激耳蜗特定区域且有潜力的助听装置。尽管激光能刺激听神经并引发电信号，但此过程的具体机制目前仍未阐明。目前大多数学者倾向于认为"光 - 热效应"是激光使神经元去极化的主要原因。具体可能是通过诸如辣椒素受体等温度门控跨膜离子通道发挥作用。此外，激光辐照时还可能通过"促进神经细胞内 Ca^{2+} 排空，改变胞内 Ca^{2+} 浓度"产生相应的生物学效应。尽管 Rajguru 等在活体动物中成功植入光学人工耳蜗，但被植入的光学耳蜗仅配有一条光纤（约相当于人工耳蜗中的"单通道"），而若想达到精确刺激听神经的目的，还需对双通道甚至多通道的光学耳蜗做进一步研究，需要另行设计相应的信号编码程序（将声音编码为光输出信号），以调控各通道正确执行指令、井然有序地工作。如何将光诱发的动作电位转换为精确的听觉也将是一项颇为艰巨的任务。另外，光的直线传播性对光纤安置部位及固定方式的选择提出了巨大的挑战。因此，从激光诱发动作电位到获得精确听觉仍有较长的一段路要走，真正应用于临床之前尚有较多细节工作有待完善。不管是电流式人工耳蜗还是光学人工耳蜗，我们期待出现更可靠、更灵活的刺激系统，在保证系统质量和安全性的前提下，使每一位患者的系统得到优化调整，更符合其自身听觉通路的潜在需求，从而为每个个体实施长期的干预方案。

（张海军）

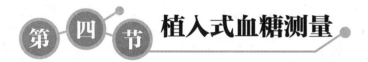

第四节 植入式血糖测量

糖尿病是一组由多病因引起的以慢性高血糖为特征的终身性代谢性疾病。2014年发布的《2020健康与生命科学趋势报告》指出，糖尿病到2020年或许将成为中国最为常见的慢性病，全球糖尿病患者将达到3.82亿。目前病人呈现低龄化趋势，且有50.1%的成人处于糖尿病前期。长期血糖增高，大血管、微血管受损并危及心、脑、肾、周围神经、眼睛、足等，据世界卫生组织统计，糖尿病并发症高达100多种，是目前已知并发症最多的一种疾病。糖尿病会造成患者及其家庭的诸多不便和间接经济损失，是影响人类健康和经济社会发展的重大威胁。

一、概述

（一）血糖浓度监测的意义

糖尿病的发生发展是由于胰岛素分泌缺陷或其生物作用受损，或两者兼有引起。因此主要治疗手段就依赖于胰岛素。正常人体的血糖浓度和胰岛素分泌量是个动态平衡的过程。只有对血糖连续测量才可以有效控制胰岛素的用量。连续血糖监测方法能够提供糖尿病患者24小时连续血糖动态变化情况，完整的血糖信息为制订人性化和具体化的治疗方案提供依据，同时对评价治疗效果和调整治疗方案也具有重大意义。

（二）血糖浓度检测方法

依据血糖检测对人体创伤程度的不同，血糖浓度检测有有创、微创和无创三种。①有创检测，即直接从人体中抽取血液样本，生化系统检测和指端血糖检测都属于有创检测，主要的原理有光学法和电化学法。②微创检测，即最大限度降低对人体所造成的创伤，目前微创检测主要有透皮抽取组织液进行检测和皮下植入葡萄糖传感器进行检测。③无创检测，即在不损伤人体组织的情况下获得血糖浓度，主要利用光学与辐射、能量代谢、生物阻抗谱等原理实现。

在现有的三种血糖检测技术中，频繁的有创检测不但会给患者带来疼痛还容易造成心理负担，同时还伴有伤口感染的风险，不适合长期的连续血糖监测。无创检测方法中存在很多不确定因素，同时许多关键问题需要突破，距离临床应用还有很大距离。通过皮下植入微型葡萄糖传感器的微创血糖检测技术是目前应用最为广泛也是最成熟的连续血糖监测技术。

（三）植入式血糖测量

葡萄糖可以自由地从血管中进入组织液，因此组织液中的葡萄糖浓度依赖于周围的血流，新陈代谢速率以及血管中的葡萄糖浓度变化速率。研究表明，组织液中的葡萄糖浓度变化一般比血液中的葡萄糖浓度变化延迟 2.45 分钟，平均延时约为 6.7 分钟。但是，当血液中的葡萄糖浓度开始降低时，组织液中的葡萄糖浓度比血液中的葡萄糖先出现降低，这表明组织液中的葡萄糖浓度的降低可以为即将出现的低血糖做出预测。植入式连续血糖监测技术是指通过植入组织内部或者血管内部的葡萄糖传感器连续测量并记录血糖浓度的系统。植入式在体血糖监测可提供血糖的变化趋势，医生在给患者调整治疗方案后可降低患者的血糖波动幅度以及降低并发症风险。同时，对于采用强化胰岛素治疗的患者，使用植入式连续血糖监测技术可帮助减少药物剂量，降低产生胰岛素依赖的可能性并减轻患者的经济负担，该技术可提高糖尿病的诊断正确率，有助于医生确定患者的糖尿病类型和发病情况。

植入式血糖测量系统主要包括葡萄糖传感器、测量电路、信号传输部分、信号接收与处理部分及供电部分。其中葡萄糖传感器是核心，它的原理决定了整个系统的技术指标，影响后续各个部分的具体技术形式。葡萄糖传感器作为植入式连续血糖监测技术的核心，它是基于一定的化学原理，将葡萄糖浓度信号转换为对应强度的其他形式信号，如电信号、光信号。

从传感器原理的角度划分，目前葡萄糖传感器的原理主要有 3 种：葡萄糖氧化酶＋电化学测量的方法、非酶催化剂＋电化学方法及非酶材料＋荧光检测方法。其中葡萄糖氧化酶方法是最为成熟和常用的技术，历经三代技术变革之后，已经有了投入应用的短期监护产品；非酶催化剂＋电化学方法目前在实验室研究中表现出低检测限、高灵敏度的特点，具有一定的应用前景，但是因为其需要在碱性环境下进行测量，目前还不能应用于植入环境下的葡萄糖测量；非酶材料的荧光检测方法随着光纤技术的不断发展，目前已经在动物实验中取得了一定的成绩，是一种具有发展潜力的技术。下面主要介绍葡萄糖氧化酶＋电化学测量的方法和非酶材料＋荧光检测方法。

1. 葡萄糖氧化酶＋电化学方法　催化氧化葡萄糖的酶有许多种，其中常见的有己糖激酶、葡萄糖脱氨酶和葡萄糖氧化酶。己糖激酶对葡萄糖的选择性不好，可与果糖、甘露糖等其他糖类发生反应，因此不能应用于制作葡萄糖传感器；葡萄糖脱氢酶能够有选择性地氧化葡萄糖，但是在完成催化之后需要在助剂的介入下才能恢复催化活性。因而虽然在血糖试纸中获得了广泛应用，但是并不能在植入条件下反复应用；因此葡萄糖氧化酶成为植入式葡萄糖传感器中酶方法的唯一选择，其原理是使用葡萄糖氧化酶催化氧化葡萄糖之后，检测其产物过氧化氢。这一方法依赖于周围组织中的氧浓度和葡萄糖氧化酶的活性。

基于葡萄糖氧化酶的葡萄糖传感器的基本结构是在测量电极表面固定葡萄糖氧化酶，并覆盖一层保护膜以免酶分子的流失并改善生物相容性。常使用戊二醛作为酶固定剂，而保护膜的材料则有聚碳酸酯、聚乙烯醇、聚亚安酯、醋酸纤维素和 Nafion 等。保护膜材料的通透性对于葡萄糖扩散来到酶层表面的速度有显著的影响，可一定程度上改善传感器的线性范围。合理选择保护膜的孔径还可避免一些具有干扰性的生物大分子来到电极表面，从而避免电化学干扰对结果的影响。但是当保护膜的孔径过小，通透性不足时，会造成传感器的响应迟缓，影响传感器的灵敏度。

在机械结构上该类传感器主要采用针状设计，这样便于植入组织中。其直径一般不超过 0.4mm，以避免在植入时切断过多的毛细血管，造成严重的炎症反应，影响传感器的寿命。其电极一般设置于端面，也有分段设置于侧表面的。针状结构的外部材料常用玻璃、不锈钢等，内部电极材料常用铂铱合金，也有少数使用平面薄膜电极和盘型电极的设计。

在电极系统结构的设计上，常见的有二电极法和三电极法，使用多个测量电极也是一个重要的趋势。通过增加测量电极的数量，可以避免单一电极对周围组织中氧的大量消耗，同时通过叠加多个测量电极的结果还能够降低检测下限和拓展线性范围。

基于葡萄糖氧化酶的葡萄糖传感器专一性好，准确度好，目前已经形成了成熟的解决方案并投入商业应用，价格合理，能够实现 3 天左右的连续血糖监测。主要缺点就是生物相容性问题难以解决，影响灵敏度和使用寿命，尚不能进行长期的血糖监测，反复更换传感器给患者造成痛苦，带来较重的经济负担。

2. 非酶材料 + 荧光检测法　这个方法的核心是伴刀豆球蛋白 A，带有葡萄糖和右旋糖苷的结合位点。当葡萄糖与伴刀豆球蛋白 A 竞争性结合之后，伴刀豆球蛋白 A 就不能与带荧光标记的右旋糖酐结合从而形成具有荧光活性的结合体，整个结合物的荧光活性就降低。因此可以通过检测荧光强度的变化来检测出葡萄糖浓度变化。

荧光检测方法的测量范围很大，基本与葡萄糖氧化酶方法持平，为 2.22 ~ 22.2mmol/L（40 ~ 400mg/dl），因为不发生葡萄糖的氧化反应，所以能够较为有效地抵抗电化学干扰。但是由于这一物质对于葡萄糖的选择结合性一般，存在被其他类型单糖干扰的可能性，需要通过外部覆膜的方式来进行保护。此外，由于其与葡萄糖的结合力相当高，导致其与葡萄糖结合后，解离较为困难。因此在葡萄糖浓度下降时，响应时间会变长，可达 15 分钟左右。另外对皮下的光源进行检测的时候，容易受到各种外部光源的干扰，目前尚不能实现整个光学检测系统的微型化，无法制成独立的植入体进行检测，主要的植入式检测手段还是通过植入光纤的方式进行的。

二、植入式血糖测量装置的研究现状

植入式血糖测量装置的发展以葡萄糖传感器的更新换代为标志。以电化学葡萄糖传感器的发展历程为例阐述植入式血糖测量装置的发展现状。

（一）电化学葡萄糖传感器的发展历程

按照酶的催化的性质，可以分为三个阶段：以氧气为电子受体的第一代传感器，以非生理介体为电子受体的第二代传感器和直接电子传递的第三代传感器。

1. 第一代电化学葡萄糖生物传感器 葡萄糖氧化酶在天然状态下，以氧气为受体，催化葡萄糖，产生并检测过氧化氢，通过检测过氧化氢浓度的降低或者氧气浓度的增加来测量葡萄糖浓度的变化。此类传感器的工作电压较高，干扰物的影响对其准确性有影响，而且易受体内氧气浓度的影响。因此，传感器在使用的过程中，病人需要每天采集 $1 \sim 2$ 次血样，对传感器进行校准。

2. 第二代电化学葡萄糖生物传感器 为了降低传感器的工作电位，减小干扰物质对传感器电流的影响，同时解决氧气不足对传感器线性度的影响，人造的电子介体被用于代替天然电子受体氧气，在催化反应过程中充当电子媒介的作用，以此衍生出第二代电化学葡萄糖生物传感器。传统的人造电子介体有铁氰化物、导电性有机盐、过渡金属配合物、苯醌复合物、吩噻嗪和吩噁嗪复合物等。这些物质有着较低的氧化还原电压，因此传感器的工作电压可以降低，同时干扰物的影响也可以被排除。为了起到电子介体的功能，介体与酶的反应速度必须比氧气与酶反应的速度快很多，这样氧气的作用才会被最小化。同时，介体必须是不溶解、无毒的，有很好的稳定性。

市场上某葡萄糖监测系统使用了基于锇的中间介体分子，传感器的工作电压大大降低，只有 $+0.04V$，不是基于过氧化氢检测的传感器所使用的 $+0.5V$，因此干扰物对其影响更小，传感器的稳定性更高。这个系统在 10 小时的预热之后，每隔 5 分钟更新一次实时血糖数据，当血糖值太高或者太低时都会发出警报。

纳米粒子的尺寸与氧化还原蛋白的尺寸相近，因此各种纳米材料，如金纳米颗粒、碳纳米管、石墨烯等，被用作电子介体，在电极表面和酶的氧化还原中心之间进行电子传递。特别是碳纳米管和石墨烯电子传递效率很高，所以电子通过这些纳米结构在电极表面和酶的氧化活性中心交换的速度很快，氧气对传感器的干扰可以大大减小。纳米技术的出现为葡萄糖传感器的发展提供了新的希望。

但是介体存在潜在的泄漏和毒性危险，因此大多数的在体测试仪器，是不使用电子介体的。目前第二代葡萄糖生物传感器主要应用在商业化的血糖自我检测仪器上，如血糖试纸条上，通常使用的是铁氰化物或者二茂铁及其衍生物。

3. 第三代电化学葡萄糖生物传感器 酶的活性中心与电极之间的电子交换不需要氧

分子，也不需要人造介体作为电子受体，而是将酶直接固定到电极表面，使酶的氧化还原活性中心与电极接近，电子直接从酶的活性中心传递到电极表面，从而使电极的响应速度更快，灵敏度更高，真正实现酶的专一性和高效催化功能。

使用纳米结构的材料是实现直接电子传递的最常用的方法，因为纳米材料有着优越的量子级的物理、电学和化学特性，可以将酶分子固定在一个足够短的电子遂穿距离之内，从而实现直接电子传递。各种纳米材料被应用在葡萄糖传感器中实现直接电子传递，如碳纳米管、导电聚合物纳米线、石墨烯、多孔二氧化钛、导电有机盐等。

植入式的血糖监测系统分为两类：一类是皮下微创植入式，即血糖传感探头植入皮下，测试系统仍然在外部；另一类是整个测试系统全部植入体内，检测数据通过无线的方式传输到体外的接收器上，目前尚无上市产品。

（二）全植入式血糖测量装置发展

植入式的血糖监测系统分为两类，一类是皮下微创植入式，即血糖传感探头植入皮下，测试系统仍然在外部。另一类是全植入式，整个测试系统全部植入体内，检测数据通过无线的方式传输到体外的接收器上，目前尚无上市产品。

某公司正在研发的一款皮下全植入式的连续血糖监护传感系统。传感器尺寸为 $0.5mm \times 0.5mm \times 5mm$，可以通过针头植入皮下。传感器表面涂覆一层 PLGA（聚乳酸 - 羟基乙酸共聚物）包裹的地塞米松微囊与 PVA（聚乙烯醇）凝胶混合物，通过药物释放来减轻炎症反应。植入电路部分由 CMOS 工艺制成，包括恒电势电路，信号处理模块和电流 - 频率转换模块，发射信号的频率与葡萄糖浓度正相关。信号通过手腕上手表一样的接收器接收并实时显示。血糖数据可以存储在腕表内，并且传输给健康监护的提供者。植入体内 3 小时的实验表明该传感器能很好地跟踪血糖的变化。长期的实验和临床测试仍在进行中。

市面上在研发一款皮下全植入式的连续血糖监护传感系统。该系统由两部分组成，包括一个全植入式的血糖传感器和一个外部接收控制器。外部接收器可以接收、显示、存储血糖数据，并在血糖偏高或者偏低时发出警报。植入的传感器采用差分的氧电极结构，一个工作电极上固定葡萄糖氧化酶，另一个工作电极做空白对照，通过差分结构，可以减小由于体内氧气浓度的变化，酶活性的变化引起的灵敏度的变化。并且植入后不需要每天对其进行校准。传感器植入猪体内，最长可以稳定工作 520 天，测得的血糖值与血液和组织液中的浓度相比，分别延迟 11.8 分钟和 13.3 分钟。该传感器的不足之处在于其体积偏大（直径 3.4cm，高度 1.5cm）。传感器的临床测试正在进行中。

（三）植入式葡萄糖传感器失效原因分析

植入式动态血糖监测系统在体内的寿命一般为几天到几个月不等，商业化的植入式血糖探头使用的时间为 3~7 天，几天之后，传感器出现灵敏度下降、基线漂移等问题，对测试结果的准确性产生影响。植入式动态血糖监测系统失效的原因主要有以下几个方面：生物污染，酶失效，电极失效，膜分离，电池漏电，遥测系统失效等。电子有关的失效原因随着半导体工业的发展新材料的应用大大减少，每一代传感器都围绕这些问题展开研究。当前难以解决的传感器失效原因主要来自于生物污染和酶降解。

1. 炎症反应、排斥反应引起的生物污染 传感器植入体内的过程中，破坏周围组织的细胞、血管和结缔组织，这将引起生物组织强烈的反应，包括炎症反应和排斥反应。

急性炎症反应是传感器植入的即刻就发生的，持续时间为几天。

在炎症反应的中期，巨噬细胞吸附在植入体的表面企图破坏传感器，蛋白水解酶释放氧气和分泌物企图对植入体进行降解，这些分泌物导致组织的 pH 增加。这些细胞和蛋白水解酶在传感器表面的包裹将对葡萄糖向传感器的扩散形成阻碍。从而会引起传感器的灵敏度的下降，同时 pH 的变化也会使得葡萄糖氧化酶的活性降低，传感器的性能出现下降。

在炎症反应的后期，即慢性炎症反应期，由于多核巨细胞和纤维蛋白原的沉积，在植入体的周围形成了纤维化的包囊。这层包囊可以通过新陈代谢作用改变植入体周围的被分析物浓度，如发炎的组织对葡萄糖的消耗率会有所增加，因此发炎组织周围的葡萄糖浓度会相对较低。此外，由于纤维包囊生长在血管和间质流体区域之间，从而阻碍着葡萄糖向传感器表面的扩散，因此对传感器的校准曲线的准确性有影响，而且会使得传感器的响应有较大的延时。在慢性炎症反应的后期，伤口开始愈合，植入体的周围开始形成新的血管。传感器周围血管生成的程度会影响传感器周围间质区域中被分析物的浓度。传感器周围新生血管越多，皮下间质中的葡萄糖浓度就越能反映血液中的葡萄糖浓度。同时，新生血管可以提高组织的连续性，缩短血液到传感器的距离，提高传感器的响应速度。一旦慢性炎症反应达到稳定，纤维包囊的影响就可以通过传感器的校准部分地消除。通过采集血液样本，在体外测量葡萄糖浓度，从而为植入的传感器提供单点校准值。

2. 酶失效 酶的长时间稳定性和活性是决定连续血糖监测系统工作时间的重要因素。研究表明，血液中金属离子的迁移，低分子量的血清成分以及过氧化氢，可以造成酶活性的抑制。其中过氧化氢对传感器的影响最为严重，因为过氧化氢同时也是第一代葡萄糖传感器的信号分子。研究表明，通过加载过量的酶可以提高传感器的寿命，通过戊二醛交联固定的酶，一些在固定过程中没有交联上的酶，在传感器使用的过程中，会慢慢地泄漏出来，从而导致传感器灵敏度的下降。酶变性是造成酶长时间活性下降的另一个原因，现有研究可以通过纳米技术来减少酶的变性。

三、新型有源植入式血糖测量装置

目前来讲，葡萄糖氧化酶方法是仍然是最为成熟和常用的技术，如何降低外源物质干扰强化酶的性能一直是改进的方向。另外依赖光纤技术的非酶材料的荧光检测方法，是一种具有发展潜力的技术。新型有源植入式血糖测量装置的发展无疑依赖于新技术和新材料的应用。

（一）新技术在植入式血糖测量装置中的应用

在目前的植入式传感器研究，主要还是依赖于有源电子设备，植入式有源电子设备的缺点是传感器寿命受限于电池容量。电池容量与器件体积之间很难两全，为了减小传感器尺寸需要减小电池体积，但为了增加电池容量又需要增大体积。此外锂离子电池还存在电解液泄漏的风险。因此发展无源无线检测技术也是植入式传感器研究领域的一个热点。

无源无线技术包括射频耦合技术和声表面波技术。其中射频耦合技术在 RFID 中已经有较为成熟的应用，但该技术耦合距离较近，对耦合线圈要求较高。声表面波技术是一种新型的无源无线技术，声表面波器件品质因数高，插入损耗小，因此基于声表面波的无源无线技术可以实现较远距离的无线监测。

荧光检测和红外检测技术也逐渐应用于植入式血糖测量装置。Continuous Glucose Monitoring（CGM）系统已经通过了欧盟管理部门的 CE 认证。Eversense 系统的主要原理是将传感器植入患者上臂皮下，有效期达 90 天。设备中含有一种对血糖浓度敏感的荧光多聚物，当血糖浓度发生变化，这种材料所传递的信号会发生变化，实时传输到患者佩戴的移动设备上。如果浓度显示过高或过低，设备会报警。而即便设备不在身边，传感器自身也能进行振动提醒。

（二）新材料在植入式血糖测量装置中的应用

纳米材料的出现为葡萄糖传感器的发展提供了新的希望，由于纳米粒子的尺寸与氧化还原蛋白的尺寸相近，因此各种纳米材料，如金纳米颗粒、碳纳米管、石墨烯等，被用作电子介体，在电极表面和酶的氧化还原中心之间进行电子传递。由于碳纳米管和石墨烯有着很高的电子传递效率，所以电子通过这些纳米结构在电极表面和酶的氧化活性中心交换的速度很快，氧气对传感器的干扰可以大大减小。

研究人员通过使用生物相容性材料制作传感器涂层来减小炎症反应，提高传感器的寿命。典型的生物相容性涂层是一些抗免疫的材料，如 Nation、透明质酸、壳聚糖、黑腐酸。但是，即便是使用了对周围组织无毒的生物相容性材料，还是会由于植入物体而引发炎症反应。为了进一步提高传感器的生物相容性，研究人员开始使用更加优异的涂层，可以分为抗生物污染涂层和药物释放涂层。这些涂层的主要目的是促进传感器与周围组织的融合。

抗生物污染涂层通过在传感器表面和组织液之间制作一层亲水性界面减少蛋白质吸附，药物释放生物相容性涂层减少由于组织损伤和由于植入引起的出血引发的免疫反应，同时通过增强血管分布来抑制缺血，所以被分析物的浓度可以长时间保持恒定。

另一方面，通过在传感器表面涂层中加入抗炎症反应和提高血管生长的释放性药物，也可以有效提高传感器在体内的寿命。抗免疫药物（地塞米松），血管生长因子（血管内皮生长因子和血小板提取生长因子），血管扩张剂（一氧化氮），抗凝剂（肝素）等，这些材料被包裹在传感器的涂层之中，在传感器植入后，通过释放这些药物，达到抗炎症反应、促进血管生长的作用。

（张海军）

第十一章

健康监测技术与数字化产品

本章分别从非接触式健康监测技术、穿戴式健康监测技术、个性化植介入和增材打印四个方面展开健康监测新技术与数字化产品的论述。随着材料技术、传感技术的进步，健康监测新技术使用碳纳米管、石墨烯和有机电子等新材料制作柔性、可拉伸的穿戴式器械，使穿戴式健康监测系统（wearable health monitoring system，WHMS）朝着体积更小、重量更轻和用户体验更好的方向发展。健康监测技术的发展备受关注，并将开创远程医疗和移动医疗崭新的未来。生物增材制造技术分为医疗模型和体外医疗器械的制造、永久植入物的制造和细胞组织打印等三个方面的应用，包括手术导板、康复器械、植入物、药品、人工组织器官、口腔器械及其医疗器械制造等。

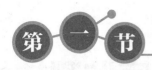

非接触式及穿戴式健康监测技术

一、微波多普勒生物雷达监测技术

（一）超宽带生物雷达监测的原理与应用

生物雷达技术是近年来提出的一种非接触式健康监测技术。生物雷达无须与生命体进行接触，可以穿透非金属介质，探测到较远距离的呼吸、心率和体动等生命信号并从微弱的回波信号中提取所需的生命特征。生物雷达技术具有非接触、穿透力强和定位精确等特点，因此被广泛地应用于军事、灾后救援和医学等领域，近些年来生物雷达技术与生物医学工程技术结合起来，被广泛地应用于非接触式健康监测。

雷达的工作原理是多普勒效应，即当声音、光和无线电波等振动源与观测者以速度v相对运动时，观测者所收到的振动频率与振动源所发出的频率有所不同。从生物雷达的工作原理区分，生物雷达可以分为超宽带生物雷达（ultrawide band，UWB）和连续波生物雷达。

超宽带雷达又称冲激雷达、无载雷达或非正弦雷达，具有很大的相对带宽（信号带宽与中心频率之比）。在美国联邦通信委员会（FCC）的定义中，超宽带雷达的工作带宽比中心频率高 25% 或者大于 1.5GHz。

超宽带生物雷达发射脉冲形式的电磁波，由于人体呼吸等生命运动造成体表的变化，使回波脉冲序列的重复周期发生变化。通过对回波的脉冲序列进行分析，就可以检测到人体的生理参数变化。

相对于连续波生物雷达监测技术，超宽带生物雷达因其较高的分辨率、较好的目标识别能力、穿透能力和信息携带能力，更适用于多目标识别和定位这一领域，例如生命信号的检测和灾后救援，也更适用于较远距离的生命信号检测，例如对震后被困者、传染病人及烧伤病人等难以或者不宜直接接触对象的生命信号检测。因此，超宽带生物雷达监测技术为非接触式健康监测提供了更广泛的应用场景。

（二）连续波生物雷达监测技术的原理

连续发射电磁波的雷达称为连续波雷达。雷达连续发射微波束照射人体表面并接收人体体表反射的电磁波，根据多普勒效应，由于被检测目标的位移和速度发生变化，回波的频率和相位参数也随之改变，从这些信号中提取出人体的生理参数变化的信息，就可以实现人体体征的非接触式监测。

有的研究者提出了一个连续波生物雷达体征检测装置，该装置的前端部分主要包括收发天线、匹配电路、振荡器、混频器、射频和模拟滤波器等。随着呼吸和心脏跳动，人体的胸壁会产生周期运动，通过检测胸壁的振动，可以获得一些与心肺活动相关的信息，例如呼吸与心跳。装置使用高频段生物雷达（载波频率为10GHz），这样即使胸壁发生很小的位移变化，也会使得回波发生较大的相位偏移。发射信号是由振荡器产生的正弦信号，经人体反射后被接收，接收机对接收信号进行混频、滤波处理，最终通过信号解调可以得到目标的相位偏移与运动信息。

接收机接收到的原始信号，既包含心跳、呼吸和体动等信息，也包含人体贡献的直流成分与大量的杂波干扰信号，因此在这个系统中，信号处理方法是十分关键的。呼吸产生的信号幅度比心跳产生的信号幅度要强得多，因此装置使用带通滤波的方法将呼吸信号与心跳信号分离，再通过频谱变换和插值处理，寻找频谱峰值并对结果进行平滑处理，从而计算出心率和呼吸的频率。为了避免杂波的干扰，在计算时要特别注意频率突变点的剔除。实验表明，在90cm范围内该装置能够对微弱运动的目标实现非接触式实时监测。

上述连续波生物雷达装置采用的算法比较简单，因此对杂波的剔除还不够完善，极易导致准确率下降。因此为了获得更为准确的结果，通常还要对频率分析的算法进行进一步的优化。

二、穿戴式健康监测技术概述

1. 传感器技术 穿戴式健康监测系统（WHMS）是指利用穿戴式生物传感器采集人体运动与生理参数，来实现对人体非介入、连续无创的诊断监测以此帮助穿戴者实现对运动与健康的管理。人体运动及生理参数的获取模块是可穿戴式健康监测系统中最基本的功能模块，传感器技术用于解决人体生理及运动参数的获取问题。健康监测设备的可穿戴性要求传感器具有轻质量、小体积、低功耗、易于集成以及可靠稳定等特点，表11-1总结了一些传感器的最新发展，该表按照传感器的安放位置进行分类，除了穿戴式传感器，也包括了一些植入式与可生物吸收的无线传感设备，这些植入式传感器主要应用于义肢或慢性疾病管理。

表 11-1　近年来发展的穿戴式和植入式传感器举例及临床应用

传感器位置	传感器类型	关键技术特征	临床焦点
胸部、躯干	· ECG/PPG · 葡萄糖 · 三磷酸腺苷（ATP） · 加速度计 · 皮肤电反应（GSR） · 体温	· 导电织物电极 · 测血糖贴片 · 空气袋测试小鼠模型 · 带有中间器件的柔性系统 · 多参数监测"智慧衫" · 体温贴片	· 心律失常 · 糖尿病 · 炎症 · 康复 · 肥胖 · 感染

续表

传感器位置		传感器类型	关键技术特征	临床焦点
头部	眼部	·眼压（IOP） ·葡萄糖	·改变角膜曲率的眼压 ·RFID 读出器	·青光眼 ·糖尿病
	脑部	·冲击力 ·葡萄糖/乳酸 ·EEG	·冲击力日志 ·多通道老鼠头颅稳压器 ·8 通道 EEG	·脑震荡 ·创伤/出血 ·癫痫
	耳部	·加速度 ·听力	·耳后三轴加速计 ·双耳助听器	·临床步态分析 ·失聪
	口腔	·细菌	·涂布字母的抗菌肽细菌传感器	·感染
肌骨骼	手腕/手臂	·运动水平/能量消耗 ·皮肤阻抗 ·加速度计 ·陀螺仪、磁力计 ·EMG、EEG	·能量消耗的统一标准 ·测量皮肤电活动的柔软腕带 ·四肢的加速度计网络 ·跟踪手腕/肘部运动的多模式柔性/共形补丁	·肥胖 ·情绪压力 ·帕金森病 ·脑卒中康复 ·新生儿加护病房
	脚	·加速度计 ·陀螺仪力、弯曲和压力、电场高度、空气压力	·产生于脚后跟加速、平面压力的姿势/活动 ·可监控鞋内气压的步态鞋	·肥胖 ·临床步态分析
	手掌/手指	·血压、SpO₂ ·加速度计 ·弯曲/力	·无线指夹和压力袖带 ·手势分析的手套传感器网络 ·测量手部运动的手套压力传感器网络	·高血压 ·外科复健 ·关节炎
臀部		·振动	·在人工大腿上测试的髋关节假体	·髋关节假体
植入式/可服用无线传感器/刺激器		·pH ·温度、HR/呼吸 ·心律 ·听觉神经 ·可见光 ·脑刺激器 ·药物摄入 ·力传感器 ·压力传感器	·附着于食管壁上的 pH 胶囊 ·无线监测核心体温的可服用胶囊 ·植入式除颤器 ·无线供能的听觉神经刺激 ·视网膜神经节细胞（RGC）刺激 ·单导植入式神经刺激器 ·通过无线询问器进行服用药物的摄入追踪 ·压电能量采集器供电的膝关节植入体 ·全人工心脏	·胃食管反流病（GERD） ·感染 ·心律失常 ·耳聋 ·失明 ·帕金森病、震颤 ·药片摄入管理 ·膝关节置换手术 ·心脏置换
穿戴式环境监测		·臭氧氯、甲烷、一氧化碳、湿度、温度	·环境感知与智能手机的连接	·中毒

①ECG：心电图（electrocardiogram）；
②PPG：光电容积描记图（photoelectric plethysmography）；
③EMG：肌电图（electromyogram）；
④EEG：脑电图（electroencephalogram）；
⑤SpO₂：血氧饱和度；
⑥HR：心率（heart rate）

目前，微电子学、微机电系统（microelectromechanical systems，MEMS）以及电子智能纺织品等相关技术的发展对传感器技术起到了革新作用。微电子学领域的发展推动了集成电路的技术更新，在单一晶片上集成了包含信号采集、信号放大、微控制器以及无线通信等功能模块的电路系统。MEMS 批量制造技术可以显著降低传感器的成本与尺寸。典型地，应用于人体健康状态及活动状况监测的微型惯性传感器的精度随着 MEMS 制造工艺的发展进步得到了不断提高。

2. 通信技术　可穿戴健康监测系统中的通信技术主要实现两个任务：一是把传感器采集的信号传输到穿戴式健康监测系统的中心节点；二是将数据从穿戴式健康监测系统的中心节点传输到远程医疗监护站点或医生手机。针对第一个任务，信号采集模块与系统中心节点之间的数据传输可以利用近程无线通信技术来实现，主要技术有 Bluetooth、Zigbee、IrDA 和 MICS 等。其中 Bluetooth 和 Zigbee 技术具有低功耗、低成本和传输距离符合要求等应用技术优势。其中 Zigbee 受到传输速率的限制，不太适用于大量数据传输的场景，因此很少被应用于可穿戴设备；Bluetooth 作为专用于移动设备的低功耗移动无线通信技术，在可穿戴设备中得到了广泛的应用。目前，智能手机一般都集成了蓝牙模块，而且其计算与存储能力逐渐得到提高，这使得人体生理参数的连续、实时监测成为可能。同时，智能手机在可穿戴式健康监测系统中作为信息网关，大大简化了穿戴式健康监测系统与因特网（Internet）之间的通信，使得数据传输变得更加迅速高效。另外智能手机集成的 GPS 追踪系统可以帮助我们迅速获取高危病人的位置信息。对于第二个任务，可以采用 WLAN、GPRS、GSM、4G 或者 5G 技术，通过无缝接入网络来实现穿戴式健康监测系统与远程医疗监护站点或医生手机间的通信。

3. 数据分析技术　如何根据生理及运动参数获得与临床相关的信息是数据分析技术解决的主要问题。穿戴式健康监测系统的数据处理分析涉及很多的内容，包括数据的获取、存储及收发等环节，信号处理、数据挖掘及模式识别等人工智能方法以及大数据处理、云计算等诸多技术门类。因此，在实际的穿戴式健康监测系统中，需要将数据分析的环节、方法和技术等进行有机的结合，以更好地满足用户对数据信息处理的要求，更好地提升用户体验。例如，哈佛大学 Paolo 研究组和挪威大学 Rolf 研究组将矢量量化、投影算法和各种数据分类算法等数据挖掘技术应用于过度劳累引起的肌肉性疼痛患者的生理状况监测中，并取得较好的效果。

4. 电池技术　任何穿戴式健康监测设备都需要能源的支持，有限的电池容量以及较差的续航能力将会影响设备的使用，带来较差的用户体验。穿戴式健康监测设备的实时连续监测功能要求电池能够支持长久的待机与工作时间，但是设备的便携性以及易于穿戴性限制了电池的尺寸与容量，电池技术则被用来解决这一矛盾。因此，研究开发适用于穿戴式健康监测设备的低功耗新型电池势在必行。目前主要有 3 种方法可以用来提高设备的续航时间：第一种方法是尽量减小系统的功耗，找到功耗与性能之间的平衡点；第二种方法是扩增电池的能量，比如柔性电池技术可以在缩小电池体积的同时增加电池的容量；最后一种方法是利用太阳能、生物充电、极速充电和无线充电等技术解决供电问题，但是这些技术多数处于研究阶段，未能得到大规模实际应用。可预见，电池的技术瓶颈一旦被打破，穿戴式健康监测设备将得到迅猛发展。

三、穿戴式健康监测衣物

在实现穿戴式健康监测服系统的过程中，穿戴部分与检测部分的结合是要解决的主要问题。目前，主要的实现形式有三种：附加式、嵌入式以及功能织物式。最早采用的形式是附加式，即将多个功能部件附加在可穿戴式结构上。嵌入式是目前可实用化产品采用的常用方式，即将器件全部集成于可穿戴结构中。功能织物是期望在织物中实现电子器件的功能。穿戴式健康监测服的设计与制造要考虑到各个方面（功能、性能、舒适度、使用性和美观性）并满足一些关键的用户需求，如表 11-2 所示。

表 11-2　穿戴式健康监测衣物的用户需求

用户需求	具体内容
功能性	监测生理参数；与外部设备进行无缝通信；加强监护的安全性；提高监护的质量
可穿戴性	穿戴舒适；不引起皮肤过敏；轻量级；吸湿透气；容易穿脱；与体型完全贴合；支持一定范围的运动
性能指标	尺寸；数据传输速率；容错性；成本大小；数据延迟时间；个人隐私保护；工艺难易程度
耐用性	抗弯曲度；具有机械强度；耐拉扯性；耐磨性、耐蚀性、耐热性；抗静电性
可维护性	可洗；不变形；软件可升级；电池可充电
使用性	静电电荷的保护；抗电磁干扰；标准协议（软件、硬件和通信）；风险保护：化学（生物）；生物力学效率即插即用（传感器、控制器）；易用性；电池寿命

近年来，穿戴式健康监测服装系统的研究在国际上引起了一些发达国家为首的广泛的关注。智慧衫（SmartShirt）起源于穿戴式主板（wearable motherboard）概念，将传感、监测和信息处理设备组合在一起，成为首个以不突兀的方式实现人体生理参数监测系统的产品。该系统使用光纤来探测枪伤，通过特殊的传感器和互连技术来监测战斗状态下的人体生理参数。作为数据总线的金属纤维和柔性光纤呈螺旋状被织入布料，用来监测 ECG、心率、呼吸、体温及血氧饱和度的各种传感器被插入与光纤相连的 T 型连接器中，传感器检测到的生理信号信息通过数据总线传输给多功能处理器（智慧衫控制器），控制器处理信号并将处理后的结果无线传输到其他地方（如医生办公室、医院及战场诊疗站等）。

国内香港中文大学基于电子织物设计了一款多生理参数监测衣，即保健衫

（HealthShirt，h-Shirt），该系统可监测心电、心率、血压及血压变化率等多种生理参数。采集心电信号的电极位于保健衫的两个袖口的位置，是一种导电性电子织物。保健衫系统采用无袖带式的血压测量方式，基于液体静力学的原理实现血压测量的校准。脉搏波检测模块通过光电传感器采集 PPG 信号，并以戒指的形式佩戴在手指上。另外，心电、血压及 PPG 等信号可显示在腕表上，而且系统还实现了危险警报功能。浙江大学的研究团队研制了穿戴式无线人体多生理参数监测仪，该仪器将人体心电、呼吸、血压、血氧、脉率、体温监测功能融合至一套穿戴式健康监测服装和一台小巧的手持式多生理参数监测仪中。手持式多生理参数监测仪采用低功耗设计方案，使产品能够长时间独立运行。监测仪可通过无线（蓝牙）和有线的方式与多种外围设备进行通信连接，如智能手机、平板电脑及台式机等，实现各种生理参数数据的实时传输，也能通过设备自身的液晶屏幕直接将结果显示给用户，满足用户对于监护终端的不同要求。

穿戴式健康监测设备突出将健康监测设备"穿"或"戴"在身上，即将健康监测技术同人们日常穿戴的衣物、饰品相融合，实现连续、无创、无侵扰的人体生理参数监测，在医疗健康领域占据着不容忽视的地位。穿戴式健康监测系统的类型有很多，按照载体的不同，可将其分为两类：一类是基于电子织物（E-textile）的设备，如上述的穿戴式健康监测服，另一类是基于人体随身物品的设备，如眼镜、指环、腕表和手套等，前者的优势在于可以同时监测多种类型的生理参数，后者则在于可移动操作、小巧便携，这类产品多数运用了睡眠状态追踪、运动状态分析及运动步数统计等有关技术，主要实现睡眠监测及户外运动管理的功能。目前，出现在市场上的智能穿戴设备产品具有各种各样的形态，其中最常见的形式是手环、腕表和眼镜。其中智能手环，功能相对简单，普及程度最高；智能手表，功能多样，具有多种平台与方案；智能眼镜，技术门槛比较高，功能实现非常复杂。

四、移动医疗的发展现状

（一）移动医疗的概念及定义

近年来，医疗服务与信息通信技术的融合以及 3G 业务的普及为移动医疗的发展提供了机会。移动医疗能够克服时空障碍最大化地利用医疗资源，为医生不间断掌握患者病情提供便利，为患者提供高效便捷的医疗信息与服务，改善提高了医疗、服务水平。移动医疗（m-health 或 mHealth 或 mobile health）首次以"无线电子医疗"的形式被提出。之后，网络技术与无线通信技术得到迅速发展，同时应用于移动医疗的可穿戴系统也渐渐得到发展并普及，这些技术的发展进步对电子医疗与远程医疗系统产生了重大的影响。移动医疗融合医学传感器技术、移动计算技术以及通信技术并应用于医疗保健服务。

根据医疗卫生信息和管理系统协会（Healthcare Information and Management Systems

Society，HIMSS）给出的定义，移动医疗是指通过使用移动通信技术（如个人数字助手、智能电话和无线通信）来提供医疗服务和信息。

（二）移动医疗产业链中各级厂商的发展现状

1. 医疗设备制造商　移动医疗市场前景广阔，医疗设备制造商逐渐加大了移动医疗设备的研发生产力度，逐步进行移动医疗市场的布局。美国有生物医药公司研发了一款内置无线发射器的可消化型芯片，命名为"内服事件标识"（Ingestible Event Markers），该芯片在胃中接触胃酸后可获得能量，即刻便将超低功率信号发送出去，贴在患者皮肤表面或嵌在皮肤下的微型接收器捕获到信号后，便将药物类型、服用时间以及剂量等信息记录下来，此外还记录呼吸、心率及其他生理参数。国内有医疗公司推出了"移动互联血压计"iHealth BP3，该款血压计将手机与平板电脑作为血压管理终端，并提供配套软件 iHealth BPM。国内有医疗公司基于非接触式无线生物传感技术研发了一款睡眠监护仪，该款睡眠监护仪可精确监测睡眠呼吸暂停事件，实现了睡眠分期、睡眠环境评估及睡眠呼吸暂停综合征（sleep apnea syndrome，SAS）筛查等功能，并同步研发了一套无线睡眠呼吸障碍筛查与管理系统。另外一些非医疗领域的制造厂商也开始涉足移动医疗领域。如一些非医疗领域的制造厂商合作开发车内健康监测系统，监测系统获得的数据以及在软件上的指导信息可以被传到微软开发的云系统和个人健康记录平台。此外，一些非医疗领域的制造厂商合作研究车内糖尿病患者的血糖监测，对糖尿病患者的服药与饮食情况进行追踪，当行车过程中出现用户血糖过低的状况时，系统会对此发出警报提醒。

2. 移动运营商　在移动医疗产业链中扮演着网络服务提供者的角色，为数据的远程传输提供通道。移动运营商起初与解决方案提供商合作提供移动医疗解决方案，之后渐渐发展到与医疗设备提供商以及应用服务商联合研发移动医疗产品的同时提供服务，有些移动运营商更进一步成立专门的公司独立运营移动医疗服务。在国外，一些非医疗领域的制造厂商利用云计算资源解决医疗诊断图像及视频在传输带宽与存储容量上的难题，为医院影像归档与通信系统提供存储服务。美国某电信公司与一些专业的医疗设备提供商及服务商开展合作，利用自身的核心通信能力，包括传输保障、移动性管理及收费渠道等，提供远程健康监护与干预。日本某电信公司与专业的医疗设备提供商联合，共同构建了移动医疗云平台，整合双方在健康方面的业务和服务，为用户提供全方位的健康保健类服务。在国内，移动、电信和联通三家运营商也开始提供移动医疗相关业务。中国移动制定了医疗卫生信息化整体方案，已经提供了无线查房、预约挂号、医患互动以及远程诊疗等服务；中国电信面向大中型医院积极推动医院的无线数字医疗服务与应用，建立了特有的医疗信息化体系；中国联通研究了包括预约挂号、社区健康档案、移动诊疗、移动医疗救护车以及生理数据远程监测等一系列问题的解决方案。

3. 移动医疗应用服务商　通过整合移动运营商、医疗设备厂商的网络和终端资源，在数据分析挖掘的基础上，为用户提供个性化的医疗健康信息服务。现有基于地理位置的线上预订平台，用户可以在移动客户端或者网站上利用此平台搜索到附近医生，然后根据档案点评、空余时间段及资质认证等信息选择合适的医生和服务时间，完成预订服务。还有致力于利用新技术进行慢性疾病的管理，开发了一个手机 + 云的糖尿病管理平台，并已获得 FDA 批准。患者可以将碳水化合物摄入量、糖尿病药物服用量以及血糖含量等信息记录并存储于手机中，手机将数据传到云端，由云端基于这些数据进行计算，为患者提供个性化反馈，同时可以及时提醒医生和护士关于患者的生理状况。还有一款能够让医生在智能手机和平板电脑上查询包括数以千计的药品信息和临床治疗数据库药物资料的应用软件，从而为医生提供临床信息参考。

（叶学松）

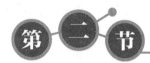

第二节　个性化植介入增材打印技术及材料

一、增材打印技术基本原理、国内外现状

（一）基本原理

增材制造（additive manufacturing，AM）是指基于离散 - 堆积原理，以数字模型文件为基础，根据不同的成型原理，以丝状塑料、光敏树脂、粉末状金属或塑料等材料，采用分层加工、叠加成型的方式，把一个通过设计或者扫描等方式做好的 3D 模型按照某一坐标轴切成无限多剖面，然后逐层打印出来堆积成实体模型。可分为三维建模、数据分割、打印、后处理四步。

1. **三维建模**　利用计算机辅助设计软件直接构建三维 CAD 模型，或将已有产品的二维图样转换为三维模型，或对产品实体进行扫描得到点云数据，然后利用反求工程的方法来构造三维模型。

2. **数据分割**　根据被加工模型的特征选择合适的加工方向，在成型高度方向上用一系列一定间隔的平面切割近似后的模型，以便提取截面的轮廓信息。

3. **打印**　根据切片处理的截面轮廓，在计算机控制下，相应的成型头按各截面轮廓信息做扫描运动，在工作台上逐层堆积材料，然后将各层相黏结，最终得到原型产品。

4. **后处理**　从成型系统里取出成型件进行打磨、抛光、涂挂，或放在高温炉中进行后烧结，进一步提高其强度。

增材制造按原材料状态分为液体材料、固体材料、粉末材料三大类增材制造系统。根据材料与加工设备的不同，主要有熔融沉积、立体平版印刷、选择性激光烧结、分层实体制造以及三维印刷等几大类技术（表 11-3）。

表 11-3　主要工艺和基本材料对照表

技术	基本材料
选择性激光烧结（selective laser sintering，SLS）	热塑性塑料、金属粉末、陶瓷粉末
直接金属激光烧结（direct metal laser sintering，DMLS）	几乎任何合金
熔融沉积成型（fused deposition modeling，FDM）	热塑性塑料、共晶系统金属、可食用材料
立体平版印刷（stereolithography，SLA）	光硬化树脂（photopolymer）
数字光处理（DLP）	液态树脂
熔丝制造（fused filament fabrication，FFF）	聚乳酸（PLA）、ABS 树脂
分层实体制造（laminated object manufacturing，LOM）	纸、金属膜、塑料薄膜
粉末层喷头三维打印（powder bed and inkjet head 3d printing，3DP）	陶瓷粉末，金属粉末

（二）增材制造技术的国内外发展水平及其现状

1. 国外发展现状　欧美国家都制定了发展增材制造技术的国家战略。2012 年 3 月，美国宣布了振兴美国制造的新举措，强调了通过改善增材制造材料、装备及标准，实现创新设计的小批量、低成本数字化制造。

英国政府自 2011 年开始持续加大增材制造技术研发的经费，拉夫堡大学、诺丁汉大学、谢菲尔德大学、埃克塞特大学和曼彻斯特大学等相继建立了增材制造研究中心。德国建立了直接制造研究中心，主要研究和推动增材制造技术在航空航天领域中结构轻量化方面的应用。法国增材制造协会致力于增材制造技术标准的研究。西班牙启动了发展增材制造的专项，研究内容包括增材制造共性技术、材料、技术交流及商业模式等四方面内容。日本政府通过优惠政策和大量资金鼓励产学研用紧密结合，促进增材制造技术在航空航天等领域的应用。

2. 国内发展现状　国内自 20 世纪 90 年代以清华大学、华中科技大学和西安交通大学为代表开始研制增材制造设备，随后西北工业大学、北京航空航天大学、北京理工大学，华南理工大学和南京航空航天大学开始研制激光直接制造技术与设备。目前，国内增材制造的研究集中在提高增材制造成型质量和速率、拓展增材制造应用领域两个方面，其中拓展增材制造应用领域主要表现在生物医学领域和直接制造技术。近年来，快速成型技术被广泛应用于生物医用高分子材料和人工组织器官的制造，直接携带细胞的增材制造技术尤其受到广泛关注。虽然我国的增材制造技术取得了大量突破性进展，但是与发达国家的增材制造技术相比，仍存在很大的差距。

二、增材制造技术中的数据处理

1. CAD 三维模型的构建方法　有两种主要途径：一是根据产品的要求或直接根据

三维图样在 CAD 软件平台上设计产品三维模型，被称为概念设计；二是用扫描机对已有的产品实体进行扫描，得到三维模型，被称为反求工程。

两种常用的产品设计思路如图 11-1 所示。

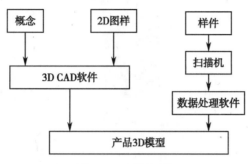

图 11-1　设计思路

2. STL 数据文件及处理　目前主要有 STL、SLC、CLI、RPI 等多种数据格式，其中STL 文件格式被几乎所有类型的增材制造系统所采用。

STL 数据格式的实质是用很多小的空间三角形面来逼近还原 CAD 实体模型，这类似于实体数据模型的表面有限元网格划分。交换数据时要对 STL 文件浏览和编辑处理以纠正数据错误和格式错误。输出时根据模型的复杂程度和所要求的精度指标选择 STL 文件的输出精度。当所要制作的原型尺寸相对于增材制造系统尺寸过大或过小，还要对 STL模型进行剖切或者拼接处理。

3. 三维模型的切片处理　切片处理是将计算机中的几何模型变成轮廓线来表述，这些轮廓线由一系列的环路来组成，代表了片层的边界，是用一个以 z 轴正方向为法向的数学平面与模型相交计算而得的，交点的计算方法与输入的几何形状有关（图 11-2）。

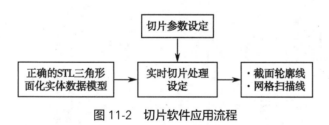

图 11-2　切片软件应用流程

三、主要增材制造技术的工艺原理

下面详细地介绍几种主流的快速成型工艺。

1. 熔融沉积成型工艺　熔融沉积成型（fused deposition modeling，FDM）将丝状的热熔性材料加热融化，带有微细喷嘴的挤出机把材料挤出来，熔融的丝材被挤出后会和前一层材料黏合在一起。一层材料沉积后工作台将按预定的增量下降一个厚度，然后重复以上的步骤直到工件完全成型。FDM 技术原理如图 11-3 所示。

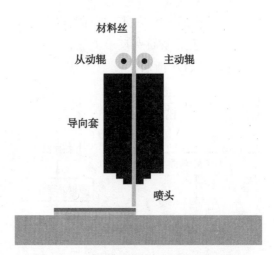

图 11-3　FDM 熔融沉积成型工艺原理图

2. 立体光固化成型法（stereo lithography appearance，SLA）　采用特定强度和波长的激光光束通过数控装置控制的扫描器，按设计的扫描路径聚焦到光固化材料表面，使之由点到线，由线到面顺序凝固，当一层加工完毕后再固化另一个层面，这样层层叠加构成一个三维实体。SLA 工艺原理如图 11-4 所示。

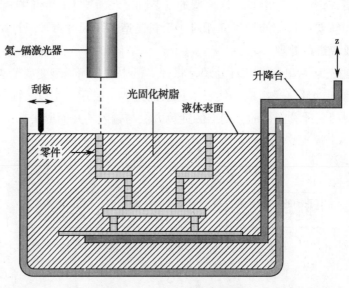

图 11-4　SLA 工艺原理图

3. 选择性激光烧结（selective laser sintering，SLS）　是在计算机控制下按照零件分层轮廓有选择性地对在工作台上均匀铺设的粉末材料（主要包括高分子粉末材料、金属粉末、陶瓷粉末等）进行烧结，一层完成后再进行下一层烧结。最后，全部烧结后去掉多余的粉末，再进行打磨、烘干等处理。

4. 分层实体制造工艺（laminated object manufacturing，LOM）　采用纸片类、金属片类、陶瓷片材类、塑料薄膜和复合料片材等材料，由热粘压机构将一层层单面涂有热溶胶的纸片通过加热辊加热粘接在一起，位于上方的激光切割系统按照 CAD 分层模型所获数据，将纸切割成所制零件的内外轮廓，反复逐层切割、粘合、切割，直至整个零件模型制作完成。LOM 技术工艺原理见图 11-5。

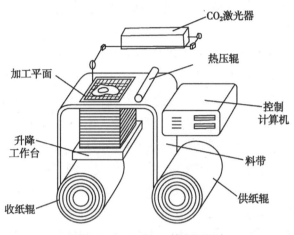

图 11-5　LOM 工艺原理图

5. 三维喷涂粘结成型（3Dimension printer，3DP）**技术**　与 SLS 工艺类似，采用粉末材料成形，如陶瓷粉末、金属粉末。工艺原理是以滚筒将粉末在加工平台上铺上一层很薄的原料，喷嘴依照 3D 电脑模型切片后获得的二维层片喷出粘结剂，黏着粉末。如此周而复始地送粉、铺粉和喷射粘结剂，最终完成一个三维粉体的粘结。工艺原理图见图 11-6。

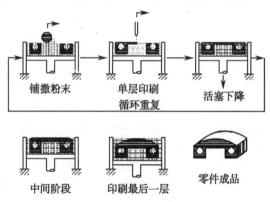

图 11-6　3DP 工艺原理图

四、3D 打印材料

目前 3D 打印材料主要包括工程塑料、光敏树脂、橡胶类材料、光敏材料和陶瓷材料。下面介绍几种生物 3D 打印的常用材料。

1. 水凝胶　具有较好的生物相容性和人体软组织相似的力学性质，被大量用于组织工程支架材料与药物的可控释放中，目前的细胞和组织打印技术主要是基于携带细胞的水凝胶的 3D 沉积技术。

2. **聚醚醚酮**　具有耐高温、自润滑、易加工和高机械强度等优异性能，可制造加工成各种医疗器械零部件等。而其优异的耐磨性、生物相容性、化学稳定性以及杨氏模量最接近人骨等优点，是理想的人工骨替换材料，适合长期植入人体。

3. **生物塑料**　主要有聚乳酸、聚己内酯等。其中聚乳酸材料（poly lactic acid，PLA）是一种新型的生物基及可生物降解材料，国外在应用 PLA 制造组织工程支架方面的研究中，采用可降解高分子材料制造高孔隙度的 PLA 组织工程支架，通过组织分析发现其具有生长能力。聚己内酯材料（polycaprolactone，PCL）是一种可降解聚酯，熔点较低，具有良好的生物降解性、生物相容性和无毒性，被广泛用做医用生物降解材料及药物控制释放体系，可运用于组织工程作为药物缓释系统，也可用来打印心脏支架等。

4. **光敏树脂**　一种受光线照射后，能在较短的时间内迅速发生物理和化学变化进而交联固化的低聚物，是目前口腔科常用的充填、修复材料，由于它的色泽美观，具有一定的抗压强度，用于前牙各类缺损及窝洞修复能取得满意的效果。

5. **生物医用无机非金属材料**　主要包括生物陶瓷、生物玻璃和医用碳素材料。其中生物陶瓷应用于医学骨替代品、植入物、牙科和矫形假肢。生物玻璃具有高度的仿生性和生物活性，是生物骨头的主要成分。医用碳素材料是一种化学惰性材料，作为修复或替代受损骨组织的材料应用于骨伤科，又具有良好的生物相容性和罕见的抗血凝性能，可应用于心血管系统。

五、增材制造在医疗领域的应用

生物增材制造技术分为三个应用层次：一是医疗模型和体外医疗器械的制造，如胎儿模型、假肢等；二是永久植入物的制造，如为患者打印牙齿或下颌等；三是细胞组织打印，如肾脏、人耳等（表 11-4）。

表 11-4　医疗行业的主要应用和在这些应用中使用的主要 3D 技术及材料

		FDM	SLA	DLP	Polyjet	3DP	SLM	EBM	ZipDose	生物 3D 打印
医疗模型		塑料线材	光敏树脂							
手术导板		塑料线材	光敏树脂	光敏树脂	光敏树脂	石膏	金属粉末			
康复器械	矫正鞋垫	柔性线材								
	仿生手		光敏树脂							
	助听器壳			光敏树脂						

续表

	FDM	SLA	DLP	Polyjet	3DP	SLM	EBM	ZipDose	生物3D打印
金属植入物						金属粉末	金属粉末		
药物								药物粉末+粘结剂	
组织器官									水凝胶+细胞
口腔　铸造模型		光敏树脂	光敏树脂						
口腔　直接制造		生物用光敏树脂	生物用光敏树脂	光敏聚合物		金属粉末			
口腔　种植体						金属粉末			
器械制造　设计原型	塑料线材	光敏树脂							
器械制造　直接制造						金属粉末			

注：ZipDose 技术：药物逐层粘结沉积技术；Polyjet 技术：聚合物喷射技术；EBM 技术：电子束激光熔化

（一）医疗模型和手术导板

1. 医疗模型　3D 打印在医学方面的直接应用是构建医学模型，用于医疗教学，能够将器官或组织内的构造细节详尽地显示出来，使得医学知识变得直观。

在手术前根据患者的 CT 或磁共振数据进行三维建模，然后通过 3D 打印机将模型打印出来，就得到一个医疗模型，让医生在手术前直观地看到手术部位的三维结构，有助于规划手术方案，尤其针对复杂手术，有助于降低手术风险，提高手术的成功率。

例如 2015 年上海市第一人民医院彭志海教授团队采用 3D 打印技术为一位先天性自身免疫性肝硬化门静脉高压症的病人进行活体肝移植。术前为了能精准制订手术方案，采用了 3D 打印技术将患者的肝胆胰脏器和相应的病变部位以 1∶1 的"实物"形式呈现在医生面前，通过精确评估病变范围与邻近脏器组织的三维空间关系，专家团队确定切除病患 307g 的肝脏。在进行肝切除时，专家将模型带入手术室在术中进行实时比对，通过调整 3D 打印模型并置于最佳解剖位置，为手术关键步骤提供直观的实时导航，精确定位病灶、血管，实时引导重要脉管的接合，提高了手术精准性，有效降低了手术风险。

2. 手术导板　是医生在手术中辅助手术的重要工具，3D 打印技术尤其适合制造异型或个性化的导板，可用于制作手术导板的 3D 打印技术很多，例如 FDM 技术和 ABS

材料打印的手术导板适合加工体积较大、厚度较大的导板；SLA技术和光敏树脂材料打印的导板精度高，具有一定的强度，适合打印体积较小、有一定应力的手术导板；石膏材料打印精度高、加工速度快，但是设备费用高，材质太脆，因此不适合加工薄、细的手术导板；金属粉末材料和SLM等金属激光成形技术，打印的导板精度高、强度极高，所以尤其适合加工直接引导钻头、摆锯甚至骨刀的手术导板。

在实际设计和加工手术导板的过程中，需要根据时间、导板要求的厚度、强度以及预算等因素综合考虑需要采用的3D打印技术和材料。例如在骨科手术导板领域运用中，从多张负重位X线片数据进行膝关节三维统计学建模及三维力线测量分析，在电脑上模拟截骨平面、人工全膝关节置换术手术置换全过程，虚拟化设计手术中实施截骨的导向导板并使用医用材料进行3D打印。手术中医生只需要将导板贴附于关节表面然后实施定位截骨即可，准确性高于传统方法，避免了人为因素，手术操作简单，不破坏髓腔。

（二）康复器械

3D打印为矫正鞋垫、仿生手、助听器等康复器械带来的不仅仅是实现精准的定制化，更主要体现在让精准、高效的数字化制造技术代替手工制作方式，缩短生产周期。

例如3D打印助听器外壳。在传统的方式下，技师需要通过患者的耳道模型做出注塑模具，然后通过紫外线得到塑料产品，通过对塑料产品进行钻音孔和手工处理后得到助听器最终形状。如果在这一过程中出错，就需要重新制作模型。而使用3D打印机制作助听器的流程，始于患者耳道硅胶模或印模的设计，这个步骤是通过三维扫描仪来完成的，然后用CAD软件将扫描数据转为3D打印机可读取的设计文件，设计者通过软件修改三维图像，创建最终的产品形状。

再比如假肢，制作过程包括3D扫描、建模和打印。首先需要扫描患者的残肢和剩余的完整肢体，以便创建高精度的3D虚拟模型。在这个过程中，需要捕捉病人的腿部组织特性，以便让假肢更适合残肢及假肢套，增加舒适度。完整腿、残腿以及假肢部分的扫描模型会混合成一个3D模型，从而制作出假肢的原始模型。完成的模型会发送给一台3D打印机用钛金属来打印，打印好的3D外骨骼可以立即用于组装。通过使用直接3D打印在假肢中的定制连接装置，假肢零件可以牢靠地通过标准金字塔连接装置插入假腿中。

（三）植入物

1. 骨科定制化植入物 由于骨肿瘤、车祸等造成的骨骼缺损、颌面损伤、颅骨修补等，都无法用一般修复产品进行治疗，而3D打印产品提供了有效的解决方案，特别是这些打印的假体都是依据患者的自身特点进行量体裁衣而制造的。

3D打印技术能够打印出与植入物一体的仿生骨小梁微孔结构，从而有利于人体骨骼的长入。这个意义在3D打印标准化植入物中也同样存在。以往骨小梁结构是通过在植入物表面进行涂层来实现的，无法保证假体的长期生存率。但是常见的植入物3D打印材料缺少多功能性，从而限制了其在治疗和修复骨科疾病导致的缺损中的应用（例如：

骨肿瘤）。目前有研究团队在该领域取得进展，他们利用 3D 打印技术，设计出了多种实验方案，包括利用营养元素，仿生结构和功能化界面以及热治疗，开发出新型的兼具治疗和修复的多功能材料。

2. 其他植入物

（1）3D 打印弹性薄膜植入物可预防心脏疾病：每个心脏有着不同的形状，而传统方法制作成的心脏外膜尺寸不是符合所有患者心脏的几何形状，但 3D 打印技术完全可以通过定制来解决这个问题。首先通过 MRI 或 CT 扫描病人的心脏，然后计算提取图像来构建，可以在一个 3D 打印机打印出 3D 模型。然后，在模型上设计出薄膜的形状。安装在薄膜上面的微型感应器是通过 3D 打印技术直接制造的，该感应器能精准地测量体温、心脏机械功能的表现，并在病人出现心律不齐的情况下给予电疗刺激。这类感应器能在未来更好地帮助医生在病人出现心脏病症状时予以介入诊断和治疗。弹性薄膜可用于治疗心室疾病，在心脏的下室可插入心脏内用于治疗多种疾病，包括心房纤维性颤动。

（2）3D 打印眼球允许人工眼和 Wi-Fi 连接：3D 打印的眼球采用的是一种生物墨水，里面包含可以代替自然眼球的细胞。一旦原有的眼球通过手术摘除，就将 3D 打印的眼球和头部的"甲板"连接起来，这不仅仅意味着植入了新的眼睛，也相当于让眼球升级。预期这项技术会在 2027 年研发成功，研究小组构思了治愈型 EYE、增强型 EYE 与先进型 EYE 三种型号。增强型 EYE 和先进型 EYE 由人工眼球内的一个单独腺体控制，该腺体将由一种含特殊酶的药丸激活，能分别提供不同的色调来加重视觉，允许人工眼和 Wi-Fi 连接，并把见到的图像真实下载到设备上。

（3）3D 打印神经引导导管引导神经系统自我修复：神经损伤在最坏的情况下可导致受损部位的感觉丧失。目前治疗神经损伤的主要手段是进行手术或者神经移植，其结果往往不尽如人意。尽管目前神经引导导管（NGC）在此类手术中也有使用，但是他们在材料和功能设计范围上受到很大的限制。英国的生物工程研究团队打造了一个微小的 3D 打印导板，这个小小的导板在神经系统自我修复过程中成功地引导了神经生长的方向。首先采用 CAD 方式设计出 NGC，然后使用"激光直写技术"将其制造出来。NGC 的材料是被药监当局批准可用于临床的材料——聚乙二醇（polyethyleneglycol），这是一种可降解的材料。

（四）药品

3D 打印技术对制药的影响主要体现在 4 个方面：一是可以实现药物活性成分的个性化定制；二是剂量的个性化定制：为患者提供个性化治疗方案，逐层的打印方法把不同的涂层彼此紧密地结合一起，因此可以把某种物质的最大剂量置入一粒药片中，这样病人可以吞服少量或较小的药片；三是可以实现形状的个性化定制：通过 3D 打印技术打印出各种有趣的形状，对于不喜欢吃药的儿童来讲这或许是个好办法；四是通过 3D 打印技术使药物拥有特殊的微观结构，改善药物的释放行为，从而提高疗效并降低副作用。例如，2015 年美国食品药品监督管理局（FDA）已在全球批准首款完全用 3D 打印制作的药片。这款药物用于治疗癫痫症患者。Aprecia 使用的 Zipdose 3D 打印技术最重要的意义是使药物能够在少量的水中迅速崩解高剂量的药物，这种药物给发病时的患者带来了极大的方便。

（五）人工组织器官

随着细胞技术、打印技术的提高，3D 打印甚至可以直接打印出包含多种细胞成分、血管和神经等与人体自身完全相同的人工组织、器官等植入物。

3D 打印在医疗领域的应用发展时间点可以用一个图表来呈现。其中生物 3D 打印在图表上的比重最多：2013—2018 年生物医用植入物技术逐渐走向成熟，2013—2022 年原位生物制造技术开始出现并逐渐成熟，2013—2032 年，3D 打印完整人体器官渐入佳境。

虽然目前出现的生物 3D 打印器官并不是功能完整、结构完整的器官，但是它们在药物筛选测试、疾病的研究领域已经开始发挥作用。普通药物筛选技术的临床转化率低，最佳的药物测试对象其实是人体。但这一做法并不现实，因为一来人不能承担药物初步筛选工作，二来患者个体差异大，身体结构复杂。而将人体细胞在体外构建组织后进行药物筛选是一种可替代人体的有效办法。例如，肝脏是承担药物毒性的重要器官，人工肝的需求很大，模仿肝小叶结构制备肝单元，是制造人工肝脏的关键步骤。用人源细胞 3D 打印的组织和构建病理模型，能准确反映化学和生物药物在人体内的药理活性，从而提高药物筛选成功率。

严重创伤、感染或肿瘤所致的大段骨缺损、骨不连一直是骨科领域的世界难题，目前尚缺乏安全有效的治疗方法。随着科学技术的发展进步，通过 3D 打印技术构建出理化特性和外观结构仿生的人工骨修复材料，有望为这一世界难题提供理想的解决方案。西京医院骨科成功完成可生物降解的 3D 打印人工骨动物实验，他们采用无丝打印方法（filament free printing，FFP），成功构建出可生物降解 3D 打印人工骨。经系列体外实验验证，该人工骨具有孔隙结构仿生、机械强度好、生物相容性佳等优势。

基于生物聚合物的 3D 打印软骨生物聚合物的开发也达到可以应用的阶段。材料包括海藻甚至人身体上的分子的酸萃取物，免疫系统对其很宽容。将其与可 3D 打印的带人体细胞的水凝胶组合起来，就可以用于 3D 打印了。再入一些基于生物聚合物的软骨移植，也可用于治疗关节损伤（比如膝盖和脚踝）。诸如此类的试验已经在一些年轻的运动员身上进行过，并非都是令人满意的结果。基于生物聚合物的 3D 打印软骨的成功再生医学领域的进步，但距离实现可移植的人工器官仍有很长的探索道路

3D 打印人工血管。上海大学开发出一种合成的血管移植入物。他们将微压印和电纺丝技术相结合，制造出了合成的血管，可以替代患者或捐赠者身体里的血管用在冠状动脉旁路手术中。这种合成血管具有三层结构，是由多种分别具有机械强度或者可促进新细胞生长的材料组成的。目前这种 3D 打印的血管功能还比较有限，并不能完全代替人体原生的血管。过一段时间，医生还是要重新进行一次手术再装上新的合成血管或者合适的人体原生血管。在经过微压印的合成血管连接好后，就具备了类似天然血管的功

能，同时还允许新的细胞在其周围生长。经过一段时间后，细胞会创造出新的血管而人造血管将被降解。

3D打印活体脑组织有望治疗脑部疾病。研究团队使用生物3D打印技术将组织的结构控制在纳米级别，无论是微观结构还是宏观结构，构建结构内部的细胞来模拟脑组织的功能。虽然最初3D打印组织只是用于研究某些神经系统疾病和疾病的影响，但相信最终这些组织可以用于治疗由疾病、外伤甚至是老化造成的脑功能损伤。对于那些可能患精神分裂症、癫痫、阿尔茨海默病的人，这是个非常好的消息。

（六）口腔科应用

近年来，以软件设计为基础的牙科修复变得普及，很多牙科诊所、实验室或专业义齿生产企业都引入了3D打印技术。结合了3D打印的数字化口腔技术为牙科行业带来了精度高、成本低、效率高，以及符合规范化生产链相符的口腔数据。包括3D打印在内的数字化牙科技术更重要的意义在于，减少医生手工制作模型、义齿等牙科产品的时间。对于牙科技师而言，虽然远在医生诊室之外，但只要获得患者的口腔数据，就可以根据医生要求定制出精准的牙科产品。

常用到的3D打印技术主要有：光敏树脂选择固化技术（SLA）、选择性激光熔化技术（SLM）、喷墨打印技术（Polyjet）、金属激光烧结技术（DMLS）。SLA技术主要用于牙科手术导板、临时牙冠和牙桥制造，以及失蜡铸造的树脂模型。牙冠固定桥等修复体所采用的材料主要有牙科用金合金、钛合金、钴铬合金和不锈钢等，这类修复体对精度要求很高，且修复体的形状比较复杂。SLM技术因具有快速、可直接制造精密的、个性化的复杂金属结构，所以在口腔修复体制造中有很大优势。Polyjet技术在制作牙模、手术导板、贴面模型、牙齿矫正器、递送和定位托盘以及各类模型的相关实验室和业务设计方面有许多应用案例。DMLS技术工艺已用于制造功能梯度钛材料的多孔牙科植入体。

例如，SLA技术帮助牙医进行牙科手术规划。首先为病人建立石膏口腔模型，然后再建立数字化模型，并用软件来进行术前规划，为了测试结果，可以使用3D打印机将牙齿修复手术的方案打印出来，并安装在石膏模型上进行测试和调整。建立好的模型交给牙科医生，医生可以向病人演示他们的手术方案。

1. FDM技术制作牙科手术导板 这些导板将在手术前被放到患者的牙齿上，让医生可在手术中精准确定手术角度、深度，以及正确的植入位置。此外，医生还可以精确打印患者的下腭影像，以便在处理疑难个案前预先进行手术"演练"，医生可以预视手术中可能遇到的各种问题，能够更早制订好全面手术方案。模型和手术导板的应用，使手术变得更快、更精确，而患者也将少受心理压力和痛楚折磨之苦。

2. 数字化牙齿矫正器 3D打印其实最难打印的就是牙齿，因为牙齿最不规则，且对精度的要求最高，对打印参数的调校及设备的精度都要绝对地精确。目前3D打印出的牙模工艺精度可以达到0.02mm。传统的常规牙齿矫治普遍采用托槽和钢丝，医生个人的能力水平往往决定了矫治的最终结果。现在运用 3D 影像科技来设计整个疗程计划。医生获得个案的牙齿模型后，借助高精度 CT 扫描技术对模型进行数字化处理，之后运用计算机软件来模拟整个矫正过程，从矫治前的原始模型到矫治后的最终状态模型都能一一呈现，个性化的矫治方案变成了一系列 3D 牙齿模型。将模型 3D 打印出来之后，再采用高伸缩复合高分子材料为每一个矫正阶段制造出一个矫治器，这些隐形矫治器可以通过在牙齿上施加适当的、可控制的力来使牙齿移动，借此牙齿矫治的过程就变成了通过换用一系列的矫治器来实现。

（七）医疗器械制造

制造医疗器械同样需要在新产品的研发阶段制造出产品原型进行设计验证。通常使用 FDM 或 SLA 等塑料 3D 打印技术完成快速原型制造。而金属 3D 打印技术在医疗器械领域的潜力已经超越了原型承担复杂手术器械的制造任务。例如，在膝关节前交叉韧带损伤修复手术中，医生首先要去除残存的前交叉韧带，然后准确的替换上移植韧带。如要保证手术的精准和微创，医生需要借助一种精密而特殊的手术工具。制造这种工具的镍铬铁合金是一种难加工材料，使用传统的机加工方式制造该手术工具的难度很高，而且所花费的时间长、成本高。这种情况下，使用金属 3D 打印技术进行制造则更为适合。

例如：胶囊内镜的设计与制造。首先需要做的是优化胶囊内镜和接收器，在优化过程中，需要多次制作产品原型。借助 3D 打印技术，研发团队制作了内镜原型，包括内镜的胶囊用具。在设计经过多次验证和修改之后，工程师根据最终设计制作出产品原型，并做了手工磨削和抛光。

再比如用于医疗影像设备的 3D 打印纯钨针孔准直器。钨是熔点为（3410 ± 20）℃的金属，在温度超过 1650℃，它具有最高的拉伸强度。不纯的金属钨很脆，很难加工。但纯钨可锯、纺、拉、锻造、挤压。将纯钨的 3D 打印应用于医疗领域，能够在 3422℃的高温下融化纯钨，并通过粉末床选择性激光融化技术固化纯钨来制造自由曲面零件。

生物 3D 打印技术的发展路线是从纳米、微米、厘米到分米级别。纳米级别即生物分子的打印包括蛋白、DNA 等的打印都已经实现了。微米级别指细胞的打印，也已经实现了。厘米级别指神经、血管、组织等，尚未实现，还处于研发阶段。分米级别指心、肝、肾等器官，将是我们最终的目标。通过整个行业的努力，以及与临床医生、生物学家等多专业专家的合作，相信通过 3D 打印这种先进的制造手段，一定能够实现人类的科学梦。

（金伟）

第十二章

医用机器人

医用机器人包括手术机器人、康复辅助机器人和康复训练机器人。本章主要介绍这三类医用机器人的发展历史、原理与结构、临床应用、前沿技术和发展趋势等。

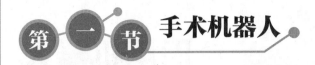

一、原理与结构

（一）概念与分类

1. 概念 手术机器人是医疗机器人中发展最早和应用最广的分支。此类机器人能够从视觉、触觉和听觉上为医生的手术操作提供支持，扩展医生的操作技能，有效提高手术诊断与评估、靶点定位、精密操作和手术训练的质量，缩短患者康复周期。

手术机器人作为典型的工程学和医学交叉研究案例，其定义也多有侧重。英国帝国理工学院（Imperial College）的 Davies 将手术机器人定义为"一种功能强大的、具有人工感知的计算机控制操作器，可通过再编程来移动和定位工具，执行各种外科任务"；而美国的约翰霍普金斯大学的 Taylor 等则认为手术机器人是"用于外科的机器人系统，首先是计算机集成外科系统，然后才是医疗机器人"。上述两种定义分别从功能性角度和系统性角度阐述了手术机器人系统。

考虑到机器人被广泛用于临床手术的术前规划、术中操作和术后校验的全过程，从系统性角度来分析手术机器人系统，能够更好地评价机器人的功能、性能和操作规范。作为一类典型的智能化和自动化系统，手术机器人的运行过程也遵循"感知／推理／操作"三原则，即建模、规划和执行三个阶段。建模阶段主要完成图像的采集、处理和特征分析；规划阶段主要确定手术实施策略；执行阶段则是借助手动或者自动化器械及设备辅助医生实现手术策略。手术机器人能够以成像设备和传感器为工具，直接或者间接地引导操作，实现智能操作和微创手术。

手术机器人的研究内容集中在系统设计、系统集成和临床应用等几个方面，主要包括：

（1）机器人机构研究：研究新型的机器人本体，以拓宽机器人辅助外科的应用范围。

（2）机器人控制研究：从系统整体安全性和科学性上选择运动路径，以提高机器人的运动精度。

（3）图像引导和路径规划研究：借助图像处理、虚拟现实与可视化、网络通信等技术，提高手术规划效果，增强机器人手术过程中的虚拟临场感觉。

（4）人机交互技术研究：研究操作者、机器人、患者等之间的人机交互操作机制，改善人机功效，以获得最优的系统操作性能。

（5）临床应用研究：研究机器人系统在预临床或者临床环境下的操作性能，以确定机器人对实际手术环境的适应性和安全性。

2. 分类　手术机器人系统的分类方法多种多样，但从功能角度来看，主要包括辅助定位系统和辅助操作系统；而从应用领域来看，又可分为神经外科、关节外科、脊柱外科、创伤骨科、泌尿外科、显微外科等多种机器人系统。

（1）机器人辅助定位系统

1）神经外科立体定向机器人系统：神经外科立体定向外科手术方法是近年来迅速发展起来的微创伤外科手术方法，但由于在手术中一直需要框架定位并支撑手术工具，从而给患者带来了一定痛苦和心理恐惧。另外，人工调整导向装置手续烦琐、消耗时间、精度有限（图 12-1）。

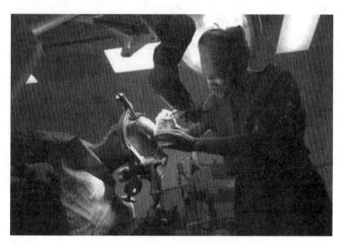

图 12-1　神经外科机器人系统

神经外科立体定向机器人在手术中主要用于导航定位和辅助插入手术工具，可以使患者摆脱框架的痛苦，同时神经外科立体定向机器人还具有操作稳定、定位精度高的优点。

早在 1988 年，加拿大 Kwoh 就研究了基于 PUMA262 的立体定向机器人系统，近几年各国已研制出许多医疗外科机器人系统应用于立体定向外科手术。

2）脊柱外科机器人系统：由于脊柱的特殊解剖结构，手术的高精确性和安全性是首先要考虑的问题。在目前的脊柱骨折手术治疗中，椎弓根螺钉是一种广泛使用的手术方法。在传统的临床手术中，需要在腰部开刀，暴露脊椎的后部，由于这个解剖是局部的，无法详尽地了解脊椎的形状和位置，以及脊柱前部的解剖组织结构，因此在手术过程中，往往无法将椎弓钉置入最佳位置，有时甚至导致手术的失败，据国外临床试验研究统计，腰段椎弓根螺钉置入的失败率为 20% ~ 30%，其后果是产生神经根、脊髓、血管损伤，将给患者带来极大的痛苦。

手术导航系统通过对二维医学图像的重建和虚拟现实技术，使手术区域的解剖结构与手术器械在手术区域的空间位置相匹配并显示在屏幕上，医生可多平面直观地观察手术操作过程，再加上辅助定位和操作的机器人的引入，不仅提高了手术精度，而且提高了手术安全性。在传统手术中，为了获得满意的手术效果，往往大量依靠术中 X 线透视，而过多的辐射不利于人体健康。手术导航系统通过虚拟成像和多坐标系间的配准技术，测定术中示踪器相对位置的改变，实时连续地在屏幕上显示手术器械所处的部位和方向，极大地减少了患者和手术室工作人员的 X 线辐射，从而保护了患者和医护人员。由于在术中无须再次透视，也缩短了手术时间（图 12-2）。

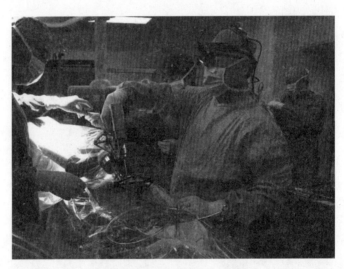

图 12-2　脊柱外科机器人系统

3）创伤科机器人系统：随着社会的发展和科学的进步，以高能量损伤、多发复合损伤、老年骨质疏松骨折为特征的骨与关节损伤逐年增多，由于骨创伤的发生率、病死率及病残率均高于其他创伤，所以如何有效地救治骨与关节损伤，已经成为严重的社会医学问题。根据流行病学调查结果，我国基层医院处理的各类急救病例中，创伤骨科占 41.66%，远远高于其他急症。而死亡病例中，创伤骨科占 29.33%，仅仅小于心脑血管的 50.67%。

以股骨颈骨折为例，目前，国内股骨颈骨折治疗通常采用切开复位内固定、人工股骨头置换、全髋关节置换等手术治疗或干脆放弃，采用保守治疗。切开复位内固定，由于破坏了血运，骨折不愈合率达 10%～20%，股骨头缺血坏死率达 20%～40%。而人工股骨头置换、全髋关节置换成本高，手术大，人工关节的寿命有限。国际上股骨颈骨折首选标准治疗为骨折闭合复位、空心螺钉内固定，只有 65 岁以上及股骨颈骨折 Garden 分型 Ⅲ 型以上才考虑人工关节置换。但由于闭合复位内固定对于医生知识经验要求高、手术难度大风险高收益低并且要大量吃 X 线，在实际临床中，基本都采用了对医院医生风险低收益高、对患者并非最佳疗效却成本最高的人工关节置换术。当在创伤骨科手术中引入导航系统以后，利用专用的手术规划软件可以进行术前规划和术后评估，建立针对患处的轴线参数和角度测量的数据库，进行个体化手术规划，模拟预置内植入物，机械控制机械臂运动到实际置钉处，为医生提供置钉通道。针对不同适应证，能够仅利用术中两幅或三幅医学图像进行规划，实时显示手术工具、手术目标、内植入物位置，不再需要术中反复透视获取信息，有效减少了对医生和患者的 X 线辐射（图 12-3）。

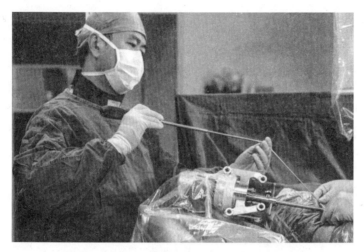

图 12-3　创伤骨科机器人系统

4）放射外科机器人系统：放射手术是肿瘤治疗中的一种常见手段，采用计算机立体定位导向，自动跟踪靶区，无须使用固定头架或体架，其精确放疗的良好疗效，为临床治疗肿瘤提供了一种全新的方法，如图 12-4 所示。放射外科机器人系统的重点在于精确地定位肿瘤，以便将辐射剂量集中在肿瘤上，并将对周围正常组织的伤害减到最小，将机器人引入放射手术可以实现图像引导下的精确放射治疗。手术中，利用实时的 X 线图像确定肿瘤的位置，然后将该位置传输到手术机器人，利用机器人调整直线加速器的位置，使其对准肿瘤，有效地提高放射治疗的效果。放射外科机器人系统利用一台具有 6 个自由度的机械手系统，将一台单光子直线加速器抓在机械手中，在肿瘤处放置金属标志，在 X 线定位系统的引导下，从非共面的不同角度照射肿瘤。能使之应用于全身大多数部位的肿瘤和血管畸形，如：颅脑、脊髓、肺脏、肝脏、胰腺、前列腺、乳房及全身骨骼的肿瘤，对颅底和脑内重要功能部位的肿瘤治疗更显示出不可替代的作用。

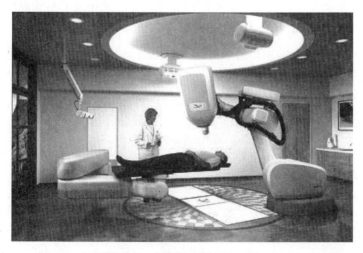

图 12-4　放射外科机器人系统

（2）机器人辅助操作系统

1）关节外科机器人系统（图12-5）：关节置换手术是关节外科中的一种常见手术，在传统的关节置换手术中，医生根据患者术前的X线图像，判断患肢力线，在术中凭借经验放置、切割、处理模块及假体。而由于骨骼变形等因素的影响，可能导致人工关节植入的位置出现错位，出现这种情况的概率为2%～6%，手术失败后再重新植入的失败率会更高。而假体安放位置不妥、下肢力线不准确及软组织失衡等会导致置换关节处的疼痛及假体的早期松动，从而大大影响手术效果。

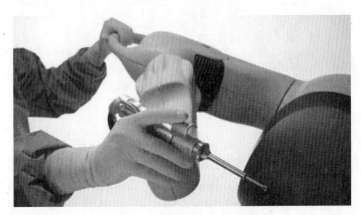

图12-5　关节外科机器人系统

在关节置换手术中引入计算机技术，对关节截骨的位置、假体大小、接入方向及位置等术前手术计划做出客观的指导；在手术中引入光电导航等跟踪设备对手术过程进行实时监控，指导医生准确地进行每一项手术操作，不仅可以降低出现关节假体植入位置不正的概率，同时也可使假体安放精确地符合肢体力线，增加运动范围的"安全性"。据统计，通过计算机辅助可使安放的人工全髋关节的外展角和前倾角的误差控制在 $-1°～1°$，且导航系统可使人工膝关节置换的假体优良率从传统的15%提升到33%。另外，手术导航系统还可以帮助外科医生检验体内关节和植入关节之间的相对运动的情况，以判断手术的效果。

另外，在关节置换手术中，骨骼开口的位置、方向和大小十分重要。在传统手术中，开口全凭医生的"感觉"，无法精确控制开口的大小，这经常导致手术后连结处骨质愈合不理想，术后相当长的一段时间内不能受力。而引入机器人技术以后，利用对术前CT图像的三维重建来精确构造骨骼的三维模型，再利用机器人动作精度高、可控性强的特点，由机器人在医生的监控下"主动"地完成对骨骼的切削，可以大大提高开口操作的精度，使切削缝隙从传统的1～4mm减小到0.05mm以下，手术效果稳定性也大大提高。

2）腔镜外科机器人系统：腔镜被广泛用于腹腔外科、泌尿外科、心脏外科等多种外科手术，并已经成为一种主流的手术方式，手术机器人系统在21世纪初被引入腔镜手术，已经在上述外科手术中的多种适应证中显示出了良好的临床优势，如图12-6所示。

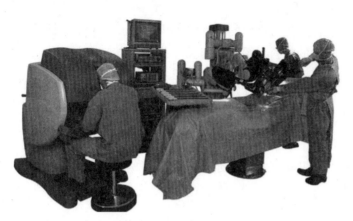

图 12-6 腔镜外科机器人系统

手术机器人系统一般包括控制台、机器操作臂、三维视觉成像系统和腹腔充气装置等组成部分，操作臂通常有三个：一个控制腹腔镜，另两个控制操作器械，可控制多关节的腔内操作设备，如分离钳、抓钳、剪刀、持针器等。

在腔镜手术中引入机器人的主要优点如下：

Ⅰ. 提供更加稳定的图像。机器人腔镜完全按照手术医生的指令活动，可避免常规腔镜手术中因助手疲劳出现视野不稳定的问题。另外，进行精细操作时，常规腔镜镜头距术野很近，镜头稍有移动就会偏离术野，监视器上也会出现大幅度抖动。

Ⅱ. 利于精细操作。通过机械臂操作，避免了人呼吸和生理颤抖对操作的影响，增强了稳定性；另外，机器人可使镜头距术野很近，并使用更精细的操作器械，使常规腔镜手术中难度较大的小管道的吻合成为可能。

Ⅲ. 节省人力。手术只要一人操作，可以坐位进行，大大降低了劳动强度，适合复杂的和长时间的手术。

Ⅳ. 可远程手术。手术医生可能通过网络支持操控其他地区的机器人进行手术。

Ⅴ. 腔镜外科机器人系统能够降低约 33% 的医疗费用，减少大约一半的住院时间，并且可以减轻患者的痛苦，加速患者的恢复。但该系统最主要的障碍在于其陡峭的学习曲线和昂贵的价格。而该系统在实际手术操作中，对于外科医生来说，一个最大的挑战在于缺少力觉和触觉的反馈，手术操作基本靠视觉的引导来完成。

3）显微手术机器人系统（图 12-7）：眼科显微手术在临床上对医生的技术水平有相当高的要求。在现代眼科手术中，显微手术技术已经在角膜移植术、玻璃体切割术、视网膜手术得到广泛的应用，大大促进了眼科显微手术的发展。但是，在眼科手术尤其是眼内手术操作中主要面临以下几个问题：手术分辨率及操作精细度要求

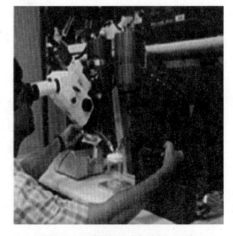

图 12-7 显微手术机器人系统

高；器械通过巩膜刺入点进行操作的手术空间小；手术操作环境的可视性差；由于医生手工操作过程中生理上的颤抖，手术时间长，手术成功率低。因此，利用机器人运动精度高、稳定性好的特点辅助或代替医生进行手术，可以很好地解决以上问题。机器人辅助眼科手术可以为主刀医生提供高清晰、立体的手术视野，可以使医生更清晰准确地进行组织定位和器械操作。其次，仿真手腕手术器械能深入到人手不能触及的狭小空间完成精细手术操作，提高手术精度。另外，机器人眼科手术的微创性使得病人从这种新的手术方式中受益颇多：切口变小、康复时间缩短、手术效果更好等。

（二）原理与结构

1. 功能原理 一般而言，根据功能要求，手术机器人应包括以下五个单元：图像采集与处理单元、定位信息获取单元、配准与空间变换单元、人机交互与显示单元、机器人定位与手术操作单元。通过这些单元获取医学图像、定位信息并实现配准之后，医学图像空间和定位系统空间建立相互映射，医生通过交互设备在图像空间进行手术规划和手术方案模拟，并可将图像空间中所规划的手术方案通过机器人在手术空间中加以确立。

（1）图像采集与处理单元：影像医学在近年来获得了突飞猛进的发展，成像技术不断变化创新。这些科学技术的进步，推动了影像诊断学的发展，也推动了影像导航外科的发展。在外科微创手术中引入多模医学图像，为更准确地进行手术导航提供了非常丰富的数据信息。

根据不同手术环境及手术适应证的要求，可采用的图像信息包括 CT、MRI 等术前医学图像，以及 X 线、超声、内镜等术中影像，能够提供病变部位的直观信息。以下是最常用的几种医学成像方式。

1）计算机 X 射线断层摄影（computed tomography，CT）：是利用 X 线束对人体的某一部分按一定厚度的层面进行扫描。因为人体各种组织的疏密程度不同，所以探测器接收到的射线强度存在差异。将所检测的有穿透差异的射线信号转变为数字信息后由计算机进行处理，输出显示为断面图像。CT 的图像质量好、精度高，对骨骼组织具有较好的显示效果。目前，CT 设备大量用于外科的诊断和导航，但其体积较大、价格较贵，且不便设置于手术室内进行术中导航。

2）磁共振成像：氢原子的原子核如同一个微型磁铁，因此人体内不同物质、组织或器官彼此之间所含的氢原子核密度皆不相同。磁共振成像（magnetic resonance imaging，MRI）通过测量特定磁场中人体内氢原子核的磁矩变化并转换成电流信号，形成不同物质、组织或器官的灰阶影像对比分布图。MRI 同样是断层切面影像，分辨率高、信息量大，对于软组织的显示效果好。与 CT 类似，设备体积较大、价格昂贵，不便设置于手术室内进行术中导航。

3）X 线透视（X-ray fluoroscopy）：可以清晰地再现人体骨骼的状况，非常适用于骨科手术。在骨科手术中通常采用 C 型臂，其发射端与接收端相对，通过调整 C 臂位置和转动角度，可针对不同手术需要采集人体各部位在不同体位的图像。C臂可以近乎实时地再现手术状况，而且移动方便，成本相对较低，是骨科微创手术导航系统的首选图像采集工具。

4）超声（ultrasonic，US）成像：多适用于液体结构或为液体结构所环绕脏器的成像。超声设备尺寸小，可以进行实时采集，采集方便，价格便宜，对人体伤害小，可以清晰直观地再现组织结构和表面形态。但从目前研究来看，图像的精度还不是很高。

此外，根据手术部位以及适应证的不同，还可以使用正电子发射型计算机断层、数字减影造影等医学图像。

（2）定位信息获取单元：定位技术是导航的关键，可提供手术部位与手术器械的相对位置关系，解决手术过程中手术目标的位置测量、空间映射、手术干预和定位精度等问题。微创手术一般包含三种坐标系：手术空间坐标系、图像空间坐标系和导航工具坐标系。定位系统的功能就是将这三种坐标系映射起来，确定手术区域中目标点和手术器械的空间位置。其精度对于手术导航的精度影响很大，直接关系到导航手术的成败。

根据所用定位方法的不同，现有导航定位方法主要包括光学定位法、机械定位法、电磁定位法和超声定位法。而临床中最为常用的是光学定位方式，这也是目前精确度最高的方法。机械定位则是最早引入外科导航领域的方法，早期多采用数字机械臂，尽管占用手术空间，医生操作不够自如，但仍因其良好的稳定性和精确性而得到广泛应用。随着计算机与机电控制技术在医学领域的发展，机械定位方式已得到进一步发展，可帮助医生完成部分手术操作。超声定位和电磁定位一般由超声或磁场发射器和接收器组成，根据接收信息的强度和相位计算出空间位置和方向。实际应用中为弥补各自不足，可采用组合定位法。

1）光学定位法：是用至少两个摄像机观察目标的自然表面或特征点，并对至少两幅图像上相同的目标点进行计算，然后利用计算机视觉原理得到这些点的三维位置，从而获得被测物的三维位置关系。光学定位系统包括跟踪器和目标点，其中目标点采用系统易于识别的物体，而跟踪器的作用是采集这些目标点的位置信息，由计算机系统进行目标点识别并计算目标点的空间位置。实用系统中一般采用多个目标点，并以一定规则排列形成空间坐标系，在手术器械和手术对象上按一定规则安装这些目标点，从而由这些目标点位置可计算得到手术器械或手术对象的空间位置和姿态信息。

根据所跟踪目标点的发光与否，可以将光学定位系统分成主动和被动两种光学定位方法。

Ⅰ.主动光学定位系统：采用红外发光二极管作为目标点，跟踪器多采用三个以上的光电传感器，追踪定位红外发光二极管位置。将若干相对位置固定的红外发光二极管同时安装于定位工具上，系统由此可实时计算得到该定位工具的空间位置和姿态。手术过程中，在手术器械和手术部位上分别固连一个定位工具，则系统可根据红外发光点的空间位置，计算手术器械相对于手术部位的位置和姿态，再映射至图像坐标系中并显示到屏幕上，指导医生完成手术操作。该系统具有定位精度高、处理灵活的优点，但接收装置在术中可能被医生或器械遮挡，带来定位问题，而且这种设备价格相对较高。

Ⅱ．被动光学定位系统：使用反射标志物作为目标点，目标点本身不发光。由两个或多个摄像机对依照一定规则排列的若干目标点进行观察，目标点反射光线并成像至电荷耦合元件传感器中，系统对所拍摄图像进行识别和处理，以确定目标点在空间的位置。将标志物安装在定位工具上，即可计算得到该定位工具的位置和姿态。在手术器械和手术部位上分别固连一个定位工具，便可推算出手术器械相对于手术部位的位置和姿态。由于被动光学定位法需进行模式识别，图像质量和模板匹配精度都会影响系统的精度。

2）机械定位法：是最早应用到计算机辅助手术导航中的方法。机器人一般采用多自由度机械臂（为使其具有足够灵活性，一般都有5个以上的自由度），机械臂前端可安装各种手术器械。最早采用的是被动式机械臂，由医生手持其前端带动整个机械臂运动，各关节编码器记录该位置关节参数，从而可通过机械臂模型和关节参数计算得到手术器械的空间位置和姿态；目前则多采用主动式机器人，可通过编程和自动控制实现其工作空间中的点定位、路径规划以及运行轨迹。在机器人到达所需位置并锁定后，在保持定位位姿的同时可承受一定的负载，而且不会产生疲劳，从而有效解决医生手持手术器械时可能产生的抖动问题，提高手术安全性，但由于机器人占用一定空间，对手术操作需进行合理安排。

通用性机械臂形状的机器人结构较为复杂，与手术环境适应性较差，价格较昂贵。因此，根据具体的手术环境和特点，还出现了各种专用定位机构。这种机构导航定位是简化了的机器人定位系统，它的特点是结构简单、定位任务单一、精度较高且价格便宜。它只完成手术中某一个具体的导航定位动作，因此所需自由度较少。系统可以将医生规划的手术路径映射为机构的空间坐标系，从而实现主动定位。以这种机构作为医生的手术平台，可对医生的手术动作进行导航，使医生快速方便地完成手术操作。

通常情况下，机器人在确定末端点位置后会进行锁定，而手术过程中手术对象的位置可能有微小位移，这样就增加了手术精度的不确定性。为减小该误差，可借助其他手段实时检测手术对象的位置，机器人根据位置变化信息进行伺服。

3）电磁定位法：类似于有源光学定位，其原理如下：系统包括发射源和接收源，分别为三轴线圈和三轴传感器，每一电磁线圈定义一个空间方向，于是三个线圈可确定三个空间方向，然后根据相对位置关系确定其空间位置。在手术环境中，可在手术台下安置一个磁场发生器，磁场覆盖整个手术区域，系统根据检测器所接收目标点磁场信号的强度和相位，解算出其空间相对位置和方向。

电磁定位系统定位精度较高，且无遮挡问题，所以医生的活动空间范围和操作便利性比光学定位有所改进。电磁定位系统的精度一般为3mm。但该系统的磁场对工作空间中任何金属物体的引入都很敏感，有可能影响到定位的精确性，这在手术室中是不可回避的问题。

4）超声定位法：原理就是超声测距。这类系统也包括发射器和接收器，记录超声波在发射器和接收器之间的传播时间，计算发射器和接收器的相对距离。在手术器械上放置至少三个超声波发射器，通过测量超声波的传播时间计算发射器与接收器间的距离，根据接收器的相对位置来确定发射器即目标点的位置，从而计算出手术器械的位置和姿态。但温度、空气非均匀性等可能对超声定位的精确性产生影响。

（3）配准与空间变换单元：为使外科医生能够通过多个模态医学图像了解患者的内部状况，确定手术方案，并结合术中的定位信息精确地执行手术计划并操作手术器械，使手术向空间定位精确和微创的方向发展，在前述图像空间（虚拟环境）与手术定位空间（现实环境）之间必须有一个联结的桥梁，使得医学图像中所提供信息与导航定位信息相互匹配，同时将图像空间、手术定位空间与手术对象联系起来，为精确的手术定位打下良好的基础。这就需要进行配准，即获得前述基本概念部分中所述坐标系间的转换关系。为充分利用互为补充的断像信息（CT、MRI）和术中图像信息（X线、US等）以及功能图像信息（PET等），多模医学图像之间也需要配准。因此，配准实际上包含两类：定位系统空间与医学图像空间的配准、多模态医学图像之间的配准。

1）定位系统空间与医学图像空间的配准：其精度对手术定位的准确性具有直接影响。由于两个空间没有直接关联，一般通过手术对象作为"中转站"，分别提取同一手术对象在医学图像空间和定位系统空间的位置信息，即可推算医学图像空间和定位系统空间的相互映射关系。实际应用中，为明确手术对象在不同空间的位置，一般通过人工外加的固定物或者解剖特征等具有明确位置的标记点作为"桥梁"，建立两坐标系之间的映射。

标记点可为外加固定物，须与手术部位保持刚性连接，如贴于患者头部或者与骨骼固定，以确保其与手术部位坐标系的一致性。但这种方法多数情况下可能带来额外创伤，因此也有系统采用解剖特征作为标记，如脊柱的棘突等。标记点的设定需按照一定次序进行选取。目前自动拾取标记点有一定难度，多为手动实现。分别在医学图像空间和手术定位空间获取各自的三维坐标数值，系统即可计算得到两组点集之间的坐标变换参数。

2）多模态医学图像之间的配准：医学成像技术给临床医学提供了X线、US、DSA、CT、MRI、PET、SPECT等形态和功能的影像信息，在实际的临床诊断和治疗中，患者经常同时进行多种断层影像模式的检查，以提供对研究部位互为补充的形态信息和功能信息。医学图像配准就是用计算机图像处理技术使各种影像模式统一在一个公共坐标系中，并融合成一个新的影像模式显示在计算机屏幕上，加强兴趣部位的显示效果，有助于临床诊断。

与定位系统空间与医学图像空间的配准相同，多模态医学图像之间的配准也需提取不同图像中的特征信息作为配准的基准，目前多采用标记点作为特征，提取其空间位置以进行匹配。多模态医学图像之间的配准包括以下几种方法：外加标志物的配准、基于灰度的配准和基于特征的配准等。

（4）人机交互与显示单元：人机交互系统是医生获取图像、手术信息并通过导航或机器人系统进行操作的"界面"。在术前将影像提供给显示单元，医生由医学图像了解手术部位解剖信息之后，即可根据手术适应证需要进行手术规划，确定手术入路，同时根据需要突出显示手术或病变部位，并在真正手术之前进行手术模拟，以提高手术安全性。

人机交互与显示单元的主要功能包括：

1）手术规划与导航：术前规划合理手术路径以避开重要组织，术中显示规划路径、手术或病变部位以及手术器械的实时位置。经配准之后，在图像上即可精确地确定人体组织和手术器械之间的种相对位置，为医生提供更丰富的信息。

2）选取标记点：为实现导航定位或配准功能，在自动标记点提取不易实现的情况下，需由医生在图像上交互选取标记点并计算其位置。选点的精度对最终定位或配准精度有较大的影响。

3）手术部位分割显示：可通过以下两种方法提取：自动提取与手工勾画。自动提取需针对不同类别图像采用特定的算法将手术或病变部位提取并显示出米。这种方法在特定的条件下能选到最佳的效果，但难以适用于所有的应用，在某些情况下甚至会得出错误的结果。手工勾画则是由医生通过鼠标等交互设备勾勒出所需部位的轮廓，但由于需手工操作，比较耗费时间。不论自动提取还是手动勾画，均应在医生监督下进行，以确保结果的正确性。

4）手术模拟：计算机手术模拟是指通过人机交互在计算机上模拟手术过程，计算并模拟显示手术的结果，而交互技术始终是其中的重点和难点。由于原始医学图像常规所得为二维断层图像，借助于医学图像三维可视化技术，可以显示三维物体表面及任意剖面的信息。借助于逼真的三维可视图像，外科医生可从任意角度对人体解剖结构进行观察，进行术前模拟、术中导航和术后评价。

从硬件设备角度，人机交互与显示单元可划分为两个部分：

1）显示单元：主要通过屏幕显示所采集的医学图像、重构三维图像、术中各断面投影图像、定位信息、手术规划以及病变部位信息。常见设备包括图形工作站、头盔显示器等。

2）手术交互单元：模拟手术需要三维空间交互，系统应允许用户直接在三维空间指定位置和方向，而三维交互手段相对而言较为复杂，而且交互过程必须考虑到手术本身的复杂性和精确性。目前所采用的三维交互主要有三种方案。

Ⅰ.传感器反馈：利用前述定位设备获取信息，并映射到医学图像坐标系中，将该定位信息反馈至医学图像中，在图形工作站上显示。当操作过程中所显示的手术器械位置与规划位置重合时，医生即可确定该手术器械定位准确。

Ⅱ.通用三维交互设备：例如，常规键盘鼠标、操作手柄、六维鼠标、数据手套、力反馈操作设备等，通过计算机处理，可实现图像虚拟空间操作。

Ⅲ.机器人系统：根据预先确定的手术路径，进行手术定位或操作，在手术过程中，医生监督其每一步动作。

（5）机器人定位与手术操作单元：在前述定位系统中，机器人作为导航系统的一种，可提供定位信息并在术中作为定位平台使用。随着机器人智能控制技术的日渐成熟，机器人逐渐作为导航系统的输出单元，可实现主动控制和操作控制，提升了医疗外科机器人的自动化水平。

机械定位法中已经介绍了机械臂，它仅能被动反馈定位信息。此外，目前面向手术的主动式医疗外科机器人主要是主动定位机器人和主从操作机器人。

1）主动定位机器人：利用机器人定位准确可靠的优势，主动控制机器人运动来实现手术定位。在获取医学图像、定位信息并实现配准之后，根据术前手术规划，由系统根据智能算法控制机器人按照所计算的给定路径运行，当到达所需位置和姿态后，则停止运行并锁定机器人，防止机器人发生意外运动。定位完成后，医生即可依照机器人末端器械所给定的路径实施手术操作。

2）主从操作机器人：采用主从结构，医生操作主机器人，从机器人则随主机器人依照一定控制率进行运动。因此，从机器人完成与医生相同的操作。该机器人主要应用于手术动作比较复杂的环境下，帮助医生方便、快捷、高效、精确地完成复杂的手术动作。

2. 关键技术模块

（1）机器人系统：机器人是医疗外科机器人系统的核心，它的作用有两个：一是按命令轨迹运动将安装在其末端的手术器械送达病灶点；二是按指令轨迹带动手术器械运动完成辅助操作任务。出于安全的考虑，在整个手术过程中机器人的运动是分阶段完成的。运动的开始命令由操作人员发出，控制计算机在接收该命令后根据规划系统提供的轨迹参数生成机器人运动指令，该指令经通信系统发送给机器人控制器，机器人在该指令控制下完成指定的操作。在遥操作系统中，机器人的运动是按控制台的要求完成对主操作器运动的跟踪。手术机器人的精度一般是指机器人运动的实际位姿和指令位姿间的差别，即机器人学中的绝对位姿精度。这与传统的工业机器人系统用重复位姿精度来衡量机器人系统的精度是有明显区别的。在机器人辅助外科手术中，机器人的运动速度一般被限制在较低的水平上，这是因为手术的完成是以医生为主体的，机器人的作用只是完成辅助的操作，手术进行中医生随时可能根据自己的判断要求机器人终止操作，因此机器人的低速运动会给医生留下一个宽松的判断和操作空间。另外，机器人的灵巧操作空间必须覆盖手术的操作区间，以保证规划手术方案的实施。在手术的路径选取时，有时要求避开一些人体的重要组织，要求机器人具有冗余特性，即机器人具有一定的避障能力。

（2）规划导引：辅助诊断系统是根据二维医疗图像中像素点的灰度信息和等灰度像素点组成的图案信息，由计算机作出对应组织是否有病变的判断，该结果提供给医生作为诊断参考。

将二维医疗图像进行适当的处理，如组织划分、边沿提取，结合体素建模和表面建模方法，即可重建患者的三维立体模型，该模型是辅助规划导引系统的核心组成部分。但进行三维建模，不仅费时，而且成本较高，如果对每位患者都进行三维建模，手术的费用会大幅度增加。目前具有发展潜力的方法是用人体的标准图谱，建立一个通用的三维模型，具体手术时将患者的二维图像经变换后与通用的三维模型进行数据融合，此时的三维模型可以认为是该患者的三维模型重建。在二维医疗图像或三维模型上，确定病灶点的位置是辅助规划系统的功能之一；辅助规划系统的另一个功能是在三维模型所在的图像空间中选择进行手术时的手术器械运动轨迹，也就是手术方案的确定，称为手术机器人系统的图形规划能力。在手术方案确定后，医生可以在三维模型上，依照选定的手术方案进行手术的仿真操作，对手术的效果进行观察，称为手术机器人系统的手术仿真能力。手术中，当手术器械进入患者体内时，进入部分，医生是看不见的；而利用光学或机械方式可获得手术器械在手术空间的位姿信息，将该信息结合手术器械的尺度信息变换到图像空间中，并加以显示，医生就可以在计算机上观察到手术器械在人体中的情形，这种可视化的服务称为手术机器人系统的手术导引能力。在手术现场，医生根据以往的经验可能会对图形规划系统选定的手术方案进行修改，医疗外科机器人系统应具有良好的人机交互界面，以保证手术路径调整的顺利完成，这个过程称为临场规划。

（3）配准与空间映射：空间映射具体是指在手术导航定位系统中存在多个坐标系，通常包括图像坐标系、工具坐标系、患者坐标系，在进行手术时需要将多个坐标系统一到同一坐标系下，此过程即称为注册（或配准）。在导航手术流程中，注册（或配准）是必不可少的重要组成部分，只有在完成注册工作使得系统中各个设备的坐标系达到统一之后，才可以进行后续的导航跟踪，且空间映射即注册方法直接决定了整个手术定位系统的相关方法。

空间映射是一系列坐标系间的变换关系，可以用齐次变换矩阵表示。当在图像空间获得目标靶点和手术路径信息后，通过空间映射关系可以在机器人操作空间中获得它们的描述。空间映射的一般过程可以表示为：

$$^{O}P_{C}| \rightarrow {}^{O}P_{R} \text{ 或 } {}^{O}L_{C}| \rightarrow {}^{O}L_{R}$$

式中，$^{O}P_{R}$、$^{O}P_{C}$ 为位置点坐标；$^{O}L_{R}$、$^{O}L_{C}$ 为路径轨迹信息。空间映射关系的获得是机器人辅助操作系统得以实现的重要保证。在具有结构化工作环境的系统中，从手术空间到机器人操作空间的映射关系由系统结构设计决定，只要系统结构不发生变化，映射关系就保持不变。在工作于非结构化环境的系统中，该映射变换在手术开始时确定，对不同的手术，映射关系一般是不同的。在遥操作系统中，特别是异构遥操作系统（即遥操作主机与遥操作从机结构不同），还存在一个由主机操作空间到从机操作空间的映射变换，该映射关系由遥操作系统的结构和控制策略决定。

例如，在骨科手术机器人领域，术中影像采集能够实时反映因体位变化造成的解剖位置变化，减少错误发生。目前处于前沿的图像配准算法包括双平面定位技术（图12-8），其利用术中影像进行配准。双平面定位技术只利用2张术中的X线图片，通过特有的空间坐标映射算法即可完成图像配准，它不需要对医学图像进行校正，也不需要术前标定，对于手术环境和手术器械没有特殊的要求。采用双平面定位算法进行靶点坐标定位的原理如图12-8所示。图中两幅图像是透视患处两次得到的图像，W_1、W_2 分别是点

W 投影在两幅图像上的点，根据 P_1、P_2 和两平面上标记的点投影在两幅图像上的位置信息，可以计算靶点 W 在参考坐标系中的坐标 A_1、B_1、A_2、B_2，从而通过求两条直线 l_1、l_2 的交点，得到靶点 W 的空间坐标。双平面定位算法中的核心是从图像坐标系到标记点构成的参考坐标系的坐标映射，在不同的适应证中，根据具体的拍摄角度、成像位置等客观条件的约束，可以分别使用仿射变换或射影变换来完成这一坐标映射。

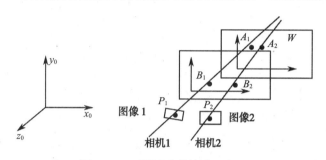

图 12-8　双平面定位算法原理图

（4）手术器械位姿跟踪：是采用某种方法实时获得手术器械在某一已知空间中的位姿。该位姿信息和已知的手术器械尺寸信息，可用于导引或手术监视系统。在机器人辅助手术系统中，位姿信号从机器人控制器获得，在监视系统的三维患者模型上实时显示出手术器械的位姿，提供手术时的可视化监视功能。在导引系统中，获得手术器械位姿信息的常用方法有两个：一个是光电式，即在手术器械上安装标记物，通过视觉传感器获得手术器械在视觉传感器空间的位姿信息，然后通过映射变换获得图像空间的手术器械位姿信息。这种方法的优点是非接触测量，手术器械的运动不因测量系统的引入而受限制；缺点是成本较高。另一个是机械式，即采用无动力 6 自由度机械臂，手术器械安装在机械臂的末端，通过对 6 个关节的角度传感器输出的实时检测，可以计算出机械臂末端手术器械在机械臂空间的位姿，同样通过映射变换获得最终图像空间中手术器械的位姿信息。这种方法的优点是结构简单，成本与光电式相比要低。

（5）虚拟操作：虚拟临场操作是指手术的操作和手术的完成是在异地进行的。在机器人辅助医疗外科手术系统中，具有虚拟临场操作能力的系统是最复杂的。虚拟临场操作是在机器人遥操作技术、虚拟现实技术和远程通信技术的支持下实现的。手术时，机器人的运动受异地的遥操作主机控制，遥操作系统必须具备稳定、可靠的特性。医生通过虚拟现实设备在视觉、触觉、力觉等方面取得临场感。两地的信息交换由远程通信系统完成，由于有视频信息的传送，因此要求有足够的通信带宽，同时通信系统必须安全、快捷。在该类系统中，系统的时延也直接影响着系统的安全性，时延越大，安全性就越差。

（6）人机交互：安全保证是指为了使手术能正常进行，避免对患者或医疗器械造成意外伤害或损坏所采取的措施。安全保证应该包括以下几个部分：系统电子设备的抗干扰特性、机器人系统的稳定性、通信系统的可靠性、机器人运动的绝对位姿精度、系统的定位精度、辅助手术操作方法的合理性、手术中系统各部分（特别是患者与机器人）相对位置关系的稳定性、手术中手术器械受力的合理性，其中绝大部分是在系统设计时决定的。目前，纯粹用于安全保证的措施有两个：一个是手术中手术器械的受力监测；另一个是手术中患者与机器人相对位置的监测。

人机交互主要是指医疗外科机器人系统的可操作性。目前机器人的操作是比较复杂的，对于医生而言，掌握它并能熟练使用示教盒或编程语言对机器人进行操作是十分困难的。因此，建立一个简单、可靠、易于掌握的人机交互方法是机器人辅助外科手术系统从研究走向产品化的关键。

二、临床应用

（一）辅助软组织手术

1. 手术系统结构　辅助软组织机器人以腔镜外科机器人为例。腔镜外科机器人系统由医生操作系统、床旁机械臂系统、视频处理系统构成。主刀医生坐在控制台中，位于手术室无菌区之外，使用双手（通过操作两个主控制器）及脚（通过脚踏板）来控制器械和一个三维高清内镜。正如在立体目镜中看到的那样，手术器械尖端与外科医生的双手同步运动；床旁机械臂系统（patient cart）是外科手术机器人的操作部件，其主要功能是为器械臂和摄像臂提供支撑。助手医生在无菌区内的床旁机械臂系统边工作，负责更换器械和内镜，协助主刀医生完成手术。为了确保患者安全，助手医生比主刀医生对于床旁机械臂系统的运动具有更高优先控制权；成像系统（video cart）内装有外科手术机器人的核心处理器以及图像处理设备，在手术过程中位于无菌区外，可由巡回护士操作，并可放置各类辅助手术设备。外科手术机器人的内镜为高分辨率三维（3D）镜头，对手术视野具有10倍以上的放大倍数，能为主刀医生带来患者体腔内三维立体高清影像，使主刀医生较普通腹腔镜手术更能把握操作距离，更能辨认解剖结构，提升了手术精确度。

2. 临床使用　腔镜外科机器人可用于泌尿科手术、普通腹腔镜手术、妇科腹腔镜手术、普通胸腔镜手术以及胸腔镜辅助心切开手术，辅助对内镜及内镜手术人体组织处理附件进行精确控制。手术过程见附件视频。

（二）辅助硬组织手术

1. 手术系统结构　辅助硬组织手术机器人以骨科手术机器人系统为例，采用模块化构型，各模块之间相互独立，每个模块根据不同的需求实现具体功能。此构型最大的优点在于骨科手术机器人系统仅通过变换使用不同的手术标尺就可以完成不同类型的手术，从而使该系统对其他手术适应证的拓展变得非常简便。

骨科手术机器人由机器人、光学跟踪系统、主控台车、手术计划与机器人控制软件和机器人手术工具包五部分构成。机器人在无菌环境中工作，其可按照手术计划结果，运动到病灶处，为医生提供置钉通道；光学跟踪系统可在非无菌环境中工作，术前将机器人末端工具所在的空间坐标系、患者所在的手术空间坐标系与图像空间坐标系映射起来，术中实时监测手术部位与手术器械的相对位置关系，保障术中定位精度；主控台车是数据处理中心，综合计算各组成部位空间位置，完成手术模拟规划，控制机械臂运动。

2. 使用流程　骨科手术机器人系统可广泛应用于创伤骨科、脊柱外科，辅助医生精准置入内植入物。其操作流程在符合手术规范要求的前提下基本不改变传统的手术流程，不改变医生的操作习惯，同时可以将医生的经验知识、手感和灵活的现场判断等融合到系统中，使手术过程始终在医生的有效控制下进行，使手术风险有效降低，内植入物定位精度提高。手术过程如图 12-9 所示（具体手术过程见附件视频）。

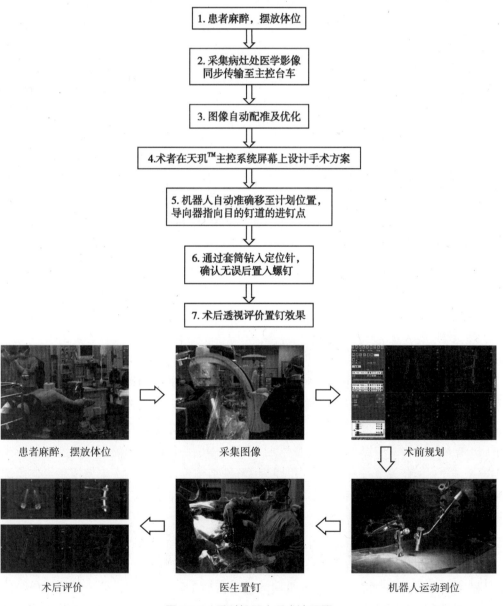

图 12-9　骨科机器人手术流程图

三、研究热点与发展趋势

手术机器人技术正朝着人机交互全面化、图形图像精细化、硬件体积微型化、手术过程无创化、远程操作流畅化等方向发展。本领域的技术发展趋势是：

（一）灵巧的手术机器人构型技术

随着计算机、机器人等工程技术在医疗领域的应用，临床对精准定位、灵巧操作、三维可视化等相关技术的要求也越来也高，手术机器人产品的系统结构也需要做相应的改进和完善。临床环境的复杂性和高安全性，要求产品的系统结构和机器人构型能够根据不同的临床环境作相应调整。因此，开发能够完成精密手术操作、占有空间小、动作灵活的机器人构型正在成为热点。

（二）基于多模影像的智能配准技术

传统透视影像存在重叠多义性和清晰度的缺陷，导致手术的精确性和安全性难以保证。导航技术能够显示肉眼不可见的深层次组织结构，但目前影像导航技术主要依赖术前／术中CT影像，CT影像只能显示骨骼图像，无法显示周围软组织状况。随着多模影像技术的发展，将实现功能信息图像（MRI、SPECT、PET）与病灶解剖结构图像（CT、X线片）的融合，为医生提供更多的诊断信息和手术三维数据的空间信息。同时，手术机器人产品能够利用上述多模影像信息，在手术空间、图像空间和设备空间的配准技术上实现突破，为这三个空间的空间坐标系建立更加智能的联系；通过识别不同的图像模态，自动智能配准，进一步提升此类手术的效率和安全性。

（三）简洁高效的人机交互技术

如何根据手术需要方便快捷地操作、提高手术效率是手术机器人进入临床必须解决的问题。结合医生的操作习惯和临床环境，研制简洁、高效的人机交互设备是产品进入临床的必然需要。近年来，术中C臂／O臂三维成像等术中高精度影像采集技术开始应用于机器人手术。术中影像采集能够实时反映因体位变化造成的解剖位置变化，减少错误发生。另外，在关节手术中，应用无图像解剖结构重建技术。术中使用指点器点选解剖结构的特征点和面，与模拟图像中的旋转中心或关节轴线进行配准，可以精确地设计和实现假体置换的力线。

（四）针对临床环境的传感技术

临床上现有的传感器（如：可医用的电磁传感器、超声传感器、音视觉跟踪传感器、力反馈传感器等）都是专门设计的，拥有自动防故障装置；传感信号能够被实时收集、整合与显示，临床医生能够依据传感信号的变化来判断是否发生或者即将发生临床事件，然后根据预先设定的程序强制停止机器人系统的活动，转由临床医生介入，判断下一步手术方案，从而保障手术过程的精确性和安全性。针对临床需求，需要研究适合手术环境的微型化、多信息融合传感技术。

（五）远程手术安全控制技术

远程手术尽管取得了一定发展，但仍面临诸多问题。首先，网络时延问题。需要将时延降低到人的有效感觉之下，实现临场感手术操作。其次，网络安全问题。改善网络通信条件，优化手术所用的数据传输流，提高网络传输效率；克服数据丢包、病毒、数据变异等问题，提高手术安全性。最后，适应证扩展问题。需要进一步扩大遥外科手术的临床应用范围。

随着相关技术的发展和应用需求的不断扩张，远程手术已不再局限于设备齐全、手术环境理想的医院手术室，复杂环境下远程手术的研究已成为当研究的热点。这些复杂环境对远程手术过程中机器人的设计提出了新的挑战和要求：机器人控制系统的自适应性、避碰性应更高；机器人体积更加轻巧及自主手术能力更强、更加智能；并且，机器人人机交互效率、手术流程及执行效率也需要进一步改进。

（六）以机器人技术为基础的精准治疗综合解决方案

随着大数据的发展和个体化医疗的推进，各种疾病的精准治疗也将是发展趋势之一。在精准医疗解决方案中，将需要融合循证医学证据、手术机器人临床大数据库、个体影像学数据、生物力学数据等，结合手术临床路径和手术安全预警体系，依托手术机器人，形成智能临床决策推荐意见。在以手术机器人为基础的精准医学解决方案的发展中，将机器人与遥操作、大数据、云技术等创新技术相融合，研究新型的治疗方法和手段，是临床应用解决方案的研究热点。

（李春霞）

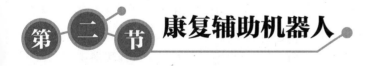

第二节　康复辅助机器人

一、康复辅助机器人概述

康复机器人可分为康复辅助机器人与康复训练机器人。本节将主讲康复辅助机器人，第三节将介绍康复训练机器人。

主要产品有如智能假肢、智能辅助机械臂、饮食护理机器人等，其结构、功能各不相同。但这些产品的主要用途基本一致，即辅助老年与残疾人群自主完成各种日常动作，更好地适应工作和生活，减轻患者的家庭负担，同时也具有一定的临床康复意义。

康复辅助机器人主要用来帮助老年人和残疾人等功能障碍者更好地适应日常的工作和生活，代偿或增强他们部分弱化的机体功能。根据其不同的用途，康复辅助机器人种类繁多，按功能划分为两大类：功能代偿型机器人与功能辅助型机器人。可以将康复辅助机器人分为智能假肢、智能轮椅、智能辅助机械臂、导盲机器人、移位机器人、智能护理床及个人卫生护理机器人等七类。具体分类如表 12-1 所示。

表 12-1　康复辅助机器人分类

	功能代偿型	智能假肢	
康复辅助机器人	功能辅助型	助行类	智能轮椅
			移位机器人
			导盲机器人
		护理类	智能护理床
			智能辅助机械臂
			个人卫生护理机器人
		其他	

（一）康复辅助机器人的历史

对康复辅助机器人的研究早在 20 世纪 60 年代初便已开始，但仅限于可行性研究。直到 20 世纪 70 年代中期，对康复辅助机器人的研究才逐步开展起来。早期的康复辅助机器人都属于功能代偿型机器人，首先出现的是工作站形式的康复辅助机器人。它们由现有的电动机械臂与专用工作台组合而成，可根据预设的程序指令控制机械臂抓取工作台上的物品。20 世纪 80 年代初期，斯坦福大学基于 Puma260 工业机械臂研发了几代工作站形式的 De-VAR 康复辅助机器人，具有较强的实用价值。其中的第四代 De-VAR 将 Puma 机械臂倒装在顶棚的轨道上，增加了工作空间的同时，又适合在办公环境中使用。

早期的康复辅助机器人普遍由工业机械臂组成，但由于康复辅助机器人有其特殊的应用场景和要求，工业机械臂往往不能完全满足这些特定需求。为此，欧洲展开了一系列卓有成效的研究。1975 年，法国的 Spartacus 机器人项目组研究了遥控机械手的控制和应用并取得了成功。基于这项研究成果，法国在 1984 年开展了基于工作站形式的 Master 康复辅助机器人研究，荷兰于 1985 年开展了 MANUS 机械臂的研究。其中 MANUS 机械臂专门安装于轮椅上面，该机械臂共有 8 个自由度，结构精巧，灵活可靠。后来 ExactDynamics 公司将 MANUS 改进成 6 自由度的机械臂，并安装在一个可升降的平台上，使得该机械臂在运动方面更加灵活自由，实用性大幅提高。

1986 年，英国通用智能机器有限公司设计的 RTX 机器手臂问世。该机械臂的设计为平面关节式，物理尺寸与成人手臂尺寸接近，对康复辅助机器人的研究和研发产生很大的影响。许多基于工作站形式的康复辅助机器人都基于该机械臂的设计思想，例如法国的 Master 康复辅助机器人和欧洲的 RAID 项目。随着 RTX 机械臂的广泛应用，1987年剑桥大学设计了一种交互式编程环境 CURL，专门用于康复辅助机器人的程序编写。同年，英国 MikeTopping 公司研制了 Handy1 康复辅助机器人。1989 年，该公司开始研发 Handy 康复辅助机器人的第二代产品。它选用 5 自由度的 Cyber310 机器臂，并安装在固定平台上，通过更换平台上的托盘可以帮助患者完成进餐、刮脸、化妆与绘画等活动。其他的此类设备还有美国的 WinsfordFeeder，英国的 NeaterEater 和日本的 MySpoon 等。

1991 年，欧盟为了进一步促进欧洲康复辅助机器人技术的发展、改善残疾人和老年人的生活质量、发展远程通信及信息处理技术，启动了协作资助计划 TIDE。TIDE 计划启动后便成为欧洲康复技术研究的焦点，研发了智能机械臂 MARCUS、导航系统 SE-NARIO、MECCS、OMNI 和 MOVAID 康复平台等。20 世纪 90 年代，随着康复辅助机器人研究的全面展开，韩国、日本、中国等许多国家都开始了康复辅助机器人技术的深入研究，康复辅助机器人不单单仅是各种机械臂，还出现了丰富的临床辅助系统。为了给残疾人和老年人提供性能优良的代步工具，各国相继研制出了多种智能轮椅。它们具有自主导航、避障和路径规划等功能，如德国乌尔姆大学研制的 MAID 智能轮椅、麻省理工大学的 Wheelesley 智能轮椅、日本的 OWM 智能轮椅、韩国的 KARES 智能轮椅以及中科院设计的自动导航智能轮椅等，但这些轮椅基本上仍处于实验阶段。目前市场上能够称为智能轮椅的产品极少，上海理工大学与某公司在 2015 年成功开发出的国际上首台语音控制姿态转换的电动轮椅产品。安装有机械臂的智能轮椅在功能方面更加完善，除了代步之外还可以完成简单的日常生活动作，因而也是研究的焦点之一，典型的有德国的 Friend 智能临床辅助系统。此外，还有帮助盲人行走的导盲机器人、帮助老人起居和行走的步行助力机器人、用于肢体功能增强的机器人系统等层出不穷。

21 世纪以来，机器人技术、信息通信技术、人机接口技术、人工智能技术、系统集成技术等众多技术的发展促进了机器人在康复领域的应用，让辅助机器人拥有了更灵活的"大脑"，不再是只会按预定轨迹的机械化运作，这对服务对象主要为老年人和残疾人的康复领域尤为重要。近年来，许多研究都集中在人机接口技术上，例如基于眼球运动信号的眼动控制、基于肌电信号的肌电控制、基于语音信号的语音控制、基于智能终端的触觉控制等多种接口形式，以满足不同残疾人和老年人操作机器人的需求。与此同时，人工智能技术也逐渐应用于康复辅助机器人当中。基于模糊计算的控制方法、基于神经网络的控制方法、自适应学习方法等人工智能技术的成熟对康复辅助机器人的发展中起了巨大的推动作用。

（二）康复辅助机器人的发展

康复辅助机器人的发展得益于相关技术的发展和应用。机器人技术、信息通信技术、人机接口技术、人工智能技术、系统集成技术等技术在康复领域的应用，使得康复辅助机器人的发展主要有以下四个方向。

1. 智能化　康复辅助机器人除了具有自由移动、拿取和运送物品等基本功能外，还应结合先进的智能技术进一步提高机器人的智能水平，简化用户的控制操作，使机器人能够体察用户意图，在简单的指令下自主完成各种动作，更具灵性。所以需要综合发展和应用各种智能技术，开发和完善多种人机接口，同时结合计算机技术、嵌入式技术、人工智能、网络通信技术和智能家居技术，使康复辅助机器人能更安全、有效地将用户和日常生活、工作环境融合起来，让使用者能够像使用自己的肢体一样使用机器人。

2. 人性化　康复辅助机器人的主要用户是残疾人和老年人，所以在设计过程中更应考虑到他们的生理和心理特点，考虑他们的特殊需要，设计出符合残疾人和老年人等特定人群需求的产品。例如，机器人的外形、颜色、行为方式应更能为人接受，更具亲和力，使用过程应更舒适、安全、可靠、便捷，与用户的人机交互应更人性化等。这样，康复辅助机器人才能真正步入千家万户，作为一个得力的助手而不仅仅是一部供人使用的机器来造福人类。

3. 模块化　现代康复辅助机器人的生产批量化、技术兼容性和简易便捷等需求，使得康复辅助机器人的设计必须基于模块化的方式。机器人的硬件部分如机器臂、主控系统、通信系统、传感系统和人机接口模块等都需按统一的标准进行模块化设计，形成各自的嵌入式系统，同时降低系统的耦合度，能更方便地将各模块集成在一起。这样既便于各模块的单独更新和升级，又可以充分利用第三方的先进技术，同时还可以根据用户各自的特殊需求定制不同的功能模块，方便患者个性化应用。

4. 可穿戴　随着人因工程、人工智能、触感控制等技术的发展以及相应技术的升级换代，康复辅助机器人逐渐向小型化、便携化方向发展。同时可穿戴技术简化了残疾人和老年人的控制操作，是当今各大医疗器械公司的主要研发方向之一，包括丰田、cyberdyne 株式会社在内的诸多企业都推出了自己的可穿戴康复辅助机器人。

随着康复辅助机器人技术的研究和发展，这类机器人必然会真正走入残疾人和老年人的生活，为他们提供丰富的帮助、改善他们的生活质量，减轻患者的家庭负担。目前康复辅助机器人技术已经有了较大的发展，技术上能够较好地满足各种残障人士和老年人的需求，但是在实际应用层面上还需要进一步提高和完善。主要表现为一些高新技术仍处于试验和研发阶段缺乏稳定性，设备研发与制造成本较高，结构化、系统性不强等方面。

二、康复辅助机器人基本机构原理与关键技术

由于康复辅助机器人的种类繁多，且结构各异，所以其原理与结构也各有不同。这里对典型的几种康复辅助机器人的基本原理与相关关键技术进行简述。

（一）康复辅助机器人原理与结构

1. 智能假肢的原理与结构　智能假肢是一种能够很好代偿肢体残缺者基本功能的机械电子装置，集信息、电子、控制、生物医疗、材料、能源以及机械技术为一体。与普

通假肢相比，其主要功能特点是能根据外界条件变化和工作要求，自动调整假肢系统的参数，使其工作可靠，运动自如，具有更好的仿生性。

智能假肢包括上肢智能假肢与下肢智能假肢。上肢智能假肢有机械索控假肢、肌电假肢和肌电索控混合假肢。随着先进的信号处理技术及高性能微处理器的出现，有直觉、多自由度假肢的仿生控制成为现实。上肢智能假肢的输入控制信号包括肌电信号、脑电信号、肌力信号、神经信号、肌音信号和语音信号等。下肢智能假肢的核心部件为膝关节，根据膝关节力矩的实现方式，智能膝关节可分为被动型（passive prosthetic knee）、动力驱动型（active prosthetic knee）两类。被动式智能膝关节屈伸运动是由大腿残端带动的，智能控制系统只是调整膝关节阻尼力矩的大小，一般通过调节气压或液压回路中阀门的开度来实现；动力式智能膝关节屈伸运动是由电机等外力驱动的。根据输入控制信息的来源，下肢假肢智能控制方法可分为两大类：计算固有控制（computational intrinsic control，CIC）和外部交互控制（interactive extrinsic control，IEC）。计算固有控制是指命令信息和人的意图没有关系，膝关节传感器只监测运动参数和环境变化，控制全部由微处理器完成。外部交互控制是为人脑和膝关节间可相互交流作用，包括输入和输出的相互作用。外部交互控制的主要优势在于在动作发生之前就可以提供意图控制信号，而计算固有控制只能从使用者当前的动作通过算法推测穿戴者的意图，然而当前还没有一种成熟的技术可以从膝关节本身输入反馈到人脑，输出的命令控制信号当前也只有肌电信号，且都处于实验室研究阶段。

2. 智能轮椅的原理与结构　智能轮椅是将智能机器人技术应用于电动轮椅，融合多领域技术，即在传统轮椅上加入控制系统、动力系统、导航系统等，包括机器视觉、机器人导航和定位、模式识别、多传感器融合及人机接口等，涉及机械、控制、传感器、人工智能等技术，智能轮椅也被称智能式移动机器人。

目前多数智能轮椅平台上采用的是主-从机结构的控制方式。主机负责系统的整体控制，包括各功能子模块的协调，任务规划，系统管理以及人机交互等，同时完成运动控制量的计算并发送到从机，以完成对轮椅的运动控制。在控制方式方面，智能轮椅上普遍采用的是三种模式：自动模式、半自动模式、手动模式。手动模式下轮椅执行用户的具体指令和行动任务；半自动模式下用户与轮椅分享控制权；自动模式下，由使用者通过人机交互界面设定目标，用户只需选定目标，轮椅即可控制整个系统，智能轮椅通过自身获得的环境信息自主完成路径规划，此模式需要智能轮椅具有高度的可靠性。

3. 智能辅助机械臂的原理与结构　对于智能辅助机械臂的定义学术界目前没有统一的意见，其结构类似于普通工业机械臂，主要作用是为老年人或残疾人等上肢功能障碍的人群提供一定的生活辅助（也与工业机械臂抓物、取物相类似）。智能辅助机械臂是社会服务机器人的典型代表，它的服务对象是人，所以需要结合人机交互、人因工程等诸多领域，这是其与工业机器人的最大区别。其关键技术涵盖机器人机构、伺服驱动技术、机器人控制技术、人机交互以及人机安全技术等。

从结构上来说，智能辅助机械臂由执行机构、驱动机构和控制机构三部分组成。执行机构由手部、腕部、臂部、手臂等部件。由于需要考虑人机交互、人机安全等诸多问题，智能辅助机械臂的结构和驱动应满足重量轻，结构紧凑，易于移动，低噪声的驱动装置及传动机构，严格的输出功率等限制条件。所以不同于工业机械臂的液压、气动、电动和机械等驱动方式，现有的智能辅助机械臂主要以电动与机械传动为驱动方式。

4. 导盲机器人的原理与机构　导盲机器人是集环境感知、动态决策与规划、行为控制与执行等多种功能于一体的综合系统，它通过多种传感器对周围环境进行探测，将探测的信息反馈给视觉障碍者，帮助他们弥补视觉信息的缺失，以此来避开日常生活中的障碍物，行至目的地。导盲机器人有效地提高了患者的生活质量，属于服务机器人范畴。

导盲机器人的整体结构包括视觉探测模块、感知模块、控制模块、语音模块、机械传动模块。导盲机器人又根据外形结构与功能的不同分为手杖类导盲装置、穿戴式导盲装置、移动行进式导盲机器人。手杖类导盲装置不仅具有探测路面状况的基本功能，还可以根据路况自动调整导盲棍底部滚轮方向并通过耳机将路面状况、目的地等信息通过语音的方式告诉使用者，引导使用者行走；穿戴式导盲装置通过采集周围环境的图像信息，将图像信息转换成相应的触觉信息。使用者可以感受到触摸信息进而掌握周围的环境信息；移动行进式导盲机器人采用避障系统引导失明或弱视力者行走。避障系统将周围的环境信息发送给移动机器人的运动控制器，以引导使用者绕过障碍物或者可以为使用者提供周围环境的"声音图像"，引导使用者走在正确的方向。

5. 移位机器人的原理与结构　移位机器人通过机器臂调整卧床患者的姿态位置，并且能够将老人或残疾人等不方便行走、坐立的人群，搬运至可以进行日常活动的位置。

基于人因工程，移位机器人具有柔软、安全的外形。根据用途，移位机器人配置了视觉、听觉、嗅觉及触觉传感器。视觉传感器用来获取附近环境的图像信息并加以处理并进行自我规划；听觉传感器进行声源定位并通过视觉处理找到呼唤它的使用者；嗅觉传感器用来获取使用者的身体健康信息并通过算法处理来判断怀抱的护理对象的健康状况；触觉传感器采用电容式触觉感测器，可以传送信息给制动器，并快速感知患者身体对于外部力量的反应。手臂上的橡胶感测器可以测量压力与形变，能够自动协调身体各个部位的电机输出功率，产生和人类近似的力量，使移位机器人能安全地抱起或搬动患者。

6. 智能护理床的原理和结构　智能护理床基于结构设计及新技术的应用，通过连杆铰链的机械结构，以及直线推杆作为动力源，实现患者翻身、起背、屈伸腿等辅助换姿活动，以防止产生因长期卧床导致的压疮等不适，尤为重要是可以进行二便处理的排便系统。另外，基于传感器应用的生理参数监测系统以及人机交互系统是智能护理床进一步完善的基础。人体生理参数监测系统，主要是通过传感器监测人体的相关生理参数，并判断人体的生理状况。人机交互系统用于帮助用户不断地与机器人进行沟通，特别是眼动控制、语音控制以及基于图像识别的机械臂自动定位技术的使用，能够帮助用户在无须家人、看护人员的帮助下自主操作护理床，大大提高了操作的便捷性。

智能护理床在结构方面，包括智能护理床主体及安装在智能护理床主体内部的电动机、震动仪、各种传感器和中央信息处理系统，电动机用于护理床进行姿态转变，根据不同的数据信息将护理床在一定速度范围内调整到目标位置；震动仪上设有震动输入线、接收装置、震动输出线，将获取的护理床自身姿态变换及使用者变换体位引起的护理床震动数据传递给中央处理系统；传感器用来检测不同部位的压力、温度等数据，用于人体生理参数检测；中央信息处理系统用来将传递进来的数据进行识别及处理，并发出相应指令，控制智能护理床做出相应的姿态转换。

7. 个人卫生护理机器人的原理和结构 个人卫生护理机器人专为那些因不同原因导致的生理能力下降和功能丧失而无法实现自我照料的老年人、残疾人设计的辅助装置。包括大小便处理机器人和辅助洗澡机器人。大小便处理机器人可以自动处理使用者在轮椅和床上的大小便，可自动识别大小便，并启动相应的工作模式。在便后清理方面，以温水清洗引导，进行私处清洁，实施干燥，清除臭味、净化空气。辅助洗澡机器人实现用户坐在轮椅上便可直接入浴的功能，通过控制浴缸内机械臂的升降，实现入浴、出浴及高低位置的调整，保证用户有一个舒适的洗澡姿势。个人卫生护理机器人可以减轻家庭的护理负担、提高护理效率并提高老年人及残疾人的生存质量。

大小便处理机器人整个设备由主机、工作端和人机交互控制系统组成，其核心模块是主机和工作端。主机部分主要用来系统处理，控制各部件并及时反馈信息；工作端部分主要是容便器主体及传感器系统，用来为使用者处理排泄物及清洗干燥私处；人机交互控制系统不但可以将数据信息传送给使用者，同时使用户可以更好的控制护理机器人。洗澡护理机器人包括机械主体、主控模块、显示模块、语音模块、生命体征检测模块、网络模块、洗头模块、驱动电路、气泵、风泵、水位及温度传感器等多个部分组成。通过控制风泵及水泵，实现淋浴、冲洗、烘干等一系列功能；通过水位及温度传感器，检测浴缸内水位及温度的高低；语音模块具有提示及报警功能，为用户提供可靠的服务。

（二）康复辅助机器人关键技术

常见康复辅助机器人关键技术有定位导航技术、智能控制技术、多传感器数据融合技术、系统的集成及通信技术、人机接口技术等。

1. 定位导航技术 可以分为两大类：基于机器视觉的定位导航技术和基于传感器的定位导航技术。定位导航技术最基本的便是进行路径规划，是指在障碍物环境中，按照一定的原则进行路径优化，找出一条最优路径。路径规划问题包含两个方面的内容：首先是环境模型的建立；其次是路径规划算法的设计。常用定位传感器有光码盘、惯性陀螺、磁罗盘等。常用的导航技术是基于激光测距传感器的导航系统，使用者通过语音下达轮椅导航运动指令，通过光电编码器、激光测距以及视觉等传感器完成导航任务，导航过程中可实现自定位、避障等功能，同时激光测距传感数据与数字地图的匹配可实现自定位。在康复辅助机器人领域中，智能轮椅及导盲机器人都应用了定位导航技术。

2. 智能控制技术（intelligent control technology，ICT） 在康复辅助机器人中应用最为广泛，常用的智能控制技术包括模糊控制、神经网络控制、专家系统、学习控制、分层递阶控制、遗传算法等，它是控制理论发展的新阶段，主要用来解决传统方法难以解决的复杂系统的控制问题。智能控制技术包括两方面：一方面是将几种智能控制方法或机制融合在一起，构成高级混合智能控制系统，如模糊神经控制系统、基于遗传算法的模糊控制系统、模糊专家系统等；另一方面是将智能控制技术与传统控制理论结合，形成复合型控制系统，如模糊控制、神经元控制、模糊滑模控制、神经网络最优控制。以智能控制为核心的智能控制系统具备一定的智能行为，常用的智能控制技术有手动控制、语音控制、肌电信号控制、脑电信号控制等。康复辅助机器人领域中，智能假肢、智能轮椅、智能辅助机械臂、导盲机器人、移位机器人、智能护理床及个人卫生护理机器人等大都应用了智能控制技术。

3. 多传感器数据融合技术　是近几年来发展起来的一门实践性较强的应用技术，是多学科交叉的新技术，是针对使用多种传感器这一特定问题而展开的一种关于数据处理的应用技术。涉及信号处理、概率统计、信息论、模式识别、人工智能、模糊数学等理论。近年来，多传感器数据融合技术无论在军事还是民事领域的应用都极为广泛。这一技术广泛应用于复杂工业过程控制、机器人、自动目标识别、交通管制、惯性导航、海洋监视和管理、农业、医疗诊断、模式识别等领域。实践证明：与单传感器系统相比，运用多传感器数据融合技术在解决探测、跟踪和目标识别等问题方面，能够提高整个系统的可靠性和鲁棒性，增强数据的可信度，并提高精度，扩展整个系统的时间、空间覆盖率，增加系统的实时性和信息利用率等。在康复辅助机器人领域中，智能假肢、智能轮椅、移位机器人等都应用了多传感器数据融合技术。

4. 系统集成及通信技术　系统集成（system integration，SI）是通过结构化的综合布线系统和计算机网络技术，将各个分离的设备（如个人电脑）、功能和信息等集成到统一协调的系统之中，使资源达到充分共享，实现对资源的集中、高效、便利的管理。系统集成实现的关键在于解决系统之间的互连和互操作性问题。通信技术，又称通信工程是电子工程的重要分支，通信技术的应用原理是信息的传输和信号的处理。通信工程研究的是以电磁波、声波或光波的形式把信息以电脉冲的方式，从发送端（信源）传输到一个或多个接收端（信宿）。常见的应用于机器人中的通信技术是基于蓝牙的无线通信技术。在康复辅助机器人领域中，智能轮椅、移位机器人、护理床等设备都应用了系统集成及通信技术。

5. 人机接口技术　康复辅助机器人的服务对象主要为老年人和残疾人，因此人机接口的人性化、自然化就显得尤为重要。用户在使用康复辅助机器人的过程中需要不断地与机器人进行互动，所以人机接口的灵活性、简易性便成为康复辅助机器人高效运行的基础。操纵杆和功能键盘是最普遍的接口形式；平板显示器和触摸屏通常采用菜单方式操作，同时能够反馈机器人的信息；语音接口使得用户操作机器人更为方便直接，具有普适性，并且语音技术成熟、成本不高，具有广泛的应用前景。针对有语言障碍的用户还出现了以摄像头检测头部、眼睛和手部的动作信息来判断用户意图并形成控制命令的接口方式。穿在身上的触觉服可以测量身体的姿态变化并判断用户意图。手臂或脖颈等部位的肌电信号以及头皮表面的脑电信号可以用于感知用户的意图。通过测量眼压信号可以确定眼睛和颅骨的相对位置，用户可通过移动头部或眼睛来操控屏幕上的光标选择操作项目。

目前，先进的接口技术还需要进一步发展才能达到理想的实际应用阶段。通常一个康复辅助机器人系统需要同时设计多个人机接口方式以方便不同需求的用户选用。康复辅助机器人设计了丰富的人机接口系统，便于各种身体条件的用户进行操作，提高用户使用的舒适感与便捷性。用户可以通过语音接口技术操作工作站型的辅助机器人。基于轮椅的辅助机器人可以配备菜单、操纵杆和图形界面等方式来控制轮椅，同时可以通过眼鼠标、触觉服等与用户进行互动。移动康复辅助机器人具有操作和信息反馈的人机接口。肢体功能增强型康复机器人通过采集肌电信号和脑电信号等方式来感知用户的动作意图，从而配合肢体的运动。近几年出现的脑电技术，更让未来使用者仅通过意识就能控制辅助机器人从假设变为了可能。

三、康复辅助机器人应用技术

（一）高级应用

近年来由于新技术的应用，康复辅助机器人在功能与结构设计方面有了新的创新与进展。

1. 智能假肢 下肢智能假肢主要为智能膝关节。智能膝关节的典型应用为 Genium 智能膝关节（图 12-10 / 文末彩图 2-10）。其最为创新之处在于：通过一个陀螺仪传感器和一个二轴加速度计传感器，不断地对复杂的环境输入信号进行采样，从而在步态周期的不同阶段给予合适的阻尼。陀螺仪传感器和加速度计传感器可以测量 Genium 的加速度和在空间中的位置。角度传感器用来确定膝关节的摆角和速度。Genium 还有集成在适

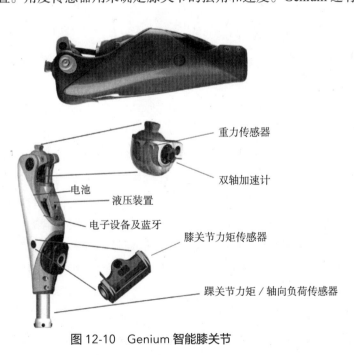

重力传感器

双轴加速计

电池

液压装置

电子设备及蓝牙

膝关节力矩传感器

踝关节力矩／轴向负荷传感器

图 12-10　Genium 智能膝关节

配管处的传感器，从脚跟着地到脚趾蹬离地面，这些传感器都会将使用者在步态周期中的位置及作用在膝关节上的力精确地反馈给微处理器。微处理器对传感数据进行实时控制，从而连续调节腿部所需阻尼。Genium 在使用者脚跟着地时，可通过液压控制使膝关节有 4°的预弯曲，从而使脚掌更快地与地面完全接触，并且使起步更为平稳。

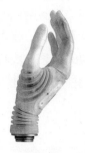

图 12-11　智能仿生肌电手

市场上出现的智能仿生肌电手（图 12-11）基于最新 Axon-Bus 智能总线技术、AxonSoft 全新软件系统及最新的蓝牙技术，使其与 PC 电脑的连接更加便捷，且可以进行数据的精准传输。米开朗基罗智能仿生肌电手在使用中，拇指内收与外展、腕关节的内旋外旋与掌屈掌伸、五指分开及并拢、完全打开的平掌、轻力的抓捏与大力的抓握等所有的肌电控制都可以轻松自如实现。其自然的手形，指尖的特制硅胶结构，仿生肌肉结构，扁圆形的腕关节使得使用者更容易接受。

2. 智能轮椅　瑞士洛桑联邦理工学院研发的新型脑控智能轮椅（图 12-12）将脑 - 机接口（brain-computer interface，BCI）技术应用在轮椅控制上，实现意念控制外部设备，使用者能更自如地控制智能轮椅。

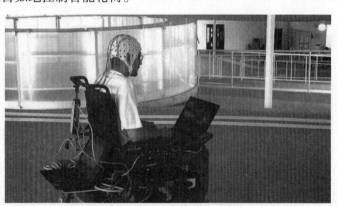

图 12-12　新型脑控智能轮椅

脑 - 机接口是一种利用脑部神经发出信号与计算机或其他外部设备通信的系统。基于头皮的脑电信号可以反映大脑的不同状态，且记录简单、无创，能够实时地进行信号的提取和分类。新型脑控智能轮椅是通过使用者佩戴具有脑电信号检测功能的头盔，获取相应的控制指令，实现使用者对轮椅的自主控制。新型脑控智能轮椅在两个驱动轮上安装有光学编码器，用来测量车轮转动的圈数，从而确定轮椅的角速度和线速度。激光雷达安装于脑控轮椅前方，用矢量线段匹配的方法来实现轮椅的全局自定位。另外，新型脑控智能轮椅通过摄像头和图像处理软件识别障碍物，并控制轮椅避开障碍物，然后继续前进。更人性化的是，这个系统还可以识别各种不同类型的对象，从而采取不同的应对方式，例如遇到石头会绕开，遇到桌子或者熟人则会自动靠近等。

3. 智能辅助机械臂　美国自主研发的 Obi 喂食机器人（图 12-13）是一款专为进食障碍者，如多发性硬化症、ALS、帕金森病等患者设计的辅助智能设备。

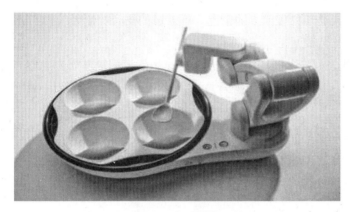

图 12-13　Obi 喂食机器人

　　Obi 喂食机器人可以两个按钮分别来控制四盘菜的位置和开始进食指令，即使手动操作不方便，也可以使用脚来操作。Obi 喂食机器人的机械臂具有超强稳定性，即使舀取液态食物也不会洒出来。从而提高某些疾病患者的生活质量，如肌萎缩侧索硬化症、脑性瘫痪、帕金森病和脑或脊髓损伤患者等。Obi 有一个"教导模式"按钮，通过这个按钮可以手动定位将机械臂定位到所需要的位置。之后，机械手臂会记下这个位置，以后再次使用的时候，使用者只要按下按钮，机械手臂就可以喂食，当使用者发生变化时，可以重新设定手臂的位置高度。同时，Obi 的机械臂上具有碰撞检测功能，机械臂移动的路径上有障碍物时，机器人会自动停止动作。

　　4. 导盲机器人　日本精工株式会社（NSK）和电气通信大学研制的机器导盲犬（图 12-14）安装了语音控制装置和导航定位系统。机器导盲犬由预先编好的程序控制，使用者可以通过向把手施加压力的方式进行操控。其依靠轮子行进，遇到不平坦的路面或楼梯时，便利用可以转动和弯曲的四条腿行动。机器导盲犬的设计考虑到了所有地形，包括平坦的路面，以及各种不平坦路面或者楼梯等情况。在平坦的路面上，机器导盲犬会使用轮子向前滑动。而遇到楼梯的时候，就会用铰链结构的机械腿，以及安装在爪子上的缓冲传感器来避开障碍物，为盲人导航。这款机器人会发出合成的女性声音，对主人

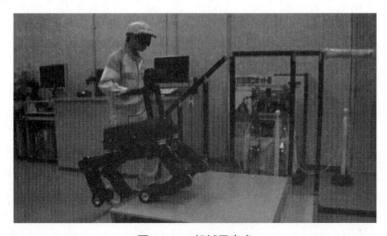

图 12-14　机械导盲犬

的命令做出反应，通知主人前方的情况。其安装的语音控制系统和GPS装置，提高了探测方向的精确度及灵敏度。

5. 移位机器人 日本名古屋研究所Riken生物模拟控制研究中心开发的RI-MAN机器人（图12-15），应用多传感器融合技术及独特的机械结构设计。RI-MAN机器人不仅有柔软、安全的外形，手臂和躯体上还有触觉感受器、听觉和嗅觉传感器。触觉感受器能够感受一定的压强，根据压力的不同能够自动协调身体各个部位电机的输出功率；视觉传感器可以获取一定的图像信息传送给主控制器从而进行相关处理；听觉传感器主要用来进行人机交互，使移位机器人可以更好地接收指令并做出相关动作；嗅觉传感器可以获取使用者的体位信息，进而判断护理对象的健康状况。

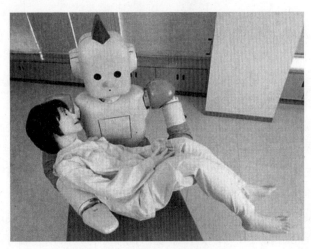

图12-15 RI-MAN移位机器人

6. 智能护理床 瑞典某公司研发的智能护理床（图12-16）应用了模块化设计及传感器技术，使护理床智能性大幅提高。它拥有非常便利的自清洁、除菌的能力。此护理床的所有组件都基于模块化设计，均可以拆卸和替换，便于维护。此款护体床可以较为精确地测量和记录患者的体重，误差在500g以内，最大承载重量为250kg，可以电动地

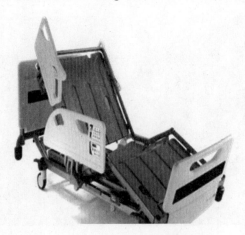

图12-16 Enterprise 9000智能护理床

调节床面的高度、倾斜、起背、屈膝、抬腿等功能。并且能将这些变化的角度值以数字形式显示在控制终端上。另外考虑到紧急状况出现的可能，此款护理床支持自动 CPR 和两边手动的 CPR。护理床上带有蒸发式的清洁除菌系统，这套系统可以使护理床保持清洁状态，提高患者的舒适度，也降低了护理人员的护理强度。

7. 个人卫生护理机器人 日本某公司研发的全自动智能排泄处理机器人 Smilet（图 12-17）是一款集光、电、机、材料、软件开发、感应等多个领域技术为一体的高科技护理产品。机器人利用红外传感器，对被护理人的排便、排尿进行自动感知，随即以温水边清洗，边引导，同时用热风实施干燥，以微风进行定时干燥，保证被护理人员一直处于舒适的状态。Smilet 独创的大小便监测及物理参数采集系统、防止排泄物气味外泄的封闭式内循环系统、多方位立体冲洗系统等不但能很好地清理排泄物，还能记录排泄次数、排泄数量以及周期等各项表征使用者身体状况的物理参数，并作为治疗的科学依据。是国际医疗护理模式的一项重大创新。

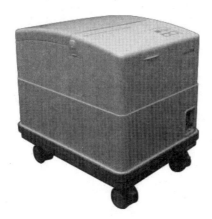

图 12-17　Smilet 全自动智能排泄处理机器人

（二）新技术趋势

康复辅助机器人虽涉及面广，但各类产品的技术发展方向是一致的，基本为以下几点：

1. 机器人技术 是支撑康复辅助机器人的重要技术之一。目前，机器人技术在康复辅助机器人的应用中主要有以下五个发展方向：

（1）环境感知功能：在机器人的环境感知功能方面将会通过多种环境检测传感器来对复杂多变的外部环境进行检测，机器人自身会作出及时有效的判断和决策。这种功能与人类的五官功能以及身体的综合感觉功能类似。需要研究的内容主要包括传感器技术、机电一体化技术以及信息的采集与融合技术。

（2）智能化控制：随着系统化、集成化技术的不断发展，模糊控制系统、人工神经网络控制系统以及基于计算机的开放式控制系统将会在康复辅助机器人的控制中获得更加广泛的应用，这种趋势在国内外举办的各类机器人展会中已经体现得非常明显。涉及的技术包括模糊控制、非线性控制、人工神经网络等。

（3）智能化移动：为了满足残疾人和老年人对于移动的需求，世界各国都在积极开展机器人智能化移动的研究。GPRS 系统、智能环境检测技术、路径规划算法、最优解算法等技术的出现推动了具有自主移动功能的智能轮椅的发展，智能轮椅的出现极大地解决了残疾人和老年人对于智能移动的需求，同时也规避了移动过程中存在的潜在危险。

（4）人机合作：康复辅助机器人作为康复训练机器人的一种，人机融合是它的未来发展方向。研发能够理解人类思想的智能机器人，使机器人能够更好地理解人类意图是实现对机器人控制的最好方法。

2. 人因工程技术　人因工程，即人的因素工程（human factors engineering，HFE），是近几十年发展起来的一门应用技术。它将社会学、运动科学、人体测量学、生理学、心理学、医学、卫生学、系统工程学和管理学等学科的知识和成果运用于实践当中，目的是通过恰当的设计来改善人 - 机 - 环境三者之间的关系。在保证人的安全、健康和舒适的同时，又能使产品达到满意的效果。人因工程学在设计中的作用体现在两个方面：一方面是为设计寻求最大的安全性、可靠性、舒适性及高效性；另一方面是使设计者在设计中将技术因素同美学因素结合起来，达到功能美、结构美、材料美和形式美四方面的高度统一。

由于康复辅助机器人的特殊性，使人因工程对康复辅助机器人而言变得额外重要。一款能实现预期功能且外形讨喜，让患者敢于使用愿意使用的辅助机器人才是一款真正具有实际意义的产品。因此，康复辅助机器人必须考虑以下几点重要因素：

（1）使用者因素：在设备研发阶段，要使可能发生的使用错误最小化，使用者因素是必须要考虑的重要因素。使用者因素可以从以下几个方面考虑：①使用设备时使用者的体力和脑力负荷；②物理尺寸、色彩、振动与噪声对使用者健康和精神状态的影响；③使用者的协调性；④使用者的感知能力；⑤使用者的记忆和认知能力；⑥使用者关于设备操作的基本知识以及相关的医学素养；⑦使用者对设备的以往经验；⑧使用者对于操作设备的期望值；⑨使用者使用设备的动机；⑩使用者适应不良环境的能力。

（2）设备使用环境因素：除了使用者因素，工程技术人员、制造商、医院以及设备管理人员在设计、购买和评估阶段也应考虑到设备的使用环境，环境因素会影响到设备的使用方式和使用结果，有些环境因素还可能导致医疗事故的发生。设备使用环境因素可以从以下几个方面考虑：①设备使用的微环境因素；②设备的抗疲劳因素；③设备的照明环境因素；④设备使用的空气环境因素；⑤设备的作业空间因素等。

（喻洪流）

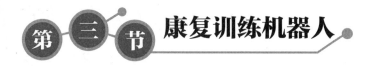

一、康复训练机器人概述

康复训练机器人是一种用于康复训练或治疗的康复机器人，是将传感、控制、信息融合在一起，将工业机器人和康复训练相结合的新型机器人技术。康复训练机器人涉及多个领域，包括：机械工程学、电子工程学、生物医学、人体生理学、自动化技术、人工智能和传感科技等。

目前国际上对康复训练机器人还没有标准的定义，我们不妨分别从机器人与康复的定义出发来阐释康复训练机器人的定义。

世界卫生组织对康复训练的定义是："指综合地、协调地应用医学的、教育的、社会的、职业的各种方法，使病、伤、残者（包括先天性残）已经丧失的功能尽快地、能尽最大可能地得到恢复和重建，使他们在体格上、精神上、社会上和经济上的能力得到尽可能的恢复，使他们重新走向生活，重新走向工作，重新走向社会。"

机器人则是自动控制机器（robot）的俗称。自动控制机器包括一切模拟人类行为或思想与模拟其他生物的机械。

符合康复训练和机器人二者定义的自动控制机器可称为康复训练机器人。

康复训练机器人可以帮助患者完成主、被动的康复训练，减轻服务人员的劳动强度，解决人工帮助训练达不到全身所有肌肉和关节长时间活动的问题，如：行走训练、手臂运动训练、脊椎运动训练、颈部运动训练等。根据针对的不同部位可以康复训练机器人可以分为上肢康复训练机器人与下肢康复训练机器人两大类，而上肢与下肢康复训练机器人又可以分为穿戴式与非穿戴式康复训练机器人。

随着21世纪康复技术的飞速发展，如今康复训练机器人作为医疗机器人的主要类型，可以帮助患者完成主、被动的康复训练，减轻服务人员的劳动强度，解决人工帮助训练达不到全身所有肌肉和关节长时间活动的问题，完成各种不同的康复训练动作如：行走训练、手臂运动训练、脊椎运动训练、颈部运动训练。康复训练机器人功能、结构又各不相同，种类繁多，大致可分为功能恢复型康复训练机器人和功能复合康复型康复训练机器人两类（表12-2）。

表 12-2　康复训练机器人分类

大类	子类	次类		备注
康复训练机器人	功能恢复型康复机器人（非穿戴式）	上肢康复训练机器人		含神经、骨科等功能康复类
		下肢康复训练机器人		含神经、骨科及平衡等功能康复类
	功能复合康复型康复机器人	非穿戴式	移动式助行康复机器人	含神经、骨科及平衡等功能康复类
		穿戴式	外骨骼上肢神经康复机器人	特指系统全部穿戴在人体上的外骨骼康复机器人，部分穿戴不在此类
			外骨骼下肢神经康复机器人	

功能恢复型康复机器人主要是用于患者肢体功能障碍的恢复，即以康复训练为目的，这类康复训练机器人设计的仿生自由度较全，基本能完成健康人肢体的大部分动作，同时具有多样性的康复训练模式，能达到较好的康复训练效果，主要适用于医院、养老院等大型康复机构。由于自由度的复杂性，机器人的体积都较为庞大、笨重。根据针对训练的部位不同又可分为上肢康复训练机器人及下肢康复训练机器人。其中由于人体上肢自由度较多，手掌部分结构复杂，活动灵活，且康复过程中一般采用由近及远的康复流程，如今基本是将人体的全上肢分成两种康复系统进行单独设计的，故上肢康复训练机器人又可细分为上肢康复训练机器人和手部功能康复训练机器人。肩关节屈/伸、内收/外展、旋内/旋外，肘关节屈/伸，前臂旋内/旋外，腕关节屈/伸、内收/外展 7 个自由度作为上肢康复训练机器人的涉及自由度。将手部康复作为手部功能康复训练机器人（外骨骼手）的涉及范围。

（一）康复训练机器人的历史

康复训练机器人作为医疗机器人的一个重要分支，它的研究涉及康复医学，生物力学，机械学，机械力学，电子学，材料学，计算机科学以及机器人学等诸多领域，早在 20 世纪就已经成为了国际机器人领域的一个研究热点。

20 世纪 80 年代是康复训练机器人研究的起步阶段，美国、英国和加拿大在康复训练机器人方面的研究处于世界领先地位，1990 年以后康复训练机器人的研究进入到全面发展时期。目前，康复训练机器人已经广泛应用到康复治疗方面，不仅促进了康复医学的发展，同时带动了相关领域的新技术和新理论的发展。

1990 年以前全球的共有 56 个知名的康复训练机器人研究中心，分布在 5 个工业区内：北美、英联邦、加拿大、欧洲大陆和斯堪的纳维亚半岛及日本。1990 年以后康复训练机器人的研究进入到全面发展时期，出现各种新颖的康复训练机器人设计概念（图 12-18）。21 世纪至今是康复训练机器人发展最迅猛的时期，全球各地百花争鸣，设计思路大为开拓技术更为成熟，Amero Power 等成功的商业化产品的出现使康复训练机器人不再是实验室、研究所里的技术概念设备，真正走进了医院、养老院等康复机构，为世界各地的功能障碍患者带去了福音。经过多年发展欧美、日本等国已经有了大量的技术积累，出现了一大批的相关公司和成熟技术产品。而近些年来类似以色列、新西兰等国的新兴企业正在蓬勃发展，这证明了世界范围内康复训练机器人的大力发展是未来不可阻挡的趋势。

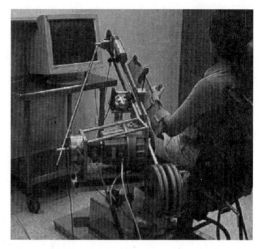

图 12-18　Arm guide 概念机

相比于发达国家，我国的康复产业起步较晚。2000 年清华大学在国家"863"计划支撑下最早开展了机器人辅助康复的研究。目前，国家康复辅具研究中心、上海理工大学、华中科技大学、浙江大学、中国科学院相关院所等高等院校及研究机构也相继开展了康复训练机器人的研究。国内康复训练机器人正涌现出一大批国产产品。近些年来随着政府的大力支持和社会的广大需求，我国在东南沿海一带开始出现了一批新兴康复训练机器人生产企业。目前在上海、北京、广东、河南等省市正在加快康复训练机器人的产业化。《卫生部新版康复医院基本标准（2012 年版）》列入了很多高端康复装备，其中第一项就是情景互动训练设备以及康复训练机器人。预计在未来十年内，我国康复训练机器人的市场将迎来一个发展高潮。

（二）康复训练机器人的发展

随着 21 世纪各项先进技术的发展及与康复训练机器人的完美融合。如今康复训练机器人已经成为康复医学和机器人技术的完美结合，涉及生物力学或生物物理化学、运动控制理论、训练技术和人机接口、智能人机交互技术等诸多学科、技术的结晶，代表着世界最先进的技术，是全球最先进技术的集大成者，这些技术使康复训练机器人不再仅是辅助康复师的工具，更使康复训练机器人成为一种高效率的新型治疗手段。

早期的康复训练机器人设计初衷是希望通过简单的机械结构（如杠杆机构）带动患者患肢完成一些较为简单的训练动作，辅助康复师帮助患者完成康复训练。而随着康复训练机器人的功能日益丰富化，康复评价功能已成为康复训练机器人另一最主要的功能。如今康复训练机器人已经能够完成替代康复师，甚至达到康复师所不能完成的康复效果。

与传统的康复师人工康复相比，康复训练机器人具有以下优势：

（1）利用康复训练机器人辅助一名康复师同时对多名患者进行康复训练，效率是传统人工康复训练的数倍。

（2）康复训练机器人可长时间运行，训练效果和持续性可得到保证。

（3）可结合虚拟现实游戏让康复训练过程更具趣味性，有助于提高患者康复积极性。同时还可以辅助医生进行康复评估。

（4）可利用传感器测得各类参数实现实时监控确保训练过程的安全性，同时可将训练精确到点和度大幅提高训练效果。

（5）可实现远程控制、监控，患者康复的地点将不再局限于医院及康复机构，为康复训练机器人的家庭化、社区化提供了基础。

康复训练机器人技术所涉及的技术领域之广是普通工业机器人所不能比的，康复训练机器人的发展更多地依靠于大量的临床实验及相关的基础学科发展。随着各类技术的成熟和研究的深入及现代功能障碍病症日益复杂化，简单的康复训练机器人难以满足临床康复对患者不同功能状态的训练要求，康复训练机器人的设计及功能性与早期的康复训练机器人已不可同日而语。康复训练机器人联合运用各项新技术已成为康复训练机器人发展的突破点。

目前，康复训练机器人已经广泛地应用到康复护理、假肢和康复治疗等方面，这不仅促进了康复医学的发展，也带动了相关领域的新技术和新理论的发展，如：人体运动功能修复学正由一门技术发展成为一门新型前沿工程科学。可以说新技术成就康复训练机器人，而康复训练机器人的应用又催化了更新技术的诞生。

如今康复训练机器人的发展趋势基本为以下几点：

（1）小型化轻型化：康复训练机器人的结构设计已非单单能带患者患肢进行康复训练，结构复杂体积庞大的康复训练机器人容易给原本就上肢功能障碍的患者带来心理恐惧，影响康复训练的效果。外观结构的设计需更需亲和力。

（2）智能化：随着科技的进步康复训练机器人已不单单只是简单的机械结构与人机交互技术及虚拟现实技术相结合是康复训练机器人发展的突破口。

（3）网络化：即运用物联网技术使机器人能进行远程服务同时能够采集数据进行分析与医患交互。远程操控能更大地发挥康复训练机器人效率高的优势。

（4）家庭化：因康复训练机器人可进行远程，机器人的使用地点已不仅仅局限于医院及养老机构，使用成本低、安全性好的材料便于产品的普及已成为发展趋势之一。

二、康复训练机器人的基本结构原理与关键技术

（一）康复训练机器人的原理与结构

1. 康复训练机器人的原理　康复训练机器人的主要适用人群为因脑卒中或各种事故造成神经或肢体损伤的患者。这类患者最常见的后遗症为废用性肌肉萎缩——主要表现为肌肉蛋白合成代谢减弱、分解代谢增强、肌蛋白丢失、肌质量减少、肌纤维横截面积减少、毛细血管容量下降、血液供应减少、肌收缩力下降等，肌肉萎缩对于肌力、运动、耐力以及日常生活都会产生较大的影响，严重者甚至会永久性失去肢体运动功能。

康复训练机器人的治疗目的就是防止神经或肢体损伤患者出现废用性肌肉萎缩，并通过训练帮助患者恢复一定肌力。

康复训练机器人的治疗依据为"脑可塑性"。从医学角度而言，造成偏瘫等肢体功能障碍的主要原因为大脑半球皮层运动中枢受损，所以肢体功能障碍患者恢复肢体功能的关键在于神经径路的修复。虽然神经元缺乏升级分裂能力，但神经元间的联络可以重建。20世纪60年代后期，Luria AR完善了脑损伤后功能重组（functional reorganization）理论，认为脑损伤后，残留部分通过重组，以新的方式完成已丧失的功能，而在完成此过程中，功能训练是必需的。现在神经科学界已取得共识：成熟脑组织结构和功能具有可塑性。可塑性有赖于传入刺激的存在，康复治疗中可通过输入正常的运动模式来影响输出，促进正常功能模式的形成，达到最大限度恢复运动功能的目的。科学有效的康复治疗不但可以导致大脑皮层功能区"模式整合"的完成，在训练的过程中动作的协调性也得到训练，肌肉和关节的运动反过来又向中枢神经系统提供了大量的浅、深感觉冲动的输入，起到激活作用，而且能有效地防止废用综合征的产生，避免肢体痉挛及肌萎缩，使患者的肢体运动尽可能达到协调和自然。

康复训练机器人的治疗手段就是通过机械臂带动患肢进行科学有效的康复训练对患肢施加的牵引力刺激神经从而达到康复的效果。

2. 康复训练机器人的结构　就机械结构而言康复训练机器人和普通的工业机器人相类似，总要由动力源、传动机构（或没有传动机构）、机械臂三部分组成，动力源直接带动或通过传动机构带动类似于杠杆的机械结构，从而带动患者患肢完成人体正常的肢体动作，通过肢体运动及机器人对患肢施加的牵引力刺激神经从而达到康复的效果。下面将分别介绍康复训练机器人常见的动力源、传动机构及支撑方式。

（1）动力源：决定了康复训练机器人的响应能力及运行稳定性，从而直接影响康复的效果，常见的动力源主要有气动驱动、液压驱动、电机驱动三种。

1）气动驱动：气动驱动一般结构较为简单、轻便、具有较快的响应速度。可在较为恶劣的环境中运行，使用成本低廉，寿命长，但气动噪声较大的缺点不可避免，同时定位精度较低。

2）液压驱动：能够提供较大的驱动力矩是液压驱动的特点，同时也具有较高的定位精度及刚度，但油路系统复杂，工作性能受环境影响较大，移动性能差，且易造成泄漏现象，常用于要求提供较大驱动力矩、对移动要求较低的特大功率机器人系统中。

3）电机驱动：是现在最常见的机器人驱动方式，具有精度高、控制精确、响应迅速等优点，电机一般直接安装在机器人各仿生关节处可简化传动方式，但电机驱动具有一定程度的噪声及辐射，从患者健康角度而言，电机不宜与患者距离较近。

（2）传动方式：是影响机器人运行精度及体积的主要因素。康复训练机器人中最常见的传动方式有直接驱动、齿轮传动、同步带、链传动、绳索传动。

1）直接驱动：如今以电机为动力源的康复训练机器人一般都舍去了传动机构，将电机直接安装于机器人的关节处。这种方法优缺点都很明显，优点是结构简单，没有动力损失。缺点为直接安装于关节处会造成机械臂体积庞大，易给患者造成恐惧感。

2）齿轮传动：部分康复训练机器人为减小机器人关节处体积，选择将电机放在远离关节的远端，通过齿轮传动传输动力。齿轮传动可确保运行精度，但较为笨重，虽减小了机械臂体积但会造成机器人其他部分体积庞大。同时当传动链越长时，经过多级齿轮的传递，动力会有一定量的损失。

3）同步带、链传动、绳索传动：这三种传动方法较为相似，都为非纯刚性传动，传动机构的质量、体积较小，但传动的精度不高，控制困难。最少需要设计起末位置两个导轮传递动力，对于传动链较长、需换向的路径，需要再设置中间过渡导轮，对于多自由度的康复训练机器人而言，易造成结构复杂不利于维修等问题。

（3）支撑方式：除动力源之外，机械臂支撑方式也是影响康复效果的主要因素之一。目前康复训练机器人主要有末端支撑式、悬吊式、外骨骼式三种支撑结构。

1）末端支撑式：特点为患者握住（踩住）机器人的终端，机器人对患者患肢进行支撑，通过各种杠杆机构牵引患者患肢完成康复训练。外部的杠杆机构基本可以带动完成肢体较大范围的空间运动。但由于末端支撑式与患者患肢不贴合，使用时每个患者的各关节位置各不相同，即使设置调节结构来方便不同的患者使用也会使预先设置的各部分几何关系发生变化，使机器人虽可模拟完成运动但对患者施加的牵引力无法精确地施加于患肢，康复训练效果得不到保证，严重使用不当时甚至会出现牵引过度给患者带来新的损伤等极端事故。

2）悬吊式：特点为机器人通过各种机械结构将患肢放置于托盘上悬吊起来（上肢康复训练机器人托起上肢，下肢康复训练机器人将整个人悬吊起），让患者在减重的状态下完成康复训练，单独的悬吊式上肢康复训练机器人一般功能较为单一，而在更需要减重的下肢康复训练机器人中悬吊式设计得到了广泛的应用。

3）外骨骼式：所谓的外骨骼即一种贴合于人体的仿生设备，最早的外骨骼支撑方式出现于军事设备，主要应用于负重，以增强肉体强度（图12-19）。在医学上，用来帮助伤残人士进行功能替代或康复是现在的研究热点。外骨骼穿戴于患者患肢，贴近于人

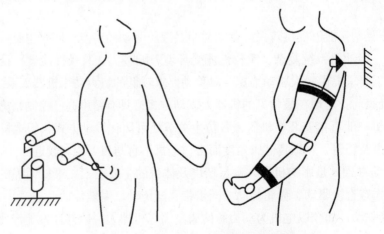

图12-19 末端支撑式与外骨骼式结构简图

体，各关节也与人体关节相重合，不仅能覆盖大部分运动范围，患者康复训练时所受牵引力的精准性及各关节的运动姿态是其他支撑所不能比拟的，与各种传感器的配合也更为便捷，能更好地实现人机交互。外骨骼支撑的难点在于贴合人体关节即代表机械臂的各关节需与人体的各关节同轴或平行，机械结构复杂、机械臂庞大、控制系统的设计难度较高。

（二）康复训练机器人关键技术

由于康复机器人的强人机交互的共同特点，康复训练机器人的关键技术与康复辅助机器人有很多共同点。实际上，上一节中描述的康复辅助机器人关键技术也是康复训练机器人的关键技术，这里不再赘述。除此之外，康复训练机器人还有两项特殊的关键技术，及康复评定技术与虚拟现实技术。

1. 康复评定技术　除可进行康复训练外，康复评定技术已成为康复训练机器人最重要的核心技术，也是康复训练机器人相比于传统人工康复最大的优势之一。康复训练机器人可利用自身力学、肌电反馈系统所传递的数据，结合患者的康复训练控制模式和康复训练关节活动度等信息，构建实时量化康复评价方法。康复数据的实时采集不仅可以确保康复训练机器人的安全性，又可帮助医生对患者的现状进行更直观的数据化分析，为未来的康复训练制订相应计划。这些都是传统康复师依靠经验进行康复训练所无法比拟的。

2. 虚拟现实技术　传统的康复训练不但耗时耗力，单调乏味，而且训练强度和效果得不到及时评估，很容易错失训练良机。同时部分患者会对康复训练机器人的安全性抱有质疑，具有一定的恐惧心理。而结合三维虚拟与仿真技术的康复训练就很好的解决了这些问题。使用者通过机器人专门的虚拟现实接口和多自由度运动检测技术，把机器人机械臂手柄的多自由度运动位置进行实时运动数据实时检测与传送，使运动信号能够控制虚拟现实中的控制端，再从输出反馈设备得到视觉、听觉或触觉等多种感官反馈，实现三维场景的虚拟现实的训练。虚拟现实技术大大增加了治疗的趣味性，并且极大程度上能抚平肢体功能障碍患者的自卑心理，激发患者参与治疗的积极性，变被动治疗为主动治疗，提高治疗的效率。虚拟现实技术如今已成为康复训练机器人必不可少的一部分。

三、康复训练机器人的高级应用与技术前沿

（一）高级应用

以下将列举几款典型产品作为介绍：

1. 上肢康复训练机器人

（1）末端支撑式上肢康复训练机器人：美国麻省理工学院研制了一种帮助脑卒中患

者康复治疗的康复训练机器人 MIT-MANUS（图 12-20），它可以实现病人的肩、肘和手在水平和竖直平面内的运动。在治疗过程中，把脑卒中病人的手臂固定在一个特制的手臂支撑套中，手臂支撑套固定在机器人臂的末端。病人的手臂按计算机屏幕上规划好的特定轨迹运动，屏幕上显示出虚拟的机器人操作杆的运动轨迹，病人通过调整手臂的运动可以使两条曲线尽量重合，从而达到康复治疗的目的。如果病人的手臂不能主动运动，机器人臂可以像传统康复医疗中临床医生的做法那样带动病人的手臂运动。整个机器人可扩展至 6 个自由度（degree of freedom，DOF），主/被动/混合运动三个可选训练模块：平面模块、手腕模块和手部模块。平面模块负责牵引肘和前臂在水平面上做平移运动（2DOF）；手腕模块提供了 3 个 DOF 可以辅助患者的前臂和手腕关节进行活动；手部模块则用来辅助手掌部分关节进行活动，训练抓握功能（1DOF）。MIT-MANUS 可以采集位置、速度、力等信息以供分析，并将运动状态信息显示到电脑屏幕上为患者提供视觉反馈。

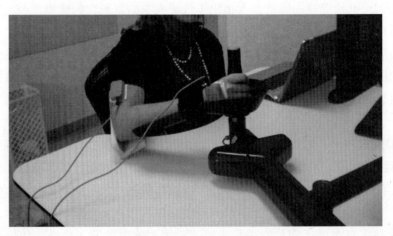

图 12-20　MIT-MANUS

（2）悬吊式上肢康复训练机器人：意大利帕多瓦大学创新机械与管理部由奥尔多·罗西教授（Prof. Aldo Rossi）创立。部门有着 25 年机器人和工业自动化领域的研究经验。在过去的几十年间部门的机器人研究活动都在其机器人技术与机械实验室进，研究所关于康复训练机器人技术的研究开始于 20 世纪 90 年代末。

NeReBot（图 12-21）是该实验室设计的第一台康复训练机器人，此机器人用于上肢康复，采用三根柔索带动包裹着患者上肢的上臂托进行平缓、舒适的三维空间的运动（具有肩关节内收/外展，肘关节屈曲两个自由度），从而辅助患者进行上肢被动训练。机器人配有一个带轮的基座以便于移动，可根据不同患者调整不同的训练模式，以满足不同患者的使用需求。临床试验显示 NeReBot 对脑卒中后病人康复有着良好的效果。

（3）外骨骼式上肢康复训练机器人：Armeo Power（图 12-22）是全球第一台商业化的上肢康复训练机器人，是一台独特的上肢康复训练与评估设备。适用于因中枢神经、周围神经、脊髓、肌肉或骨骼疾病引起的上肢功能障碍或功能受限的患者。Armeo Power

为患者提供一个广泛的三维活动空间，借助于智能上臂支撑系统使病人尽早开始上肢活动能力的康复训练。作为可持续性上肢康复训练理念的一部分，Armeo Power 主要用于脑卒中、脑外伤或其他神经功能障碍导致的手及上臂功能损伤的患者。Armeo Power 的重要组成部分是驱动性外骨骼机械臂，它可以支撑病人的上臂重量，并提供辅助力，帮助患者主动或被动完成特定训练动作。这种带有辅助力的、主被动相结合的上肢神经肌肉功能训练可以有效地提高神经对肌肉的支配和控制能力，提高肌肉的募集能力和协调性，增加关节活动度，从而提高患者上肢的运动功能。对于那些肌肉力量增长受到局限的患者尤为有效。此外，Armeo Power 可辅助临床医生对病人进行功能评估。

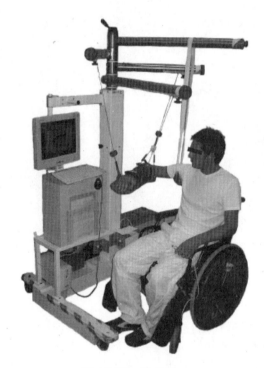

图 12-21　NeReBot

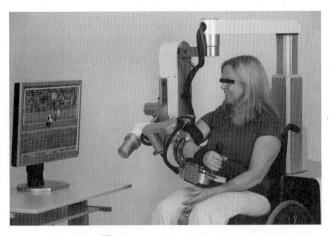

图 12-22　Armeo Power

上海理工大学康复工程与技术研究所 2011 年开始在上海市重点科技攻关项目支持下研发了一种中央驱动式智能交互多自由度上肢康复训练机器人（图 12-23），已试制了样机。上海理工大学研发的智能交互式上肢康复训练机器人，可以实现被动、助力、阻力、等速等训练模式。该机器人系统的动力系统集中于底座，对普通非穿戴式外骨骼机器人机械臂体积大，惯量，噪声大的缺点进行了优化。通过语音、肌电信号、触摸可对机器人进行智能／远程交互控制模式，并拥有记录实时数据及进行虚拟现实训练等功能。

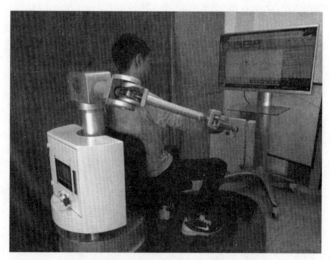

图 12-23　中央驱动式上肢康复训练机器人

2. 下肢康复训练机器人

（1）Lokomat 全自动机器人步态训练系统（图 12-24）是第一台通过外骨骼式下肢步态矫正驱动装置辅助有步态障碍的神经科病人进行步态训练的康复训练机器人。如：脑

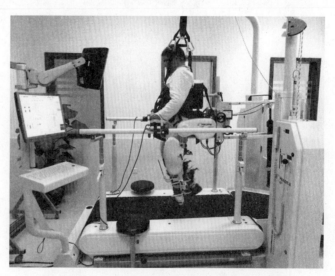

图 12-24　Lokomat 全自动机器人步态训练系统

卒中、脊髓损伤、脑外伤、多发性硬化症。Lokomat 系统通过一套在跑台上全自动运行的外骨骼式下肢步态矫正驱动装置，实现了机器人辅助的全自动步态训练，可以有效地提高神经科病人的行走功能。Lokomat 全自动机器人步态训练评估系统由"外骨骼式下肢步态矫正驱动装置""智能减重系统"和"医用跑台"组成。

（2）多体位智能下肢康复训练机器人系统（图 12-25）是我国自主研发的首台下肢康复训练机器人产品。为患者提供了一个下肢康复训练的工作站，能够准确模拟正常人步态，突破性地提供了早期卧床步态训练，包含完整步态周期的闭链运动和开链运动双重运动模式，结合虚拟现实情景互动技术，为患者提供量化的、多体位的、多种运动模式的步态训练，同时实时提供数据信息反馈。对患者神经系统的重塑和步态的再学习起到了革命性的影响，开创了智能康复训练机器人辅助步行训练的新模式。能够有效地应用于下肢康复临床训练中，提高下肢步行功能训练的康复效果。Flexbot 下肢康复训练机器人研究开发的内容和关键技术包含：①可控制运动方式：符合人生理的自然步态训练；自行车运动；踏步运动；单关节独立运动；自定义运动轨迹；提供平躺训练、站立训练、斜床训练不同体位模式；②包含步态分析功能、自动计算和记录：髋膝踝关节和骨盆活动角度曲线、单支撑相/双支撑相数据、摆动相数据、内外翻数据、步宽、足偏角、步长、步频、步数、步速、步行周期，运动时间数据，各主要参数标准差数据；③包含情景互动和虚拟显示功能：能测定全身关节活动度，包含多种情景互动训练程序（虚拟行走等运动训练、主动作业训练、认知训练、协调性训练等）。

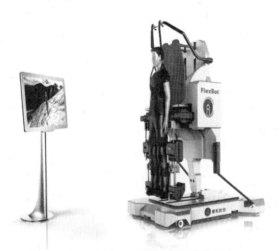

图 12-25　Flexbot 下肢康复训练机器人

功能复合康复型康复机器人与功能恢复型康复机器人主要的不同在于功能复合康复型康复机器人除可进行康复训练外，多了一些日常生活辅助功能，如：取物、辅助行走等。功能复合康复型康复机器人可以说是本章第二节辅助机器人与功能恢复型康复机器人的结合体。这类康复机器人对动力源动力输出的要求比功能恢复型康复机器人更大、控制要求更高，为减轻机器人体积及设计复杂性，往往会省去一些重要性较低的人体自由度，就康复效果而言不及功能恢复型康复机器人。其中穿戴式的外骨骼康复机器人更偏向于私人定制化、家庭化，是个人用康复训练机器人发展的主流趋势，为未来康复训练机器人走进家庭的基础。尤其穿戴式下肢外骨骼康复机器人近年来更是发展迅猛，目前全球有多家企业在研发下肢助残机器外骨骼系统下面将主要针对穿戴式的外骨骼机器人进行介绍。

3. 外骨骼上肢神经康复机器人

（1）由美国某公司研发的 MPower1000（图 12-26）是一款可家用的穿戴式脑卒中康复机器人，此产品提供肘关节一个自由度的康复训练，具有轻巧便携的特点，重量只有846g。在 MPower1000 肘部支撑角靠近皮肤一侧有用于检测使用者微弱表面肌电信号的肌电传感器，通过采集的肌电信号可控制机器人协助患者完成肘关节内收／外展等训练动作，还可通过协助患者完成一些简单的日常活动（举起物品）来使其手臂运动能力逐渐得到恢复。此机器人还有易于使用的控制按键和内置的蓝牙功能，可以与外部应用程序和系统进行实时通信，以便于记录训练相关数据，让患者使用更为便捷、训练更加高效。经过多代的改进，Myomo 新一代产品已成熟产业化，并纳入美国医保范围内。

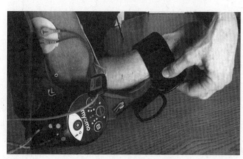

图 12-26　MPower1000

（2）宾夕法尼亚大学机械工程专业的学生设计的 "The Titan Arm"（图 12-27）赢得了 2013 年国际著名发明奖——James Dyson Award，这款名为 Titan Arm 的可穿戴设备实际上是用于人体上肢的机械外骨骼，它不仅能让人们在原有负重能力的基础上多举起 40磅（约 18kg）的东西，还能帮助脑卒中、手臂受伤的患者进行物理治疗。Titan Arm 的外形如同一个带有单个机械手臂的背包，由铝制

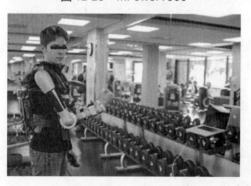

图 12-27　Titan Arm

框架、锂电池电机、电缆驱动系统、制动系统、手柄、四个可移动的关节以及一个机械手臂组成。背部的支撑板能帮助使用者保持稳定的姿势，肩带能均匀地分配重量，使重量对上肢负担达到最小。目前，市面上出售的机械外骨骼产品大多是针对下肢的，而且价格多在 10 万美元以上。相比之下，历时 8 个月研究、设备的制作成本低于 1500 美元的 Titan Arm 优势非常明显。发明人之一的 Parrotta 透露，他们使用了类似自行车刹车系统的电缆传动来代替以往设备中昂贵的谐波传动（harmonic drive）。这样不仅大大降低了造价，还让机械臂可以直接从背包内的车载型锂电池中获取动力。便宜、轻便，还能无线传送数据，如此具有突破性的 Titan Arm 事实上是 4 个发明人的毕业设计作品。发明团队领导 McGill 表示，团队未来会将主要的改进方向放在物理治疗上，如增加能通过皮肤表面的电信号来推断人的行为意识的肌电图传感器，实现用大脑来驱动机械臂的功能。

（3）柏林工业大学（Technical University of Berlin）研制了一种外骨骼手部机器人（图12-28），该设备采用力感应装置感应患肢手指关节（紧绷／放松）的微弱的力信号、上肢肌肉拮抗肌的肌电信号为引导，驱动电机拉动绳索来带动整个外骨骼运动，从而带动因久未运动而丧失运动能力的患肢进行康复运动训练。该设计手指机械结构支持4个自由度，设备支持16个自由度的运动传感。

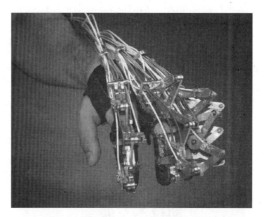

图 12-28　外骨骼手

（4）上海理工大学康复工程与技术研究所研制的 Rehand 穿戴式外骨骼手部训练机器人（图12-29）系列通过两个电机和联动机构实现手部的多自由度运动，采用适应手指屈伸的变瞬心的仿生结构设计使患者佩戴更加舒适，而机构的自锁功能设计进一步提高了训练安全性。该机器人具有互动式生物反馈训练、语音控制互动式训练和双侧手同步训练等多种训练模式。训练器整体重量（含控制系统）小于500g，可由患者轻松携带，从而达到康复训练与辅助日常生活的效果。

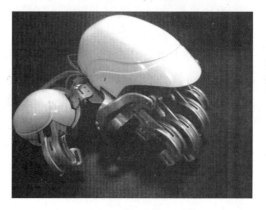

图 12-29　Rehand 穿戴式外骨骼手部训练机器人

4. 外骨骼下肢神经康复机器人

（1）日本筑波大学于2008年研发了一款名为 HAL 的下肢穿戴式机器人（图12-30），主要用来辅助失去独立行走能力的老年人和残疾人行走。整个系统仅重22磅（约合

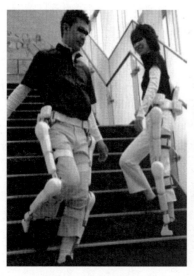

图 12-30　HAL

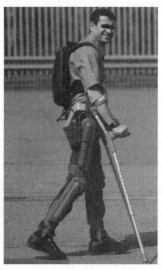

图 12-31　ReWalk

10kg），系统由一组电池驱动，绑在使用者的腰间。HAL 装有主动控制系统，采用肌电传感器来辨别使用者的运动意识，可以探测到人体表面非常微弱的信号，信号经过处理传输给绑在膝盖和腿上的机械支架和动力装置，从而帮助使用者完成站立、步行、爬楼和举重物等日常活动。

（2）以色列某公司研制了一款基于电机驱动的下肢外骨骼穿戴式训练设备 ReWalk，如图 12-31。可以帮助用户行走、起立、坐下、上下楼梯等。ReWalk 使用体感芯片，捕捉患者的肢体动作，通过电池驱动关节部位的电机，在行走过程可以感知用户重心的变化。

（二）新技术发展

近年来康复训练机器人发展迅猛，各种新技术广泛地应用到康复领域是康复训练机器人发展最直接的推动力。

1. 智能人机交互技术　人机交互技术是研究人、机器人（或计算机）以及它们之间相互影响的技术，目前国内外的研究主要集中在"以人为中心"的多通道、多媒体的智能人机交互技术。多通道交互（multi-modal interaction，MMI）是指一种使用多种通道与计算机通信的人机交互方式，此处的"通道"涵盖了用户表达意图、执行动作或感知反馈信息的各种通信方法，如语言、眼神、肢体姿势、触觉等。其中，语音识别技术在康复训练机器人人机交互系统中的应用比较普遍，利用通过提取语音信号中的线性预测系数作为特征参数，然后采用隐马尔可夫模型（hidden Markov model，HMM）进行模糊匹配，可实现对有限词汇的识别。利用自适应频率振荡器，从表面电信号中获取运动模式信息，结合运动模式和期望的正常运动轨迹，生成了与主动运动意识同步的参考训练轨迹，实现康复训练机器人的同步交互控制，同时可利用阻抗控制器给予柔顺的辅助，通过调节阻抗参数，为患者训练提供不同程度的辅助；Piercarlo Dond 等提出了一种关于指针检测和手势识别的方法，它利用两种不同的视频流：深度和颜色，计算机接收信号时，所有的指针检测和手势识别都仅基于几何形状和颜色的限制，并且没有必要的学习阶段，整个程序的目的是保持低的计算成本和优化处理，从而更有效地执行人机交互任务，由于手势识别方式主要一般是针对聋哑等特殊群体的人机交互，因此这种系统在上肢康复训练机器人的应用较少。多通道、多媒体的智能交互技术可以提高人机交互的自然性和高效性，研究显示，不同通道组合的多通道系统错误率比单通道系统要低许多，因此多通道的整合问题应该是目前 MMI 的核心研究内容。这些人机交互技术使得康复训练机器人变得越来越人性化。

2. 物联网技术　随着科技发展造成的事故多发性及脑卒中患者的井喷，目前全球康复资源严重匮乏供远小于求，不及时的康复训练治疗可能会给患者造成终生的痛苦，因此一对一的康复训练模式已经不再适用。如今无线网络已经普及，为康复师一对多进行康复训练及远程监控提供了可能。物联网是在互联网基础上拓展延伸的将物和物相连的网络，其英文名称是："Internet of things（IoT）"，被称为继计算机、互联网之后世界信息产业发展的第三次浪潮。1991 年美国麻省理工学院（MIT）的 Kevin Ash-ton 教授首次提出物联网的概念。比尔盖茨在《未来之路》中也有所提及。2005 年国际电信联盟（ITU）发布的 ITU 互联网报告，对物联网做了如下定义：通过二维码识读设备、射频识别（RFID）装置、红外感应器、全球定位系统和激光扫描器等信息传感设备，按约定的协议，把任何物品与互联网相连接，进行信息交换和通信，以实现智能化识别、定位、跟踪、监控和管理的一种网络。物联网是相当便利的数据传输系统。为了实现医 - 患 - 机三者协同控制，构建具有视频、语音同步传送的多节点无线局域网络就成为最佳解决方案，利用康复训练机器人的 WIFI 无线网路来连接各控制终端及其传感器系统，实现医 - 患 - 机三者的信息智能交互。医生可以通过电脑掌握患者的康复情况，并远程与患者交互及操控机器人的康复训练模式；患者可以根据自己的康复情况，主动的选择训练模式，完成康复训练；医生还可以远程跟患者沟通，直接了解患者的康复情况，及时调整出适合患者上肢康复训练的模式，实现医 - 患 - 机三者的交互，提高了康复训练效率及康复治疗手段，对肢体功能障碍患者的康复具有重要意义。

（喻洪流）

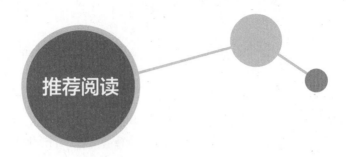

推荐阅读

1. 国务院. 中国制造 2025，国发〔2015〕28 号.

2. 中国科学技术协会. 2014 – 2015 生物医学工程学科发展报告. 北京：中国科学技术出版社，2016.

3. 余建明. 实用医学影像技术. 北京：人民卫生出版社，2015.

4. 高剑波. 实用临床放射和 CT 影像学. 郑州：郑州大学出版社，2013.

5. 熊国欣，李立本. 磁共振成像原理. 北京：科学出版社，2007.

6. 俎栋林. 核磁共振成像仪 - 构造原理和物理设计. 北京：科学出版社，2015.

7. 韩鸿宾. 临床磁共振成像序列设计与应用. 2 版. 北京：北京大学医学出版社，2007.

8. Robert W. Brown, Yu-Chung N. Cheng, E. Mark Haacke, et al. Magnetic Resonance Imaging-Physical Principles and Sequence Design. USA 2nd Edition. Wiley Blackwell, 2014.

9. 黄钢. 核医学与分子影像临床操作规范. 北京：人民卫生出版社，2010.

10. 张秀梅. 核医学设备与检查技术. 北京：人民卫生出版社，2016.

11. 郭万学，周永昌. 超声医学. 6 版. 北京：人民军医出版社，2016.

12. 万明习. 生物医学超声学. 北京：科学出版社，2010.

13. 李霞，雷健波. 生物信息学. 2 版. 北京：人民卫生出版社，2015.

14. 曾照芳，贺志安. 临床检验仪器学. 2 版. 北京：人民卫生出版社，2012.

15. 吕建新，王晓春. 临床分子生物学检验技术. 北京：人民卫生出版社，2015.

16. 盛司潼，谭辉彪，金虹，等. 高通量基因测序技术规程. GB/T30989 – 2014.

17. 须建，彭裕红. 临床检验仪器. 2 版. 北京：人民卫生出版社，2015.

18. 高峳. 质谱及其联用技术：卫生检验中的应用. 成都：四川大学出版社，2015.

19. 姜玉波. 超声技术与诊断基础. 北京：人民卫生出版社，2016.

20. 徐建江，乐琦骅. 眼前节光学相干断层扫描（眼前节 OCT）的应用. 上海：复旦大学出版社，2013.

21. 孙吉林，尹岭，赵文清. 脑磁图. 北京：科学技术文献出版社，2005.

22. 薛林. 医用 3D 内窥镜系统的应用现状与展望. 电视技术，2013，37(S2):457-459.

23. CR L, J O, BS O, et al. The Efficacy of Virtual Reality Simulation Training in Laparoscopy: a systematic review of randomized trials. Aca Obstetricia Wt Gynecologica Scandinavica, 2012, 91(9):1015-1028.

24. 林承光，翟福山. 放射治疗技术学. 北京：人民卫生出版社，2016.

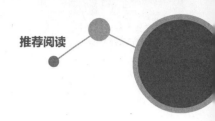

25. 刘世耀. 质子和重离子治疗及其装置. 北京：科学出版社，2012.

26. Mori S, Zenklusen S, Knopf AC. Current status and future prospects of multi-dimensional image-guided particle therapy. Radiol Phys Technol, 2013, 6(2):249-272.

27. 韩德民. 人工耳蜗. 北京：人民卫生出版社，2003.

28. John A. Rogers, Dae-Hyeong Kim, Nanshu Lu, et al. Epidermal Electronics. Science, 2011, 333(6044): 838-843.

29. 喻洪流，石萍. 康复器械技术及路线图规划. 南京：东南大学出版社，2014.

30. ISO 13482. Robots and robotic devices-Safety requirements for personal care robots-Part 5.7: Hazards due to emissions.

ISO 13482 (2014) Robots and robotic devices safety requirements for personal care robots

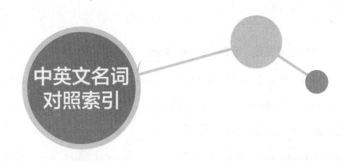

中英文名词
对照索引

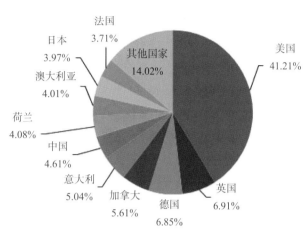

彩图 1-10　国际医疗器械产业研究领域国家文献发表饼图（2006－2015）

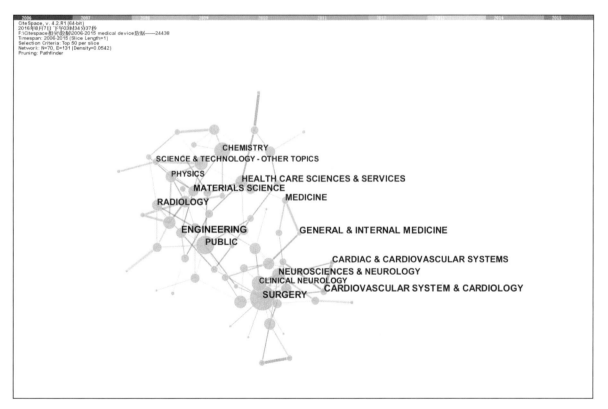

彩图 1-11　国际医疗器械产业研究领域文献研究方向分布知识图谱（2006－2015）

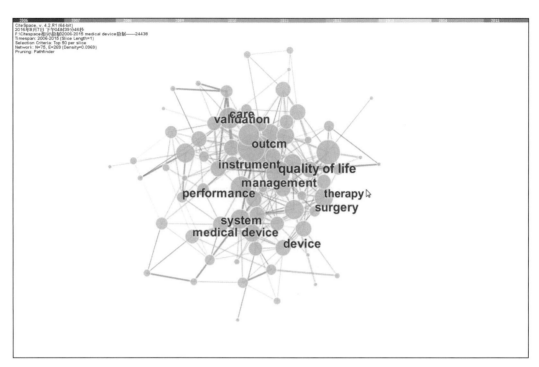

彩图 1-12　国际医疗器械产业研究领域文献关键词共现知识图谱（2006－2015）

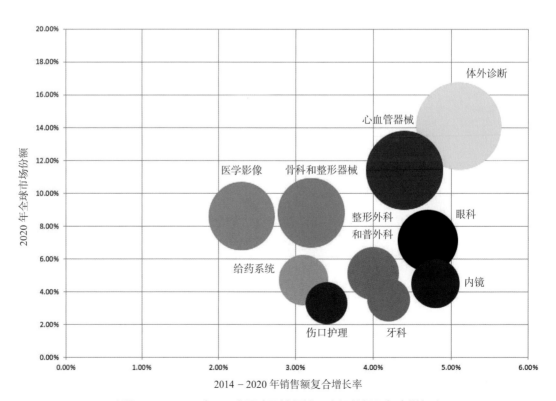

彩图 1-13　2020 年 10 大医疗器械领域、市场份额和复合增长率

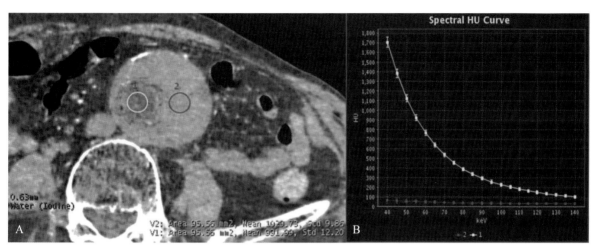

彩图 2-8　不同物质的能谱曲线

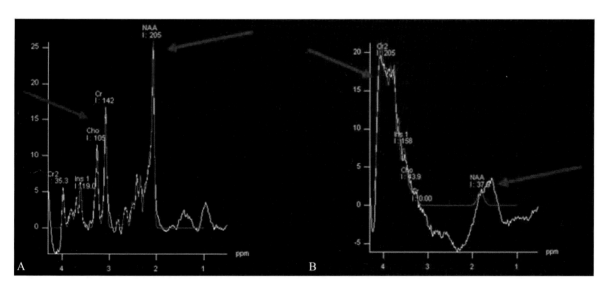

彩图 3-4　高阶匀场对磁共振波谱成像的影响

A. 有高阶匀场，谱线的半高全宽（FWHM）比较小，信噪比好，可以进行准确的定量分析；B. 没有高阶匀场，磁共振波谱基线不稳定，无法进行定量分析

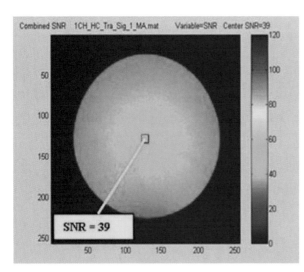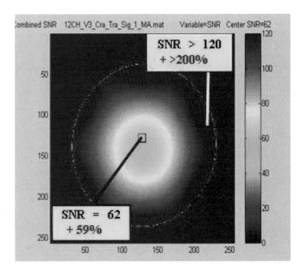

彩图 3-13　一体化线圈技术和常规头部相控阵线圈的信噪比比较

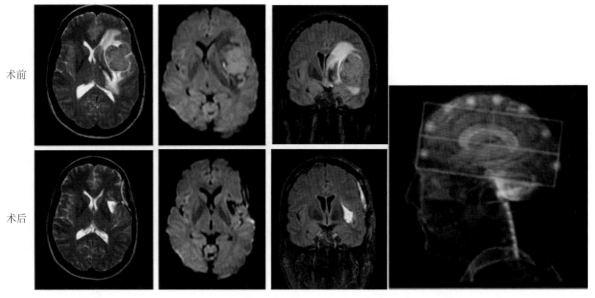

彩图 3-16　智能头部扫描

智能头部扫描保证同一病人不同时间扫描的一致性，使随访更具有对比性

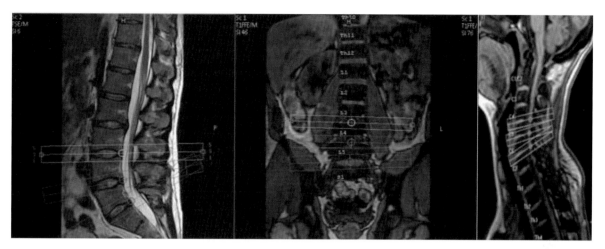

彩图 3-17　智能脊柱扫描

定位线智能识别椎体及椎间盘、自动精准定位和自动匹配捕获椎间隙角度

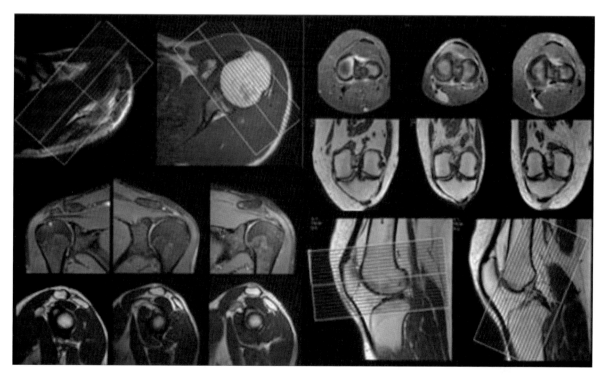

彩图 3-18　智能关节扫描

保证肩关节、膝关节检查具有优异的图像质量和高度的可重复性，避免患者不同解剖形态、扫描摆位及操作者个人习惯等因素的干扰

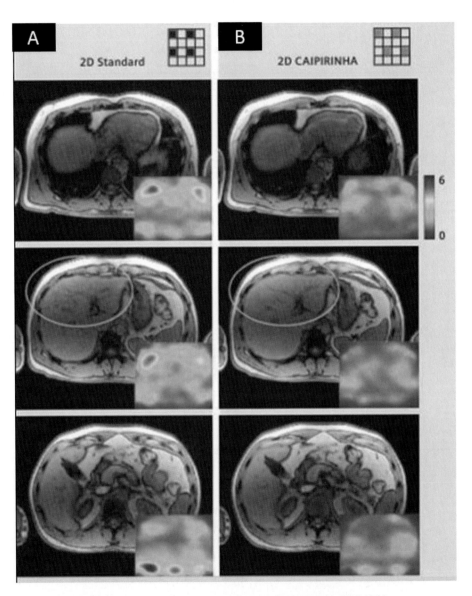

彩图 3-20　GRAPPA 与 CAIPIRINHA 应用于肝脏扫描之比较
A. 采用 GRAPPA 2×2 加速采集；B. 采用二维 CAIPIRINHA 2×2 加速采集

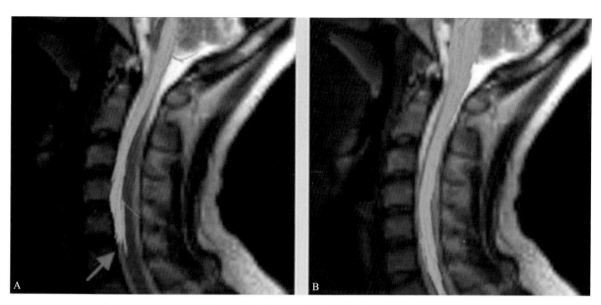

彩图 3-37　磁化率伪影对 DTI 成像的影响

将神经纤维束成像叠加于解剖像上。A. 纤维束成像的原始数据图像；B. 同一组纤维束成像数据经过校正后的图像

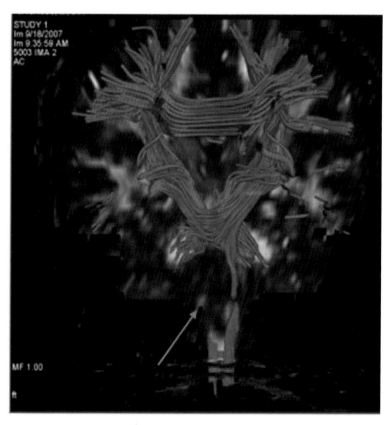

彩图 3-38　64 方向 DTI 成像

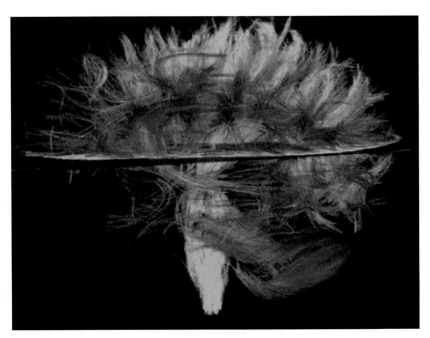

彩图 3-39　256 方向 DTI 成像

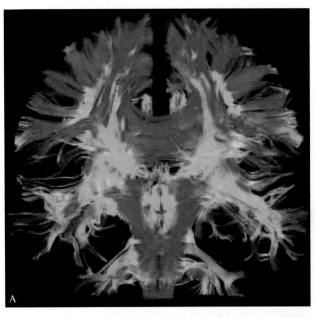

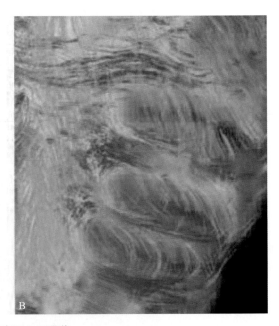

彩图 3-40　不同磁场强度下 DSI 图像

A.3.0T 系统下 DSI；B.7.0T 系统下 DSI

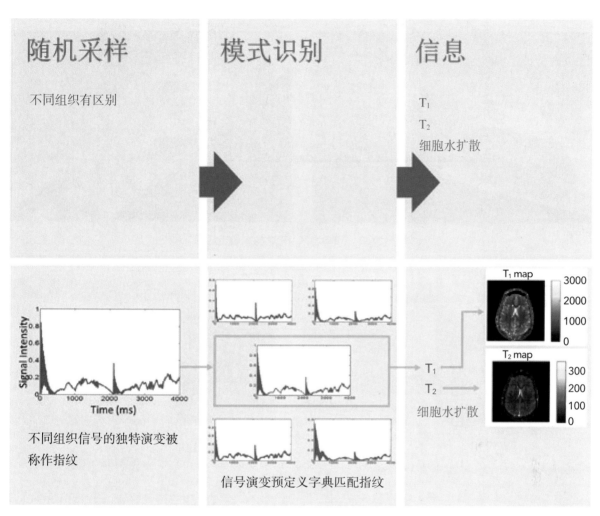

彩图 3-41　磁共振指纹打印技术的基本原理

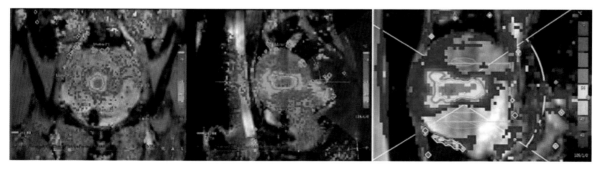

彩图 3-52　MR-HIFU 治疗过程中的温度曲线

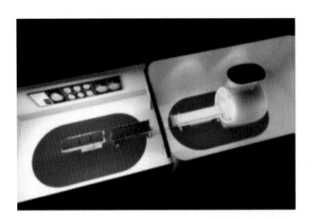
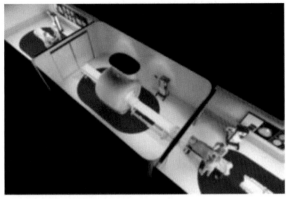

彩图 3-53　双室型术中磁共振系统示意图

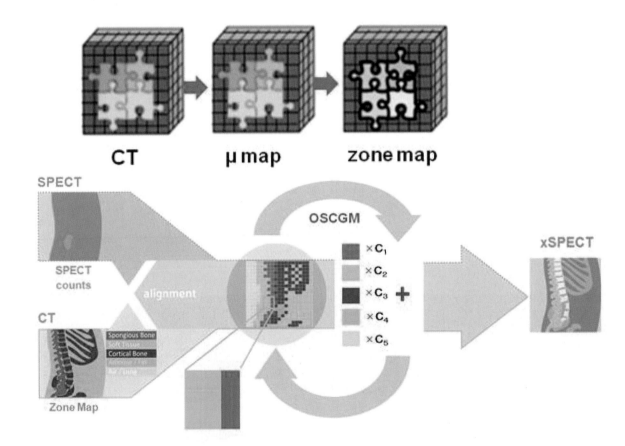

彩图 4-3　xSPECT Bone 重建算法

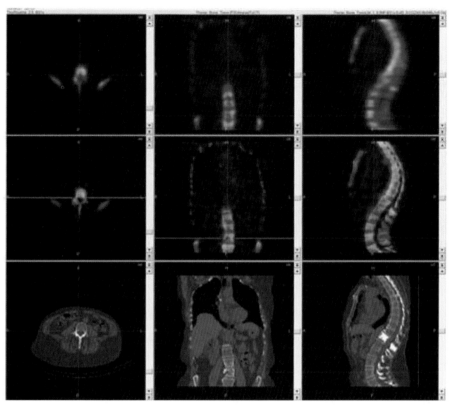

彩图 4-4　xSPECT 骨图像与正常骨断层图像对比

上排：Flash 3D 图像；中排：同一病例的 xSPECT Bone 图像；下排：CT 图像

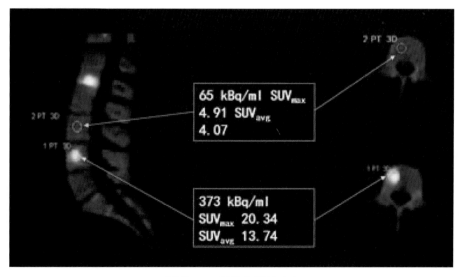

彩图 4-5　腰椎多发性病变

腰椎多发转移性病变。正常腰椎椎体的 SUV 值约为 7，VOI1 考虑为转移性病变，VOI2 考虑为骨质疏松样改变

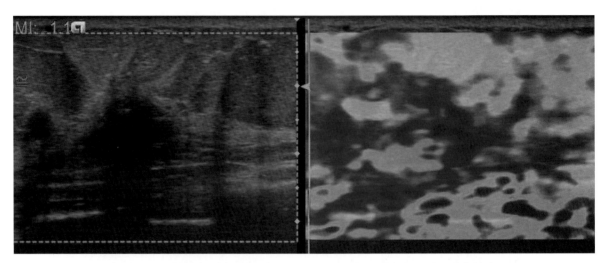

彩图 5-3　乳腺浸润性导管癌 eSie Touch EI 表现硬度增加，且边界大幅扩大

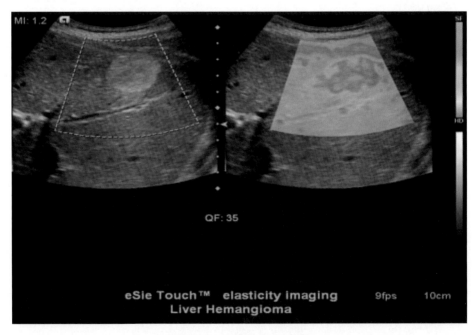

彩图 5-4　肝血管瘤 EI 表现

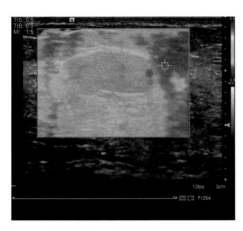

彩图 5-13　全屏成像，多点取样测量剪切波速度模式

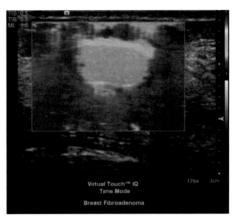

彩图 5-14　VTIQ 中的时间模式

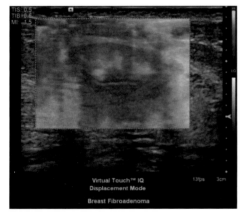

彩图 5-15　VTIQ 中的位移模式

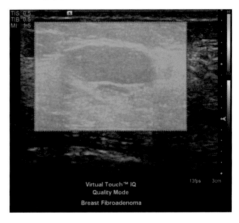

彩图 5-16　具有质量控制模式，观察取样图像的优劣

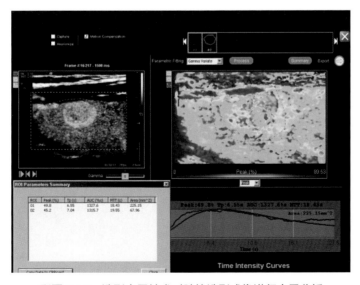

彩图 5-18　造影定量技术对肿块造影成像进行定量分析

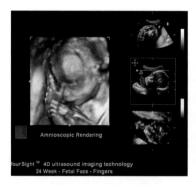
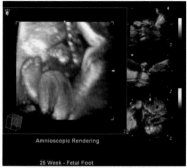

彩图 5-21　Amnioscopic Rendering 超声内镜容积成像图像

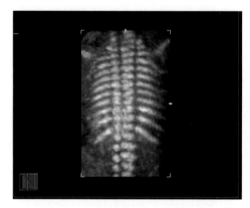
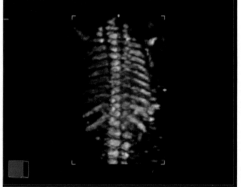

彩图 5-22　传统的最大投照模式容积骨骼成像与 Skeletal Rendering 容积骨骼成像对比

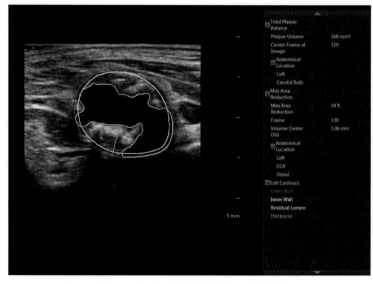

彩图 5-23　VPQ 血管斑块容积定量测量图

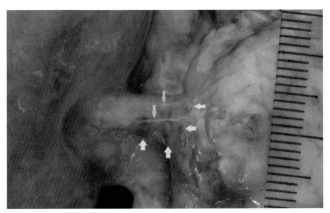
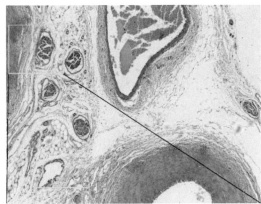

彩图 5-33　无创聚焦超声消融在肾动脉外膜和周围脂肪形成的消融点及消融后 28 天神经组织改变

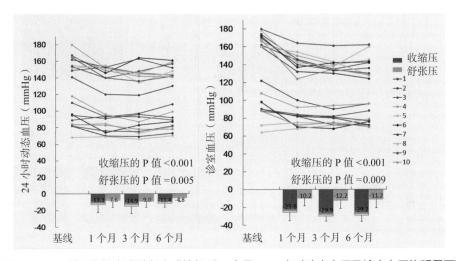

彩图 5-34　无创聚焦超声消融肾交感神经后 6 个月，24 小时动态血压及诊室血压均明显下降

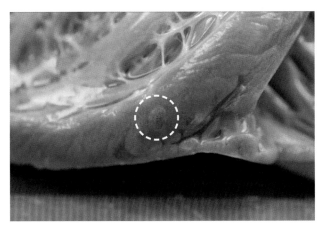
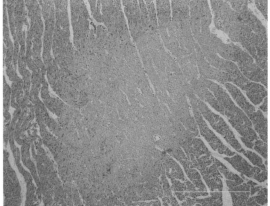

彩图 5-35　心肌消融灶肉眼观及镜下观

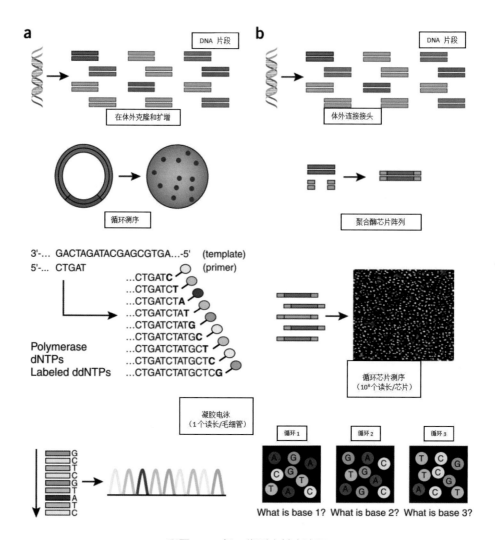

彩图 6-2　新一代测序基本流程

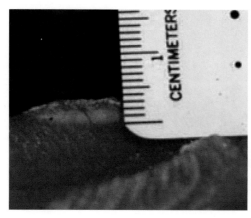

彩图 8-20　氩气刀的组织损伤深度

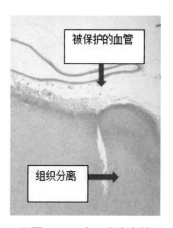

彩图 8-21　水刀分离血管

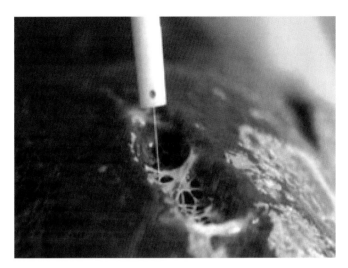

彩图 8-22　水刀分离肝脏

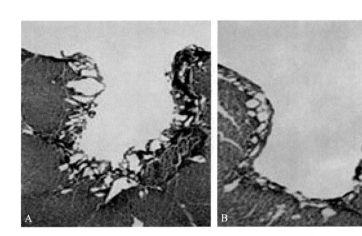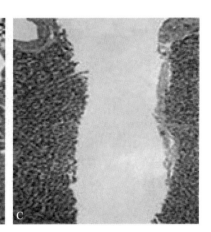

彩图 8-25　电外科（A）、激光（B）、水刀（C）分离组织学结果

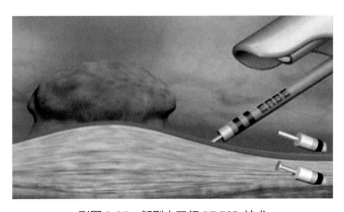

彩图 8-27　新型水刀行 BT-ESD 技术

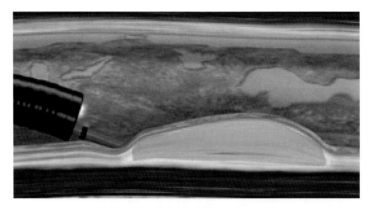

彩图 8-29　新型水刀治疗 Barrett 食管

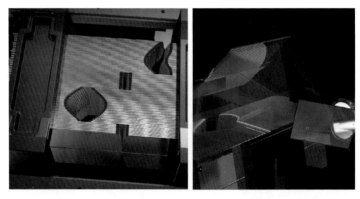

彩图 9-7　多叶光栅系统及其荧光红宝石光学定位系统

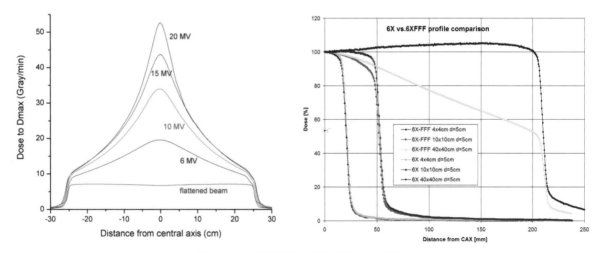

彩图 9-8　高强度模式的剂量分布示意图

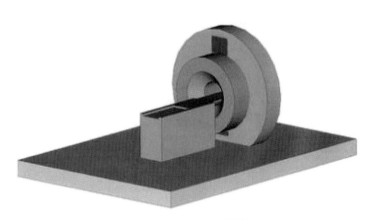

彩图 9-10　原型结构图

中间灰黑色为 MRI 扫描部分，外围蓝色环为直线加速器旋转机架，红色方块表示直线加速器在 0°位置

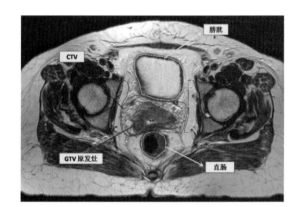

彩图 9-14　宫颈癌的 MRI 成像 T_2 加权

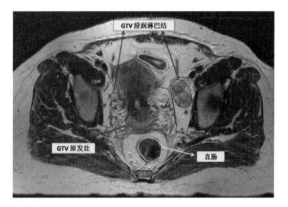

彩图 9-15　宫颈癌 MRI 成像

GTV 原发灶附近的浸润淋巴结清晰可见。T_2 加权

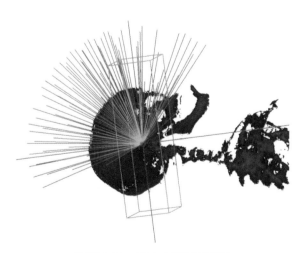

彩图 9-21　等中心照射示意图

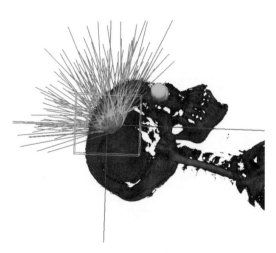

彩图 9-22　非等中心照射示意图

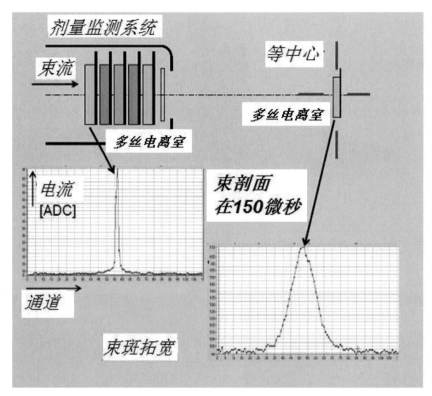

彩图 9-33　笔扫描的治疗头剂量监控系统

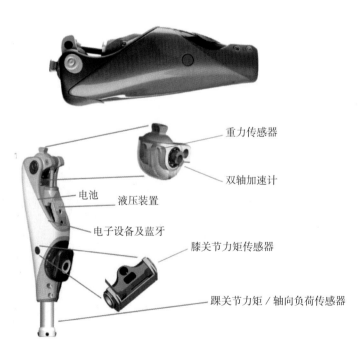

重力传感器

双轴加速计

电池　　液压装置

电子设备及蓝牙

膝关节力矩传感器

踝关节力矩／轴向负荷传感器

彩图 12-10　Genium 智能膝关节